TE-PEMIC 慢病绿色预防医疗体系（E）

环境致癌物危害的
预防与干预

张积仁　李纪强　主编

化学工业出版社

·北京·

本书由浅入深地对环境致癌物及危害进行了系统阐述，并提出科学、实用的防护干预方案，以供广大读者及科研工作者参阅。本书主要内容如下：环境致癌物的发现、分类、认定、检测、作用机制、暴露因素及生物标记物等；环境致癌物危害的零级防护及其他具体措施简介；环境致癌物对人体健康的危害及治疗方案，包括组织器官和生命大分子损伤、急性中毒诊断及治疗、低剂量暴露对慢性疾病发生发展的影响等；接触环境致癌物后的干预方案研究，包括生活方式干预、双膜靶向干预排毒技术、中医药干预方式等；环境致癌物及危害相关数据库的简介。

本书可供从事环境医学和预防医疗的读者参考，还可作为相关专业学生的教学参考书。

图书在版编目（CIP）数据

环境致癌物危害的预防与干预/张积仁，李纪强主编.—北京：化学工业出版社，2018.5
ISBN 978-7-122-31841-1

Ⅰ.①环…　Ⅱ.①张…　②李…　Ⅲ.①致癌因素-致病环境因素-研究　Ⅳ.①R730.231

中国版本图书馆 CIP 数据核字（2018）第 058936 号

责任编辑：杨燕玲　王金生　　　　　　　　　　文字编辑：向　东
责任校对：宋　夏　　　　　　　　　　　　　　装帧设计：关　飞

出版发行：化学工业出版社（北京市东城区青年湖南街 13 号　邮政编码 100011）
印　　装：中煤（北京）印务有限公司
787mm×1092mm　1/16　印张 24¾　字数 631 千字　　2018 年 8 月北京第 1 版第 1 次印刷

购书咨询：010-64518888　　　　　　　　　　售后服务：010-64518899
网　　址：http://www.cip.com.cn
凡购买本书，如有缺损质量问题，本社销售中心负责调换。

定　　价：128.00 元　　　　　　　　　　　　　版权所有　违者必究

主编简介

张积仁

南方医科大学教授、博士生导师，广东省靶向肿瘤干预与防控研究院院长。主要从事肿瘤分子免疫与靶向防治的研究与临床。曾在国内率先开展氩氦刀经皮靶向治疗肿瘤技术，提出 TE-PEMIC 慢病绿色预防新理念和技术体系。研究的成果曾经获得国家、军队和广东省科技进步二等奖，获得国家发明专利 60 余项。为"全国百名医学中青年科技之星""解放军科技新星"和政府特殊津贴获得者。担任国际冷冻外科学会理事，国际肿瘤标志学会科学委员会顾问，国际靶向治疗学会副主席，第 1～5 届国际靶向治疗大会主席，第 6 届解放军肿瘤学会主任委员，中华医学会第 6 届肿瘤学分会常务理事，中国细胞生物学学会第 8 届

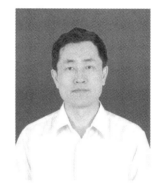

常务理事，第 1～2 届中国生物医学工程学会理事、肿瘤靶向治疗分会主任委员，第 1～2 届中国抗癌协会微创专业委员会副主任委员，中华预防医学会肿瘤与控制委员会委员，第 1～2 届广东省细胞生物学学会理事长，中华冷冻治疗学会理事长，第一届中国医学促进会分子保健分会主任委员，全国卫生产业企业管理协会预防医疗分会主任委员，中国民间中医药研究开发协会肿瘤靶向防治分会主任委员，广东省肿瘤靶向干预与防控学会理事长。

李纪强

南方医科大学珠江医院肿瘤中心副主任医师。南方医科大学肿瘤学博士。广东省肿瘤靶向干预与防控学会副秘书长；广州抗癌协会头颈肿瘤专业委员会委员；中国医学促进会分子保健分会营养医疗专业委员会副主任委员。2015 年在台湾中山医科大学进修学习。主持或参加国家自然科学基金、广东省自然科学基金等多项课题，在国内外杂志上发表论文近 20 篇。

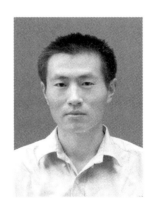

编写人员名单

主　编

张积仁　李纪强

副主编

彭志通　张维森　岑东芝　蔡　睿　Karin Voit Bak

编写人员

（排名不分前后）

Karin Voit Bak　Enedelia Flora Castillo　Iryna Pustynnikava　Marco Palapia　Richard Ptraule

蔡　睿	岑东芝	常承瑜	陈　洁	董欣敏	傅世林	黄　莉	黄东兰
黄俊鹏	李纪强	李许锋	廖　阳	卢苏萍	彭志通	任来阳	孙　瑶
唐　明	王建宇	王金婷	王进京	王兴国	王雄文	吴　婧	吴晓聪
阳　帆	张积仁	张洁霞	张玲燕	张维森	张园园	赵乙木	郑海清

前　言

　　环境污染可能引发全球性的健康危机是近些年来人们一直持续关注的公共议题。随之，环境医学、预防医学、分子医学、生物技术和公共卫生管理不断进步，各种环境污染物及其在人体内残留、蓄积可能引发的代谢、功能、生理病理机制的研究越来越深入。其中环境中致癌物质的研究，已经成为各国环境医学和预防医学研究的重点。控制环境污染，提高人民健康水平是世界卫生组织及各国政府积极倡导和推动的卫生战略任务。因而科学认识和理解环境中的致癌物质的危害，积极推广应用环境污染物预防干预的先进技术，是目前大健康产业关注的重点。

　　如何预防和干预环境致癌物对人体的危害，让生命远离疾病？在广东腾湃健康产业集团总裁郑静芬女士的资助和推动下，广东省靶向肿瘤干预与防控研究院在国内外积极倡导和提出 TE-PEMIC 慢病绿色预防医疗体系，并将环境致癌物的检测、评估和干预作为慢病预防医疗的重大任务推动实施。

　　为更好地普及环境污染致病物质的预防和干预技术，服务于癌症预防，广东省靶向肿瘤干预与防控研究院组织专家学者，结合国内外文献，在本书中对环境致癌物的发现、分类、认定、检测、作用机制、暴露因素及生物标志物等进行了初步阐述；对环境致癌物急慢性暴露对人体的损害及对疾病发生发展的影响进行了相关综述分析；特别提出和强调了环境致癌物零级预防的重要意义；介绍了相关环境致癌物干预技术及其进展；汇集了部分环境致癌物相关数据库资料。

　　由于编著时间仓促，加之环境医学、预防医学和慢病风险防控生物技术发展迅速，书中难免存在不足之处，敬请读者批评指正。

编者

2017. 10

目 录

第十五章 环境致癌物信息网络数据库构建 / 319

第一章
环境致癌物概述

第一节　简　述

20世纪50年代早期，约翰·希金森（John Higginson）医生提出不同于以往的癌症发病观点，认为大多数癌症的病因不是遗传因素，而是环境因素[1]。他使用"环境"一词，意思是指总的环境：环境是指周围的环境，而且是一切作用于人的环境，包括呼吸的空气、居住的条件、所在社区的农业劳动习惯、社会文化活动、社会上的条件、接触到的化学物质以及饮食等。他的观点使人们认识到大多数癌症的发生是由环境引起的，而不是遗传的，因此，使预防癌症成为可能。

1960年，伦敦大学的E. Boyland教授根据当时的流行病学资料，观察到在1960年挪威男性肺癌是苏格兰的1/5，而苏格兰人和挪威人在遗传上极为相近，因此，推测癌症发病的差别在于环境因素，提出"人类癌症80%是由环境致癌物引起的"观点。纽约医学院病理科研究组教授威斯伯格（J. H. Weisburger）认为，"从流行病学、对移民的研究及从职业卫生中得到的数据表明，80%～90%的人癌是由环境因素引起的"。正是因为强调了环境是大多数癌的病因，所以环境致癌论者认为改善环境或者避免接触环境致癌物能够减少癌症的发生。

环境致癌物（environmental carcinogen，environmental carcinogenicsubstance）指环境中有致癌作用的物质，主要是被国际癌症研究机构（IARC）认证的，在环境中广泛存在着的对癌症发病有诱发和诱导作用的物质。环境致癌物的确认和发现是一个动态过程，和人们的认识过程密切相关。按照致癌物的性质，目前一般把环境致癌物分为化学致癌物、物理致癌物以及生物致癌物。

一、化学致癌物的发现历史

化学致癌物指能引起动物和人类肿瘤、增加其发病率或死亡率的化合物。现在已知诱发癌症的化学物质已有一千多种，包括天然的和人工合成的，日常所见的有以下几种。

① 多环烃类。如煤焦油、沥青、粗石蜡、杂酚油、蒽油等，这些物质中含有3,4-苯并芘，是一种重要的致癌物质，烟草中的含量也不少。

② 染料。如偶氮染料、乙苯胺、联苯胺等，均有较强的致癌作用。

③ 亚硝胺。在自然界存在的数量较少，但通过细菌的作用，在人体内可以合成大量的亚硝胺，是消化系统癌症的重要致癌物质。

④ 霉菌毒素。是某些霉菌的代谢产物，可以致癌，如黄曲霉毒素等。

⑤ 其他无机物。如镉、铅、砷、铬、镍等及其相关化合物等均有致癌作用。

人类对化学致癌物的认识，伴随着近代化学工业的迅速发展而逐步深入。数以万计的化学合成品（诸如农药、医药、食物添加剂、塑料制品等）如潮水般地涌入人类生活的各个方面，在给人类社会带来了巨大的物质财富和生活便利的同时，也给人类健康带来了意想不到的威胁。

18世纪后期，人类首次发现接触外源化学物可以致癌。1774年，英国外科医师Pott注意到从童年起就从事打扫烟囱工助手工作的少年，其中一些人成年后在阴囊部常发生经久不愈的溃疡，病理证实为癌变，从而提出了阴囊癌与职业化学物质接触的关系[2]。后来的研究又发现，接触非精制矿物油的纺纱工人易患阴囊癌，接触用作抗氧化剂的芳香胺的纺织染料和橡胶业从业男性易患膀胱癌。1895年，德国莱恩（Rehn）报道了染料生产工人由于接触芳香胺类化学物质而致膀胱癌。1918年，Yamagiwa和Ichikawa首次详细报道了有实验依据的化学物致癌，反复将煤焦油用于家兔的耳朵可导致皮肤癌[3]。几年后，Kennaway和Leitch验证了这个发现，并证实了将煤灰、其他类别的焦油（如乙炔或异戊二烯）和某些热的矿物油用于小鼠和家兔有类似的致癌作用。但因为大鼠皮肤对煤焦油致癌不敏感，不少学者用大鼠做实验均未成功。到1938年黑潘（Heuper）才成功地在狗的实验中证实了乙萘胺致膀胱癌。芳香胺在鼠中只引起肝癌、肠癌和皮肤癌，而不是膀胱癌。1953年，英国凯思通过大规模的流行病学调查，确定了联苯胺、乙萘胺、甲萘胺是人的致癌物。20世纪中期，人们越来越关注人类癌症发病与接触化学物质的相关性。

截至20世纪50年代，为人所知的癌症病因都与工作场所接触的化学物质有关。这使人们相信大多数人类癌症都是由环境中的化学物质引起的。例如，Hueper观察到肺癌的增长率与工业和机动化运输的显著增长相吻合，且与工业致癌产品以及它们排出的污物和废气释放到工作场所和大气中有关[4,5]。然而，Wynder和Doll稍后证明肺癌在男性中明显增加的主要原因是长期吸烟和接触香烟烟雾[6]。美国1989年的资料表明，90%的男性肺癌死亡归因于吸烟。35～64岁吸烟者与非吸烟者相比，肺癌死亡的相对危险性：经常吸烟者男性22.36、女性11.94，曾经吸烟者男性9.36，女性4.69。这就是说，对男性经常吸烟者而言，其患肺癌死亡的危险程度比非吸烟者要高出22.36倍，女性危险性较低的主要原因是吸烟史较短[7]。进一步研究发现，吸烟不仅同肺癌相关，而且与口腔癌、喉癌、食管癌、胃癌、胰腺癌、膀胱癌、宫颈癌等密切相关。

与此同时，随着工业发展和环境致癌物暴露状况加重，预防医学开始专注于化学致癌物致病机制的研究。以重金属与肿瘤发生的相关性研究为例，生物医学数据库文献检索统计数据结果显示，自20世纪70年代到2016年5月，重金属与肿瘤相关研究显著增多，尤其是在1991年之后，相关研究在逐年地迅速增加（图1-1）。

二、 物理致癌物的发现历史

人类对某些物理因素致癌的认识已有近百年的历史。到目前为止，已经肯定的物理致癌因素主要有电离辐射、紫外线辐射和某些矿物纤维等。各种形式的辐射已成为最主要的威胁，包括来自日光、电力线、家用电器、移动电话和自然发生的放射性气体的辐射。研究认为，辐射所致癌症大约占全部癌症死亡的2%。就人类肿瘤的总负荷而言，物理致癌因素的重要性可能远远小于与生活方式有关的化学因素，如吸烟等。这些物理因素之所以成为与人类癌症有关的危险因素，常常是由于人民不适当的生活和生产活动所造成的。

物理性致癌物的发现同样是一个逐步的过程。1895年11月，德国物理学家伦琴在实验

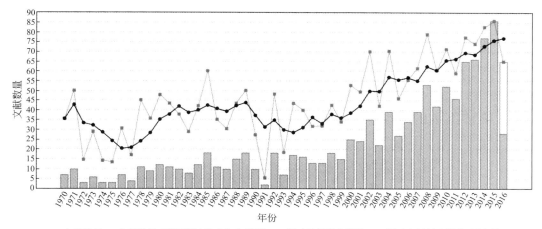

图 1-1　生物医学数据库 1970～2016 年间重金属与肿瘤相关研究文献统计

中偶然发现了具有穿透能力的 X 射线。3 年之后，居里夫妇首次从沥青矿中提炼出天然放射性元素镭。科学家的伟大发现为人类开辟了科学史的新纪元，放射医学家开始用 X 射线诊断疾病，用镭盒、^{60}Co 来治疗肿瘤，从而挽救了成千上万患者的生命。不幸的是，就在 1899 年，由于当时对射线损伤及防护知之甚少，研究放射的一位科学家手部发生了放射性皮肤癌，并于 1902 年做了截肢手术，自此人们对放射致癌有所认识。同样不幸的是，被誉为"镭的母亲"并两度获诺贝尔奖的居里夫人因长期接触放射性元素，在 60 多岁便因患白血病而辞世。这些事实促使人们去探索肿瘤的物理病因，并进一步认识到电离辐射的致癌作用。

1945 年 8 月，被称为"小男孩"和"胖子"的两颗原子弹袭击了日本广岛和长崎两座城市，直接死亡人数达 20 余万，幸存者中至今肿瘤发生率和死亡率仍比对照组高。1950～1978 年对 28 万幸存者进行了随访，结果显示，幸存者在 28 年间死于白血病的 387 例，比对照人群多 101 例；死于其他肿瘤的 10421 例，比对照人群多 336 例，每年死于肿瘤者增加 6.6 例/10 万。白血病发生率在原子弹袭击 3 年后开始增加，1951 年达到高峰。而后相继证明甲状腺癌、乳腺癌、肺癌、骨癌、肠癌、皮肤癌的发病率增高与原子弹辐射有明确的关系。1997 年，Shintani 在《柳叶刀》杂志上报道[8]，广岛原子弹爆炸幸存者的脑膜瘤发病率从 1975 年起逐年升高，而且离爆炸中心 1km 以内的幸存者的脑膜瘤发病率比未受照射者高 6 倍。在对原子弹爆炸幸存者的研究中，脑膜瘤是第 8 个被证明与辐射有明确关系的肿瘤。

1986 年 4 月 26 日，切尔诺贝利核电站 4 号反应堆发生了一场震惊世界的核事故，造成人员伤亡和大量放射性核污染。这是自广岛、长崎受原子弹灾害以来全球最大的一次核灾难。切尔诺贝利核事故中除近 500 人受到高剂量照射而出现急性放射病外，其余包括污染清理人员、附近居民等承受了放射性的远期危害。目前，生活在污染区的居民中甲状腺癌患者明显增加，尤其是儿童。在事故后 6～10 年的随访检查中发现，参与清理事故现场的工作人员淋巴细胞染色体畸变率保持在较高水平，其远期效应尚不十分明确。参加事故处理的人员超过 80 万，其中 1/3 受辐射的剂量超过 200mGy，目前有报告认为上述人群肿瘤的发病率和死亡率有上升趋势[9,10]。

紫外线与皮肤癌的关系在 18 世纪开始被人们所发现。当时，不列颠人和爱尔兰人兴起了涌向澳大利亚的移民潮。澳大利亚白种人因持续暴露于强烈的日光下，皮肤癌的发病率在世界上最高，但这些人的英国亲属们比他们幸运得多，罹患这些恶性疾病的人数很少。另外，澳大利亚原住民作为有色人种也很少患有这些强烈阳光引起的皮肤癌。人们由此认识到强烈阳光和皮肤色素是皮肤癌发生的重要因素。皮肤中的黑色素对紫外线有屏障作用，因此，不同肤色的人种对紫外线辐射诱发的皮肤癌的敏感性不同。在夏威夷的研究表明，紫外线致癌，白种人的发病率是黄种人发病率的 40 倍。我国目前还没有皮肤癌的发病率资料，只有死亡率资料。1990～1992 年，中国人的皮肤癌（包括恶性黑色素瘤）死亡率为 0.7 例/10 万人，只占全部死因的 0.6%。

三、 生物致癌物的发现历史

自 20 世纪初期，肿瘤的生物病因已引起了人们的注意。现在已经知道，一些病毒、霉菌（真菌）、细菌、寄生虫都可以引起人类的癌症。生物致癌因素可以和化学致癌因素、物理致癌因素起到协同作用，而人们的饮食习惯、生活方式和体内的免疫功能等可以和生物致癌因素起到协同或拮抗作用。

1. 病毒

1908 年，埃勒曼（Ellermann）和彭氏（Bang）用鸡白血病无细胞滤液注射健康鸡诱发了白血病，为病毒致肿瘤的理论奠定了实验基础。后来，他们又发现了柔斯（Rous）鸡肉瘤病毒（1911 年）、兔纤维瘤病毒（1932 年）、兔乳头状瘤病毒（1933 年）、蛙肾腺癌病毒（1934 年）和小鼠乳腺肿瘤病毒（1936 年）等。1951 年，格罗斯（Gross）应用 AKR 近交系小鼠自发性白血病组织的无细胞滤液，注射给 C_3H 近交系乳鼠诱发白血病，并可在小鼠连续地传代。该结果的报道对肿瘤的病毒病因研究起了有力的推动作用。1970 年，特敏（Temin）和巴尔的摩（Baltimore）在肿瘤病毒中发现逆转录酶（RT），解释了肿瘤病毒 RNA（核糖核酸）经 RT 的逆转录合成 DNA（脱氧核糖核酸）的过程。动物的白血病、淋巴瘤、肉瘤以及人类 T 细胞白血病的发生与病毒的病因关系已获得公认。

20 世纪 50 年代，Burkitt 在非洲发现儿童中流行的一种主要侵犯颌部的疾病，命名为伯吉特（Burkitt）淋巴瘤，该病在我国也有少量报道。世界卫生组织在非洲乌干达曾对 42000 名儿童进行血清流行病学调查，发现大多数儿童在 3～5 岁时皆已感染 EB 病毒，并产生了病毒壳抗原（VCA）。所有 Burkitt 淋巴瘤的儿童在出现症状前 2 年，其血清即已有高滴度的 VCA 抗体。抗体高滴度的儿童较一般抗体滴度的儿童发生 Burkitt 淋巴瘤的危险性高 30 倍。对 Burkitt 淋巴瘤的机制尚需深入研究。

自 1963 年勃伦（Blumberg）发现乙型肝炎病毒抗原后，肝癌的病毒病因研究取得了很大进展，HBV 感染是肝癌的主要病因，几乎已成共识。大量的文献报道显示，肝癌患者的 HBV 感染高于其他患者。发展中国家肝癌患者 HBV 感染率均大于 50%，有的达 90% 以上。前瞻调查结果显示，HBV 感染者的肝癌发病率显著高于其他人群。因此，专家们指出，HBV 与肝癌有一个持续特定的因果关系，两者的相关性高达 80%。HBV 与肝癌流行的地理分布大多一致，且有明显的聚集现象。用土拨鼠、地松鼠、鸭子做实验模型，均看到持续性肝炎病毒感染会引起肝癌的发生。许多病理、细胞、基因的研究结果也都揭示了两者密切的相关性。1983 年，世界卫生组织肝癌预防会议指出 HBV 仅次于烟草（与肺癌），是已知的第二位的人类致癌因素。1987 年，世界卫生组织第三次病毒性肝炎技术咨询组会议指出，40% 以上的持续感染者成年后，会因 HBV 导致的肝硬化或肝癌而死亡。

20 世纪 80 年代以来，人类 T 细胞白血病的病毒病因学研究有了新突破，该病毒是人类 RNA 肿瘤病毒。1977 年，日本学者报道一种具有特殊细胞形态和临床表现的新型白血病，具有 T 淋巴细胞的特征，常见于成人，命名为成人 T 细胞白血病（ATL）。1980 年，盖洛（Gallo）实验室首先用人蕈样霉菌病和皮肤型 T 细胞白血病患者的血液和淋巴结标本进行研究，实验结果提示，从这些标本的成熟 T 淋巴细胞中均可分离出逆转录酶阳性的 C 型病毒，该病毒被命名为人类 T 细胞白血病病毒（HTLV）。同年，日本的 Miyoshi 应用 ATL 患者的外周液白血病细胞做研究，也分离出 C 型逆转录病毒，称为成人 T 细胞白血病病毒（ATLV）。后来的研究证明，美国发现的病例和日本的 ATL 病例以及南美加勒比地区的淋巴肉瘤细胞白血病（LCL）属于同一类性质的疾病。从人类体内分离到的嗜 T 细胞逆转录病毒是一个复杂的病毒族，目前已知包括 5 个亚型，相关研究仍在不断深入进行中。

其他的病毒致癌物包括 EB 病毒、HIV、HBV、HPV 等，在以后章节有详细论述。

2. 细菌

幽门螺杆菌（HP）感染与胃癌发生之间的关系已引起国内外重视。幽门螺杆菌感染是胃癌发生的重要危险因素，该观点已被人们所接受。世界卫生组织也已将幽门螺杆菌定为人类胃癌发生的一级致癌物。在不同国家和地区开展的关于 HP 感染与胃癌发生关系的调查普遍显示，两者有一定的相关性，HP 细菌的菌型差异可导致发生胃癌的差异。HP 诱发胃癌的原因包括干扰体内正常生理机制，间接损伤 DNA，抑制抑癌基因表达，促进细胞增殖，激活其他致癌物等。1994 年，英国牛津大学福曼（Forman）指出，35% 的发达国家胃癌病例、85% 的发展中国家胃癌病例与 HP 感染有关。

3. 寄生虫

1955 年，病理学家侯宝璋指出，中华分支睾吸虫在肝内小胆管及胰管中引起疾病，包括炎性反应、增生、鳞状细胞化生、胆管梗阻、胆汁瘀滞及结石形成。在严重感染病例中，可诱发胆管上皮腺瘤及多灶性腺癌。1965 年，他又报告中华分支睾吸虫感染的猫和狗亦有相似的改变。一组尸体检查报告显示，46 例胆管癌中，67% 伴有中华分支睾吸虫感染，胆管癌占肝癌总数的 5%。预防中华分支睾吸虫感染的办法主要是淡水鱼要彻底煮熟后再吃，对流行区粪便加以卫生处理。

1979 年，庄（Chuang）等比较了 289 例有血吸虫感染的结直肠癌患者和 165 例不伴有血吸虫感染的患者，有血吸虫病的患者平均年龄轻 6.5 岁，而且有许多增生性息肉、假性息肉和多中心癌。1976 年，Shind Q 检查了 15 名日本学者和 2 名中国学者的调查研究，认为日本血吸虫导致结直肠癌的发生。在我国，日本血吸虫病结直肠癌的发病率比较高。另外，埃及血吸虫与膀胱癌的发病密切相关。

4. 霉菌

霉菌种类繁多，分布极广，自然界有不少霉菌的代谢产物。在我们日常生活中接触霉菌及其代谢产物的机会很多。关于霉菌及其产物可以引起肿瘤，直到 20 世纪 60 年代才引起人们的注意。在 1960 年，英国的东部和南部的火鸡群中暴发了一场严重的灾难，这场灾难死了约十万只火鸡，后来，用相同饲料饲养的鸡、鸭、牛、猪、鱼等动物也大批死亡。因此，有人怀疑是饲料中的花生粉发霉而引起的问题。于是，研究人员用发霉花生粉饲养大鼠进行实验，历时 6 个月，部分大鼠发生了肝癌。对花生粉进一步分析，确定了其中的黄曲霉毒素是大批动物死亡的原因。同年，美国有一只运载孵育鳟鱼的轮船，运输途中无数鳟鱼死亡。经过解剖检查，这些鱼多数死于肝癌。科学家在鱼饲料籽中也分离出了黄曲霉毒素。日本曾在从国外进口的大米中发现有冰岛青霉菌污染，这种被称为"黄变米"的大米使许多人死亡，从黄变米中提取的黄米毒素诱发了实验动物肝癌。

1990 年，维尔特（Wild）在泰国、冈比亚、肯尼亚和法国测定了这些地区人血清中黄曲霉毒素-白蛋白加合物水平。结果显示，黄曲霉毒素与肝癌的发生有密切的关系。在肝癌高发区，对粮食与食品采取防霉去毒措施是预防肝癌的重要措施。鉴于霉菌生长需要适宜的温度和湿度，我国学者根据玉米、花生中黄曲霉毒素 B_1（AFB_1）检测数据绘成地图，竟发现全国黄曲霉污染分布与肝癌地理分布趋势基本一致，AFB_1 在人肝脏中代谢，影响正常肝细胞的结构功能，并抑制免疫系统。1991 年，美国学者 Hsu 发现，AFB 是致人肝癌的致癌剂，引起人们的高度关注。国际癌症研究机构（IARC）在 1979 年发表的文集中已评定黄曲霉毒素是具有足够证据的人的致癌物。1994 年 1 月，《健康报》登载上海市学者高玉堂、钱耕荪等进行的黄曲霉毒素暴露与乙型肝炎感对肝癌发生协同作用的前瞻性研究。结果发现，被研究者尿液中黄曲霉毒素（AF）-DNA 加合物等标志物与肝癌发生呈正相关，AF-DNA 使乙肝表面抗原阴性者的肝癌相对危险度增高 2.4 倍，而对乙肝表面阳性者的肝癌相对危险度增高 7.1 倍，这就证明了乙肝病毒的感染与黄曲霉毒素的摄入对诱导肝癌发生存在明显的协同作用。经常进食被黄曲霉毒素污染的食物，将大大增加肝癌发生的危险。另外，霉菌同食管癌和胃癌的发生密切相关。

第二节　IARC 发布的致癌物分级

国际癌症研究机构（International Agency for Research on Cancer，IARC）是世界卫生组织下属的一个跨政府机构，办公地点设在法国的里昂。该机构的主要任务是进行和促进对癌症病因的研究，也进行世界范围内的癌症流行病学调查和研究工作。从 1971 年起，IARC 组织专家组收集和评价世界各国有关化学物质对人类致癌危险性的资料，编辑出版《IARC 关于化学物质致人类癌症危险性评价专题论文集》，并于 1979 年、1982 年和 1987 年三次组织专家组对上述专题论文集所评价的环境因子和类别、混合物及暴露环境对人类的致癌性进行再评价，并出版报告。自 1987 年专题论文集改名为《IARC 关于致人类癌症危险性评价专题论文集》，并扩展到物理因子、生物因子致人类癌症危险性评价。

IARC 关于化学物质致人类癌症危险性分类只与一种化学物致癌性证据的充分性（证据权重）有关，而并不涉及其致癌活性大小及其机制。IARC 将化学物对人类致癌性资料（流行病学调查和病例报告）和对实验动物致癌性资料分为四级：致癌性证据充分、致癌性证据有限、致癌性证据不足及证据提示缺乏致癌性。对人致癌性证据充分是指在致癌物和人癌症发生之间有因果关系。致癌性证据有限是指因果关系的解释是可信的，但其他的解释如偶然性、偏倚、混杂因素不能完全排除。致癌性证据不足是指资料的性质、一致性或统计学把握度不足以判断因果关系或没有对人致癌性的资料。证据提示缺乏致癌性是指在已知人类充分暴露水平范围内的研究表明暴露水平与所研究的癌症无关联。

分类为人致癌物（组 1）必须要有流行病学证据的支持。流行病学研究（队列研究和病例对照研究）试图为化学品接触与人群癌症发生（或死亡）增加的因果关系提供证据。癌症流行病学研究是比较困难的，一般是在人群接触某种化学品多年之后进行的，可能有很多混杂因素，并往往受到经费和时间的限制。为治疗目的给以化学品（药品）和职业性接触，较易控制接触条件，但个体数和接触期限也往往受到限制。因此，对于很多化学品需要由动物致癌试验、短期试验等为接触此化学品的致癌危险性提供论据（主要用于危害鉴定）。

对于致癌物的分类，虽然各国之间或有些差异，但联合国辖下的国际癌症研究所（IARC）的分类表，是目前国际上最重要、也最常被引用的一项分类标准。根据 IARC 的分类，致癌性是筛选优先污染物的重要依据之一，致癌物共可分为四级（5 类）。

①　第一级（Group 1）致癌物。现有 88 类物质（如马兜铃酸、苯、黄曲霉毒素、放射性物质、石棉、戴奥辛等），对人类为确定的致癌物。确证人类致癌物的要求是：a. 有设计严格、方法可靠、能排除混杂因素的流行病学调查；b. 有剂量-反应关系；c. 另有调查资料验证，或动物实验支持。

②　第二级 A 类（Group 2A）致癌物。现有 64 类物质（如氯霉素、甲醛、多氯联苯、丁二烯、硫酸二甲酯、环氧氯丙烷、苯乙烯、三氯乙烯、四氯乙烯、柴油引擎废气等），对人类为很可能致癌物，对动物则为确定之致癌物。

③　第二级 B 类（Group 2B）致癌物。现有 236 类物质（如黄樟素、四氯化碳、电磁波、抗甲状腺药物 Propylthiouracil、二异氰酸甲苯、抗艾滋病药物 Zidovudine、汽油引擎废气、干洗剂等），对人类为有可能致癌物，对动物为很可能也是致癌物。

④　第三级（Group 3）致癌物。现有 496 类物质（如 Furazolidone、咖啡因、食用色素等），目前尚无足够的动物或人体的资料，以供分类该物质是否为人类致癌物。

⑤　第四级（Group 4）致癌物。现有 1 类物质（Caprolactam，为一种化学原料），根据已有的资料，足以认为该物质并非致癌物。

（李纪强　张积仁）

第二章
环境致癌物的分类

环境致癌物可根据不同的标准进行分类：根据活化需要不同分为直接致癌物和间接致癌物，根据致癌危险性不同按 IARC 标准分为四级（5 类）；根据是否具有遗传毒性分为遗传毒性致癌物、非遗传毒性致癌物和未确定遗传毒性致癌物；根据性质不同分为化学致癌物、物理致癌物和生物致癌物等。本章分别从以上几个方面具体介绍致癌物的分类。

第一节　按活化需要不同分类

一、直接致癌物

由于其化学结构的固有特性，直接致癌物不需要代谢活化即具有亲电子活性（有极少例外），能与亲核分子（包括 DNA）共价结合形成加合物（adduct）。这类物质绝大多数是人工合成的有机物，包括：内酯类（如 β-丙烯内酯、丙烷磺内酯和 a,β-不饱和六环丙酯类）；烯化环氧化物（如 1,3-丁二烯二环氧化物）；亚胺类；硫酸类酯；芥子气和氮芥等；活性卤代烃类（如双氯甲醚、苄基氯、甲基碘和二甲氨基甲酰氯），其中双氯甲醇的高级卤代烃同系物随着烷基的碳原子数增多，致癌活性下降。除前述烷化剂外，一些铂的配位络合物〔如二氯二氨基铂，二氯（吡咯烷）铂，以及二氧-1,2-二氨基环己烷铂〕也有直接致癌活性，通常其顺式异构体的活性较反式异构体高。

DNA 加合物（DNA adduct）是指 DNA 分子与化学诱变剂间反应形成的一种共价结合产物。这种结合激活了 DNA 的修复过程。如果这种修复不是发生在 DNA 复制前，会导致核苷酸替代、缺失和染色体重排。化学致癌物及其代谢产物与 DNA 分子碱基的共价结合所形成的加合物，是 DNA 损伤的主要形式。这种加合物一旦逃避了生物细胞的自身修复系统，就可能成为致突变、致癌的最小因子。许多研究证据表明，DNA 加合物的形成是化学物质致突变、致癌进程中的一个重要起始事件，是将化学致癌和癌症发生发展联系起来的一个分子桥梁。DNA 加合物形成的位点多发生在嘌呤与嘧啶碱基的 O、N 原子及磷酸基团的 O 原子上，另外，鸟嘌呤的 C8 位点也是某些致癌物的结合位点[1]。DNA 链上能形成加合物的位点并不是任意的，而是有相当的位点选择性。DNA 加合物的形成涉及特定的电学和立体化学因素。绝大多数致癌剂必需先在生物体内酶系的催化作用下形成亲电子的代谢物，才能与靶细胞 DNA 的亲核部位结合。体外试验表明不同部位的加合物有着不同的生物学毒性。

DNA 加合物的检测方法有很多，以多环芳烃的检测方法为例，简述 DNA 加合物的检测方法。多环芳烃（PAHs）是一类典型的环境污染物，其主要来源于化石燃料和生物质的不完全燃烧，具有致癌、致畸、致突变性。进入人体后，经过体内的代谢酶活化，产生具有亲电性、活泼的代谢物，与 DNA 的碱基反应形成共价的复合物，即 DNA 加合物，进而引起机体的损伤。例如，苯并[a]芘（BaP）是多环芳烃中污染最广且致癌性最强的一类环境污染物。经体内细胞色素 P450 酶等的作用，BaP 生成最终代谢产物邻二醇环氧苯并[a]芘（BPDE）。BPDE 与 DNA 共价结合，形成稳定的 DNA 加合物[2]。

① ^{32}P 后标记法。^{32}P 后标记法是目前应用最为广泛的 DNA 加合物检测方法。该方法由 Randerath 等在 1981 年提出，是一种非常灵敏的 DNA 加合物测定方法，灵敏度为 1 个 DNA 加合物/（$1 \times 10^9 \sim 1 \times 10^{10}$）核苷酸，对 PAH-DNA 加合物很敏感，已广泛应用于动物实验、职业和环境接触 PAHs 的人群研究。

② 色谱-质谱法。色谱-质谱联用法是检测 DNA 加合物的常用方法之一[3]。常用方法包括气相色谱-质谱联用法（GC-MS）、高效液相色谱-质谱联用法（HPLC-MS）和毛细管电泳-质谱联用法等。色谱方法的原理为复杂样品中的组分在流动相和固定相间具有不同的分配系数，当两相做相对运动时，各组分便在两相中进行溶解、吸附、脱附的多次反复分配，达到彼此分离的效果。质谱具有优良的定性定量能力，并且能够提供物质的结构信息。而色谱-质谱联用法同时具有两者的优点。该法的优点是灵敏度高、特异性强，可用于检测极微量的多环芳烃 DNA 加合物。但需要采用适当的酶将 DNA 水解为单核苷或单核苷酸，需要 DNA 加合物的标准品进行定量等都限制了它的应用。

③ 免疫学法。免疫学方法检测 DNA 加合物始于 20 世纪 70 年代，Poiner 等在 1977 年开始采用竞争性放射免疫法测定 DNA 加合物。Sabtella 等于 1988 年创建了酶联免疫吸附（ELISA）测定法，检测了铸造工人外周血白细胞中苯并[a]芘的终代谢产物邻二醇环氧苯并[a]芘（BPDE）与 DNA 形成的加合物。免疫学方法的基本原理是依据抗原-抗体反应，利用特异性的抗体识别基因组 DNA 中的 DNA 加合物。目前，免疫学方法主要包括竞争性放射免疫法、非竞争性酶联免疫吸附法、放射免疫吸附法和超敏酶促放射免疫法。该类方法用生物大分子加合物抗体来诊断检测靶组织中的相应加合物及其含量[4]，可以在特异的组织或细胞中进行定位研究，其测定 DNA 加合物的灵敏度为 1 个 DNA 加合物/（$1 \times 10^7 \sim 1 \times 10^8$）核苷酸。

④ 荧光测定法。荧光测定法的原理是通过多环芳烃的 DNA 加合物具有荧光的特性进行测定，其检测限为 1 个加合物/（$1 \times 10^6 \sim 1 \times 10^8$）核苷酸。1985 年，Vahakangers 等建立了同步荧光色谱（SFS）法，该法是荧光测定法中应用最多的一种方法，即利用固定的等差波长，同步扫描激发光和发射光，特定的加合物水解产物在一定波长处产生特异的峰，通过峰值进行定量，其灵敏度为 310 个加合物/10^8 核苷酸。目前，该方法发展的技术还包括激发-发射荧光法、低温激光法和荧光标记法等。荧光法的优点是不破坏 DNA 链就可以进行测定；另外，可以确定加合物的不同立体异构体及 DNA 链上的不同位点上的加合物；还可以研究 DNA 加合物形成和切除与时间之间的动态关系[5]。其缺点是所需 DNA 样品量大（$100 \sim 1000 \mu g$），而且该法不能检测非荧光化合物形成的加合物，所以一般只作为其他方法的补充。

二、 间接致癌物

间接致癌物也称前致癌物，经过酶的代谢激活后，产生寿命很短的中间代谢产物，称为近似致癌物，最后分解为带正电的亲电基团——亲电子反应物，即称为终致癌物。终致癌物可与生物大分子（如 DNA、RNA、蛋白质）相结合，可造成 DNA 损伤，但这种损伤是可以修复的，如未经修复，则成为致癌的启动因子。如免疫功能正常，被启动的细胞经免疫防御可以停止向癌变发展。如免疫功能低下，在错误修复下，DNA 发生突变可进展成癌。间接致癌物可分为天然和人工合成两大类。

① 人工合成的。包括有多环或杂环芳烃（如苯并[a]芘、苯并[a]蒽、3-甲基胆蒽、7，12-二甲基苯并[a]蒽、二苯并 [a，h] 蒽等）；单环芳香胺（如邻甲苯胺、邻茴香胺）；双环或多环芳香胺（如 2-萘胺、联苯胺等）；喹啉（如苯并[g]喹啉等）；硝基呋喃；偶氮化合物（如二甲氨基偶氮苯等）；甲醛和乙醛；链状或环状亚硝胺类几乎都致癌，但随着烷基的不同作用的靶器官也不同；烷基肼中的二甲肼可致癌，肼本身有弱致癌力；氨基甲酸酯类中的乙酯、丙酯和丁酯均致癌，其中以氨基甲酸乙酯（乌拉坦，亦称脲烷）的致癌能力最强；卤代烃中的氯乙烯的致肝癌作用在近年受到广泛注意，其特点是诱发肝血管肉瘤。

以卤代烃中的氯乙烯为例，阐述人工合成的间接致癌物的致癌作用。氯乙烯是一类合成工业有机溶剂，主要为职业性接触。长期接触氯乙烯后可引起人体多系统的损害，还具有致癌性，可以诱发肝血管肉瘤（ASL）。1974 年，美国首次报道人接触氯乙烯所致肝血管肉瘤[6]。近年来，国内外学者对氯乙烯作业工人进行了大量的流行病学调查研究，Dahar 等对美国 DOW 公司 593 名氯乙烯作业工人进行了 40 年的随访，结果发现，肿瘤死亡增高者主要在氯乙烯的浓度高于 $560mg/m^3$、作业工龄至少 5 年以上的男职工中发生[7]。郑玉向对 1960～1999 年从事氯乙烯作业 1 年以上的 946 名工人进行随访后发现，23 名观察对象死于肿瘤，恶性肿瘤在死因中占首位；与对照组比较，RR 值（相对危险度）为 2.16，差异有统计学意义；氯乙烯暴露组男性肝癌的死亡率明显高于对照组，暴露组的死亡率显著高于对照组，接触组恶性肿瘤、肝癌的死亡率显著高于 1994 年全国城市居民恶性肿瘤的死亡率及 1995 年全国城市居民肝癌的死亡水平；在恶性肿瘤的分类构成中，暴露组肝癌构成居首位，占 30.4%[8]。

② 天然物质及其加工产物。在 IARC1978 年公布的 34 种人类致癌物中占 5 种：黄曲霉毒素、环孢素 A、烟草和烟气、槟榔及酒精性饮料。以黄曲霉毒素为例，阐述一下间接致癌物中的天然致癌物的致癌机制。

黄曲霉毒素（aflatoxins，AF）是通过聚酮途径由黄曲霉和寄生曲霉所产生的一种对人类和畜禽危害最大、最常见的霉菌毒素。1961 年黄曲霉毒素首次从霉变花生粉中被发现，后来人们又发现了黄曲霉毒素的许多衍生物和类似物，所以现在一般认为它是指一类结构类似的化合物的总称。黄曲霉毒素通常由含有一个双氢呋喃环和一个氧杂萘邻酮的基本结构单位构成。根据其分子结构与感染方式的不同，天然产生的黄曲霉毒素分为 B_1、B_2、G_1、G_2。后来人们又在奶中分离到黄曲霉毒素的另外两种衍生物即 M_1 和 M_2。G 和 B 是根据毒素分别在紫外光下发出绿色（green）荧光和蓝色（blue）荧光来命名的，M 则是由于它最早发现于奶（milk）中[9]。毒力试验证明，B_1 毒性最强，接下来依次是：$M_1 > G_1 > B_2 > M_2 > G_2$。由于 AFB_1 是已知致癌毒性最强的霉菌毒素，而且目前研究最多，因此，通常所说的黄曲霉毒素主要是指 AFB_1。

研究显示，AFB_1 进入体内后由于具有亲肝性，首先在肝细胞内聚积，随后在细胞色素 P450 系统的作用下变为 8,9-环氧 AFB_1（AFB_1-8,9-epoxide，AFBO），催化这一代谢的关键酶为细胞色素 P450，该酶正好主要存在于肝细胞内。虽然其代谢产物 AFBO 在水中性质极不稳定，但因其分子结构中含有惰性质子，故也易于为研究者所掌控。AFBO 可分为两种空间构象不同的异构体，即外 AFBO（exo-AFBO）和内 AFBO（intro-AFBO）。不过，目前认为只有主要在 P450 3A4 作用下形成具有基因毒性和致癌性的 AFB_1 代谢产物 exo-AFBO。exo-AFBO 能自发地和核酸及蛋白质等生物大分子结合形成相应加合物，由于肝细胞中 P450 3A4 量最多和活性最高，因此，AFB_1-DNA 加合物主要存在于肝细胞内。理论上这种加合物也存在于诸如肠道上皮细胞及肺组织中，但含 AFB_1-DNA 加合物的肠道上皮细胞极易脱落，不利于其发挥基因毒性和致癌性，而肺组织中因 P450 3A4 含量极低，关于 AFB_1-DNA 加合物在此作用的报道并不多。AFB_1 和 DNA 共价结合后除部分在诸如谷胱甘肽硫转移酶等体内解毒酶的作用下转为无毒物排出体外，由于分子内电子场的改变，可自发形成其他 DNA 加合物，导致 DNA 损伤。

第二节　按致癌危险性不同分类

如第一章所述，IARC 根据致人类癌症危险性将致癌物分为四大类。

- 1类，对人致癌性证据充分（详细内容见第一章第二节）。
- 2类，A 组对人致癌性证据有限，但对动物致癌性证据充分；B 组对人致癌性证据有限，对动物致癌性证据也不充分。
- 3类，现有证据未能对人类致癌性进行分级评价。
- 4类，对人可能是非致癌物。

具体致癌物的分级分类见本书"附件 1 IARC 公布的致癌物分级分类表"。

第三节　按遗传毒性不同分类

一、遗传毒性致癌物

遗传毒性致癌物是通过诱发体细胞基因突变而活化致癌基因或者灭活抑癌基因从而诱发癌变的一类致癌物。目前的致癌理论认为，少数几个分子甚至一个分子的突变就有可能诱发人体或动物的癌症。对于这类物质中的一些天然存在的或者实际生活中难以避免的物质，通常需要制订一个剂量极低的、对健康影响甚微的、社会可以接受的危险性水平。

二、非遗传毒性致癌物

非遗传毒性致癌物，是指根据目前的试验证明不能与 DNA 发生反应，而是通过间接诱导宿主体细胞内某些关键性病损和可遗传的改变而导致肿瘤的致癌物。

1. 促癌剂

虽然促癌剂单独不致癌，却可促进亚致癌剂量的致癌物与机体接触启动后致癌，所以认为促癌作用是致癌作用的必要条件。TPA 是二阶段小鼠皮肤癌诱发试验中的典型促癌剂，在体外多种细胞系统中有促癌作用。苯巴比妥对大鼠或小鼠的肝癌发生有促癌作用。色氨酸及其代谢产物和糖精对膀胱癌也有促癌作用。近年来广泛使用丁基羟甲苯（butylated hydroxy-toluene，BHT）作为诱发小鼠肺肿瘤的促癌剂，对肝细胞腺瘤和膀胱癌也有促癌作用。DDT、多卤联苯、氯丹、TCDD 是肝癌促进剂。

2. 细胞毒物

最早的理论认为慢性刺激可以致癌，目前认为导致细胞死亡的物质可引起代偿性增生，以致发生肿瘤。其确切机理尚不清楚，但可能涉及机体对环境有害因素致癌作用的易感性增高。一些氯代烃类促癌剂的作用机理可能与细胞毒性作用有关。氨三乙酸（nitrilotriacetic acid，NTA）可致大鼠和小鼠肾癌和膀胱癌，初步发现其作用机理是将血液中的锌带入肾小管超滤液，并被肾小管上皮重吸收。由于锌对这些细胞具有毒性，可造成损伤并导致细胞死亡，结果是引起增生和肾肿瘤形成。在尿液中NTA还与钙络合，使钙由肾盂和膀胱的移行上皮渗出，以致刺激细胞增殖，并形成肿瘤。

3. 激素

40年前就发现雌性激素可引起动物肿瘤。以后发现多数干扰内分泌器官功能的物质可使这些器官的肿瘤增多。雌激素的致癌机理尚不清楚，但很可能与促癌作用有关；一般认为需要长期在体内维持高水平激素才能在内分泌敏感器官中诱发肿瘤。孕妇使用人工合成的雌激素（己烯雌酚，DES）保胎时，可能使青春期女子发生阴道透明细胞癌，其机理相当复杂。

4. 免疫抑制剂

免疫抑制过程从多方面影响肿瘤形成。硫唑嘌呤、6-巯基嘌呤等免疫抑制剂或免疫血清均能使动物和人发生白血病或淋巴瘤，但很少发生实体肿瘤。环孢素A是近年器官移植中使用的免疫抑制剂，曾认为不致癌。但现已查明，使用过该药的患者的淋巴瘤的发生率增高。

5. 固态物质

啮齿动物皮下包埋塑料后，经过较长的潜伏期，可导致肉瘤形成。其化学成分并不重要，只要是薄片，即使是金属同样可导致肿瘤形成。关键是大小和形状，而且光滑者比粗糙者更有效，有孔的比无孔的效果差。其作用机理可能是固态物质可为上皮成纤维细胞增殖提供基底。石棉和其他矿物粉尘，如铀矿或赤铁矿粉尘，可增强吸烟致肺癌的作用。

6. 过氧化物酶体增生剂

具有使啮齿动物肝脏中的过氧化物酶体增生的各种物质都可诱发肝肿瘤。已发现的过氧化物酶体增生剂有降血脂药物氯贝丁酯（对氯苯氧异丁酸乙酯，clofibrate）、降脂异丙酯（fenofibrate）、吉非罗齐（gemfibrate）、哌磺氯苯酸（tibric acid）、增塑剂二（2-乙基己基）苯二甲酸酯和有机溶剂1,1,2-三氯乙烯。氯贝丁酯和二（2-乙基己基）苯二甲酸酯对肝肿瘤有促进作用，但不能以促癌作用来概括这类物质的致癌机理。目前认为，肝过氧化物酶体及H_2O_2增多，可导致活性氧增多，发生信号转导作用，造成DNA损伤并启动致癌过程。

三、 未确定遗传毒性致癌物

致癌方式尚未完全阐明，例如四氯化碳、三氯甲烷、某些多氯烷烃和烯烃等。这些物质在致突变试验中为阴性或可疑，体内和体外研究又未显示出能转化为活性亲电子性代谢产物。硫脲、硫乙酰胺、硫脲嘧啶和相似的硫酰胺类都有致癌性。靶器官是甲状腺，有时可为肝脏。噻吡二胺（methapyrine）这种抗组织胺药物曾在美国广泛用作催眠药，后来发现能诱发大鼠肝癌。

第四节　其他分类

按照致癌物性质不同，可以把环境致癌物分为物理致癌物、化学致癌物、生物致癌物。物理致癌物主要包括紫外线、电磁辐射、电离辐射和某些矿物纤维等。化学致癌物主要包括芳烃类化合物、亚硝基化合物、偶氮类燃料、霉菌类毒素和重金属离子等。生物致癌物主要包括某些病毒、细菌、霉菌和寄生虫等。具体内容将在第六章中进行详述。

按致癌物来源分为三大类：天然致癌物质，在原料加工过程中生成的致癌物质及人工合成的致癌物质。

按致癌物作用机理可分为引发剂（或称始发剂）和促发剂，两者兼有者称为完全致癌物，仅有引发作用者称为不完全致癌物。有些既非引发剂也非促发剂，且本身并不致癌，但能增强引发剂和促发剂的作用，称为助致癌物。

此外，有研究机构将致癌物按化学结构分类，如烷化类、多环芳烃类、亚硝胺类、植物毒素类和金属类等。还有研究者将致癌物分为确认致癌物（proved carcinogen）、可疑致癌物（suspected carcinogen）、潜在致癌物（potential carcinogen）等。

（李纪强）

第三章
环境致癌物的认定程序

在 IARC 对致癌物分级分类的过程中，实验动物致癌性资料（动物试验数据）和人类致癌性资料（流行病学调查和病例报告）是其认定的主要依据。本章主要讲述在环境致癌物评价中动物试验和流行病学调查的一些基本方法。

第一节　动物试验

目前，肿瘤试验的动物模型大致可分为自发性肿瘤模型、诱发性肿瘤模型、移植性肿瘤模型和转基因模型，这些肿瘤模型各有利弊。自发性肿瘤模型是在自然情况下发生的，其发生发展与人类肿瘤最为相似，但是因为周期长、动物量大、耗资大、肿瘤发生率低等缺点，该模型的使用极少。移植性肿瘤模型是目前应用最多的肿瘤模型，将肿瘤组织或癌细胞移植到动物体内形成肿瘤，周期短、生长速率一致、个体差异小、接种率100%，常用于抗肿瘤新药的筛选，但是这类肿瘤生长速率快、增殖比率高、体积倍增时间短，与人体肿瘤有很大不同。诱发性肿瘤模型是用化学致癌剂、射线或病毒等在动物中诱发肿瘤，与人体肿瘤较为相似，但是该模型对动物和致癌剂的选择极为重要，且存在周期长、潜伏期个体变异大、成功率达不到100%等缺点。转基因动物模型是利用基因工程将外源特定基因导入动物细胞的染色体内，优点是外源肿瘤基因可遗传给后代，从基因水平研究肿瘤的形成、发展和演变，开创了肿瘤研究新纪元，但单基因的肿瘤发病机制与临床很不相符，且建立技术要求较高，来源有限。

在致癌物认定的动物试验中，诱发性肿瘤模型和转基因模型目前应用较多。同时，根据考察周期不同，动物试验可分为短期致癌试验和长期致癌试验。哺乳动物的长期致癌试验结果可靠，是致癌性评价通常采用的试验方案。短期致癌试验多用于致癌物的快速筛选，某些对致癌物敏感的转基因动物的短期致癌试验同时可以达到长期致癌试验的效果，目前正逐渐被广泛应用。

一、哺乳动物短期致癌试验

哺乳动物短期致癌试验又称为有限体内试验，指时间有限（数月）、靶器官有限。较受重视的短期致癌试验有下列四种。

1. 小鼠皮肤肿瘤诱发试验

在小鼠皮肤局部连续涂抹受试物，以观察皮肤乳头瘤和癌的发生，一般 20 周可结束试验，较敏感的小鼠为 SENCAR 小鼠。此试验也可设计为检测受试物的引发活性或促长活性。典型的引发剂为致癌性多环芳烃，促长剂为佛波醇酯类物质。目前动物试验常见的多环芳烃致癌剂为二甲基苯蒽（7,12-dimethylbenez［a］anthracene，DMBA）。佛波醇酯类物质以 12-O-四癸酰基-佛波-13-乙酸酯（12-O-tetradecanoylphorbol-13-acetate，TPA）为代表。DMBA 与 TPA 分别作为经典的致癌剂和促癌剂，可诱发广泛的致癌、促癌过程的生物学效应。

2. 小鼠肺肿瘤诱发试验

染毒途径常用腹腔注射，也可灌胃或吸入，一般 30 周可结束试验，观察肺肿瘤的发生。较敏感的小鼠为 A 系小鼠。此试验也可设计为检测受试物的引发活性或促长活性。典型的引发剂为乌拉坦，促长剂为二丁基羟基甲苯（BHT）。乌拉坦原是用于动物麻醉，后来发展为一种致癌剂，可用于诱导肺癌的发生。60 多年前，就有用乌拉坦作为致癌剂诱发肺肿瘤模型的研究。近年来，有很多关于应用乌拉坦诱导肺癌模型的报道，但是各个研究中乌拉坦造模方式和动物品系的选择各异，致瘤率也不尽相同，Koohdani F[1] 等选用 BALB/c 小鼠应用 1g/kg 剂量乌拉坦腹腔一次性注射造模，致癌率为 70％。O'Donnell[2] 等采用乌拉坦 1g/kg 体重一次性腹腔注射诱发肺肿瘤，发现 A 系小鼠为敏感品系，能 100％诱发肺肿瘤。

3. 大鼠肝转化灶诱发试验

对大鼠进行肝大部切除术后，给以受试物，一般可在 8～14 周结束试验，观察肝转化灶生成。肝转化灶是癌前病变，有 γ-谷氨酰转肽酶活性升高，G6P 酶和 ATP 酶活性降低，以及铁摄取能力降低。转化灶可用组织化学或免疫化学方法鉴定。此试验也可设计为检测受试物的引发活性或促长活性。典型的引发剂为二乙基亚硝胺（DEN），促长剂为苯巴比妥（PB）。DEN 具有很强的化学毒性，所含的亚硝胺基团具有中毒剂和诱癌剂的双重效应。在大鼠诱发的肿瘤多为肝细胞癌，和人肝细胞癌比较相似。传统制作方法一般用 0.25％DEN 水溶液灌胃，10mg/kg 体重，每周剩余 6d 用 0.025％DEN 水溶液让其自由饮用，共约 4 个月可诱发出肝癌。

4. 雌性大鼠乳腺癌诱发试验

一般用 SD 大鼠（或 Wistar 大鼠），试验周期为 6 个月。常用的化学致癌剂主要是二甲基苯蒽或甲基亚硝脲（N-methyl-N-nitrosouea，MNU），以灌胃、局部涂抹或皮下注射来作用于雌性大鼠。Russo 等[3] 研究发现，给予大鼠大于 1mg 的 DMBA 均可诱导出现乳腺肿瘤。给予 1mg 剂量时，肿瘤诱发率为 10％；5mg 剂量时诱发率为 50％；15mg 剂量时诱发率为 100％；20mg 剂量时肿瘤最早发生在给药后 28d，60d 内所有大鼠均可诱导出乳腺肿瘤。Green 等[4] 用 MNU 诱导乳腺癌，认为通过抑制乳腺病变的进展过程后，DCIS 能够作为试验结束的观察点，使用的是 50d 的 SD 大鼠，试验周期仅为 70d。DMBA 和 MNU 诱导的乳腺癌在对激素敏感程度及组织学等方面有很多相似之处，多为激素依赖性乳腺癌，但两者在某些方面也有不同之处：DMBA 本身不直接致癌，而是通过代谢产生最终致癌物，MNU 则作为直接致癌物诱导乳腺肿瘤的产生；MNU 诱导的乳腺肿瘤中，恶性肿瘤所占的比例要高于 DMBA，其侵袭力更高；MNU 诱导的乳腺肿瘤多表现为雌激素依赖性，而 DMBA 诱导的多表现为催乳素依赖。

这四个试验不是成组试验，应根据受试物的特点选择使用。这四个试验任一试验得到阳性结果的意义与长期动物致癌试验相似，但阴性结果并不能排除受试物的致癌性。

ICH（人用药品注册技术要求国际协调会，1995）根据已知的危险因素、拟定的适应证和用药时间，提出下列进行新药致癌性研究的范围，避免不必要的试验。

① 临床上连续应用 6 个月以上的药品；对慢性或复发性疾病需间断性长期反复治疗的药品；造成长期暴露的给药系统。

② 已知属于对人具有潜在致癌性的同类化合物；构效关系提示具有致癌危险性的物质原型或代谢产物在组织内长期蓄积，引起局部组织反应或其他病理生理反应的物质。

③ 具有遗传毒性的物质往往具有致癌性，如拟长期使用，应进行慢性毒性试验（1年），检测早期致癌反应。

④ 拟用于患者预期寿命少于 3 年的药品不必进行致癌试验，如肿瘤治疗药等。

⑤ 局部使用吸收很差的药物不必进行经口致癌试验。

⑥ 已具有致癌性资料的药物的各种酸、碱、盐应提供其在药物动力学、药效学或安全性方面没有明显改变的证据，对于酯和复杂的衍生物在确定是否需要进行致癌试验时也应有类似的资料，并应个案讨论。

⑦ 基本作为替代治疗的内源性物质不需要进行致癌试验。但对生物技术制品，下列情况可考虑进行致癌试验：生物学作用明显不同于天然相应物质的制品；结构明显不同于天然相应物质的制品；在人体引起局部或全身浓度明显增加的制品。

二、 哺乳动物长期致癌试验

1. 实验动物

物种和品系：要求用两种实验动物，常规选用大鼠和小鼠，也可用仓鼠。啮齿类动物对多数致癌物的易感性较高，寿命相对较短，费用也较低，生理和病理学资料较完备，因此，使用最广泛。在选择品系时应选择较敏感、自发肿瘤率低、生命力强及寿命较长的品系。

性别：为接近人类情况，应使用同等数量的雌雄两种性别的动物。

年龄：使用刚断乳的动物，以保证有足够长的染毒和发生癌症的时间，而且幼年动物解毒酶及免疫系统尚未完善，对致癌作用比较敏感。

2. 剂量选择和动物数量

（1）致癌试验一般设三个试验组　美国 NCI 推荐以最大耐受剂量（MTD）为高剂量。最大耐受剂量是由 90 天毒性试验来确定的，此剂量应使动物体重减轻不超过对照组的10%，并且不引起死亡及导致缩短寿命的中毒症状或病理损伤。

ICH（1995）提出，高剂量选择可以根据：①毒性终点，即最大耐受剂量（MTD）；②药代动力学终点，啮齿动物血浆 AUC（时量曲线下面积）为人的 25 倍；③选择吸收饱和剂量；④药效学终点，不应产生生理学和内稳态紊乱；⑤最大可行剂量，受试物在饲料中最高含量为 5%。限制剂量为 1500mg/（kg·d）。

（2）剂量选择和动物数量　中及低剂量组则按等比级数下推，如分别为上一个剂量水平的 1/2 或 1/3。低剂量组应不影响动物的正常生长、发育和寿命，即不产生任何毒性效应。但低剂量组应高于人的接触剂量，一般不低于高剂量的 10%。中剂量组介于高、低剂量之间，如有可能按受试物的毒物动力学性质来确定。对照组除不给受试物外，其他条件均与试验组相同。同时应设阴性（溶剂或赋形剂）对照组。必要时可设阳性对照组，阳性致癌物最好与受试物的化学结构相近。动物数量：每组至少有雌雄各 50 只动物，希望在出现第一个肿瘤时，每组还有不少于 25 只动物。

3. 染毒途径

经口染毒是将受试物给予实验动物的常用途径，一般把受试物掺入饲料或饮水中连续给予动物（5～7d/周）。若掺入后的适口性不良，可用灌胃法。掺入浓度要定期监测，观察其均匀性和稳定性，掺入的浓度一般不超过5%。

经皮染毒，涂敷受试物的面积一般不少于动物体表总面积的10%。必须保证受试物与皮肤良好接触，并防止动物舔食。每天涂抹一次，每周3～7次。

吸入染毒，每天染毒4h，每周5～7d。染毒柜内受试物浓度应定期或连续监测，其分布应均匀、恒定。

其他注射途径可根据需要采用。

4. 试验期限

ICH（1997）建议参考下面几条准则。

① 一般情况下，试验期限小鼠和仓鼠应为18个月，大鼠为24个月；然而对于某些生命期较长或自发肿瘤率低的动物品系，小鼠和仓鼠可持续24个月，大鼠可持续30个月。

② 当最低剂量组或对照组存活的动物只有25%时，也可以结束试验，对于有明显性别差异的试验，则试验结束的时间对不同的性别应有所不同，在某种情况下因明显的毒性作用，只造成高剂量组动物过早死亡，此时不应结束试验。

一个合格的阴性对照试验应符合下列标准。

a. 因自溶、同类自食，或因管理问题所造成的动物损失在任何一组都不能高于10%。

b. 小鼠和仓鼠在18个月，大鼠在24个月时各组存活的动物不能少于50%。

5. 观察和结果分析

（1）一般观察　每天观察受试动物一次，主要观察其外表、活动、摄食情况等。在试验最初三个月每周称体重一次，以后每两周称体重一次。经饲料或饮水给以受试物时，应记录食物消耗量或饮水量，以计算受试物的摄入量。观察时要注意有无肿瘤出现、肿瘤出现时间及死亡时间。老年动物多病易死，应加强巡视，防止动物死亡后未及时检验而发生尸体组织自溶。

（2）病理检查　动物自然死亡或处死后必须及时进行病理检查，包括肉眼和组织切片检查。组织切片检查应包括已出现肿瘤或可疑肿瘤的器官和肉眼检查有明显病变的器官，应注意观察癌前病变。通过病理检查确定肿瘤的性质和靶器官。

（3）结果分析　统计各种肿瘤的数量（包括良性和恶性肿瘤）及任何少见的肿瘤、患肿瘤的动物数、每只动物的肿瘤数及肿瘤潜伏期。

肿瘤发生率＝（试验结束时患肿瘤动物总数/有效动物总数）×100%

式中，有效动物总数指最早发现肿瘤时存活动物总数。肿瘤潜伏期即从摄入受试物起到发现肿瘤的时间，因为内脏肿瘤不易觉察，通常将肿瘤引起该动物死亡的时间定为发生肿瘤的时间。应对试验结果进行仔细的统计学分析，并研究剂量-反应关系。致癌试验阳性的判定标准［WHO（1969）］如下。

① 对于对照组也出现的一种或数种肿瘤，试验组肿瘤发生率增加。

② 试验组发生对照组没有的肿瘤类型。

③ 试验组肿瘤发生早于对照组。

④ 与对照组比较，试验组每个动物的平均肿瘤数增加。

在进行试验的两个物种两种性别的动物中，有一种结果为阳性，即认为该受试物有致癌性。两个物种两种性别的动物试验结果均为阴性时，方能认为未观察到致癌作用。结果报告应着重报告发现肿瘤的部位、数量、性质、癌前病变，以及其他毒性效应；应报告剂量-反应关系及统计学分析结果。

如在动物组织中观察到良性和恶性肿瘤，并有良性肿瘤向恶性化进展的证据，在进行统计学分析之前将良性和恶性肿瘤合并是适宜的，但仍希望分别对良性和恶性肿瘤进行统计学处理。

评价该试验不同剂量良性肿瘤和恶性肿瘤的相对数量可有助于确定该受试动物对受试物的剂量-反应关系。另外，如果仅观察到良性肿瘤，并无恶性化进展的证据，则将此受试物认为是致癌物是不适宜的，此仅提示在该试验条件下需要进一步研究。

三、 转基因动物的致癌研究

转基因动物是指基因组中整合有外源目的基因的动物，其通过转基因技术，将改建后的目的基因或基因组片段植入实验动物的受精卵，使其与受精卵 DNA 发生整合，然后此受精卵转移到雌性受体的输卵管或子宫中，使其顺利发育成胚胎。这样，后代的体细胞和性细胞的基因组携带有目的基因，并能表达而呈现其生物效应。外源基因可能只整合到动物的部分组织、细胞的基因组，称为嵌合体动物；如果动物所有的细胞均整合有外源基因，则具有将外源基因遗传给子代的能力，称为转基因动物。整合入动物基因组的外源基因称为转基因，可以通过分析基因和动物表现型，从而揭示外源基因的功能。转基因动物技术常用方法包括受精卵微注射技术、胚胎干细胞介导技术、逆转录病毒载体技术，以及脂质体介导法、电脉冲介导法、原生殖细胞介导法和细胞融合法等。

致癌性评价通常采用哺乳动物进行长期致癌试验，哺乳动物长期致癌试验耗时长，动物使用数量较多，人力和资金均投入巨大。转基因动物的短期致癌试验，由于试验周期相对较短和动物数较少，对致癌化合物更敏感等优势而应用逐渐广泛。

（1）转癌基因小鼠　与转录启动子连接的癌基因转入后可直接在某些特定的组织中高效表达，使该组织细胞处于引发状态，这类转基因动物是研究化学物致癌作用的敏感体系。携带癌基因的转基因动物可用于致癌试验，试验周期仅 3 个月左右，有希望发展成代替长期动物致癌试验的试验系统。这些携带有癌基因的转基因动物，可用来研究外源化学物与肿瘤相关基因的作用及外源化学物在致癌不同阶段中的作用机制。以各种组织特异性的促长剂处理转入不同癌基因的小鼠，可为致癌过程的研究提供新线索。

TgrasH2 转基因小鼠携带了人的 *c-Ha-ras* 基因，该基因在最后一个内含子处发生点突变，从而导致了转基因的多表达[5]。转基因动物的体重为相应野生型小鼠的 $80\%\sim90\%$，但脏器与体重的比例相当。试验第 77 周，动物的存活率雄性为 53%、雌性为 32%，相应的野生型的存活率雄性为 96%、雌性为 97%。

（2）肿瘤抑制基因敲除小鼠　野生型的 P53 蛋白可抑制人和啮齿类动物体内的肿瘤发生。P53 作为一种转录因子，可调控与细胞周期停滞、细胞凋亡、血管生成抑制、分化、修复和基因稳定性有关的一系列基因的活性[6]。

在 p53-/-小鼠，肿瘤（特别是淋巴肉瘤）的发生比正常小鼠（p53+/+）增加而且提前。由于 p53-/-小鼠的肿瘤发生具有组织特异性，进一步研究这些肿瘤的遗传学基础有助于鉴定 *p53* 基因的功能。而半合子小鼠（p53+/-）在出生后 6 个月内自发癌发生率低，但在之后发生淋巴瘤和软组织肉瘤，其中大部分丢失 *p53* 野生型等位基因。这种小鼠对遗传毒性致癌物的敏感性并不增加。这种半合子小鼠也可用于鉴定致癌过程中的协作基因。而且缺 $p53$ 小鼠加速形成恶性肿瘤，提示此基因主要在进展阶段起作用。$p53$ 在肿瘤发生中的作用有待进一步研究。综合 ILSI/HESI 项目与其他文献报道，C57BLp53＋/－小鼠模型应用较广泛，对遗传毒性化合物如甲基亚硝脲和乌拉坦特别敏感，但目前尚无法确定该模型是否比其他转基因模型更有优势。

（3）转穿梭质粒的转基因动物小鼠　转入带有报告基因的穿梭载体，是研究体内基因突变的转基因动物模型。常用的靶基因如 $lacI$、$lacZ$ 可通过噬菌体体外包装等方法，从小鼠基因组内回收，再在大肠杆菌内检测靶基因突变，可为研究不同器官基因的自发突变和诱发突变的分子机制提供有效的方法。

第二节　流行病学调查

一、 研究目的

① 研究已知环境暴露因素对人群的健康效应。
② 探索引起健康异常的环境有害因素。在出现健康异常后，研究探索病因。
③ 暴露剂量-反应关系的研究：主要是人群暴露剂量的大小与群体中特定效应的出现频率间的关系。

二、 基本组成

1. 描述性研究

包括生态研究和现况研究。又称为描述流行病学，是流行病学研究方法中最基本的类型，主要用来描述人群中疾病或健康状况及暴露因素的分布情况，目的是提出病因假设，为进一步调查研究提供线索，是分析性研究的基础；还可以用来确定高危人群，评价公共卫生措施的效果等。

2. 分析性研究

包括病例对照研究和定群研究。其目的是验证或检验假设。

3. 实验性流行病学研究

根据在环境流行病学的研究内容不同，可选用不同的流行病学方法进行研究。如已知环境暴露因素，欲研究对人群健康的危害及程度，可采用现况研究、定群研究和实验研究。如出现健康异常或临床表现后探索环境致病因素，可以先进行现况研究和病例对照研究，获得暴露与健康效应之间的关系，找出导致异常和临床表现的主要危险因素后，再选用定群研究或实验研究加以证实。

（1）暴露测量

① 环境暴露测量：即测量环境的外暴露剂量。通常是测定人群接触的环境介质中某种环境因素的浓度和含量，根据人体接触特征估计共同暴露水平。

② 内暴露剂量测量：是指在过去一段时间内机体已吸收入体内的污染物量，通常通过测定生物材料中污染物或其代谢产物的含量来确定，如血铅、血汞的测定。

③ 生物有效剂量测定：是指经吸收、代谢活化、转运，最终到达器官、组织、细胞、亚细胞或分子等靶器官或替代靶器官的污染物量，如致癌物与 DNA 形成加合物的含量。人

乳中污染物的浓度既反映了母亲内暴露水平，又反映了婴儿外暴露水平。

（2）健康效应测量

① 对象

a. 高危人群或/和易感人群。

b. 采用抽样调查：按照随机原则从研究总体中随机抽取部分研究单位作为对象进行调查。

② 内容：主要包括疾病率的测量及生化和生理功能测量。

a. 疾病频率的测量指标有发病率、患病率、死亡率，或各种疾病的专率等。

b. 生化和生理功能测量包括生理、生化、血液学、免疫学、影像学、遗传学、分子生物学等的测量指标和方法。

③ 暴露与健康效应关系评价：暴露与健康效应测量的结果，应采用正确的流行病学方法和卫生统计学方法进行分析，根据分析数据和科学原则做出正确评价。其中特别值得注意的是混杂因素和因果关系判断。

（3）生物标志　生物标志是生物体内发生的与发病机制有关联的关键事件的指示物，是机体由于接触各种环境因子所引起的机体器官、细胞、亚细胞的生化、生理、免疫和遗传等任何可测量的改变。生物标志是环境流行病学与分子流行病学的有机结合，能加强暴露、效应和易感性的测量，为病因联系提供更有说服力的证据。

（李纪强　张积仁　Karin Voit Bak）

第四章
环境致癌物的检测方法及标准

第一节　辐射的检测方法及标准

一、个人剂量检测

1. 检测方法

直接测定和分析人员排泄物的方法；全身计数测定；采集外周血样进行分析测定。

2. 检测标准

GBZ 128—2016《职业性外照射个人监测规范》。

3. 方法简介

（1）原理　根据工作场所辐射类型，选用相应的个人剂量计佩戴在职业照射人员身体有代表性部位处，以记录相应部位受的外照射累积剂量。例如，将个人剂量计佩戴在前胸、腕部、手指或下腹部等部位。

（2）接触强度判定　连续 5 年平均有效剂量不超过 20mSv（但不可做任何追溯性平均），任何一年不超过 50mSv。进入控制区或大于 5mSv/a 的人员必须做。1～5mSv/a 的人员尽可能做。小于 1mSv/a 的人员可放宽监测周期。

（3）主要仪器　热释光剂量仪。

（4）现场检测　监测职业人员在一个给定周期内或在一次操作过程中受到的外照射累积剂量，以评价个人受照剂量上限，或借以评价工作场所现有防护措施的有效性。通过职业照射人员佩戴的个人剂量计可获得事故受照剂量，作为医学处理的剂量依据。

（5）方法说明　外照射个人剂量计应当满足基本要求：①有足够的灵敏度和尽可能低的探测下限；②量程宽，记录的累积剂量范围应当在 0.1～10mGy 之间；③能量响应好，方向依赖性小，质量轻，体积小；④读数稳定，测量误差小于 20%。

测量结果评价指标：①年平均有效剂量 E（外照射年剂量与年累积剂量之和）；②年集体有效剂量 S；③年个人剂量超过 E 的集体有效剂量与总的集体剂量之比 SR。

二、X-γ 辐射剂量测量

1. 检测方法

仪器直接测定，直读法。

2. 检测标准

GBZ 130—2013《医用 X 射线诊断放射防护要求》、WS 76—2011《医用常规 X 射线诊断设备影像质量控制检测规范》等。

3. 方法简介

（1）原理　在距地表上方一定高度（通常为 1m）处，用 γ 剂量率仪测量周围环境中天然和人工放射性核素所产生的 γ 辐射所致空气吸收剂量。其目的是测量和评价研究对象所产生的环境照射。

受照剂量：
$$E_{\gamma,\alpha}=D_{\gamma,\alpha}K \tag{4-1}$$

式中，K 为空气吸收剂量与有效剂量换算比，$K=0.7\text{Sv/Gy}$。

测得空气照射量率时，则可按下式初步估计空气吸收剂量：

$$D_{\gamma,\alpha}=fX$$

式中，f 为空气照射量与 γ 吸收剂量换算比，$f=8.69\times10^{-3}\text{Gy/R}$。

（2）接触强度判定　连续 5 年平均有效剂量不超过 20mSv（但不可做任何追溯性平均），任何一年不超过 50mSv。

（3）使用的主要仪器　X 射线探测器，一般用 NaI（TL）晶体、正比计数管、半导体探测器〔Ge（Li）、Si（Li）、高纯锗等〕。前两者的能量分辨率较低，但计数率高，可用于常温条件下轻携式仪器，在现场测量。

（4）现场检测　监测职业人员在一个给定周期内或在一次操作过程中受到的外照射剂量，以评价接触实际剂量大小，或借以评价工作场所现有防护措施的有效性。

（5）方法说明　半导体探测器的能量分辨率高，适用于多元素同时分析，但计数率低，需低温液氮保存，可用于实验室。

三、 γ 能谱测量

1. 检测方法

用 γ 谱仪直接测定读数的方法。

2. 检测标准

GB/T 14583—1993《环境地表 γ 辐射剂量率测定规范》。

3. 方法简介

（1）原理　γ 谱仪测量 γ 辐射的能谱，可以确定土壤或岩石中所含 γ 放射性核素的成分及相对浓度分布。

几个核素的特征能量：[137]Cs，0.661MeV；[40]K，1.46MeV；[214]Bi（RaC），1.76MeV；[208]Tl（ThC），2.62MeV。

根据这些核素释出的 γ 射线能量之间的显著差异，γ 能谱相应地设置了不同的能谱"窗口"测量道，测得各测量道中的计数率后，根据这几种能量的 γ 射线在相应道中的刻度系数，即可求得土壤中相应核素的浓度。

（2）接触强度判定　连续 5 年平均有效剂量不超过 20mSv（但不可做任何追溯性平均），任何一年不超过 50mSv。

（3）使用的主要仪器　γ 谱仪。

（4）现场检测　　仪器直接读数法。

（5）方法说明　　分类为航空 γ 能谱测量、汽车 γ 能谱测量和步行 γ 能谱测量。

四、 氡及其子体测量

1. 检测方法

环境空气中氡浓度测量的标准方法有径迹蚀刻法、活性炭盒法、双滤膜法、气球法等。还有很多新出的测氡仪器。

2. 检测标准

GBZ 116—2002《地下建筑氡及其子体控制标准》，GBZ/T 155—2002《空气中氡浓度的闪烁瓶测定方法》，GBZ/T 182—2006《室内氡及其衰变产物测量规范》。

3. 方法简介

（1）原理　　氡析出率测量方法有静态法和动态法两种。静态法是在含氡物质表面设置一个封闭的积累空间，在没有通风的条件下，测量其中氡浓度随时间的积累增长，以计算其析出率。这种方法灵敏度高，适用范围广，但代表性较差。

（2）接触强度判定　　职业人员：连续 5 年平均有效剂量不超过 20mSv（但不可做任何追溯性平均），任何一年不超过 50mSv。

公众人员：连续 5 年平均剂量不超过 1mSv（但不可做任何追溯性平均），任何一年不超过 5mSv。

（3）主要仪器　　氡测量仪。

（4）现场检测　　直接读数法。

（5）方法说明　　将以不透气材料制成的一个无盖箱子反扣在被测物质表面上，周边用不透气材料密封，构成一个氡积累空间。

五、 中子活化分析原理

1. 检测方法

简单地说，中子活化分析的原理就是用中子辐照样品，使之发生核反应，生成具有一定寿命的放射性核素，然后对放射性核素进行鉴别和测量，从而确定该样品中的核素成分的含量。

2. 检测标准

GBZ/T 202—2007《用于中子外照射放射防护的剂量转换系数》。

3. 方法简介

（1）原理　　在中子辐照下，主要发生的核反应有：(n,γ)、(n,α)、(n,p)、$(n,2n)$。以 (n,γ) 为例，其反应过程的表达式为

$$^{A}_{Z}X_{A-z}(n,\gamma)^{A-1}_{Z}Y_{A-Z-1} \tag{4-2}$$

式中，n 为中子，作为入射粒子；X 为靶核；Y 为核反应后生成的放射性核素；γ 为核反应后放出的光子，即 γ 射线。

所谓活化分析实际上是测量核反应后生成物 Y 的放射性衰变情况，即放射性活度随时间的变化关系。

（2）接触强度判定　职业人员：连续 5 年平均有效剂量不超过 20mSv（但不可做任何追溯性平均），任何一年不超过 50mSv。

公众人员：连续 5 年平均剂量不超过 1mSv（但不可做任何追溯性平均），任何一年不超过 5mSv。

（3）主要仪器　辐射中子源（反应堆中子源、加速器中子源、同位素中子源）；样品传送装置（跑兔）；射线探测器（碘化钠、高纯锗）。

（4）现场检测

① 样品制备。把被测物质用化学、物理等方法转换成一定形态和质量的样品，并放入适当的容器中，以便进行照射。

② 将样品放在中子场中辐照，使生成放射性核素。

③ 取出辐照样品，"冷却"一定时间，使一部分由中子辐照生成的、非测量对象的短寿命核素衰变掉。如有必要，可对样品进行化学分离，以简化测量的复杂性。

④ 进行放射性测量及数据处理，得到样品中所含元素的种类和含量。

（5）方法说明　中子活化分析作为一种重要的核分析技术，50 余年来广泛用于多种学科中的微量元素分析，成果浩瀚，尤其是在环境学、生物学和地质学中的应用充满着活力，在水利、地质、气象、天文、生物诸领域与人类的生存与发展有着极为密切的关系，现举几个例子来说明。

① 水样品中子活化分析。

② 土壤中子活化分析。

③ 研究地质灾变。

④ 生物体中微量元素分析。

六、 样品总 α 总 β 放射性的测量

1. 检测方法

薄样法、中层法、厚样法。

2. 检测标准

GB/T 16141—1995《放射性核素的 α 能谱分析方法》、GB/T 16140—1995《水中放射性核素的 γ 能谱分析方法》。

3. 方法简介

（1）原理

① 薄样法测量原理。厚度一般小于 $1mg/cm^2$；样品的 α 自吸收可忽略不计。计算公式：

$$A_\alpha(Bq/kg) = \frac{(n_s - n_b) \times 10^6}{60\eta(\alpha)m} \tag{4-3}$$

式中，$\eta(\alpha)$ 为仪器对 α 粒子的探测效率；η_s 为样品加本底计数率；η_b 为本底计数率；m 为样品质量；10^6 为质量换算。

当测量样品为水样时，计算公式：

$$A_\alpha(Bq/L) = \frac{(n_s - n_b)W}{60\eta(\alpha)mR_\alpha} \tag{4-4}$$

式中，W 为每升水样中所含残渣的质量，mg/L；R_α 为制样回收率，$R_\alpha \leqslant 1$。

当测量样品为生物样时，计算公式：

$$A_\alpha(\text{Bq/kg}) = \frac{(n_s - n_b) \times 10^6}{60\eta(\alpha)mKR_\alpha} \tag{4-5}$$

式中，K 为样品鲜灰（干）比。

② 中层法原理。厚度不可忽略，但未达到最大饱和厚度。

计算公式：

$$A\alpha(\text{Bq/kg}) = \frac{(n_s - n_b) \times 10^6}{60Sh\left(1 - \dfrac{h}{2\delta}\right)\eta(\alpha)m} \tag{4-6}$$

式中，S 为样品盘有效面积；h 为质量厚度；δ 为最大饱和层厚度。

③ 饱和层法，即厚样法测量原理。测量样品总 α 放射性最常用的方法之一。

最大饱和层厚度是在样品最底层所射出的 α 粒子，垂直穿透样品层及其表面后，其剩余能量刚刚能触发仪器且被仪器记录下来的那一层样品的厚度。

计算公式：

$$A_\alpha(\text{Bq/kg}) = \frac{(n_s - n_b) \times 10^6}{30S\delta\eta(\alpha)} \tag{4-7}$$

优点：$h \geqslant \delta$ 容易实现。

④ 总 β 放射性测量原理。因为 β 粒子的贯穿本领大，很难采用"饱和层法"和"薄样法"。通常样品厚度在 $10 \sim 50\text{mg/cm}^2$ 之间，一般以 20mg/cm^2 为宜。

$$A_\beta(\text{Bq/kg}) = \frac{(n_s - n_b) \times 10^5}{6\eta(\beta)m} \tag{4-8}$$

对于水样或其他液体样品，总 β 放射性的计算公式：

$$A_\beta(\text{Bq/L}) = \frac{(n_s - n_b)W}{6\eta(\beta)mR_\beta} \tag{4-9}$$

式中，W 为每升水（或其他液体）内所含残渣的总质量，mg/L；R_β 为 β 制样回收率。

对于生物样品总 β 放射性的计算公式：

$$A_\beta(\text{Bq/kg}) = \frac{(n_s - n_b) \times 10^5}{6\eta(\beta)mKR_\beta} \tag{4-10}$$

式中，K 为样品的鲜干比。

（2）接触强度判定　职业人员：连续 5 年平均有效剂量不超过 20mSv（但不可做任何追溯性平均），任何一年不超过 50mSv。

公众人员：连续 5 年平均剂量不超过 1mSv（但不可做任何追溯性平均），任何一年不超过 5mSv。

（3）主要仪器　闪烁扫描仪。

（4）样品的采集、运输和保存　直接读数测量，具有放射性的样品应放入专门的铅罐内存储保存。

（5）说明　总α总β放射性的测量结果不能确切给出样品中核素的种类及含量。

总α总β主要是针对一些长寿命α/β放射性核素，不包括氡及其子体的贡献，也不包括^3H、^{14}C、碘及短寿命的放射性核素的贡献。但在核事故情况下，及时测量短寿命的人工放射性核素，也是十分重要的。

七、 工作场所表面污染监测

1. 检测方法
表面污染测量方法通常有三种，即直接测量法、间接测量法和表面污染辅助测量法。

2. 检测标准
GBZ 166—2005《职业性皮肤放射性污染个人监测规范》。

3. 方法简介
（1）原理

① 直接测量法。是将探测器的探头与表面保持一定距离进行扫描式测量。由于α粒子在空气中的辐射只有几厘米，一层薄的液体或薄层固体将会影响测量结果，所有探头与表面的距离不应大于 0.5cm。探头在表面上方的移动速度不能超过 15cm/s。对β辐射体表面污染直接测量时，探头与表面保持在 2.5～5.0cm 的距离处，扫描速度为 15cm/s。在探头上附加一个屏蔽β粒子的屏蔽罩，可以鉴别是β辐射体污染物还是β、γ混合辐射体污染物。

② 间接测量法。由于表面特性或几何形状的限制而无法用直接测量法测量其表面污染物时，可以采用间接测量方法，包括干擦拭法测量、湿擦拭法测量或胶带纸粘贴法测量。

a. 干擦拭法测量是用一块面积约 $100cm^2$ 的清洁布料，在表面上多次反复擦拭，然后测量试料上的放射性活度。这种方法仅适用于偶尔与污染表面相接触的或怀疑有污染的表面污染的测量。

b. 湿擦拭法测量类似于干擦拭法测量，不同之处是将试料蘸上合适的去污液后反复多次地擦拭污染表面，尔后测量试料上的放射性活度。^3H 的表面污染湿擦拭法测量比较特殊，需要将试料蘸上甘油液后多次反复擦拭，然后测量试料上的放射性活度。但要注意，试料上的 ^3H 经过 20min，由于蒸发可能损失 50％。

c. 胶带纸粘贴法测量是将 1～2cm 宽的胶带纸贴到污染表面上，然后仔细地揭下胶带纸测其粘贴下的放射性活度。

③ 表面污染辅助测量法。对低能β辐射体表面污染物的测量，可以将袋装热释光粉贴在表面上，能测出表面污染物的照射剂量。由于装热释光粉的袋子对低能β的吸收，测量结果可能偏低，需要通过实验进行修正。对 ^{90}Sr 表面污染物的测量，采用片状热释光剂量计测量可以减少测量结果的不确定度。

（2）接触强度判定　职业人员：连续 5 年平均有效剂量不超过 20mSv（但不可做任何追溯性平均），任何一年不超过 50mSv。

公众人员：连续 5 年平均剂量不超过 1mSv（但不可做任何追溯性平均），任何一年不超过 5mSv。

（3）主要仪器　扫描闪烁仪。

（4）样品采集　直接读数测量。

（5）说明　采用射线能谱甄别法测量称为表面污染辅助测量法。例如，用 Ge（Li）半导体探测器或 NaI（TI）晶体探测器测量擦拭的试料，可以鉴别发射 γ 射线的核素种类。由于 α 粒子的射程短，所以可测量的样品种类受到限制。

（王建宇　张维森）

第二节　重金属的检测方法及标准

一、重金属检测方法简介

通常认可的重金属分析方法有紫外-可见分光光度法（UV-Vis）、原子吸收光谱法（AAS）、原子荧光法（AFS）、电感耦合等离子体发射光谱法（ICP-AES）、阳极溶出伏安法、X 射线荧光光谱法（XRF）、电感耦合等离子体-质谱法（ICP-MS）等等。

1. 原子吸收光谱法（AAS）

检测原理：由待测重金属元素灯发出的特征谱线通过试样经原子化产生的原子蒸气时，蒸气中的待测元素的基态原子跃迁到激发态，产生原子吸收，使特征谱线的强度减弱，通过测定辐射光强度减弱的程度，求出试样中待测元素的含量。

根据原子化方式，AAS 主要分为以下四种。

火焰原子吸收光谱法：由试样经过前处理而得的溶液，通过雾化器作用形成气溶胶，气溶胶在与燃气、助燃气混合均匀后进入火焰，在火焰中经过蒸发生成分子蒸气，分子蒸气离解生成自由原子的过程，元素灯的特征谱线穿过火焰中被测元素的原子蒸气，产生原子吸收。

石墨炉原子吸收光谱法：利用电流通过石墨管产生的热效应使溶剂化的供试品的溶液经过干燥、灰化、原子化、净化等阶段，在原子化阶段产生原子吸收。

氢化物原子吸收光谱法：As、Se 等元素在酸性条件下可与硼氢化钾或氯化亚锡生成气态氢化物，通过载气导入原子吸收池，气态氢化物在高温下分解形成自由原子，形成原子吸收。

冷蒸气原子吸收光谱法：汞离子在酸性溶液中，与硼氢化钾或氯化亚锡反应，直接被还原成原子态的汞，由载气导入原子吸收池，发生原子吸收。

2. 原子荧光法（AFS）

检测原理：待测元素的原子蒸气受到由待测元素灯发射的特征波长的光的照射，其中一部分自由原子从基态跃迁到激发态，然后去激发跃迁到某一较低能态而发出特征光谱，由检测器对发射出的原子荧光强度进行检测，原子荧光的发射强度 I_f 与原子化器中单位体积中该元素的基态原子数 N 成正比。当原子化效率和荧光量子效率固定时，原子荧光强度与试样浓度成正比，以此来测定待测元素的含量。

供试样经过前处理将待测元素离子化，在酸性条件下，与硼氢化钾或氯化亚锡反应，形成气态氢化物，由载气带入石英原子化器中，在高温作用下，氢化物解离形成自由原子，自由原子吸收待测元素灯发出的特征谱线，经过激发、去激发，发射出的荧光进入检测器后经过一系列数据处理后定量待测元素的含量。

3. 电感耦合等离子体发射光谱法（ICP-AES）

检测原理：利用电感耦合等离子体的高温将待测的不同元素原子化，再从基态激发到高能态，然后跃迁到某一低能态而发出特征光谱。不同元素的原子在激发后回到基态时，发射不同波长的特征光谱，因此，可根据特征光的波长进行定性分析；元素的含量不同时，发射特征光的强弱也不同，据此可进行定量分析。

供试样经过前处理将待测元素离子化，通过雾化器作用形成气溶胶，气溶胶由载气带入ICP焰炬中，经过去溶剂、分子化、原子化、激发、去激发等过程，在去激发阶段待测的不同元素所发射出的特征光谱经检测器接收、分离、检测。

4. 紫外-可见分光光度法（UV-Vis）

检测原理：在波长 $200\sim400nm$ 的紫外光区和 $400\sim760nm$ 的可见光区，被测元素在一定条件下与显色剂发生显色反应，在紫外光区或可见光区的特定波长处或某一波长范围内有分子吸收，在光程一定的条件下，其吸收强度与被测元素的浓度成正比。

5. 阳极溶出伏安法

检测原理：在一定的电位下，使待测金属离子部分地还原成金属并溶入微电极或在电极的表面析出，接着向电极施加反向电压，使微电极上的金属氧化而产生氧化电流，根据氧化过程的电流-电压曲线进行定量或定性分析。峰值电流与溶液中被测离子的浓度成正比，是定量分析的依据，峰值电位可作为定性分析的依据。

电沉积过程：在一个恒电位下，将被测离子电解沉积，富集在工作电极上，与电极上的汞生成汞齐。对给定的金属离子来说，在搅拌速度恒定、预电解时间固定的条件下，电沉积的金属量与被测金属离子的浓度成正比。

电溶出过程：在富集结束后，静置一定时间后，在工作电极上施加一个反向电压，将汞齐中的金属重新氧化为离子溶入溶液中，产生氧化电流，记录电压-电流曲线。

6. X射线荧光光谱法（XRF）

检测原理：当待测元素受到X射线、高能粒子束、紫外光等照射时，由于高能粒子或光子与试样原子碰撞，将原子内层电子逐出，形成空穴，使原子处于激发态，这种激发态离子的寿命很短，当外层电子向内层空穴跃迁时，多余的能量即以X射线的形式放出，并在较外层产生新的空穴和产生新的X射线发射，这样便产生一系列的特征X射线。特征X射线是各种元素所固有的，它与元素的原子序数有关。通过测定样品发射出的特征X射线光谱进行定性分析。在样品组成均匀、表面光滑平整、元素间无相互激发的条件下，当用X射线（一次X射线）做激发原照射待测试样，使试样中的元素产生荧光特征X射线时，若元素和实验条件一样，荧光X射线强度与分析元素含量之间存在线性关系，根据谱线的强度可以进行定量分析。

7. 电感耦合等离子体-质谱法（ICP-MS）

检测原理：待测试样通常被处理成液体，经过雾化器的作用后形成细颗粒的气溶胶，气溶胶通过样品喷射管被带入ICP，被测元素被离子化，经过取样锥和截取锥，离子从等离子体中被分离出来，经过一系列离子透镜聚焦、偏转，将光子和中性粒子过滤，避免其进入质量分离器。离子进入质量分离器后被分离，依次进入离子检测器，将离子转换成电信号。

二、 环境中重金属的检测

（一）铍

1. 检测方法

桑色素荧光分光光度法。

2. 检测标准

GBZ/T 160.3—2004《工作场所空气中铍及其化合物的测定方法》[1]。

3. 方法简介

(1) 原理 使用空气采样器将工作场所空气中含铍及其化合物的有害物质采集在微孔滤膜上,采集后的微孔滤膜采用消化液(1:9的高氯酸、硝酸溶液)加热消解后,用盐酸溶解,然后稀释、调整好合适的酸碱度后加入桑色素,铍离子与桑色素反应生成黄绿色荧光络合物,用荧光分光光度计测量其荧光强度,由测得的样品荧光强度减去空白对照荧光强度后,根据建立的荧光强度-铍含量标准曲线得对应荧光强度的铍含量(μg),再结合实际检测样品溶液体积的占比和稀释倍数计算检测样品中铍的含量。然后根据采集的空气体积(需换算成标准采样体积)计算工作场所空气中铍及其化合物的浓度。

$$标准采样体积(L)=采样体积(L)\times[293/(273+t)]\times(p/101.3) \qquad (4-11)$$

式中,t 为采样点的温度,℃;p 为采样点的大气压,kPa。

(2) 接触浓度判定 职业接触者可根据每天或每周在该场所暴露的时间计算每天 8h 或每周 40h 的接触量,根据《工作场所有害因素职业接触限值 第 1 部分:化学有害因素》(GBZ 2.1—2007)规定的铍及其化合物接触限值(0.0005mg/m³)判定是否超标接触;若短时间接触,则 15min 的短时间接触浓度不应超过 0.001mg/m³。

(3) 使用的主要仪器和试剂

① 主要仪器。空气采样器(流量 0～3L/min 和 0～10L/min),电热板或电砂浴,具塞比色管(10mL)和荧光分光光度计(激发光波长 415nm,狭缝 10nm;发射光波长 540nm,狭缝 8nm)。

② 主要试剂。消化液(取 100mL 高氯酸加入到 900mL 硝酸中),盐酸溶液,氢氧化钠溶液,桑色素溶液(称取 0.05g 桑色素,溶于 100mL 无水乙醇中,置棕色瓶中于冰箱内保存;第二天开始使用,可稳定两个月;临用前,用无水乙醇稀释 10 倍),铍标准溶液(0.01μg/mL 或用国家认可的标准溶液配制)。

(4) 样品的采集、运输和保存 短时间采样:在采样点,将装好微孔滤膜的采样夹以 5L/min 流量采集 15min 空气样品。长时间采样:在采样点,将装好微孔滤膜的小型塑料采样夹以 1L/min 流量采集 2～8h 空气样品。个体采样:将装好微孔滤膜的小型塑料采样夹佩戴在监测对象的前胸上部,进气口尽量接近呼吸带,以 1L/min 流量采集 2～8h 空气样品。

采样后,将滤膜的接尘面朝里对折 2 次,放入清洁塑料袋或纸袋内,置于清洁的容器内运输和保存。在室温下,样品可长期保存。

空白对照:将装好微孔滤膜的采样夹带至采样点,除不连接空气采样器采集空气样品外,其余操作与样品采集、运输和保存相同。

(5) 说明

① 该方法的检出限为 0.001μg/mL;最低检出浓度为 1.3×10^{-4} mg/m³(以采集 75L 空气样品计)。测定范围为 0.01～0.1μg/mL;相对标准偏差为 3.9%～7.5%。

② 该方法的平均采样效率为 99.3%,平均洗脱率为 95.7%。

③ 铍-桑色素络合物的荧光强度与溶液酸碱度有关,在 0.08～0.12mol/L 氢氧化钠溶液

中，荧光强度最大、最稳定。

④ 该方法条件下，$1000\mu g\ Sn^{2+}$、As^{3+}、Pb^{2+}、SO_4^{2-}，$500\mu g\ Cu^{2+}$，$100\mu g\ Fe^{3+}$、Sn^{2+}，$10\mu g\ Ca^{2+}$、Mg^{2+} 等不干扰测定。

（二）镉

空气中镉及其化合物的测定。

1. 检测方法

火焰原子吸收光谱法。

2. 检测标准

GBZ/T 160.5—2004《工作场所空气有毒物质测定　镉及其化合物》[2]。

3. 方法简介

（1）原理　使用空气采样器将工作场所空气中含镉及其化合物的有害物质采集在微孔滤膜上，采集后的微孔滤膜采用消化液（1:9 的高氯酸、硝酸溶液）加热消解后，用盐酸溶解，然后稀释，在 422.7nm 波长（228.8nm 波长）下，用乙炔-空气火焰原子吸收光谱法测定其吸光度，由测得的样品吸光度减去空白对照吸光度后，根据建立的吸光度-镉浓度（$\mu g/mL$）标准曲线得对应吸光度的镉浓度（$\mu g/mL$），再结合样品溶液总体积和稀释倍数计算检测样品中镉的含量。然后根据采集的空气体积（需换算成标准采样体积）计算工作场所空气中镉及其化合物的浓度。

（2）接触浓度判定　职业接触者可根据每天或每周在该场所暴露的时间计算每天 8h 或每周 40h 的接触量，根据《工作场所有害因素职业接触限值　第 1 部分：化学有害因素》（GBZ 2.1—2007）规定的镉及其化合物接触限值（$0.01mg/m^3$）判定是否超标接触；若短时间接触，则 15min 的短时间接触浓度不应超过 $0.02mg/m^3$。

（3）使用的主要仪器和试剂

① 主要仪器。空气采样器（流量 0～3L/min 和 0～10L/min），具塞刻度试管（10mL），原子吸收分光光度计（配备乙炔-空气火焰燃烧器和镉空心阴极灯）。

② 主要试剂。消化液（取 100mL 高氯酸加入 900mL 硝酸中），盐酸溶液（10mL 盐酸加到 990mL 水中），镉标准溶液［称取 0.1000g 金属镉（光谱纯），加热溶于 25mL 盐酸中，定量转移入 100mL 容量瓶中，用水稀释至刻度。此溶液为 1.0mg/mL 镉标准储备液。临用前，用盐酸溶液稀释成 10.0$\mu g/mL$ 镉标准溶液；或用国家认可的镉标准溶液配制］。

（4）样品的采集、运输和保存　与本节"（一）铍"中的"（4）样品的采集、运输和保存"相同。

（5）说明

① 该方法的检出限为 0.005$\mu g/mL$；最低检出浓度为 $0.002mg/m^3$（以采集 75L 空气样品计）。测定范围为 0.005～1.0$\mu g/mL$；平均相对标准偏差为 1.8%。

② 该方法的平均采样效率为 98%，平均消解回收率在 95% 以上。

③ 样品中含有 100$\mu g/mL\ Al^{3+}$、Fe^{3+}、Fe^{2+}、Pb^{2+}、Zn^{2+}、Sn^{2+} 等不产生干扰。

④ 样品也可采用微波消解方法。

（三）铬

1. 铬总量测定法

（1）检测方法　火焰原子吸收光谱法。

（2）检测标准　GBZ/T 160.7—2004《工作场所空气有毒物质测定　铬及其化合物》[3]。

（3）方法简介

① 原理。使用空气采样器将工作场所空气中含铬及其化合物的有害物质采集在微孔滤膜上，采集后的微孔滤膜采用消化液（1∶9的高氯酸、硝酸溶液）加热消解后，用硝酸溶液溶解残渣，然后稀释，在357.9nm波长下，用乙炔-空气火焰原子吸收光谱法测定其吸光度，由测得的样品吸光度减去空白对照吸光度后，根据建立的吸光度-铬浓度（$\mu g/mL$）标准曲线得对应吸光度的铬浓度（$\mu g/mL$），再结合样品溶液总体积和稀释倍数计算检测样品中铬的含量。然后根据采集的空气体积（需换算成标准采样体积）计算工作场所空气中铬及其化合物的浓度。

② 接触浓度判定。职业接触者可根据每天或每周在该场所暴露的时间计算每天8h或每周40h的接触量，根据《工作场所有害因素职业接触限值　第1部分：化学有害因素》（GBZ 2.1—2007）规定的三氧化铬（按Cr计）接触限值（$0.05mg/m^3$）判定是否超标接触；若短时间接触，则15min的短时间接触浓度不应超过$0.15mg/m^3$。

③ 使用的主要仪器、试剂

a. 主要仪器。空气采样器（流量0～3L/min和0～10L/min），具塞刻度试管（10mL），原子吸收分光光度计（配备乙炔-空气火焰燃烧器和铬空心阴极灯）。

b. 主要试剂。消化液（取100mL高氯酸，加到900mL硝酸中），硝酸溶液（0.16mol/L：10mL硝酸加到990mL水中），铬标准溶液（配浓度为1.0mg/mL的标准储备液，临用前，用硝酸溶液稀释成10.0$\mu g/mL$铬标准溶液或用国家认可的标准溶液配制）。

④ 样品的采集、运输和保存。与本节"（一）铍"中的"（4）样品的采集、运输和保存"相同。

⑤ 说明

a. 该方法的检出限为0.1$\mu g/mL$；最低检出浓度为$0.013mg/m^3$（以采集75L空气样品计）。测定范围为0.1～10$\mu g/mL$；平均相对标准偏差为1%。

b. 该方法的平均采样效率为95%。

c. 消解温度对铬的回收率有影响，应控制温度在200℃以下，挥发干时降至160℃。平均消解回收率＞95%。该方法测定的是三价铬和六价铬的总量。

d. 在标准和样品溶液中各加入3mL 100g/L硫酸钠溶液，加1滴酚酞指示剂，用100g/L氢氧化钠溶液调至红色，再用1+2硫酸溶液褪去红色。然后用硝酸溶液稀释至10mL。这样处理后，1000μg Cu^{2+}、Ca^{2+}、Co^{2+}、Mo^{6+}、Ni^{2+}、SiO_3^{2-}、Al^{3+}、Fe^{3+}、Zn^{2+}，200μg Mn^{2+}、Pb^{2+}等不产生干扰。

2. 三价铬和六价铬分别测定法

（1）检测方法　分光光度法。

（2）方法简介

① 原理。空气中可溶性三价铬和六价铬化合物，用碱性微孔滤膜采集、洗脱后，用二苯碳酰二肼分光光度法直接测定六价铬；经氧化后，测定六价铬与三价铬总量，再计算出三价铬的量。

② 主要仪器。碱性微孔滤膜（孔径0.8μm，使用前，将微孔滤膜在水中煮沸10min，换水后再煮沸10min，取出晾干。再在甲酸钠-碳酸钠溶液中浸泡1min，取出晾干），空气采

样器（流量 0～5L/min），具塞刻度试管（10mL），水浴锅，分光光度计。

③ 主要试剂。硫酸（$\rho_{20}=1.84$g/mL），甲酸钠-碳酸钠溶液（取 50g/L 甲酸钠溶液和 50g/L 碳酸钠溶液等体积混合），硫酸溶液（4.5mol/L：100mL 硫酸徐徐加入 300mL 水中），高锰酸钾溶液（40g/L），叠氮化钠溶液（40g/L），二苯碳酰二肼溶液〈称取 0.25g 二苯碳酰二肼 [$(C_6H_5NHNH)_2CO$]，溶于 100mL 丙酮中；于冰箱内保存可稳定 15d〉，铬标准溶液 [称取 0.2828g 重铬酸钾（优级纯，于 105℃ 干燥 2h），溶于水中，加 1mL 硝酸，用水定量转移入 100mL 容量瓶中，并稀释至刻度。此溶液为 1.0mg/mL 标准储备液。临用前，用水稀释成 10.0μg/mL 铬标准溶液；或用国家认可的标准溶液配制]。

④ 样品的采集、运输和保存。与本节"（一）铍"中的"（4）样品的采集、运输和保存"基本相同，但采集载体使用碱性微孔滤膜。采样后，将滤膜的接尘面朝里对折 2 次，放入清洁的具塞刻度试管内运输和保存。样品应在 3d 内测定。

⑤ 分析步骤

a. 样品处理。往装有采过样滤膜的具塞刻度试管内加入 10.0mL 水，浸泡 30min，并不时振摇，取出滤膜后，取出 5.0mL 溶液置于另一只具塞刻度试管中，供测定。若洗脱液中铬浓度超过测定范围，用水稀释后测定，计算时乘以稀释倍数。

b. 标准曲线的绘制。取 7 只具塞刻度试管，分别加入 0.0mL、0.10mL、0.20mL、0.40mL、0.60mL、0.80mL、1.00mL 铬标准溶液，各加水至 10.0mL，配成 0.0μg、1.0μg、2.0μg、4.0μg、6.0μg、8.0μg、10.0μg 铬标准系列。向各标准管中加入 0.2mL 硫酸溶液和 1.5mL 二苯碳酰二肼溶液，摇匀。放置 15min 后，于 550nm 波长下测量吸光度，每个浓度重复测定 3 次，以吸光度均值对铬含量（μg）绘制标准曲线。

c. 样品测定

• 六价铬的测定：在一只样品管中，加水至 10.0mL；用测定标准系列溶液的操作条件进行测定。测得的样品吸光度值减去空白对照吸光度值后，由标准曲线得六价铬含量（μg）。

• 三价铬的测定：在另一只样品管中，加入数滴高锰酸钾溶液，摇匀，在沸水浴中加热 30min；若红色褪去，则补加高锰酸钾溶液，确保红色保持到加热完。滴加叠氮化钠溶液至红色褪去。取出冷却，加水至 10.0mL。用测定标准系列的操作条件进行测定。测得的样品吸光度值减去空白对照吸光度值后，由标准曲线得铬总含量（μg）。用铬总含量减去六价铬含量，即为三价铬含量。

⑥ 计算

a. 将采样体积换算成标准采样体积。

b. 按式（4-12）计算空气中六价铬或三价铬的浓度：

$$C=\frac{2m}{V_0} \tag{4-12}$$

式中，C 为空气中六价铬或三价铬的浓度，mg/m³；m 为测得样品溶液中六价铬或三价铬的含量，μg；V_0 为标准采样体积，L。

c. 时间加权平均容许浓度按 GBZ 159—2004 规定计算。

⑦ 说明

a. 本法的检出限为 0.05μg/mL；最低检出浓度为 0.01mg/m³（以采集 45L 空气样品计）。测定范围为 0.05～1.0μg/mL，相对标准偏差为 1.4%～4.7%。

b. 本法的平均采样效率>95%，平均洗脱效率>96%。

c. 本法 15min 显色完全，颜色可稳定 90min。最佳测量吸光度的时间为 15～30min。

d. Fe^{3+} 对本法干扰较大，少量 Cu^{2+}、Mo^{2+}、Cd^{2+} 不干扰测定。

（四）工作场所空气有毒物质镍及其化合物的测定方法[4]（火焰原子吸收光谱法）

1. 原理

空气中气溶胶态的镍及其化合物用微孔滤膜采集、消解后，在 232.0nm 波长下，用乙炔-空气火焰原子吸收光谱法测定。

2. 接触浓度判定

职业接触者可根据每天或每周在该场所暴露的时间计算每天 8h 或每周 40h 的接触量，根据《工作场所有害因素职业接触限值　第 1 部分：化学有害因素》（GBZ 2.1—2007）规定的镍及其化合物接触限值（金属镍与难溶性镍化合物：$1mg/m^3$，可溶性镍化合物：$0.5mg/m^3$）判定是否超标接触；若短时间接触，则 15min 的短时间接触浓度难溶性和可溶性镍分别不应超过 $3mg/m^3$ 和 $1.5mg/m^3$。

3. 仪器

微孔滤膜（孔径 $0.8\mu m$），采样夹（滤膜直径为 40mm），小型塑料采样夹（滤膜直径为 25mm），空气采样器（流量 0～3L/min 和 0～10L/min），烧杯（50mL），电热板或电砂浴，具塞刻度试管（10mL），原子吸收分光光度计（配备乙炔-空气火焰燃烧器和镍空心阴极灯）。

4. 试剂

实验用水为去离子水，用酸为优级纯。硝酸（$\rho_{20}=1.42g/mL$），高氯酸（$\rho_{20}=1.67g/mL$），消化液（取 100mL 高氯酸，加入 900mL 硝酸中），硝酸溶液（0.16mol/L：10mL 硝酸加到 990mL 水中），镍标准溶液（称取 0.1000g 光谱纯金属镍粉，加入少量硝酸，加热溶解并蒸发至近干，用硝酸溶液定量转移入 100mL 容量瓶中，并稀释至刻度；此溶液为 1.0mg/mL 标准储备液，临用前，用硝酸溶液稀释成 $10.0\mu g/mL$ 镍标准溶液或用国家认可的标准溶液配制）。

5. 样品的采集、运输和保存

与本节"（一）铍"中的"（4）样品的采集、运输和保存"相同。

6. 分析步骤

（1）样品处理　将采过样的滤膜放入烧杯中，加入 5mL 消化液，置于电热板上缓缓加热消解，保持温度在 200℃左右。至溶液基本挥干时为止。若消解不完全，可再加少量消化液继续消解至完全。用硝酸溶液溶解残液，并定量转移入具塞刻度试管中，加至 10.0mL，摇匀，供测定。若样品液中待测物的浓度超过测定范围，可用硝酸溶液稀释后测定，计算时乘以稀释倍数。

（2）标准曲线的绘制　取 6 只具塞刻度试管，分别加入 0.0mL、1.0mL、2.0mL、3.0mL、4.0mL、5.0mL 镍标准溶液，各加硝酸溶液至 10.0mL，配成 0.00g/mL、1.00g/mL、2.00g/mL、3.00g/mL、4.00g/mL、5.0g/mL 镍标准系列。将原子吸收分光光度计调节至最佳操作条件，在 232.0nm 波长下，用原子吸收分光光度计分别测定标准系列，每个浓度重复测定 3 次，以吸光度均值对镍浓度（$\mu g/mL$）绘制标准曲线。

（3）样品测定　用测定标准系列的操作条件测定样品和空白对照溶液；测得的样品吸光度值减去空白对照吸光度值后，由标准曲线得镍浓度（$\mu g/mL$）。

7. 计算

① 将采样体积换算成标准采样体积。

② 按式（4-13）计算空气中镍的浓度：

$$C = \frac{10c}{V_0} \tag{4-13}$$

式中，C 为空气中镍的浓度，mg/m^3；10 为样品溶液的体积，mL；c 为测得样品溶液中镍的浓度，$\mu g/mL$；V_0 为标准采样体积，L。

8. 说明

① 本法的检出限为 $0.1\mu g/mL$；最低检出浓度为 $0.013mg/m^3$（以采集 75L 空气样品计）。测定范围为 $0.1\sim5.0\mu g/mL$；平均相对标准偏差为 2.6%。

② 本法的平均采样效率＞99%。

③ 样品中含有 $100\mu g/mL$ 铝、钙、镉、镍、铬、铁、锰、铅、锡等不干扰测定。样品溶液中如有白色沉淀，可离心或放置过夜后取上清液测定。

④ 本法可采用微波消解法。

（五）工作场所空气有毒物质砷及其化合物的测定方法[5]

1. 氢化物-原子荧光光谱法

（1）原理　空气中砷及其化合物（除砷化氢外）用浸渍微孔滤膜采集、消解后，砷被硼氢化钠还原成砷化氢，在原子化器中，生成的砷基态原子吸收 193.7nm 波长，发射出原子荧光，测定原子荧光强度，进行定量。

（2）接触浓度判定　职业接触者可根据每天或每周在该场所暴露的时间计算每天 8h 或每周 40h 的接触量，根据《工作场所有害因素职业接触限值　第 1 部分：化学有害因素》（GBZ 2.1—2007）规定的砷及其无机化合物接触限值（$0.01mg/m^3$）判定是否超标接触；若短时间接触，则 15min 的短时间接触浓度不应超过 $0.02mg/m^3$。

（3）仪器　浸渍微孔滤膜（在使用前 1 天，将孔径为 $0.8\mu m$ 的微孔滤膜浸泡在浸渍液中 30min，取出在清洁空气中晾干，备用），采样夹（滤料直径为 40mm），小型塑料采样夹（滤料直径为 25mm），空气采样器（流量 $0\sim5L/min$），微波消解器，具塞刻度试管（25mL），原子荧光光度计［具砷空心阴极灯和氢化物发生装置，仪器操作条件：原子化器高度：8mm；原子化器温度：1050℃；载气（Ar）流量：400mL/min；屏蔽气流量：1000mL/min］。

（4）试剂　实验用水为去离子水，用酸为优级纯。硝酸（$\rho_{20}=1.42g/mL$），盐酸（$\rho_{20}=1.18g/mL$），浸渍液［称取 10g 聚乙烯氧化吡啶（P204）溶于水中，加入 10mL 丙三醇，再加水至 100mL；或溶解 9.5g 碳酸钠于 100mL 水中，加入 5mL 丙三醇，摇匀］。过氧化氢（优级纯），盐酸溶液（1.2mol/L：10mL 盐酸用水稀释至 100mL），预还原剂溶液（称取 12.5g 硫脲，加热溶于约 80mL 水中；冷却后，加入 12.5g 抗坏血酸，溶解后，加水到 100mL；储存于棕色瓶中，可保存一个月），硼氢化钠或硼氢化钾溶液（称取 7g 硼氢化钠或 10g 硼氢化钾和 2.5g 氢氧化钠，溶于水中并稀释至 500mL），砷标准溶液［称取 0.1320g 三氧化二砷（优级纯，在 105℃下干燥 2h），用 10mL 氢氧化钠溶液（40g/L）溶解，用水定量转移入 1000mL 容量瓶中，并稀释至刻度。此溶液为 0.10mg/mL 标准储备液，置于冰箱内保存。临用前，用水稀释成 $1.0\mu g/mL$ 砷标准溶液。或用国家认可的标准溶液配制］。

（5）样品的采集、运输和保存　与本节"（一）铍"中的"（4）样品的采集、运输和保存"基本相同。但采样载体采用浸渍微孔滤膜。

采用后，将滤膜的接尘面朝里对折2次，放入清洁塑料袋或纸袋内，置于清洁的容器内运输和保存。样品在低温下至少可保存15d。

（6）分析步骤

① 样品处理。将采过样的滤膜放入微波消解器的消化罐中，加入3mL硝酸和2mL过氧化氢后，置于微波消解器内消解。消解完成后，在水浴中挥发硝酸至近干。用盐酸溶液定量转移入具塞刻度试管中，定容至25mL。取出10mL于另一具塞刻度试管中，加入2.0mL预还原剂溶液，混匀，供测定。若样品液中待测物的浓度超过测定范围，可用盐酸溶液稀释后测定，计算时乘以稀释倍数。

② 工作曲线的绘制。在5只消化罐中，各放入一张浸渍微孔滤膜，分别加入0.00mL、0.10mL、0.20mL、0.40mL、0.50mL砷标准溶液，配成0.00μg、0.10μg、0.20μg、0.40μg、0.50μg砷标准系列。各加入3mL硝酸和2mL过氧化氢，按样品处理操作，制成25mL溶液。吸取10.0mL于具塞刻度试管中，加入2.0mL预还原剂溶液，摇匀。参照仪器操作条件，将原子荧光光度计调节至最佳测定条件，分别测定标准系列，每个浓度重复测定3次，以荧光强度均值对相应的砷含量（μg）绘制标准曲线。

③ 样品测定。用测定标准系列的操作条件测定样品和空白对照溶液。测得的样品荧光强度值减去空白对照荧光强度值后，由标准曲线得砷含量（μg）。

（7）计算

① 将采样体积换算成标准采样体积。

② 按式（4-13）计算空气中砷的浓度：

$$C = \frac{2.5m}{V_0} \tag{4-14}$$

式中，C 为空气中砷的浓度，乘以系数1.32或1.53，分别为三氧化二砷或五氧化二砷的浓度，mg/m^3；m 为测得样品溶液中砷的含量，μg；V_0 为标准采样体积，L。

（8）说明

① 本法的检出限为0.22ng/mL；最低检出浓度为$1.2 \times 10^{-4} mg/m^3$（以采集45L空气样品计）；测定范围为0.0002～0.020μg/mL；相对标准偏差为1.7%～2.6%。

② 本法的平均采样效率＞95%。使用浸渍滤膜，可以采集空气中三氧化二砷或五氧化二砷的蒸气和粉尘，若不用浸渍微孔滤膜，则只能采集气溶胶态的砷化物。

③ 样品挥发硝酸时，温度不能过高，不能将溶液挥发干。若没有微波消解器，样品消化可以采用二法的样品处理操作。

2. 氢化物-原子吸收光谱法

（1）原理　空气中砷及其化合物（除砷化氢外）用浸渍微孔滤膜采集、消解后，砷被硼氢化钠还原成砷化氢，被载气带入石英原子化器内，在193.7nm波长下，测定砷的原子吸收强度，进行定量。

（2）仪器　浸渍微孔滤膜（在使用前1天，将孔径为0.8μm的微孔滤膜浸泡在浸渍液中30min，取出在清洁空气中晾干，备用），采样夹（滤膜直径为40mm），小型塑料采样夹（滤膜直径为25mm），空气采样器（流量0～3L/min和0～10L/min），烧杯（50mL），表面皿，电热板或电砂浴，具塞刻度试管（25mL），原子吸收分光光度计（带氢化物发生装置、石英原子化器和砷空心阴极灯)。

(3) 试剂　实验用水为去离子水，用酸为优级纯。硝酸 ($\rho_{20}=1.42\mathrm{g/mL}$)，高氯酸 ($\rho_{20}=1.67\mathrm{g/mL}$)，盐酸 ($\rho_{20}=1.18\mathrm{g/mL}$)，浸渍液 [称取 10g 聚乙烯氧化吡啶 (P204) 溶于水中，加入 10mL 丙三醇，再加水至 100mL。或溶解 9.5g 碳酸钠于 100mL 水中，加入 5mL 丙三醇，摇匀]。

消化液 (100mL 高氯酸加入到 900mL 硝酸中)，盐酸溶液 (0.6mol/L，5mL 盐酸用水稀释至 100mL)，预还原剂溶液 (称取 40g 碘化钾和 3g 抗坏血酸，溶于盐酸溶液并稀释至 100mL)，硼氢化钠溶液 (称取 6g 硼氢化钠和 5g 氢氧化钠，溶于水中并稀释至 1L)，砷标准溶液：[称取 0.1320g 三氧化二砷 (优级纯，在 105℃下干燥 2h)，用 10mL 氢氧化钠溶液 (40g/L) 溶解，用水定量转移入 1000mL 容量瓶中，并稀释至刻度。此溶液为 0.10mg/mL 标准储备液，置于冰箱内保存。临用前，用水稀释成 1.0μg/mL 砷标准溶液。或用国家认可的标准溶液配制]。

(4) 样品的采集、运输和保存　与本节"(一) 铍"中的"(4) 样品的采集、运输和保存"基本相同。但采样载体采用浸渍微孔滤膜。

(5) 分析步骤

① 样品处理。将采过样的滤膜放入烧杯中，加入 2mL 消化液，盖好表面皿；在电热板上加热消解，温度保持在 190℃左右。溶液近干时，取下放至室温，用盐酸溶液溶解残液，并定量转移入具塞刻度试管中，稀释至 25mL，摇匀。取 5.0mL 此溶液于另一具塞刻度试管中，加 5mL 预还原剂溶液和 15mL 盐酸溶液，摇匀，供测定。若样品液中待测物的浓度超过测定范围，可用盐酸溶液稀释后测定，计算时乘以稀释倍数。

② 工作曲线的绘制。在 5 只烧杯中，各放入一张浸渍微孔滤膜，分别加入 0.00mL、0.10mL、0.20mL、0.40mL、0.50mL 砷标准溶液，配成 0.00μg、0.10μg、0.20μg、0.40μg、0.50μg 砷标准系列。各加入 2mL 消化液，按样品处理操作。将原子吸收分光光度计调节至最佳操作条件，连接好氢化物发生器和石英原子化器。按仪器说明书操作，在 193.7nm 波长下，分别测定标准系列，每个浓度重复测定 3 次，以吸光度均值对相应的砷含量 (μg) 绘制标准曲线。

③ 样品测定。取 5.0mL 处理好的样品溶液于氢化物发生器的反应瓶中，用测定标准系列的操作条件测定样品和空白对照溶液。测得的样品吸光度值减去空白对照吸光度值后，由标准曲线得砷含量 (μg)。

(6) 计算

① 将采样体积换算成标准采样体积。

② 按式 (4-15) 计算空气中砷的浓度：

$$C=\frac{5m}{V_0} \tag{4-15}$$

式中，C 为空气中砷的浓度，乘以系数 1.32 或 1.53，分别为三氧化二砷或五氧化二砷的浓度，$\mathrm{mg/m^3}$；m 为测得样品溶液中砷的含量，μg；V_0 为标准采样体积，L。

(7) 说明

① 本法的检出限为 0.22ng/mL；最低检出浓度为 $1.2\times10^{-4}\mathrm{mg/m^3}$ (以采集 45L 空气样品计)；测定范围为 0.0002~0.020μg/mL；相对标准偏差为 1.7%~2.6%。

② 本法的平均采样效率>95%。使用浸渍滤膜，可以采集空气中砷及其化合物 (除砷

化氢外）的蒸气和气溶胶，若不用浸渍微孔滤膜，则只能采集气溶胶态的砷及其化合物。

③ 样品消解温度不能过高，不能将溶液蒸干。样品处理可以采用微波消解。

④ 10000 倍的铁、锰、铅、镉，1000 倍的铜、镍、钼、钴，100 倍的锡、铬，0.01g/mL 硒，对 0.01μg/mL 砷测定不干扰。

3. 二乙氨基二硫代甲酸银分光光度法（略）

三、 食品中重金属的检测

1. 食品中镉的测定[6]

（1）使用范围　本方法规定了各类食品中镉的测定方法；本方法适用于各类食品中镉的测定。本方法的检出限：石墨炉原子化法为 0.1μg/kg；火焰原子化法为 5.0μg/kg；比色法为 50μg/kg；原子荧光法为 1.2μg/kg。标准曲线线性范围为 0～50ng/mL。本文仅介绍石墨炉原子吸收光谱法。

（2）原理　试样经灰化或酸消解后，注入原子吸收分光光度计石墨炉中，电热原子化后吸收 228.8nm 共振线，在一定浓度范围内，其吸收值与镉含量成正比，与标准系列比较定量。

（3）试剂　硝酸，硫酸，30％过氧化氢，高氯酸，硝酸溶液（取 50mL 硝酸慢慢加入 50mL 水中；0.5mol/L，取 3.2mL 硝酸加入 50mL 水中，稀释至 100mL），盐酸溶液（取 50mL 盐酸慢慢加入 50mL 水中），磷酸铵溶液（20g/L，称取 2.0g 磷酸铵，以水溶解稀释至 100mL），混合酸（取 4 份硝酸与 1 份高氯酸混合），镉标准储备液〔准确称取 1.000g 金属镉（99.99％）分次加 20mL 盐酸（1＋1）溶解，加 2 滴硝酸，移入 1000mL 容量瓶，加水至刻度。混匀。此溶液每毫升含 1.0mg 镉〕，镉标准使用液〔每次吸取镉标准储备液 10.0mL 于 100mL 容量瓶中，加硝酸溶液（0.5mol/L）至刻度。如此经多次稀释成每毫升含 100.0ng 镉的标准使用液〕。

（4）仪器　所用玻璃仪器均需以硝酸（1＋5）浸泡过夜，用水反复冲洗，最后用去离子水冲洗干净。原子吸收分光光度计（附石墨炉及铅空心阴极灯），马弗炉，恒温干燥箱，瓷坩埚，压力消解器、压力消解罐或压力溶弹，可调式电热板，可调式电炉。

（5）分析步骤

① 试样预处理。在采样和制备过程中，应注意不使试样污染；粮食、豆类去杂质后，磨碎，过 20 目筛，储于塑料瓶中，保存备用；蔬菜、水果、鱼类、肉类及蛋类等水分含量高的鲜样用食品加工机或匀浆机打成匀浆，储于塑料瓶中，保存备用。

② 试样消解（可根据实验室条件选用以下任何一种方法消解）

a. 压力消解罐消解法。称取 1.00～2.00g 试样（干样、含脂肪高的试样＜1.00g，鲜样＜2.0g 或按压力消解罐使用说明书称取试样）于聚四氟乙烯内罐，加硝酸 2～4mL 浸泡过夜。再加 30％过氧化氢 2～3mL（总量不能超过罐容积的 1/3）。盖好内盖，旋紧不锈钢外套，放入恒温干燥箱，120～140℃保持 3～4h，在箱内自然冷却至室温，用滴管将消化液洗入或过滤入（视消化液有无沉淀而定）10～25mL 容量瓶中，用水少量多次洗涤罐，洗液合并于容量瓶中并定容至刻度，混匀备用；同时做试剂空白试验。

b. 干法灰化。称取 1.00～5.00g（根据镉含量而定）试样于瓷坩埚中，先小火在可调式电炉上炭化至无烟，移入马弗炉 500℃灰化 6～8h，冷却。若个别试样灰化不彻底，则加 1mL 混合酸在可调式电炉上小火加热，反复多次直到消化完全，放冷，用硝酸溶液

（0.5mol/L）将灰分溶解，用滴管将试样消化液洗入或过滤入（视消化液有无沉淀而定）10～25mL容量瓶中，用水少量多次洗涤瓷坩埚，洗液合并于容量瓶中并定容至刻度，混匀备用；同时做试剂空白试验。

c. 过硫酸铵灰化法。称取1.00～5.00g试样于瓷坩埚中，加2～4mL硝酸浸泡1h以上，先小火炭化，冷却后加2.00～3.00g过硫酸铵盖于上面，继续炭化至不冒烟，转入马弗炉500℃恒温2h，再升至800℃，保持20min，冷却，加2～3mL硝酸溶液（1.0mol/L），用滴管将试样消化液洗入或过滤入（视消化液有无沉淀而定）10～25mL容量瓶中，用水少量多次洗涤瓷坩埚，洗液合并于容量瓶中并定容至刻度，混匀备用；同时做试剂空白试验。

d. 湿式消解法。称取试样1.00～5.00g于三角瓶或高脚烧杯中，放数粒玻璃珠，加10mL混合酸，加盖浸泡过夜，加一小漏斗电炉上消解，若变棕黑色，再加混合酸，直至冒白烟，消化液呈无色透明或略带黄色，放冷用滴管将试样消化液洗入或过滤入（视消化后试样的盐分而定）10～25mL容量瓶中，用水少量多次洗涤三角瓶或高脚烧杯，洗液合并于容量瓶中并定容至刻度，混匀备用；同时做试剂空白试验。

③ 测定

a. 仪器条件。根据各自仪器性能调至最佳状态。参考条件为波长228.8nm，狭缝0.5～1.0nm，灯电流8～10mA；干燥温度120℃，20s；灰化温度350℃，15～20s；原子化温度1700～2300℃，4～5s；背景校正为氘灯或塞曼效应。

b. 标准曲线绘制。吸取镉标准使用液0.0mL、1.0mL、2.0mL、3.0mL、5.0mL、7.0mL、10.0mL于100mL容量瓶中稀释至刻度，相当于0.0ng/mL、1.0ng/mL、2.0ng/mL、3.0ng/mL、5.0ng/mL、7.0ng/mL、10.0ng/mL，各吸取10μL注入石墨炉，测得其吸光度值并求得吸光度值与浓度关系的一元线性回归方程。

④ 试样测定。分别吸取样液和试剂空白液各10μL注入石墨炉，测得其吸光度值，代入标准系列的一元线性回归方程中求得样液中镉的含量。

⑤ 基体改进剂的使用。对有干扰试样，则注入适量的基体改进剂磷酸铵溶液（20g/L）（一般为<5μL）消除干扰。绘制镉标准曲线时也要加入与试样测定时等量的基体改进剂。

（6）结果计算　试样中镉含量按式（4-16）进行计算。

$$X = \frac{(A_1 - A_2)V \times 1000}{m \times 1000} \tag{4-16}$$

式中，X为试样中镉的含量，$\mu g/kg$或$\mu g/L$；A_1为测定试样消化液中镉的含量，ng/mL；A_2为空白液中镉的含量，ng/mL；V为试样消化液总体积，mL；m为试样质量或体积，g或mL。

计算结果保留两位有效数字。

（7）精密度　在重复性条件下获得的两次独立测定结果的绝对差值不得超过算术平均值的20%。

2. 食品中铬的测定[7]

（1）使用范围　本方法规定了用原子吸收石墨炉法和示波极谱法测定食品中总铬的含量。本方法适用于各类食品中总铬的含量测定。本方法的检出限：石墨炉法为0.2ng/mL；示波极谱法为1ng/mL。本文仅介绍原子吸收石墨炉法。

（2）原理　试样经消解后，用去离子水溶解，并定容到一定体积。吸取适量样液于石墨炉原子化器中原子化，在选定的仪器参数下，铬吸收波长为357.9nm的共振线，其吸光度值与铬含量成正比。

（3）试剂　硝酸，高氯酸，过氧化氢，硝酸溶液（1.0mol/L），铬标准溶液［称取优级纯重铬酸钾（110℃烘2h）1.4135g溶于水中，定容至500mL，此溶液含铬1.0mg/mL，为标准储备液。临用时，将标准储备液用1.0mol/L硝酸溶液稀释，配成含铬100ng/mL的标准使用液］。

（4）仪器　所用玻璃仪器及高压消解罐的聚四氟乙烯内筒均需在每次使用前用热盐酸（1＋1）浸泡1h，用热的硝酸（1＋1）浸泡1h，再用水冲洗干净后使用。原子吸收分光光度计，带石墨管及铬空心阴极灯。高温炉，高压消解罐，恒温电烤箱。

（5）分析步骤

① 试样的预处理。粮食、干豆类去壳去杂物，粉碎，过20目筛，储于塑料瓶中保存备用。

蔬菜、水果等洗净晾干，取可食部分捣碎、备用。

肉、鱼等用水洗净，取可食部分捣碎、备用。

② 试样的消解（根据实验室条件可选用以下任何一种方法消解）

a. 干式消解法。称取食物试样0.5～1.0g于瓷坩埚中，加入1～2mL优级纯硝酸，浸泡1h以上，将坩埚置于电炉上，小心蒸干，炭化至不冒烟为止，转移至高温炉中，550℃恒温2h，取出、冷却后，加数滴浓硝酸于坩埚内的试样灰中，再转入550℃高温炉中，继续灰化1～2h，到试样呈白灰状，从高温炉中取出放冷后，用硝酸（体积分数为1%）溶解试样灰，将溶液定量移入5mL或10mL容量瓶中，定容后充分混匀，即为试液。同时，按上述方法做空白对照。

b. 高压消解罐消解法。取试样0.300～0.500g于具有聚四氟乙烯内筒的高压消解罐中，加入1.0mL硝酸、4.0mL过氧化氢液，轻轻摇匀，盖紧消解罐的上盖，放入恒温箱中，从温度升高至140℃时开始计时，保持恒温1h，同时做试剂空白。取出消解罐待自然冷却后打开上盖，将消解液移入10mL容量瓶中，将消解罐用水洗净。合并洗液于容量瓶中。用水稀释至刻度、混匀，即为试液。

③ 标准曲线的制备。分别吸取铬标准使用液（100ng/mL）0mL、0.10mL、0.30mL、0.50mL、0.70mL、1.00mL、1.50mL于10mL容量瓶中，用1.0mol/L硝酸溶液稀释至刻度，混匀。

④ 仪器测试条件。应根据各自仪器性能调至最佳状态。参考条件：波长357.9nm；干燥110℃，40s；灰化1000℃，30s；原子化2800℃，5s。背景校正：塞曼效应或氘灯。

⑤ 测定。将原子吸收分光光度计调试到最佳状态后，将与试样含铬量相当的标准系列及试样液进行测定，进样量为20μL，对有干扰的试样应注入与试样液同量的2%磷酸铵溶液（标准系列亦然）。

（6）结果计算　按式（4-17）计算：

$$X = \frac{(A_1 - A_2)V \times 1000}{m \times 1000} \tag{4-17}$$

式中，X为试样中铬的含量，μg/kg；A_1为试样溶液中铬的浓度，ng/mL；A_2为试剂空白液中铬的浓度，ng/mL；V为试样消化液定容体积，mL；m为试样质量，g。

（7）说明　精密度：在重复性条件下获得的两次独立测定结果的绝对差值不得超过算术平均值的10%。

3. 食品中镍的测定[8]

(1) 使用范围　方法规定了用石墨炉原子吸收分光光度法测定食品中的镍。本方法适用于各类食品中镍的测定。

(2) 原理　试样经消化处理后，导入原子吸收分光光度计石墨炉中，电热原子化后，吸收 232.0nm 共振线，其吸光度值与镍含量成正比，与标准系列比较定量。

本方法的检出限为 1.4ng/mL；线性范围为 0~100ng/mL。

(3) 试剂　除非另有说明，要求使用优级纯试剂。硝酸（1+1 硝酸：取 50mL 硝酸，以水稀释至 100mL），硝酸溶液（0.5mol/L），过氧化氢，镍标准储备液［精密称取 1.0000g 镍粉（99.99%）溶于 30mL 硝酸（1+1）加热溶解，移入 1000mL 容量瓶中，加水稀释至刻度。此溶液每毫升相当于 1.0mg 镍］，镍标准使用液（临用时，将镍标准储备液用 0.5mol/L 硝酸溶液逐级稀释，配成每毫升相当于 200ng 镍）。

(4) 仪器　原子吸收分光光度计（附石墨炉及镍空心阴极灯），压力消解罐（100mL 容量），实验室常用设备。

(5) 试样　粮食、豆类去杂物、尘土等，碾碎，过 30 目筛，储于聚乙烯瓶中，保存备用。新鲜试样，洗净、晾干，取可食部分，捣碎混匀备用。

(6) 分析步骤

① 试样消解

a. 湿法消解。称取干样 0.3~0.5g 或鲜样 5g（精密至 0.001g）于 150mL 锥形烧瓶中，加 15mL 硝酸，瓶口加一小漏斗，放置过夜。次日置于铺有砂子的电热板上加热，待剧烈反应后，取下稍冷后，缓缓加入 2mL 过氧化氢，继续加热消解。反复补加过氧化氢和适量硝酸，直至不再产生棕色气体。再加 25mL 去离子水，煮沸除去多余的硝酸，重复处理两次，待溶液接近 1~2mL 时取下冷却。将消解液移入 10mL 容量瓶中，用水分次洗烧瓶，定容至刻度，混匀。同时做空白试验。

b. 高压水解。称取粮食、豆类等干试样 0.2~1.0g（精密至 0.001g），置于聚四氟乙烯塑料罐内，加 5mL 硝酸，放置过夜，再加 7mL 过氧化氢，盖上内盖放入不锈钢外套中，将不锈钢外盖和外套旋紧密封，放入恒温箱，在 120℃恒温 2~3h，至消解完全后，自然冷却至室温。将消解液移至 25mL 容量瓶中，用少量水多次洗罐，一并移入容量瓶，定容至刻度、摇匀。同时做空白试验，待测。

蔬菜、肉类、鱼类及蛋类水分含量高的鲜样，用捣碎机打成匀浆，称取匀浆 2.0~5.0g（精密至 0.001g），置于聚四氟乙烯塑料罐内，加盖留缝置 80℃鼓风干燥箱或一般烘箱至近干，取出，加 5mL 硝酸放置过夜，以下按前段所述"再加 7mL 过氧化氢"起依法操作。

② 标准系列的制备。分别吸取镍标准使用液（200ng/mL）0mL、0.50mL、1.00mL、2.00mL、3.00mL、4.00mL 于 10mL 容量瓶中，用 0.5mol/L 硝酸稀释至刻度，混匀。

③ 测定

a. 仪器条件。将原子吸收分光光度计调试到测镍最佳状态。参考条件：波长 232.0nm，狭缝 0.15nm，灯电流 4mA；干燥 150℃，20s；灰化 1050℃，20s；原子化 2650℃，4s；氘灯或塞曼效应背景校正。

b. 试样测定。将空白液、镍标准系列液和消解好的样液分别注入石墨炉进行测定，进样量 20μL。

④ 结果计算。按式（4-18）计算：

$$X = \frac{(A_1 - A_2)V \times 1000}{m \times 1000} \tag{4-18}$$

式中，X 为试样中镍的含量，$\mu g/kg$；A_1 为测定样液中镍的含量，ng/mL；A_2 为空白液中镍的含量，ng/mL；V 为试样定容体积，mL；m 为试样质量，g。

（7）精密度　在重复性条件下获得的两次独立测定结果的绝对差值不得超过算术平均值的 10%。

4. 食品中总砷及无机砷的测定[9]（总砷的测定）

（1）使用范围　本方法规定了各类食品中总砷的测定方法。本方法适用于各类食品中总砷的测定。本方法的检出限：氢化物原子荧光光度法：0.01mg/kg，线性范围为 0~200ng/mL；银盐法：0.2mg/kg；砷斑法：0.25mg/kg；硼氢化物还原比色法：0.05mg/kg。本文仅介绍氢化物原子荧光光度法。

（2）原理　食品试样经湿消解或干灰化后，加入硫脲使五价砷预还原为三价砷，再加入硼氢化钠或硼氢化钾使还原生成砷化氢，由氢气载入石英原子化器中分解为原子态砷，在特制砷空心阴极灯的发射光激发下产生原子荧光，其荧光强度在固定条件下与被测液中的砷浓度成正比，与标准系列比较定量。

（3）试剂　氢氧化钠溶液（2g/L）；硼氢化钠（$NaBH_4$）溶液（10g/L）[称取硼氢化钠 10.0g 溶于 2g/L 氢氧化钠溶液 1000mL 中，混匀。此液于冰箱可保存 10d，取出后应当日使用(也可称取 14g 硼氢化钾代替 10g 硼氢化钠)]；硫脲溶液（50g/L）；硫酸溶液(1+9)（量取硫酸 100mL，小心倒入 900mL 水中，混匀）；氢氧化钠溶液（100g/L，供配制砷标准溶液用，少量即够）；砷标准储备液[含砷 0.1mg/mL。精确称取于 100℃ 干燥 2h 以上的三氧化二砷（As_2O_3）0.1320g，加 100g/L 氢氧化钠 1.0mL 溶解，用适量水转入 1000mL 容量瓶中，加 (1+9) 硫酸 25mL，用水定容至刻度]；砷使用标准液（含砷 $1\mu g/mL$。吸取 1.00mL 砷标准储备液于 100mL 容量瓶中，用水稀释至刻度。此液应当日配制使用）；湿消解试剂：硝酸、硫酸、高氯酸；干灰化试剂：六水硝酸镁（150g/L）、氯化镁、盐酸(1+1)。

（4）仪器　原子荧光光度计。

（5）分析步骤

① 试样消解

a. 湿消解。固体试样称样 1~2.5g，液体试样称样 5~10g（或 mL）（精确至小数点后第二位），置入 50~100mL 锥形瓶中，同时做两份试剂空白。加硝酸 20~40mL，硫酸 1.25mL，摇匀后放置过夜，置于电热板上加热消解。若消解液处理至 10mL 左右时仍有未分解物质或色泽变深，取下冷却，补加硝酸 5~10mL，再消解至 10mL 左右观察，如此反复两三次，注意避免炭化。如仍不能消解完全，则加入高氯酸 1~2mL，继续加热至消解完全后，再持续蒸发至高氯酸的白烟散尽，硫酸的白烟开始冒出。冷却，加水 25mL，再蒸发至冒硫酸白烟。冷却，用水将内容物转入 25mL 容量瓶或比色管中，加入 50g/L 硫脲 2.5mL，补水至刻度并混匀，备测。

b. 干灰化。一般应用于固体试样。称取 1~2.5g（精确至小数点后第二位）于 50~100mL 坩埚中，同时做两份试剂空白。加 150g/L 硝酸镁 10mL 混匀，低热蒸干，将氧化镁 1g 仔细覆盖在干渣上，于电炉上炭化至无黑烟，移入 550℃ 高温炉灰化 4h。取出冷却，小心加入（1+1）盐酸10mL以中和氧化镁并溶解灰分，转入25mL容量瓶或比色管中，向容量瓶或比色管中加入50g/L硫脲2.5mL，另用（1+9）硫酸分次测洗坩埚后转出合并，直至25mL刻度，混匀备测。

② 标准系列制备。取25mL容量瓶或比色管6支，依次准确加入1μg/mL砷使用标准液0mL、0.05mL、0.2mL、0.5mL、2.0mL、5.0mL（各相当于砷浓度0ng/mL、2.0ng/mL、8.0ng/mL、20.0ng/mL、80.0ng/mL、200.0ng/mL），各加（1+9）硫酸12.5mL、50g/L硫脲2.5mL，补加水至刻度，混匀备测。

③ 测定

a. 仪器参考条件。光电倍增管电压：400V；砷空心阴极灯电流：3.5mA；原子化器：温度820～850℃；高度7mm；氢气流速：载气600mL/min；测量方式：荧光强度或浓度直读；读数方式：峰面积；读数延迟时间：1s；读数时间：15s；硼氢化钠溶液加入时间：5s；标液或样液加入体积：2mL。

b. 浓度方式测量。如直接测荧光强度，则在开机并设定好仪器条件后，预热稳定约20min。按"B"键进入空白值测量状态，连续用标准系列的"0"管进样，待读数稳定后，按空档键记录下空白值（即让仪器自动扣底）即可开始测量。先依次测标准系列（可不再测"0"管）。标准系列测完后应仔细清洗进样器（或更换一支），并再用"0"管测试使读数基本回零后，才能测试剂空白和试样，每测不同的试样前都应清洗进样器，记录（或打印）下测量数据。

c. 仪器自动方式。利用仪器提供的软件功能可进行浓度直读测定，为此在开机、设定条件和预热后，还需输入必要的参数，即：试样量（g或mL）、稀释体积（mL）、进样体积（mL）、结果的浓度单位、标准系列各点的重复测量次数、标准系列的点数（不计零点）及各点的浓度值。首先进入空白值测量状态，连续用标准系列的"0"管进样以获得稳定的空白值并执行自动扣底后，再依次测标准系列（此时"0"管需再测一次）。在测样液前，需再进入空白值测量状态，先用标准系列的"0"管测试使读数复原并稳定后，再用两个试剂空白各进一次样，让仪器取其均值作为扣底的空白值，随后即可依次测试样。测定完毕后退回主菜单，选择"打印报告"即可将测定结果打出。

④ 结果计算。如果采用荧光强度测量方式，则需先对标准系列的结果进行回归运算（由于测量时"0"管强制为0，故零点值应该输入以占据一个点位），然后根据回归方程求出试剂空白液和试样被测液的砷浓度，再按式（4-19）计算试样的砷含量：

$$X = \frac{C_1 - C_0}{m} \times \frac{25}{1000} \tag{4-19}$$

式中，X 为试样的砷含量，mg/kg或mg/L；C_1 为试样被测液的浓度，ng/mL；C_0 为试剂空白液的浓度，ng/mL；m 为试样的质量或体积，g或mL。

计算结果保留两位有效数字。

（6）精密度 湿消解法在重复性条件下获得的两次独立测定结果的绝对差值不得超过算术平均值的10%。干灰化法在重复性条件下获得的两次独立测定结果的绝对差值不得超过算术平均值的15%。

（7）准确度 湿消解法测定的回收率为90%～105%；干灰化法测定的回收率为85%～100%。

5. 无机砷的测定[9]

（1）使用范围　本方法规定了各类食品中总无机砷的测定方法。本方法适用于各类食品中总无机砷的测定。本方法的检出限：原子荧光光谱分析法：固体试样 0.04mg/kg，液体试样 0.004mg/L；银盐法：0.1mg/kg。线性范围：1.0～10μg。本文仅介绍原子荧光光谱分析法。

（2）原理　食品中的砷可能以不同的化学形式存在，包括无机砷和有机砷。在 6mol/L 盐酸水浴条件下，无机砷以氯化物形式被提取，实现无机砷和有机砷的分离。在 2mol/L 盐酸条件下测定总无机砷。

（3）试剂　盐酸溶液（1+1；量取 250mL 盐酸，慢慢倒入 250mL 水中，混匀）；氢氧化钾溶液（2g/L；称取氢氧化钾 2g 溶于水中，稀释至 1000mL）；硼氢化钾溶液（7g/L；称取硼氢化钾 3.5g 溶于 500mL 2g/L 氢氧化钾溶液中）；碘化钾（100g/L）-硫脲混合溶液（50g/L）（称取碘化钾 10g、硫脲 5g 溶于水中，并稀释至 100mL 混匀）；三价砷标准液［准确称取三氧化二砷 0.1320g，加 100g/L 氢氧化钾 1mL 和少量亚沸蒸馏水溶解，转入 100mL 容量瓶中定容。此标准溶液含三价砷（As^{3+}）1mg/mL。使用时用水逐级稀释至标准使用液浓度为三价砷（As^{3+}）1μg/mL。冰箱保存可使用 7d］。

（4）仪器　玻璃仪器使用前经 15% 硝酸浸泡 24h。原子荧光光度计；恒温水浴锅。

（5）分析步骤

① 试样处理

a. 固体试样。称取经粉碎过 80 目筛的干样 2.50g（称样量依据试样含量酌情增减）于 25mL 具塞刻度试管中，加盐酸（1+1）溶液 20mL，混匀；或称取鲜样 5.00g（试样应先打成匀浆）于 25mL 具塞刻度试管中，加 5mL 盐酸，并用盐酸（1+1）溶液稀释至刻度，混匀。置于 60℃ 水浴锅 18h，其间多次振摇，使试样充分浸提。取出冷却，脱脂棉过滤，取 4mL 滤液于 10mL 容量瓶中，加碘化钾-硫脲混合溶液 1mL、正辛醇（消泡剂）8 滴，加水定容。放置 10min 后测试样中的无机砷。如浑浊，再次过滤后测定。同时做试剂空白试验。

注：试样浸提冷却后，过滤前用盐酸（1+1）溶液定容至 25mL。

b. 液体试样。取 4mL 试样于 10mL 容量瓶中，加盐酸（1+1）溶液 4mL、碘化钾-硫脲混合溶液 1mL、正辛醇 8 滴，定容混匀，测定试样中的总无机砷。同时做试剂空白试验。

② 仪器参考操作条件。光电倍增管（PMT）负高压：340V；砷空心阴极灯电流：40mA；原子化器高度：9mm；载气流速：600mL/min；读数延迟时间：2s；读数时间：12s；读数方式：峰面积；标液或试样加入体积：0.5mL。

③ 标准系列。无机砷测定标准系列：分别准确吸取 1μg/mL 三价砷（As^{3+}）标准使用液 0mL、0.05mL、0.1mL、0.25mL、0.5mL、1.0mL 于 10mL 容量瓶中，分别加盐酸（1+1）溶液 4mL、碘化钾-硫脲混合溶液 1mL、正辛醇 8 滴，定容（各相当于含三价砷浓度 0ng/mL、5.0ng/mL、10.0ng/mL、25.0ng/mL、50.0ng/mL、100.0ng/mL）。

④ 结果计算。试样中无机砷含量按式（4-20）进行计算。

$$X = \frac{(C_1 - C_2)F}{m} \times \frac{1000}{1000 \times 1000} \tag{4-20}$$

式中，X 为试样中无机砷的含量，mg/kg 或 mg/L；C_1 为试样测定液中无机砷的浓度，ng/mL；C_2 为试剂空白浓度，ng/mL；m 为试样质量或体积，g 或 mL；F 为固体试样，$F=$

10mL×25mL/4mL，液体试样，$F=10mL$。

（6）精密度和准确度　标准同本节"4. 食品中总砷及无机砷的测定（总砷的测定）"。

（卢苏萍　张维森）

第三节　化合物的检测方法及标准

一、 三氧化硫和硫酸

1. 检测方法
离子色谱法、氯化钡比浊法。

2. 检测标准
GBZ/T 160.33—2004《工作场所空气中硫化物的测定方法》[10]。

3. 方法简介
（1）原理

① 离子色谱法。使用空气采样器将工作场所空气中三氧化硫和硫酸雾用装有碱性溶液的多孔玻板吸收管采集，采集了样品的吸收液经微孔滤膜过滤后，加入具塞刻度试管中，待测定。将离子色谱仪调节至最佳测定条件，分别多次测定标准系列、空白样品和待测样品，取平均值，以峰高或峰面积对相应的硫酸浓度（g/mL）绘制标准曲线，测得的样品峰高或峰面积值减去样品空白对照的峰高或峰面积值后，由标准曲线得出硫酸的浓度（g/mL）。若样品稀释后测定，计算时要乘以稀释倍数。最后将采样体积换算成标准采样体积，再计算工作场所空气中硫酸的浓度（mg/m³）。

② 氯化钡比浊法。使用空气采样器将工作场所空气中三氧化硫和硫酸雾用微孔滤膜采集，采集后的微孔滤膜置于具塞比色管中加水振摇，再加入混合试剂［混合乙醇（95％体积比）：氯化钡溶液：乙二醇（或丙三醇）=1:2:1］与氯化钡反应生成硫酸钡；在420nm波长下每个样品重复测定3次测量其吸光度，由测得的样品吸光度值减去空白对照吸光度值后，根据建立的吸光度均值对应的硫酸含量（g）绘制的标准曲线得出硫酸含量（g）。若样品稀释后测定，计算时要乘以稀释倍数。最后将采样体积换算成标准采样体积，再计算工作场所空气中硫酸的浓度（mg/m³）。

（2）接触浓度判定　职业接触者可根据每天或每周在该场所暴露的时间计算每天 8h 或每周 40h 的接触量，根据《工作场所有害因素职业接触限值　第 1 部分：化学有害因素》（GBZ 2.1—2007）规定的三氧化硫和硫酸接触限值（1mg/m³）判定是否超标接触；若短时间接触，则15min的短时间接触浓度不应超过2mg/m³。

（3）使用的主要仪器和试剂

① 离子色谱法

a. 主要仪器。多孔玻板吸收管，空气采样器（流量 0～3L/min），微孔滤膜（孔径 0.2μm），过滤装置，具塞刻度试管（5mL），离子色谱仪（色谱柱：Ionpac AS 4A 阴离子色谱柱和 Ionpac AG 4A 阴离子保护柱；流动相：吸收液；流动相流量：1.5mL/min）。

b. 主要试剂。去离子水，流动相吸收液（称取 1.908g 碳酸钠和 1.428g 碳酸氢钠溶于 100mL 水中，置冰箱内备用。临用前，取出 10mL，用水稀释至 1L），标准溶液（称取于 110℃ 干燥 2h 的 0.1776g 硫酸钾，溶于水，定量转移入 1000mL 容量瓶中，稀释至刻度，储存在塑料瓶中，此溶液为 100μg/mL 标准储备液。临用前，用吸收液稀释成 10.0μg/mL 硫酸标准溶液）。

② 氯化钡比浊法

a. 主要仪器。微孔滤膜（孔径 0.8μm），采样夹（滤料直径为 40mm），小型塑料采样夹（滤料直径为 25mm），空气采样器（流量 0～3L/min 和 0～10L/min），具塞比色管（10mL），分光光度计。

b. 主要试剂。无硫酸根的蒸馏水，浓盐酸，氯化钡溶液（称取 5g 氯化钡，溶于水中，加入 0.4mL 盐酸，加水至 100mL），混合试剂［混合乙醇（95％体积比）：氯化钡溶液：乙二醇（或丙三醇）＝1：2：1］，标准溶液［准确称取 0.1776g 硫酸钾（在 105℃ 干燥 2h），溶于水，并定量转移入 100mL 容量瓶中，用水稀释至刻度。此液为 1.0mg/mL 标准储备液。临用前，用水稀释成 50.0μg/mL 硫酸标准溶液］。

（4）样品的采集、运输和保存

① 离子色谱法。在采样点，用一只装有 5.0mL 吸收液的多孔玻板吸收管，以 1L/min 流量采集 15min 空气样品。采样后，封闭吸收管的进出气口，在清洁的容器中运输和保存；在室温下样品可保存 7d。

空白对照：将一只装有 5.0mL 吸收液的多孔玻板吸收管带至采样点，除不连接空气采样器采集空气样品外，其余操作同样品。

② 氯化钡比浊法。短时间采样：在采样点，将装好微孔滤膜的采样夹，以 5L/min 流量采集 15min 空气样品。长时间采样：在采样点，将装好微孔滤膜的小型塑料采样夹，以 1L/min 流量采集 2～8h 空气样品。个体采样：在采样点，将装好微孔滤膜的小型塑料采样夹，佩戴在采样对象的前胸上部，尽量接近呼吸带，以 1L/min 流量采集 2～8h 空气样品。采样后，将滤膜的采样面朝里对折 2 次后，置于具塞比色管内运输和保存。样品在室温下可保存 3d。需做空白对照。

（5）说明

① 离子色谱法

a. 该方法的检出限为 0.46μg/mL；最低检出浓度为 0.15mg/m³（以采集 15L 空气样品计）。测定范围为 0.46～4μg/mL；相对标准偏差为 2.6％～5.5％。

b. 该方法的采样效率为 92％～99％。

c. 该方法可以同时测定空气中的 HF、HCl 和 H_2SO_4。若单独检测硫酸雾时，用微孔滤膜采样，用 5.0mL 水洗脱，过滤后测定。

② 氯化钡比浊法

a. 该方法的检出限为 1μg/mL；最低检出浓度为 0.13mg/m³（以采集 75L 空气样品计）。测定范围为 1～20μg/mL；相对标准偏差为 2.2％～6.0％。

b. 样品和标准各管的操作条件要一致；加混合试剂时要慢；测定前应将各管重新摇匀。

二、 苯

1. 检测方法

溶剂解吸-气相色谱法，热解吸-气相色谱法，无泵型采样-气相色谱法。

2. 检测标准

GBZ/T 160.42—2007《工作场所空气有毒物质测定 芳香烃类化合物》[11]

3. 方法简介

（1）原理

① 溶剂解吸-气相色谱法。使用空气采样器将工作场所空气中苯用活性炭管采集，将采过样的前后段活性炭分别放入溶剂解吸瓶中，各加入 1.0mL 二硫化碳，振摇，解吸 30min 后，解吸液待测定。将气相色谱仪调节至最佳测定状态，分别多次测定标准系列、空白样品和待测样品，取平均值，以测得的峰高或峰面积均值对苯浓度（μg/mL）绘制标准曲线，测得的样品峰高或峰面积值减去样品空白对照的峰高或峰面积值后，由标准曲线得出苯的浓度（μg/mL）。若样品稀释后测定，计算时要乘以稀释倍数。最后将采样体积换算成标准采样体积，再计算工作场所空气中苯的浓度（mg/m³）。

② 热解吸-气相色谱法。使用空气采样器将工作场所空气中苯用活性炭管采集，将采过样的活性炭管放入热解吸器中，进气口一端与 100mL 注射器相连，另一端与 50mL/min 流量的载气氮气相连，在 350℃下解吸至 100mL，解吸气待测定。将气相色谱仪调节至最佳测定状态，分别多次测定标准系列、空白样品和待测样品，取平均值，以测得的峰高或峰面积均值对苯浓度（μg/mL）绘制标准曲线，测得的样品峰高或峰面积值减去样品空白对照的峰高或峰面积值后，由标准曲线得出苯的浓度（μg/mL）。若样品稀释后测定，计算时要乘以稀释倍数。最后将采样体积换算成标准采样体积，再计算工作场所空气中苯的浓度（mg/m³）。

③ 无泵型采样-气相色谱法。使用无泵型采样器将工作场所空气中苯用活性炭片采集，将采过样的活性炭片放入溶剂解吸瓶中，加入 5.0mL 二硫化碳，振摇，解吸 30min 后，解吸液待测定。将气相色谱仪调节至最佳测定状态，分别多次测定标准系列、空白样品和待测样品，取平均值，以测得的峰高或峰面积均值对苯浓度（μg/mL）绘制标准曲线，测得的样品峰高或峰面积值减去样品空白对照的峰高或峰面积值后，由标准曲线得出苯的浓度（μg/mL）。若样品稀释后测定，计算时要乘以稀释倍数。最后将采样体积换算成标准采样体积，再计算工作场所空气中苯的浓度（mg/m³）。

（2）接触浓度判定 职业接触者可根据每天或每周在该场所暴露的时间计算每天 8h 或每周 40h 的接触量，根据《工作场所有害因素职业接触限值 第 1 部分：化学有害因素》（GBZ 2.1—2007）规定的苯接触限值（6mg/m³）判定是否超标接触；若短时间接触，则 15min 的短时间接触浓度不应超过 10mg/m³。

（3）使用的主要仪器和试剂

① 溶剂解吸-气相色谱法

a. 主要仪器。溶剂解吸型活性炭管（内装 100mg/50mg 活性炭），空气采样器（流量 0～500mL/min），溶剂解吸瓶（5mL），微量注射器（10μL），气相色谱仪（配备 30m× 0.53mm×0.2mm 的 FFAP 色谱柱，氢火焰离子化检测器）。

b. 主要试剂。二硫化碳（优选色谱纯），标准溶液［于 10mL 容量瓶中加入少量二硫化碳，用微量注射器准确加入 10μL 苯（色谱纯；在 20℃，1mL 苯的质量为 0.8787mg），用二硫化碳稀释至刻度，为标准溶液］。

② 热解吸-气相色谱法

a. 主要仪器。热解吸型活性炭管（内装 100mg 活性炭），空气采样器（流量 0～

500mL/min），热解吸器，注射器（100mL，1mL），微量注射器（10μL），气相色谱仪（配备 30m×0.53mm×0.2mm 的 FFAP 色谱柱，氢火焰离子化检测器）。

b. 主要试剂。标准气［用微量注射器准确抽取 1.0μL 苯（色谱纯；在 20℃，1mL 苯的质量为 0.8787mg），注入 100mL 注射器中，用清洁空气稀释至 100mL，配成标准气］。

③ 无泵型采样-气相色谱法

a. 主要仪器。无泵型采样器，溶剂解吸瓶（10mL），注射器（1mL），微量注射器（10μL，1μL），气相色谱仪（配备 30m×0.53mm×0.2mm 的 FFAP 色谱柱，氢火焰离子化检测器）。

b. 主要试剂。同"溶剂解吸-气相色谱法"所用试剂。

（4）样品的采集、运输和保存

① 溶剂解吸-气相色谱法、热解吸-气相色谱法。短时间采样：在采样点，打开活性炭管两端，以 100mL/min 流量采集 15min 空气样品。长时间采样：在采样点，打开活性炭管两端，以 50mL/min 流量采集 2～8h 空气样品。个体采样：在采样点，打开活性炭管两端，佩戴在采样对象的前胸上部，尽量接近呼吸带，以 50mL/min 流量采集 2～8h 空气。采样后，立即封闭活性炭管两端，置清洁容器内运输和保存。样品置冰箱内至少可保存 14d。需做空白对照试验。

② 无泵型采样-气相色谱法。长时间采样：在采样点，将装好活性炭片的无泵型采样器悬挂在采样对象呼吸带高度的支架上，采集 8h 空气样品。个体采样：在采样点，将装好活性炭片的无泵型采样器佩戴在采样对象的前胸上部，采集 2～8h 空气。采样后，立即密封采样器，置清洁容器内运输和保存。样品在室温下可保存 15d。需做空白对照试验。

（5）说明

① 溶剂解吸-气相色谱法

a. 该方法苯的检出限为 0.9μg/mL，最低检出浓度（以采集 1.5L 空气样品计）为 0.6mg/m³，测定范围为 0.9～40μg/mL，相对标准偏差为 4.3%～6.0%，穿透容量（100mg 活性炭）为 7mg，解吸效率＞90%。每批活性炭管必须测定其解吸效率。

b. 毛细管柱法也可采用其他孔径的毛细管色谱柱以及分流或不分流进行测定。

c. 样品处理方法：先将溶剂解吸型吸附剂管的前段倒入解吸瓶中解吸并测定，如果测定结果显示未超出吸附剂的穿透容量时，后段可以不用解吸和测定；当测定结果显示超出吸附剂的穿透容量时，再将后段吸附剂倒入解吸瓶中解吸并测定，测定结果计算时将前后段的结果相加后做相应处理。

② 热解吸-气相色谱法

a. 该方法苯的检出限为 0.5×10⁻³ μg/mL，最低检出浓度（以采集 1.5L 空气样品计）为 0.033mg/m³，测定范围为 0～0.40μg/mL，相对标准偏差为 1.9%～5.2%，穿透容量（100mg 活性炭）为 7mg。每批活性炭管必须测定其解吸效率。

b. 毛细管柱法也可采用其他孔径的毛细管色谱柱以及分流或不分流进行测定。

c. 样品采集和测定方法。采集工作场所空气中待测物浓度较高的样品时，应串联两根热解吸型固体吸附剂管进行样品采集。实验室分析时先进行前根固体吸附剂管测定，如果测定结果显示未超出吸附剂的穿透容量时，后段可以不用解吸和测定；当测定结果显示超出吸附剂的穿透容量时，再将后根吸附剂解吸并测定，测定结果计算时将前后根的结果相加后做相应处理。

③ 无泵型采样-气相色谱法

a. 该方法苯的检出限为 $4.5\mu g/mL$，最低检出浓度（按 2h 计算）为 $2.5mg/m^3$，测定范围（按 2h 计算）为 $2.5\sim494mg/m^3$，相对标准偏差为 8.3%。无泵型采样器的吸附容量和解吸效率等参数由生产厂商提供。每批无泵型采样器必须测定其解吸效率。

b. 工作场所的温度、湿度、风速及可能存在的共存物不影响测定；但采样时，无泵型采样器不能直对风扇或风机。采样时要注意防止超过吸附容量。

c. 毛细管柱法也可采用其他孔径的毛细管色谱柱以及分流或不分流进行测定。

三、 氯乙烯

1. 检测方法

直接进样-气相色谱法，热解吸-气相色谱法。

2. 检测标准

GBZ/T 160.46—2004《工作场所空气有毒物质测定　卤代不饱和烃类化合物》[12]。

3. 方法简介

（1）原理

① 直接进样-气相色谱法。使用注射器将工作场所空气中氯乙烯采集。将气相色谱仪调节至最佳测定状态，用 1mL 注射器分别抽取 1.0mL 标准系列、空白样品和待测样品，每个样品重复测定 3 次取平均值，以测得的峰高或峰面积均值对氯乙烯含量（μg）绘制标准曲线，测得的样品峰高或峰面积值减去样品空白对照的峰高或峰面积值后，由标准曲线得出氯乙烯的含量（μg）。若样品稀释后测定，计算时要乘以稀释倍数。最后将采样体积换算成标准采样体积，再计算工作场所空气中氯乙烯的浓度（mg/m^3）。

② 热解吸-气相色谱法。使用空气采样器将工作场所空气中氯乙烯用活性炭管采集，将采过样的活性炭管放入热解吸器中，进气口一端与 100mL 注射器相连，另一端与 50mL/min 流量的载气氮气相连，在 200℃下解吸至 100mL，解吸气待测定。将气相色谱仪调节至最佳测定状态，分别多次测定标准系列、空白样品和待测样品，取平均值，以测得的峰高或峰面积均值对氯乙烯浓度（$\mu g/mL$）绘制标准曲线，测得的样品峰高或峰面积值减去样品空白对照的峰高或峰面积值后，由标准曲线得出氯乙烯的浓度（$\mu g/mL$）。若样品稀释后测定，计算时要乘以稀释倍数。最后将采样体积换算成标准采样体积，再计算工作场所空气中氯乙烯的浓度（mg/m^3）。

（2）接触浓度判定　职业接触者可根据每天或每周在该场所暴露的时间计算每天 8h 或每周 40h 的接触量，根据《工作场所有害因素职业接触限值　第 1 部分：化学有害因素》（GBZ 2.1—2007）规定的氯乙烯接触限值（$10mg/m^3$）判定是否超标接触；若短时间接触，则 15min 的短时间接触浓度不应超过 $20mg/m^3$。

（3）使用的主要仪器和试剂

① 直接进样-气相色谱法

a. 主要仪器。注射器（100mL，1mL），微量注射器（$10\mu L$），气相色谱仪（配备 $30m\times0.53mm\times0.2mm$ 的 FFAP 色谱柱，氢火焰离子化检测器）。

b. 主要试剂。标准气［用微量注射器或注射器取一定量的氯乙烯（20℃时，1mL 氯乙烯气体质量为 2.60mg），注入 100mL 注射器中，用清洁空气稀释至 100mL，配成一定浓度的氯乙烯标准气〕。

② 热解吸-气相色谱法

a. 主要仪器。热解吸型活性炭管（内装 100mg 或 400mg 活性炭），空气采样器（流量范围 0～500mL/min），热解吸器，注射器（100mL，1mL），微量注射器（10μL），气相色谱仪（配备 30m×0.53mm×0.2mm 的 FFAP 色谱柱，氢火焰离子化检测器）。

b. 主要试剂。同"①直接进样-气相色谱法"所用试剂。

（4）样品的采集、运输和保存

① 直接进样-气相色谱法。在采样点，用空气样品抽洗 100mL 注射器 3 次后，抽 100mL 空气样品。

采样后，立即封闭注射器口，垂直放置于清洁的容器内运输和保存。在室温下，样品可保存 8h。

空白对照：将 100mL 注射器带至现场，除采集清洁空气外，其余操作同样品。

② 热解吸-气相色谱法。短时间采样：在采样点，打开活性炭管两端，以 100mL/min 流量采集 15min 空气样品。长时间采样：在采样点，打开活性炭管两端，以 50mL/min 流量采集 2～8h 空气样品。个体采样：在采样点，打开活性炭管两端，佩戴在采样对象的前胸上部，进气口尽量接近呼吸带，以 50mL/min 流量采集 2～8h 空气样品。

采样后，立即封闭活性炭管两端，置清洁容器内运输和保存。

空白对照：将活性炭管带至采样点，除不连接采样器采集空气样品外，其余操作同样品。

（5）说明

① 直接进样-气相色谱法。该方法氯乙烯的最低检出浓度为 1mg/m³（以进样 1mL 空气样品计）。测定范围为 1～30mg/m³。相对标准偏差为 3.1%～5.1%。

② 热解吸-气相色谱法

a. 该方法氯乙烯的检出限为 $4×10^{-4}μg/mL$。最低检出浓度为 0.03mg/m³（以采集 1.5L 空气样品计）。测定范围为 0.01～0.30μg/mL；相对标准偏差为 0.8%～2.1%。

b. 该方法氯乙烯的解吸效率为 98.1%。每批活性炭管必须测定其解吸效率。100mg 活性炭中氯乙烯的穿透容量为 0.47mg；在高浓度、长时间采集氯乙烯时，可用 400mg 活性炭管。

c. 乙烯不干扰该方法测定。

四、 甲醛

1. 检测方法

酚试剂分光光度法。

2. 检测标准

GBZ/T 160.54—2007《工作场所空气有毒物质测定　脂肪族醛类化合物》[13]。

3. 方法简介

（1）原理　使用空气采样器将工作场所空气中甲醛用装有 5.0mL 水的大型气泡吸收管采集，采集了样品的吸收液取出 1.0mL 置具塞刻度试管中，加水稀释至 2.6mL，再加入 2mL 酚试剂溶液摇匀，于（43±1）℃水浴中放置 10min，最后加入 0.4mL 硫酸铁铵溶液，再水浴 10min，在 645nm 波长下每个样品重复测定 3 次测量其吸光度，由测得的样品吸光度值减去空白对照吸光度值后，根据建立的吸光度均值对应的甲醛含量（μg）绘制的标准曲线得出甲醛含量（μg）。若样品稀释后测定，计算时要乘以稀释倍数。最后将采样体积换算成标准采样体积，再计算工作场所空气中硫酸的浓度（mg/m³）。

（2）接触浓度判定　职业接触者可根据一个工作日内、任何时间在该场所暴露的短时间接触量，依据《工作场所有害因素职业接触限值　第 1 部分：化学有害因素》（GBZ 2.1—2007）规定的甲醛接触限值（0.5mg/m³）判定是否超标接触。

（3）使用的主要仪器和试剂

① 主要仪器。大型气泡吸收管，空气采样器（流量 0～500mL/min），具塞刻度试管（10mL），恒温水浴，分光光度计。

② 主要试剂。1g/L 酚试剂溶液，10g/L 硫酸铁铵溶液，标准溶液［取 2.8mL 甲醛溶液（36%～38%），用水稀释至 1L，此甲醛溶液标定后为标准储备液，至少可以稳定 3min。临用前，用水稀释成 1.0μg/mL 甲醛标准溶液］。

（4）样品的采集、运输和保存　在采样点，用 1 支装有 5.0mL 水的大型气泡吸收管，以 200mL/min 流量采集 15min 空气样品。

采样后，立即封闭进出气口，置清洁容器内运输和保存。样品在室温下可保存 5～6h，在冰箱内可保存 3d。

空白对照：将装有 5mL 水的大型气泡吸收管带至现场，除不连接采样器采集空气样品外，其余操作同样品。

（5）说明

① 该方法甲醛的检出限为 0.04μg/mL；最低检出浓度为 0.067mg/m³（以采集 3L 空气样品计）。测定范围为 0.04～2μg/mL，相对标准偏差为 1.4%～7.8%。

② 该方法的采样效率为 94%～96%。

③ 该方法产生的颜色可稳定 1h。

④ 当甲醛含量为 1.5μg 时，2500μg 酚、1000μg 甲醇或乙醇不干扰测定。

五、 环氧乙烷

1. 检测方法
直接进样-气相色谱法，热解吸-气相色谱法。

2. 检测标准
GBZ/T 160.58—2004《工作场所空气有毒物质测定　环氧化合物》[14]。

3. 方法简介
（1）原理

① 直接进样-气相色谱法。使用注射器将工作场所空气中环氧乙烷采集。将气相色谱仪调节至最佳测定状态，用 1mL 注射器分别抽取 1.0mL 标准系列、空白样品和待测样品，每个样品重复测定 3 次取平均值，以测得的峰高或峰面积均值对环氧乙烷含量（μg）绘制标准曲线，测得的样品峰高或峰面积值减去样品空白对照的峰高或峰面积值后，由标准曲线得出环氧乙烷的含量（μg）。若样品稀释后测定，计算时要乘以稀释倍数。最后将采样体积换算成标准采样体积，再计算工作场所空气中环氧乙烷的浓度（mg/m³）。

② 热解吸-气相色谱法。使用空气采样器将工作场所空气中环氧乙烷用活性炭管采集，将采过样的活性炭管放入热解吸器中，进气口一端与 100mL 注射器相连，另一端与 50mL/min 流量的载气氮气相连，在 200℃ 下解吸至 100mL，解吸气待测定。将气相色谱仪调节至最佳测定状态，分别多次测定标准系列、空白样品和待测样品，取平均值，以测得的峰高或峰面积均值对环氧乙烷浓度（μg/mL）绘制标准曲线，测得的样品峰高或峰面积值减去样品空白对照的峰高或峰面积值后，由标准曲线得出环氧乙烷的浓度（μg/mL）。若样品稀释后测定，计算时要乘以稀释倍数。最后将采样体积换算成标准采样体积，再计算工作场所空气中环氧乙烷的浓度（mg/m³）。

（2）接触浓度判定　职业接触者可根据每天或每周在该场所暴露的时间计算每天 8h 或每周 40h 的接触量，根据《工作场所有害因素职业接触限值　第 1 部分：化学有害因素》（GBZ 2.1—2007）规定的环氧乙烷接触限值（2mg/m³）判定是否超标接触；若短时间接触，则 15min 的短时间接触浓度不应超过 5mg/m³。

（3）使用的主要仪器和试剂

① 直接进样-气相色谱法

a. 主要仪器。注射器（100mL，1mL），微量注射器（10μL），气相色谱仪（配备 30m×0.53mm×0.2mm 的 FFAP 色谱柱，氢火焰离子化检测器）。

b. 主要试剂。标准气［用微量注射器准确抽取一定量的环氧乙烷（20℃ 时，1mL 环氧乙烷气的质量为 1.8302mg），注入 100mL 注射器中，用清洁空气稀释至 100mL，配成一定浓度的环氧乙烷标准气］。

② 热解吸-气相色谱法

a. 主要仪器。热解吸型活性炭管（内装 100mg 活性炭），空气采样器（流量范围 0～500mL/min），热解吸器，注射器（100mL，1mL），微量注射器（10μL），气相色谱仪（配备 30m×0.53mm×0.2mm 的 FFAP 色谱柱，氢火焰离子化检测器）。

b. 主要试剂。同 "① 直接进样-气相色谱法" 所用试剂。

（4）样品的采集、运输和保存

① 直接进样-气相色谱法。在采样点，用空气样品抽洗 100mL 注射器 3 次后，抽 100mL 空气样品。

采样后，立即封闭注射器口，垂直放置于清洁的容器内运输和保存。在室温下，样品可保存 8h。

空白对照：将 100mL 注射器带至现场，除采集清洁空气外，其余操作同样品。

② 热解吸-气相色谱法。短时间采样：在采样点，打开活性炭管两端，以 100mL/min 流量采集 15min 空气样品。长时间采样：在采样点，打开活性炭管两端，以 50mL/min 流量采集 1h 空气样品。个体采样：在采样点，打开活性炭管两端，佩戴在采样对象的前胸上部，进气口尽量接近呼吸带，以 50mL/min 流量采集 1h 空气样品。

采样后，立即封闭活性炭管两端，置清洁容器内在 0～5℃ 下运输和保存，应当天测定。

空白对照：将活性炭管带至采样点，除不连接空气采样器采集空气样品外，其余操作同样品。

（5）说明

① 直接进样-气相色谱法。该方法环氧乙烷的最低检出浓度为 1mg/m³（以进样 1mL 空气样品计）。测定范围为 1～100mg/m³。相对标准偏差为 1.1%～3.7%。

② 热解吸-气相色谱法

a. 该方法环氧乙烷的检出限为 $1 \times 10^{-3} \mu g/mL$；最低检出浓度为 $0.07mg/m^3$（以采集 1.5L 空气样品计）。测定范围为 $0.07 \sim 7.7mg/m^3$。相对标准偏差为 $2.9\% \sim 6.7\%$。

b.100mg 活性炭的穿透容量为 0.067mg。平均解吸效率为 97%。每批活性炭管必须测定其解吸效率。

c. 用 100mg 活性炭管采样时，采样时间不能长。若需长时间采样，可用 500mg 活性炭管。

（卢苏萍　张维森）

第四节　农药的检测方法及标准

一、 农药在农业生产中的应用地位及农药检测的必要性

1. 农药在农业生产中的应用地位

农业的可持续发展关系到国家经济建设和社会稳定的全局。农作物病、虫、草害等是农业生产的重要生物灾害。据资料记载，中国有害生物为 2300 多种，这些有害生物不仅种类多、分布广泛，而且成灾条件复杂，发生频繁。如不进行防治，每年将损失粮食总产量 15%、棉花 20%～25%、蔬菜 25% 以上。我国农药每年实际产量约 40 万吨，仅次于美国，居世界第二位，年用量约 27 万吨，居世界前列。据统计，20 世纪 90 年代我国农业平均每年发生病虫草鼠 44 亿亩次，防治面积 49 亿亩次，仅以防治有害生物计算，每年挽回的粮食损失即达 6500 多万吨，相当于 3.25 亿人的口粮（按每人每年 200kg 计算）。

在生物灾害的综合治理中，根据目前植物保护学科发展的水平，化学防治仍然是最方便、最稳定、最有效、最可靠、最廉价的防治手段。尤其是当遇到突发性、侵入型生物灾害发生时，尚无任何防治方法能够代替化学农药，唯有化学防治方能奏效。在可预见的未来，农业生产离不开农药。

2. 农药检测的必要性

随着农业产业化的发展，农产品的生产越来越依赖于农药、抗生素和激素等外源物质。我国农药在粮食、蔬菜、水果、茶叶上的用量居高不下，而这些物质的不合理使用必将导致农产品中的农药残留超标，影响消费者食用安全，严重时会造成消费者致病、发育不正常，甚至直接导致中毒死亡。农药残留超标也会影响农产品的贸易。

二、 农药的主要检测方法

1. 农药检测方法概述

目前应用的农药残留检测方法主要有气相色谱法（GC）、高效液相色谱法（HPLC）、气相色谱-质谱联用法（GC-MS）、液相色谱-质谱联用法（LC-MS），用于快速检测的酶联免疫法（ELISA）和酶抑制法。

2. 农药分析样品的前处理技术

农药残留分析中，样品前处理要求尽可能提取其中的待测组分，尽可能除去与目标物同

时存在的杂质，以减少对检测结果的干扰，避免对检测仪器的污染。一般来说，农产品和加工食品中农药残留的检测技术分为目标物的提取、分离、净化和检测几个步骤。其中提取、分离和净化属于样品前处理阶段，主要是为了改善提取效果，减少基质和杂质对检测结果的影响。样品和目标农药的理化性质不同，选择提取试剂、合适的净化方法和浓缩条件也不同。目前经典的提取、净化方法有漂洗、匀浆、索氏提取、超声波提取、液-液分配、柱色谱、薄层色谱等方法。样品前处理在农药残留检测中占有重要的地位，但占用大量的人力物力，处理时间较长，消耗溶剂较多，后续污染严重。随着样品前处理新技术不断被引入，如固相萃取（SPE）、固相微萃取（SPME）、超临界流体萃取（SFE）和分子印迹合成受体技术（MISR）等，让样品的前处理更节省时间，减轻劳动强度，节省溶剂，减少样品用量，提高提取或净化效率和提高自动化水平。

（1）农药的萃取方式 农药残留的萃取方式主要包括液-液萃取、液-固萃取和液-气萃取，前两者是农产品和食品农药残留的主要萃取方式，随着样品前处理技术的发展，在提取时间、溶剂用量和提取方式上有了很大进步，如超声波辅助提取、微波辅助提取、加压溶剂萃取、超临界萃取和固相萃取等方式，实现了农药残留提取的最大化，人力、物力、环保和时间的最优化。

① 液-液萃取。液-液萃取是实验室内常用的农药残留提取方式，主要是提取液态样品中的农药残留，如水、果汁或奶制品等。液-液萃取技术利用不同组分（农药残留）在不同液相中的分配比例或溶解度不同，经过多次萃取达到分离、提取或净化的目的。在大部分情况下，一种液相是水，另一种是有机溶剂，其中亲水性化合物容易进入水相，憎水性化合物容易进入有机溶剂相，在实际操作过程中，如果有机溶剂和水完全不同，有机相进入水相萃取目标物的结果就差，此时可以增加另一种有机相来渗透到水相提取目标物后，再在两种有机溶剂中液-液萃取，达到提取、分离或纯化的效果。

液-液萃取的基本过程是：一般选用分液漏斗（事先检验活塞是否漏夜）作为萃取器皿，将含待萃取组分的水溶液放入分液漏斗，加入萃取有机溶剂，加入的量视样品量而定，溶剂体积一般为样品体积的 $30\% \sim 35\%$；加入盐溶液（NaCl 或 Na_2SO_4）增加盐析效果，将残留农药逼入有机相；为增加提取效果，需慢慢摇晃多次，其间不断打开活塞放气，漏斗下口向上倾斜（勿对准人）；经多次摇晃后，一般放气至气压很小时，再剧烈摇晃后静置在漏斗架上；待漏斗静置片刻两层液相完全分离后，打开上口瓶塞，再小心打开下口缓慢释放下层液体（一般为水相），从漏斗上口将有机相转移到浓缩瓶；重复上述步骤多次（一般为 3次）。合并有机相（含有待测残留农药），浓缩后净化或直接进样检测。

② 液-固萃取。液-固萃取又称液-固提取，因为萃取是在不同液态相间进行的，而提取可以从固相中溶解待测物后再经萃取获得，是残留农药从固相—液相—液相转移的过程。这里的固相不完全是固态的，如蔬菜、水果和谷类等农产品都是采用液-固提取的。如果单纯靠有机溶剂相去提取固相中的残留农药，很难在短时间内达到效果，而且平衡不易打破，提取效果差，一般采用振荡或索氏提取法加快提取速度，增加提取效果。

液-固萃取的基本过程是：蔬菜、果类等样品需要使用万能匀化机器粉碎、萃取，或者用打浆机粉碎，加入溶剂后振荡提取；土壤或谷物等样品磨细后，加入一些水分后增加溶剂的渗透性，一般采用索氏提取来提高效果；经过振荡后的样品一般需要过滤或离心将固体残渣与有机相分离，然后液-液分配或者加入无水硫酸钠脱水（含水量低时），收集有机相浓缩、净化后待测。

③ 超声波辅助提取（ultrasonic extraction，UE）。超声波辅助提取是实验室内常用的方法之一，最初由 Johnson 等在 1967 年提出，具有操作简单、节省时间的特点，可以同时提取多个样品。相当于对振荡技术进一步改进，通过空间化作用使分子运动加快，将声波能量传递给样品，改变组分结构，加速组分脱附和溶解，减少提取时间。超声波辅助提取的影响因素主要有超声波的强度、频率、样品性质和提取时间。有实验证明，不同的提取样品选择不同的提取参数会出现不同的实验结果，而且溶剂的理化性质与样品的匹配程度也影响提取效果。

④ 微波辅助萃取（microwave assisted extraction，MAE）。微波辅助萃取是 1986 年匈牙利学者 Ganzler 等提出的样品前处理方法，利用高频电磁波穿透萃取溶剂，造成组织细胞破裂，温度升高，加速待测物组分的提取过程；形成电磁场，加速被萃取组分向有机溶剂中的扩散速率。微波萃取法的提取效果与样品性质、靶标农药、提取温度和溶剂性质有关，与其他方法相比，基质组分的影响较大。可用于植物及肉类食品中农药残留的提取，用此法提取土壤中的有机氯农药时，实验结果表明，微波萃取法比索氏提取法完全、省时。微波萃取法在缩短萃取时间和提高萃取效率的同时，也使萃取溶液中干扰物质的浓度增大，在进行不同样品中农药残留萃取时，要针对性地进行微波参数设置优化。

⑤ 加速溶剂萃取法（accelerated solvent extraction，ASE）。1995 年，Richter 等提出的一种新型萃取方法，主要是利用常规溶剂，在较高温度（50～200℃）和压力（1000～3000psi，1psi＝6894.76Pa）下对固体或半固体样品进行农药残留的萃取。加速溶剂萃取法的突出优点是有机溶剂用量少（1g 样品仅需 1.5mL 溶剂）、快速（一般为 15min）和回收率高。1995 年，美国环保署（EPA）证明该法是一种有效的提取方法，由于有机溶剂用量少、提取时间短，目前被广泛应用于水果、蔬菜、谷物、饲料和动物制品中多种农药残留的提取过程。

⑥ 超临界流体萃取法（supercritical fluid extraction，SFE）。超临界流体萃取法是近年来迅速发展起来的一种新型物质分离技术，与其他在液-固或液-液相间进行萃取农药残留物的技术不同，超临界流体是处于临界温度以上的高密度气体，流体介于气体（气相）和液体（液相）之间，既有气体密度小、扩散速度快、渗透力强的特点，又有液体对样品溶解性能好的特点。一般选用 CO_2 萃取剂，操作简单，并且引入其他杂质的概率大大降低；但是二氧化碳的极性较低，对极性较大的物质萃取能力差。对于一些热敏性、低挥发性的化合物是最好的提取方法；但对于某些极性较强的有机物质如杂环化合物或多环芳烃等则不能有效萃取，需要加热溶剂等来增加超临界 CO_2 的溶解能力，提高萃取效果。研究表明，混合使用两种或多种超临界流体可以使农药萃取达到较高的回收率。

⑦ 固相萃取（solid-phase extraction，SPE）。固相萃取与其他提取技术不同，是利用固体吸附剂将样品中的目标化合物吸附，而与样品的基体和干扰化合物分离，然后再用洗脱液洗脱或加热解吸附，达到分离和富集目标化合物的目的。其分离模式有正相 SPE（吸附剂的极性大于洗脱液的极性）、反相 SPE（吸附剂的极性小于洗脱液的极性）、离子交换 SPE 和吸附 SPE。SPE 既可用于复杂样品中微量或痕量目标化合物的提取，又可用于目标化合物的净化与富集，操作简便、省时，有机溶剂用量少，是目前残留分析中样品前处理的主流技术。

（2）气相色谱法及气相色谱-质谱联用法

① 气相色谱法。气相色谱法是采用气体作为流动相的色谱法，主要是待测物质在气相

中的传递速率快，待测组分汽化后与固定相相互作用，气相和固相之间的分配系数不同，经过多次分配后不同组分之间流动相的流出时间有所差异，从而达到分离的目的。固定相的性质对于待测物质的分配起决定性作用，可以选择高选择性的固定相以及高灵敏度的检测器来提高气相色谱法的高选择性、高分离效能和高灵敏性的特点。气相色谱法可以用于气体、液体和固体的痕量分析，只要在 $-190 \sim 150℃$ 温度范围内，所分析物质的蒸气压在 $0.2 \sim 10mmHg$（$1mmHg = 133.322Pa$）范围内，且具有热稳定性，都可以使用气相色谱法。

在进行色谱分析时常常会考虑两个问题：一是组分要达到完全分离，即色谱峰之间的间距要大；二是流出峰的峰宽小，峰形尖锐。

气相色谱的定性分析：色谱法一方面将目标物分离，另一方面是确定目标物的性质和类别。气相色谱法可以用于已知目标物在相关参数条件下的定性，在分析过程中必须有参照物，也是一般实验室进行农药残留定性的常用方式。利用保留时间定性是最基本的定性方法，是基于两种相同物质在同样的色谱条件下保留时间相同的特点，但是相同色谱条件下具有相同保留时间的物质不一定是同一种物质，因此，在使用保留时间进行定性时要谨慎，防止出现假阳性。

a. 利用标准品直接对照定性分析。利用标准品进行对照定性是最简单的定性方法，将未知物和标准物质在同一根色谱柱和检测条件下进行分析，将色谱图进行比较定性。

相对保留时间定性：在定性过程中，由于载气流速、载气温度和柱温度的微小波动都会影响保留时间的轻微改变，从而对定性结果产生影响。因此，为了避免色谱条件的微小变化引起保留时间的变化对分析结果造成的影响，一般采用相对保留时间定性。也就是说，当载气的流速和温度发生轻微变化时，被测组分和标准物质的保留时间同时发生变化，而它们的比值——相对保留时间却保持不变，不受柱长、固定相和载气流速等的影响，在柱温和固定相不变的情况下，定性结果可靠。

标准物质增加峰高定性：如果未知物是多组分的，而且保留时间差别不大，甚至两个峰连接，此时采用保留时间或相对保留时间很难直接确定所要分析的目标物。该法可以有效避免载气流速的微小变化影响判定和谱图峰形复杂难以确定保留时间，是确认某物质含有某一组分的最好方法。

b. 双柱定性。采用已知物质直接利用保留时间定性，还是采用文献值中保留指数定性都是在一根色谱柱上进行的，对于两种化合物性质相近时则很难将其分离定性，此时可以采用不同的保留值然后进行对比分析，大大提高了分析结果的准确度，这称为多维气相色谱。在非极性柱上各组分的出峰顺序是按照沸点高低出峰，而在极性柱上则是由其化学结构特点决定的。

② 气相色谱-质谱联用法。质谱分析法是通过对被测样品离子的质荷比的测定来进行分析的一种分析方法。被分析的样品首先要离子化，然后利用不同离子在电场或磁场的运动行为的不同，把离子按质荷比（m/z）分开而得到质谱，通过样品的质谱和相关信息，可以得到样品的定性定量结果。

a. GC-MS 的定性分析。质谱的主要用途是解决单靠气相色谱定性难的问题，包括对分子量的测定、化学式的确定及结构的鉴定等。

目前 GC-MS 都带有质谱图库，通过计算机检索可以对目标峰进行鉴定。一般是选定 TIC 中的目标峰，扣除本底后进行谱图匹配检索，计算机将给出一系列与其所要鉴定的质谱图类似的化合物谱图，并给出匹配度，匹配度越高则越可能就是所要鉴定的化合物。但是在匹配度不是很高时，需要结合样品的来源和目标峰的相关特征进行合理判断，否则也会造成误判（假阳性）。

b. GC-MS 的定量分析。在确定目标物的性质后，一般直接采用质谱进行组分的定量，质量分析器的定量按照扫描方式分为 SCAN 和 SIM 两种方式；按照定量方法又可以分为外标法和内标法。

ⅰ. 总离子流定量色谱图（SCAN）。由 GC-MS 得到的总离子流图或质量色谱图，其峰面积与相应组分的含量成正比，类似于色谱法的定量分析，样品浓度较高时采用 SCAN 方式。一般是首先获得标准样品的总离子流谱图，再根据各标准品的色谱峰面积及内标物峰面积，计算有机相的影响因子。然后对目标物进行质谱分析，获得样品的总离子流谱图，得到样品中各目标组分的保留时间和峰面积，与标样总离子流色谱图中的响应色谱峰对照，定量计算目标物含量。

ⅱ. 选择离子检测定量（SIM）。SIM 是 GC-MS 中一种高灵敏度、高选择性的检测技术。选择能够表征该成分的一个质谱峰进行检测，叫单离子检测（SID）；选择多个质谱峰进行检测，叫多离子检测（MID）。其中单离子检测的灵敏度要高于多离子检测，多用于痕量成分的测定。通常选择分子离子或具有特征的、质量大的、强度高的离子，使其既能排除其他组分的干扰，又能最大限度地提高检测限。

ⅲ. 外标法与内标法。外标法是用适当的标样做色谱总离子流强度与标样量的校准曲线，然后在相同条件下进行实际样品分析，得到被测样品的峰强度，根据校准曲线方程确定目标物的含量；内标法是常用的定量方法，标样和被测样品中均加入内标物，可检测前处理效果和作为组分损失校正，校准曲线需要确定被测组分与内标峰强度比和质量比。

③ 高效液相色谱法及高效液相色谱-质谱联用法

a. 高效液相色谱法。液相色谱法是以液体为流动相进行组分分离测定的方法，按色谱柱的类型可以分为液-固吸附色谱柱、液-液分配柱、离子交换色谱柱及排斥色谱柱；按照流动相和固定相的极性又可分为正相色谱柱（固定相极性大于流动相）和反相色谱柱（固定相极性小于流动相）。液相色谱法适用于测定分子量大于 300 或易受热分解和离子型的化合物。

ⅰ. HPLC 的定性分析

• 利用标准样品进行定性。利用标准样品进行定性是 HPLC 测定农产品中农药残留的常用定性方法，该方法与气相色谱法一样。每一种化合物（农药）在特定的色谱条件下，如流动相的组成及流速、色谱柱的类型和柱温等，分离组分的保留值具有特征性和稳定重现性。如果被测组分与标样的保留时间一致，则初步认为被测化合物与标样相同；可以进一步改变色谱条件，如果被测化合物与标样的保留时间仍保持一致，结合其他的相关信息如样品来源、色谱峰的峰形或监测的类型可以进一步确认为同一种化合物。

• 利用检测器的选择性定性。不同种类液相色谱的检测器具有独特的性能，可以分为通用型和选择型检测器，利用通用型检测器可以对大多数化合物进行检测；而选择型检测器如紫外检测器、荧光检测器和电化学检测器可以对某一类化合物进行特征检测，且灵敏度较高。例如采用紫外检测器时如峰形明显，基本可以判定是带有芳环类的化合物。又如采用二极管阵列检测器时，如果保留时间一样，二者的紫外光谱也完全一样，则可以基本认为二者是同一种物质；否则，保留时间一样，而紫外光谱不一样，就不能判定为同一种物质。

• 改变色谱参数定性。该方法是通过改变流动相组成及流速变化，和固定相性质的改变都会影响色谱峰，不同的溶质变化规律也不同，在实际工作中一般采用反相色谱中的 a、c

指数定性和有机酸碱的 pH-pK 规律定性。

ⅱ. HPLC 的定量分析。样品中的待测组分经过色谱柱的分离，依次进入检测器检测，一般是进入检测器的物质量与检测器的响应信号成正比关系，可以根据检测器的响应信号大小来计算待测物的量。液相色谱法定量分析样品组分与气相色谱法的定量分析基本相同，一般分为内标法和外标法定量。但是气相色谱法中氢火焰离子检测器采用归一法不适合在液相色谱法中采用，因为紫外检测器、荧光检测器等的选择性对不同结构化合物的响应值差别大。

b. 液相色谱-质谱联用技术。LC-MS 技术应用于农产品中农药残留检测主要考虑农药残留的定性和定量分析。优化此技术要从色谱分离条件和质谱离子化条件两个方面进行优化。

ⅰ. 流动相的选择。液相色谱不同于气相色谱，其流动相多是液体，如甲醇-水、乙腈-水或甲醇-乙腈-水，LC-MS 接口技术需要去溶剂，因此，在满足分离条件的前提下应尽可能选择高比例的有机相流动相；通过添加酸性或碱性化合物来提高分析物的离子化效率。

ⅱ. 干燥气体温度的选择。在常见的 ESI 和 APCI 离子源中，N_2 是常用的干燥气体，用于溶剂脱除，干燥气体温度一般高于分析物沸点的 20℃ 以上，但是对于热不稳定的化合物需要降低温度；必要时降低流速，高有机相含量时温度要低，高水相含量时温度要高。

ⅲ. 离子源与电离模式的选择。在进行农产品中农药残留分析时，常用的是 ESI 和 APCI 离子源，前者适合中等极性到强极性的化合物分析；后者适合非极性到中等极性的小分子化合物。不论哪种离子源，均有正负两种电离模式，正离子模式适合碱性化合物，可以通过添加甲酸或乙酸来提高样品的离子化效率；负离子模式适合用于酸性化合物，可以添加氨水或三乙胺等来提高样品的离子化效率。

④ 酶抑制法。农产品中农药残留的检测采用大型仪器如气相色谱、液相色谱和质谱检测时，样品前处理烦琐、检测时间长；或者前处理简单、时间短，但是需要昂贵的大型仪器，不适合现场检测或农产品批发市场的实时质量监控和快速筛查。有机磷农药和氨基甲酸酯类农药是生产中常用的杀虫剂，防虫效果好、成本低，是容易造成残留的一大类农药，其作用机理是抑制生物体内的乙酰胆碱酯酶活性，造成神经传感受阻，引起生物体中毒、死亡。因此，可以利用这一特点，采用酶抑制法测定农产品中有机磷和氨基甲酸酯类农药，具有操作简单、成本低、时间短的特点，实现农产品中农药残留的现场检测和实时监控。

酶抑制法在农产品中农药残留检测中的应用可分为以下两种。

a. 植物酶抑制法检测农产品中农药残留。植物酶源的成本低，操作方便，在农产品检测中也多有应用。钟树明等（2002）采用面粉源酶抑制法测定蔬菜中甲胺磷、敌敌畏、乐果、氧乐果、甲基异硫磷、水胺硫磷、辛硫磷、敌百虫和呋喃丹等有机磷和氨基甲酸酯类农药，样品经过硅藻土小柱净化，提出抑制率 10% 作为方法测定的标准，上述农药的测定限分别为 0.012mg/kg、0.004mg/kg、0.048mg/kg、0.17mg/kg、0.0015mg/kg、0.15mg/kg、0.10mg/kg、0.0074mg/kg 和 0.33mg/kg；并根据不同农药的最大允许残留量提出不同农药的抑制率，如果抑制率大于或者等于 15% 表示蔬菜中农药含量超标，如果检测抑制率小于 15% 表示蔬菜合格，从而建立了蔬菜中农药快速检测方法。

b. 动物酶抑制法测定农药残留。张慧君等（2004）通过 4 种农药（敌百虫、敌敌畏、马拉硫磷和甲萘威）对两种酯酶的总酯酶活力（以 α-乙酸萘酯作为底物）和乙酰胆碱酯酶活力（以硫代乙酰胆碱作为底物）的灵敏度进行比较，发现鸡肝总酯酶与电鳗乙酰胆碱酯酶的活力受农药抑制，灵敏度相近，并且鸡肝总酯酶活力在检测农药残留时，可获得更低的农药含量检出限（0.01mg/kg）。

三、 国内外对农药的检测方法

1. 国外农药检测方法

随着国外不断发布更加严格的农药残留最大允许限量，以及日本肯定列表制度的出台，我国农产品、食品进出口贸易正面临严重的农残困扰。欧盟、美国、日本、加拿大等发达国家和地区非常重视构建食品安全保障体系，健全相关的法规和标准，完善人员、装备力量，并形成了一套科学有效的模式。

农产品和食品样品组分比较复杂，农药残留含量极低，一般在 10^{-6} 级和 10^{-12} 级，而且还存在农药的同系物、异构体、降解产物、代谢产物和螯合物影响，要想除去与目标物同时存在的杂质，减少色谱干扰峰，避免检测器和色谱柱污染，样品预处理十分重要，大约占工作量的 70%。国际上相继出现了一系列公认的标准分析方法，主要有美国分析化学协会（AOAC）方法；美国环境保护署（EPA）方法；美国食品药品管理局（FDA）方法；美国加州食品与农业部分析化学（CDFA）方法；食品法典委员会（CAC）方法；联合国粮农组织和世界卫生组织（FAOC/WHO）方法；欧盟委员会方法；加拿大和日本等国家注册和颁布的标准方法。

2003 年，美国农业部的 S. Lehotay 等建立了一个非常重要的检测蔬菜、水果中农药多残留 GC-MS 分析的快速方法（QuEChERS 法），乙腈提取，硫酸镁和氯化钠混合，上清液加入 PSA 和无水硫酸镁净化分离，最后加入分析保护剂进行 GC-MS 分析。QuEChERS 法回收率 90% 左右，检出限大约 1×10^{-12}，单个样品预处理大约 30min。

农产品、食品中农药残留限量标准和检验方法标准是判定产品是否符合食品安全要求的重要依据。日益降低的限量值既保护公民健康又是发达国家设置技术性贸易壁垒的重要手段，准确、可靠的检验结果是保证食品安全和国际贸易公平交易的科学依据。因此，各国纷纷构建食品安全保障体系，不断制定、修订食品中农药最大残留允许限量（MRLs）。截至 2005 年初，联合国已规定农药残留 MRLs 标准 3574 项，食品法典委员会（CAC）有 2572 项，欧盟有 2289 项，美国有 8669 项，日本有 9052 项，而我国国家标准和行业标准总共只有 484 项。

在美国，美国环境保护署（EPA）负责制定食品中农残最大允许标准，美国食品药品管理局（FDA）负责标准的具体执行，并出版了农药残留分析手册，FDA 采集和分析食品样品以判断其农药残留是否满足 EPA 规定的范围。美国农业部为落实收集食品中农药残留数据规划，委托农业市场管理部门（AMS）组建和实施农药数据规划（PDP），每年出版调查结果。在欧盟，设置了相应的仲裁委员会、协会和专业委员会，负责制定、修改相应的法规和标准，包括建议性标准和强制性标准，并且在监控、检测和管理体系方面建立了三级实验室（欧盟标准化实验室、国家级实验室、州级实验室）。欧盟所有成员国一般都遵循欧盟制定和发布的限量要求，不过在经过验证后，成员国也可以设定更低的检出限，其他成员国随后也遵循这一限量。欧盟已经对 133 种农药设定了 17000 个限量，对于某些没有具体限量要求的农药，各成员国还可设定不同的"一律标准"。在日本，国家农林水产省和厚生劳动省分别制定农药销售和使用的《农药管理法》和食品中农药残留的《食品卫生法》，对农药建立登记制度，限制农药的销售和使用。2003 年 5 月日本就通过了《食品安全基本法》，7

月正式成立"食品安全委员会"，加大对食品安全的管理力度，日本对进口食品实行监测检查制度和强制检查制度，并由 31 个厚生劳动省检疫所实施。

2. 我国现行的农药检测标准方法

我国现行的农药残留检测方法标准分类有中国国家标准、商检行业标准、农业行业标准、水产行业标准。

（1）农药残留国家方法　见表 4-1。

表 4-1　农药残留国家方法

序号	标准代号和名称	检测产品	检测项目	检测方法
1	GB/T 5009.19—2008 食品中有机氯农药多组分残留量的测定	食品	六六六、滴滴涕等	气相色谱法、薄层色谱法
2	GB/T 5009.20—2003　食品中有机磷农药残留量的测定	水果、蔬菜、谷类	敌敌畏、速灭磷、久效磷、甲拌磷、巴胺磷、二嗪磷、乙嘧硫磷、甲基嘧啶磷、甲基对硫磷、稻瘟净、水胺硫磷、氧化喹硫磷、稻丰散、甲喹硫磷、克线磷、乙硫磷、乐果、喹硫磷、对硫磷、杀螟硫磷等 20 种有机磷农药	气相色谱法
		粮食、蔬菜、食用油	敌敌畏、乐果、马拉硫磷、对硫磷、甲拌磷、稻瘟净、杀螟硫磷、倍硫磷、虫螨磷	气相色谱法
		肉类、鱼类	敌敌畏、乐果、马拉硫磷、对硫磷	气相色谱法
3	GB/T 5009.21—2003 粮、油、菜中甲萘威残留量的测定	粮食、油、油料、蔬菜	甲萘威	高效液相色谱法
4	GB/T 5009.73—2003　粮食中二溴乙烷残留量的测定	粮食	二溴乙烷	气相色谱法
5	GB/T 5009.102—2003　植物性食品中辛硫磷农药残留量的测定	谷类、蔬菜、水果	辛硫磷	气相色谱法
6	GB/T 5009.103—2003 植物性食品中甲胺磷和乙酰甲胺磷农药残留量的测定	谷类、蔬菜、植物油	甲胺磷和乙酰甲胺磷	气相色谱法
7	GB/T 5009.104—2003 植物性食品中氨基甲酸酯类农药残留量的测定	粮食、蔬菜	速灭威、异丙威、残杀威、克百威、抗蚜威、甲萘威	气相色谱法
8	GB/T 5009.105—2003 黄瓜中百菌清残留量的测定	黄瓜	百菌清	气相色谱法
9	GB/T 5009.106—2003 植物性食品中二氯苯醚菊酯残留量的测定	粮食、蔬菜、水果	二氯苯醚菊酯	气相色谱法
10	GB/T 5009.107—2003 植物性食品中二嗪磷残留量的测定	谷类、蔬菜、水果	二嗪磷	气相色谱法
11	GB/T 5009.109—2003　柑橘中水胺硫磷残留量的测定	柑橘	水胺硫磷	气相色谱法

序号	标准代号和名称	检测产品	检测项目	检测方法
12	GB/T 5009.110—2003 植物性食品中氯氰菊酯、氰戊菊酯和溴氰菊酯残留量的测定	谷类、蔬菜	氯氰菊酯、氰戊菊酯和溴氰菊酯	气相色谱法
13	GB/T 5009.112—2003 大米和柑橘中喹硫磷残留量的测定	大米和柑橘	喹硫磷	气相色谱法
14	GB/T 5009.113—2003 大米中杀虫环残留量的测定	大米	杀虫环	气相色谱法
15	GB/T 5009.114—2003 大米中杀虫双残留量的测定	大米	杀虫双	气相色谱法
16	GB/T 5009.115—2003 稻谷中三环唑残留量的测定	稻谷	三环唑	气相色谱法
17	GB/T 5009.126—2003 植物性食品中三唑酮残留量的测定	粮食、蔬菜、水果	三唑酮	气相色谱法
18	GB/T 5009.130—2003 大豆及谷物中氟磺胺草醚残留量的测定	大豆及谷物	氟磺胺草醚	液相色谱法
19	GB/T 5009.131—2003 植物性食品中亚胺硫磷残留量的测定	稻谷、小麦、蔬菜	亚胺硫磷	气相色谱法
20	GB/T 5009.132—2003 食品中莠去津残留量的测定	玉米、甘蔗	莠去津	气相色谱法
21	GB/T 5009.133—2003 粮食中氯麦隆残留量的测定	小麦、玉米、大豆	氯麦隆	气相色谱法
22	GB/T 5009.134—2003 大米中禾草敌残留量的测定	大米	禾草敌	气相色谱法
23	GB/T 5009.135—2003 植物性食品中灭幼脲残留量的测定	粮食、蔬菜、水果	灭幼脲	液相色谱法
24	GB/T 5009.136—2003 植物性食品中五氯硝基苯残留量的测定	粮食、蔬菜	五氯硝基苯	气相色谱法
25	GB/T 5009.142—2003 植物性食品中吡氟禾草灵、精吡氟禾草灵残留量的测定	甜菜、大豆	吡氟禾草灵、精吡氟禾草灵	气相色谱法
26	GB/T 5009.143—2003 蔬菜、水果、食用油中双甲脒残留量的测定	蔬菜、水果、食用油	双甲脒	气相色谱法
27	GB/T 5009.144—2003 植物性食品中甲基异柳磷残留量的测定	粮食、蔬菜、油料	甲基异柳磷	气相色谱法
28	GB/T 5009.145—2003 植物性食品中有机磷和氨基甲酸酯类农药多种残留的测定	粮食、蔬菜	敌敌畏、乙酰甲胺磷、甲基内吸磷、甲拌磷、久效磷、乐果、甲基对硫磷、马拉硫磷、毒死蜱、甲基嘧啶磷、倍硫磷、对硫磷、杀扑磷、速灭磷、克线磷、乙硫磷、异丙威、仲丁威、甲萘威	气相色谱法
29	GB/T 5009.146—2008 植物性食品中有机氯和拟除虫菊酯类农药多种残留量的测定	粮食、蔬菜	六六六、滴滴涕、七氯、艾氏剂、甲氰菊酯、氯氟氰菊酯、氯菊酯、氯氰菊酯、氰戊菊酯、溴氰菊酯	气相色谱法
30	GB/T 5009.147—2003 植物性食品中除虫脲残留量的测定	粮食、蔬菜、水果	除虫脲	液相色谱法
31	GB/T 5009.155—2003 大米中稻瘟灵残留量的测定	大米	稻瘟灵	气相色谱法
32	GB/T 5009.160—2003 水果中单甲脒残留量的测定	水果	单甲脒	液相色谱法
33	GB/T 5009.161—2003 动物性食品中有机磷农药多组分残留量的测定	畜禽肉及其制品、乳与乳制品、蛋与蛋制品	甲胺磷、敌敌畏、乙酰甲胺磷、久效磷、乐果、甲基对硫磷、马拉硫磷、甲基嘧啶磷、倍硫磷、对硫磷、乙硫磷、乙拌磷、杀螟硫磷	气相色谱法

序号	标准代号和名称	检测产品	检测项目	检测方法
34	GB/T 5009.162—2008 动物性食品中有机氯农药和拟除虫菊酯农药多组分残留量的测定	肉类、蛋类、乳类	HCH、五氯硝基苯、七氯、环氧七氯、艾氏剂、除螨剂、杀螨剂、滴滴涕、胺菊酯、氯氰菊酯、α-氰戊菊酯、溴氰菊酯	气相色谱法
35	GB/T 5009.163—2003 动物性食品中氨基甲酸酯类农药多组分残留高效液相色谱测定	肉类、蛋类、乳类	涕灭威、速灭威、呋喃丹、甲萘威、异丙威	高效液相色谱法
36	GB/T 5009.164—2003 大米中丁草胺残留量的测定	大米	丁草胺	气相色谱法
37	GB/T 5009.165—2003 粮食中 2,4-滴丁酯残留量的测定	粮食	2,4-滴丁酯	气相色谱法
38	GB/T 5009.172—2003 大豆、花生、豆油、花生油中的氟乐灵残留量的测定	大豆、花生、豆油、花生油	氟乐灵	气相色谱法
39	GB/T 5009.173—2003 梨果、柑橘类水果中噻螨酮残留量的测定	梨果类、柑橘类水果	噻螨酮	气相色谱法
40	GB/T 5009.174—2003 花生、大豆中异丙甲草胺的测定	花生、大豆	异丙甲草胺	气相色谱法
41	GB/T 5009.175—2003 粮食和蔬菜中 2,4-滴残留量的测定	粮食和蔬菜	2,4-滴	气相色谱法
42	GB/T 5009.176—2003 茶叶、水果、食用植物油中三氯杀螨醇残留量的测定	茶叶、水果、食用植物油	三氯杀螨醇	气相色谱法
43	GB/T 5009.177—2003 大米中敌稗残留量的测定	大米	敌稗	气相色谱法
44	GB/T 5009.180—2003 稻谷、花生仁中噁草酮残留量的测定	稻谷、花生仁	噁草酮	气相色谱法
45	GB/T 5009.184—2003 粮食、蔬菜中噻嗪酮残留量的测定	粮食、蔬菜	噻嗪酮	气相色谱法
46	GB/T 5009.188—2003 蔬菜、水果中甲基托布津、多菌灵的测定	蔬菜、水果	甲基托布津、多菌灵	紫外分光光度法
47	GB 5009.190—2014 食品安全国家标准 食品中指示性多氯联苯含量的测定	食品	多氯联苯	气相色谱法
48	GB/T 5009.199—2003 蔬菜中有机磷和氨基甲酸酯类农药残留量快速检测	蔬菜	有机磷和氨基甲酸酯类	气相色谱法
49	GB/T 5009.200—2003 小麦中野燕枯残留量的测定	小麦	野燕枯	气相色谱法
50	GB/T 5009.201—2003 梨中烯唑醇残留量的测定	梨	烯唑醇	气相色谱法
51	GB/T 5750.9—2006 生活饮用水标准检验方法 农药指标	生活饮用水	六六六、滴滴涕、林丹、对硫磷、甲基对硫磷、内吸磷、马拉硫磷、乐果、百菌清、溴氰菊酯、灭草松、2,4-滴、敌敌畏、毒死蜱、七氯	气相色谱法
			甲萘威	液相色谱法、分光光度法
			溴氰菊酯、呋喃丹、莠去津、草甘膦	液相色谱法

序号	标准代号和名称	检测产品	检测项目	检测方法
52	GB/T 9695.10—2008 肉与肉制品六六六、滴滴涕残留量测定	肉与肉制品	六六六、滴滴涕	气相色谱法
53	GB/T 14553—2003 粮食、水果和蔬菜中有机磷农药测定　气相色谱法	粮食、水果和蔬菜	速灭磷、甲拌磷、二嗪磷、异稻瘟净、甲基对硫磷、杀螟硫磷、溴硫磷、水胺硫磷、稻丰散、杀扑磷	气相色谱法
54	GB/T 14929.2—1994 花生仁、棉籽油、花生油中涕灭威残留量测定方法	花生仁、棉籽油、花生油	涕灭威	气相色谱法
55	GB/T 18625—2002 茶中有机磷及氨基甲酸酯农药残留量的简易检验方法酶抑制法	茶	有机磷及氨基甲酸酯类	酶抑制法
56	GB/T 18626—2002 肉中有机磷及氨基甲酸酯农药残留量的简易检验方法酶抑制法	肉	有机磷及氨基甲酸酯类	酶抑制法
57	GB/T 18627—2002 食品中八甲磷残留量的测定方法	蔬菜、水果、粮食	八甲磷	气相色谱法
58	GB/T 18628—2002 食品中乙滴涕残留量的测定方法	蔬菜、水果、粮食	乙滴涕	气相色谱法
59	GB/T 18629—2002 食品中扑草净残留量的测定方法	蔬菜、水果、粮食	扑草净	气相色谱法
60	GB/T 18630—2002 蔬菜中有机磷及氨基甲酸酯农药残留量的简易检验方法酶抑制法	蔬菜	有机磷及氨基甲酸酯	酶抑制法
61	GB/T 18932.10—2002 蜂蜜中溴螨酯、4,4′-二溴二苯甲酮残留量的测定方法　气相色谱/质谱法	蜂蜜	溴螨酯、4,4′-二溴二苯甲酮	气相色谱-质谱法
62	GB/T 18412—2006（18412 系列）纺织品　农药残留量的测定	纺织材料及其产品	有机磷、有机氯等	气相色谱法

（2）农药残留检测方法商检行业标准　见表 4-2。

表 4-2　农药残留检测方法商检行业参考标准

序号	标准代号和名称	检测产品	检测项目	检测方法
1	SN/T 0122—2011 进出口肉及肉制品中甲萘威残留量检验方法　液相色谱-柱后衍生荧光检测法	进出口肉及肉制品	甲萘威	液相色谱-柱后衍生荧光检测法
2	SN/T 1920—2007 进出口动物源性食品中敌百虫、敌敌畏、蝇毒磷残留量的检测方法　液相色谱-质谱/质谱法	进出口动物源性食品	敌百虫、敌敌畏、蝇毒磷	液相色谱-质谱/质谱法
3	SN/T 0125—2010 进出口食品中敌百虫残留量检测方法　液相色谱-质谱/质谱法	进出口食品	敌百虫	液相色谱-质谱/质谱法
4	SN/T 0127—2011 进出口动物源性食品中六六六、滴滴涕和六氯苯残留量的检测方法　气相色谱-质谱法	进出口动物源性食品	六六六、滴滴涕、六氯苯	气相色谱-质谱法
5	SN/T 0131—2010 进出口粮谷中马拉硫磷残留检测方法	进出口粮谷、玉米	马拉硫磷	气相色谱法

序号	标准代号和名称	检测产品	检测项目	检测方法
6	SN/T 1739—2006 进出口粮谷和油籽中多种有机磷农药残留量的检测方法 气相色谱-串联质谱法	进出口粮谷和油籽	二嗪磷、倍硫磷、杀螟硫磷、对硫磷、稻丰散、苯硫磷	气相色谱-串联质谱法
7	SN/T 0134—2010 进出口食品中杀线威等12种氨基甲酸酯类农药残留量的检测方法 液相色谱-质谱/质谱法	进出口粮谷	甲萘威、克百威、杀线威、灭多威、抗蚜威、涕灭威、速灭威、噁虫威、乙硫甲威、异丙威、乙霉威、仲丁威	液相色谱-质谱/质谱法
8	SN 0139—1992 出口粮谷中二硫代氨基甲酸酯残留量检验方法	出口玉米	二硫代氨基甲酸酯	气相色谱法
9	SN/T 0145—2010 进出口植物产品中六六六、滴滴涕残留量测定方法 磺化法	进出口植物	六六六、滴滴涕	磺化法
10	SN/T 0146—2016 出口烟叶及烟叶制品中六六六、滴滴涕残留量的检测方法	出口烟叶及烟叶制品	六六六、滴滴涕	气相色谱法
11	SN/T 0147—2016 出口茶叶中六六六、滴滴涕残留量的检测方法	出口茶叶	六六六、滴滴涕	气相色谱法
12	SN/T 0148—2011 进出口水果蔬菜中有机磷农药残留量检测方法 气相色谱和气相色谱-质谱法	苹果,柑橘	有机磷农药类	气相色谱和气相色谱-质谱法
13	SN 0150—1992 出口水果中三唑锡残留量检验方法	苹果	三唑锡	气相色谱法
14	SN 0151—2016 出口植物源食品中乙硫磷残留量的测定	苹果	乙硫磷	气相色谱法
15	SN 0156—1992 出口水果中抗蚜威残留量检验方法	柑橘	抗蚜威	气相色谱法
16	SN 0157—1992 出口水果中二硫代氨基甲酸酯残留量检验方法	苹果	二硫代氨基甲酸酯	气相色谱法
17	SN 0158—1992 出口水果中螨完锡残留量检验方法	苹果	螨完锡	气相色谱法
18	SN/T 0159—2012 出口水果中六六六、滴滴涕、艾氏剂、狄氏剂、七氯残留量测定 气相色谱法	柑橘	六六六、滴滴涕、艾氏剂、狄氏剂、七氯	气相色谱法
19	SN/T 1873—2007 进出口食品中硫丹残留量的检测方法 气相色谱-质谱法	出口食品	硫丹	气相色谱-质谱法
20	SN/T 0162—2011 出口水果中甲基硫菌灵、硫菌灵、多菌灵、苯菌灵、噻菌灵残留量的检测方法 高效液相色谱法	柑橘	甲基硫菌灵、硫菌灵、多菌灵、苯菌灵、噻菌灵	高效液相色谱法
21	SN 0166—1992 出口酒中六六六、滴滴涕残留量检验方法	出口酒	六六六、滴滴涕	气相色谱法
22	SN 0167—1992 出口啤酒花中六六六、滴滴涕残留量检验方法	出口啤酒花	六六六、滴滴涕	气相色谱法
23	SN/T 0190—2012 出口水果和蔬菜中乙撑硫脲残留量测定方法 气相色谱-质谱法	鲜橘、速冻马蹄	乙撑硫脲	气相色谱-质谱法
24	SN 0192—1993 出口水果中溴螨酯残留量检验方法	苹果	溴螨酯	气相色谱法

序号	标准代号和名称	检测产品	检测项目	检测方法
25	SN/T 0195—2011 出口肉及肉制品中2,4-滴残留量检测方法　液相色谱-质谱/质谱法	冻肉割分、清蒸猪肉罐头、咸牛肉	2,4-滴	液相色谱-质谱/质谱法
26	SN/T 2230—2008 进出口食品中腐霉利残留量的检测方法　气相色谱-质谱法	啤酒、葡萄酒	腐霉利	气相色谱-质谱法
27	SN 0207—1993 出口肉中丙硫咪唑残留量检验方法	猪肉	丙硫咪唑	液相色谱法
28	SN/T 0213.1—2011 出口蜂蜜中杀虫脒及其代谢产物残留量的测定　第1部分：液相色谱-质谱/质谱法	出口蜂蜜	杀虫脒	液相色谱-质谱/质谱法
29	SN/T 0213.5—2002 出口蜂蜜中氟胺氰菊酯残留量检验方法　液相色谱法	出口蜂蜜	氟胺氰菊酯	液相色谱法
30	SN/T 0220—2016 出口水果中多菌灵残留量的检测方法	柑橘	多菌灵	液相色谱法
31	SN/T 0278—2009 进出口食品中甲胺磷残留量检测方法	大米、绿豆、菠菜等	甲胺磷	气相色谱/液相色谱-质谱/质谱法
32	SN/T 0280—2012 出口水果中氯硝胺残留量的检测方法	柑橘	氯硝胺	气相色谱-质谱法
33	SN/T 0285—2012 出口酒中氨基甲酸乙酯残留量检测方法　气相色谱-质谱法	出口酒类	氨基甲酸乙酯	气相色谱-质谱法
34	SN 0290—1993 出口肉类中稻瘟净残留量检验方法	猪肉	稻瘟净	气相色谱法
35	SN/T 0292—2010 进出口粮谷中灭草松残留量检测方法　气相色谱法	大米	灭草松	气相色谱法
36	SN 0336—1995 出口蜂蜜中双甲脒残留量检验方法	出口蜂蜜	双甲脒	气相色谱法
37	SN 0337—1995 出口水果和蔬菜中克百威残留量检验方法	柑橘、荷兰豆	克百威	气相色谱法
38	SN 0338—1995 出口水果中敌菌丹残留量检验方法	苹果、菠萝	敌菌丹	气相色谱法
39	SN 0340—1995 出口粮谷、蔬菜中百草枯残留量检验方法　紫外分光光度法	大米、白菜	百草枯	紫外分光光度法
40	SN 0343—1995 出口禽肉中溴氰菊酯残留量检验方法	鸡肉	溴氰菊酯	气相色谱法
41	SN 0345—1995 出口蔬菜中杀虫双残留量检验方法	出口蔬菜	杀虫双	气相色谱法
42	SN/T 0348.1—2010 进出口茶叶中三氯杀螨醇残留量检验方法	茶叶	三氯杀螨醇	气相色谱法
43	SN/T 0348.2—1995 出口茶叶中三氯杀螨醇残留量检验方法　液相色谱法	茶叶	三氯杀螨醇	液相色谱法
44	SN/T 0351—2009 进出口食品中丙线磷残留量检测方法	大米、绿豆、菠菜等	丙线磷	气相色谱/液相色谱-质谱/质谱法
45	SN 0488—1995 出口粮谷中完灭硫磷残留量检验方法	糙米	完灭硫磷	气相色谱法
46	SN 0489—1995 出口粮谷中甲基克杀螨残留量检验方法	糙米	甲基克杀螨	气相色谱法

序号	标准代号和名称	检测产品	检测项目	检测方法
47	SN 0491—1995 出口粮谷中抑菌灵残留量检验方法	糙米	抑菌灵	气相色谱法
48	SN 0492—1995 出口粮谷中禾草丹残留量检验方法	糙米	禾草丹	气相色谱法
49	SN 0494—1995 出口粮谷中克瘟散残留量检验方法	糙米	克瘟散	气相色谱法
50	SN/T 0496—2013 出口粮谷中杀草强残留量检验方法	大米	杀草强	分光光度法
51	SN 0497—1995 出口茶叶中多种有机氯农药残留量检验方法	茶叶	有机氯农药	气相色谱法
52	SN 0499—1995 出口水果蔬菜中百菌清残留量检验方法	柑橘、青刀豆	百菌清	气相色谱法
53	SN 0500—1995 出口水果中多果定残留量检验方法	苹果	多果定	分光光度法
54	SN/T 0519—2010 进出口食品中丙环唑残留量的检测方法	大米、荞麦、苹果等	丙环唑	气相色谱/气相色谱-质谱法
55	SN/T 0520—2012 出口粮谷中烯菌灵残留量测定方法 液相色谱-质谱/质谱法	大米、小麦、大麦等	烯菌灵	液相色谱-质谱/质谱法
56	SN 0523—1996 出口水果中乐杀螨残留量检验方法	苹果	乐杀螨	气相色谱法
57	SN 0524—1996 出口粮谷中溴化物残留量检验方法	糙米	溴化物	滴定法
58	SN/T 0525—2012 出口水果、蔬菜中福美双残留量检测方法	苹果、芹菜	福美双	液相色谱-质谱/质谱法
59	SN/T 0526—2015 出口食品中增效醚残留量的检测方法 液相色谱-质谱/质谱法	大米和大麦	增效醚	液相色谱-质谱/质谱法
60	SN/T 0527—2012 出口粮谷中甲硫威(灭虫威)及代谢物残留量的检测方法 液相色谱-质谱/质谱法	糙米	灭虫威	液相色谱-质谱/质谱法
61	SN/T 0528—2012 出口食品中除虫脲残留量检测方法 高效液相色谱-质谱/质谱法	大米等	除虫脲	高效液相色谱-质谱/质谱法
62	SN/T 0529—2013 出口肉品中甲氧滴滴涕残留量检验方法 气相色谱/质谱法	牛肉、鹅肉	甲氧滴滴涕	气相色谱/质谱法
63	SN 0531—1996 出口肉品中育畜磷残留量检验方法	牛肉	育畜磷	气相色谱法

序号	标准代号和名称	检测产品	检测项目	检测方法
64	SN 0532—1996 出口粮谷中抗倒胺残留量检验方法	大米	抗倒胺	气相色谱法
65	SN 0533—1996 出口水果中乙氧三甲喹啉残留量检验方法	苹果	乙氧三甲喹啉	荧光分光光度法
66	SN 0583—1996 出口粮谷及油籽中氯苯胺灵残留量检验方法	糙米、玉米、大豆	氯苯胺灵	液相色谱法
67	SN 0584—1996 出口粮谷及油籽中烯菌酮残留量检验方法	糙米、玉米、大豆、花生仁	烯菌酮	气相色谱法
68	SN/T 0586—2012 出口粮谷及油籽中特普残留量检测方法	糙米、玉米、大豆	特普	气相色谱法
69	SN 0587—1996 出口粮谷中草丙磷残留量检验方法	糙米	草丙磷	气相色谱法
70	SN 0588—1996 出口坚果及坚果制品中匹克司残留量检验方法	核桃、栗子、杏仁	匹克司	气相色谱法
71	SN/T 0590—2013 出口肉及肉制品中 2,4-滴丁酯残留量测定 气相色谱法和气相色谱-质谱法	猪肉、牛肉	2,4-滴丁酯	气相色谱/气相色谱-质谱法
72	SN 0592—1996 出口粮谷及油籽中苯丁锡残留量检验方法	豌豆、花生仁	苯丁锡	气相色谱法
73	SN 0594—1996 出口肉及肉制品中西玛津残留量检验方法	牛肉	西玛津	气相色谱法
74	SN/T 0596—2012 出口粮谷及油籽中烯禾啶残留量检测方法 气相色谱-质谱法	玉米	烯禾啶	气相色谱-质谱法
75	SN 0598—1996 出口水产品中多种有机氯农药残留量检验方法	鳕鱼	有机氯农药	气相色谱法
76	SN 0600—1996 出口粮谷中氟乐灵残留量检验方法	玉米	氟乐灵	气相色谱法
77	SN/T 0601—2015 出口食品中毒虫畏残留量测定方法 液色谱法质谱/质谱法	糙米	毒虫畏	液相色谱-质谱/质谱法
78	SN/T 0602—2016 出口植物源食品中苄草唑残留量测定方法 液相色谱-质谱/质谱法	糙米	苄草唑	液相色谱-质谱/质谱法
79	SN/T 0605—2012 出口粮谷中双苯唑菌醇残留量检测方法 液相色谱-质谱/质谱法	糙米、玉米	双苯唑菌醇	液相色谱-质谱/质谱法
80	SN 0606—1996 出口乳及乳制品中噻菌灵残留量检验方法 荧光分光光度法	乳及乳制品	噻菌灵	荧光分光光度法
81	SN 0607—1996 出口肉及肉制品中噻苯哒唑残留量检验方法	猪肉	噻苯哒唑	液相色谱-质谱/质谱法
82	SN 0638—1997 出口肉及肉制品中苯硫苯咪唑残留量检验方法	猪肉	苯硫苯咪唑	液相色谱法
83	SN/T 0639—2013 出口肉及肉制品中利谷隆及其代谢产物残留量的检测方法 液相色谱-质谱/质谱法	猪肉	利谷隆	液相色谱-质谱/质谱法
84	SN/T 0641—2011 出口肉及肉制品中丁烯磷残留量的测定 气相色谱法	猪肉、香肠等	丁烯磷	气相色谱法
85	SN/T 0642—2011 出口肉及肉制品中残杀威残留量检测方法 气相色谱法	猪肉、鸡肉等	残杀威	气相色谱法

序号	标准代号和名称	检测产品	检测项目	检测方法
86	SN/T 0645—2014 出口肉及肉制品中敌草隆残留量的测定 液相色谱法	冻牛肉、清蒸牛肉罐头等	敌草隆	液相色谱法
87	SN/T 0647—2013 出口坚果及坚果制品中抑芽丹残留量的测定 高效液相色谱法	坚果及坚果制品	抑芽丹	高效液相色谱法
88	SN 0648—1997 出口坚果及坚果制品中地乐酚残留量检验方法	栗子	地乐酚	气相色谱法
89	SN 0649—1997 出口粮谷中溴甲烷残留量检验方法	玉米	溴甲烷	气相色谱法
90	SN 0652—1997 出口水果中对酞酸铜残留量检验方法	柑橘、苹果	对酞酸铜	液相色谱法
91	SN 0653—1997 出口蔬菜中杨菌胺残留量检验方法	番茄	杨菌胺	气相色谱法
92	SN 0654—1997 出口水果中克菌丹残留量检验方法	苹果	克菌丹	液相色谱法
93	SN/T 0655—2012 出口食品中敌麦丙残留量的检测方法	马铃薯、大米等	敌麦丙	气相色谱法
94	SN 0656—1997 出口油籽中乙霉威残留量检验方法	大豆、花生仁	乙霉威	气相色谱法和气相色谱-质谱法
95	SN 0659—1997 出口蔬菜中邻苯基苯酚残留量检验方法 液相色谱法	蔬菜	邻苯基苯酚	液相色谱法
96	SN/T 0660—2016 出口粮谷中克螨特残留量的测定	玉米、大米	克螨特	气相色谱法
97	SN 0661—1997 出口粮谷中 2,4,5-涕残留量检验方法	大米	2,4,5-涕	气相色谱法
98	SN/T 0663—2014 出口肉及肉制品中七氯和环氧七氯残留量测定	猪肉	七氯和环氧七氯	气相色谱法
99	SN/T 0675—2011 肉及肉制品中定菌磷残留量检测方法 气相色谱法	猪肉、鸡肉等	定菌磷	气相色谱法
100	SN/T 0683—2014 出口粮谷中三环唑残留量的测定 液相色谱-质谱/质谱法	大米	三环唑	液相色谱-质谱/质谱法
101	SN/T 0684—2011 出口肉及肉制品中奥芬哒唑、芬苯哒唑、苯硫胍及奥芬哒唑砜残留量检测方法 液相色谱-质谱/质谱法	出口肉及肉制品	奥芬哒唑、芬苯哒唑、苯硫胍及奥芬哒唑砜	液相色谱-质谱/质谱法
102	SN 0685—1997 出口粮谷中霜霉威残留量检验方法	大米	霜霉威	气相色谱法
103	SN 0686—1997 出口粮谷中甲基毒虫畏残留量检验方法	糙米	甲基毒虫畏	气相色谱法
104	SN 0687—1997 出口粮谷及油籽中禾草灵残留量检验方法	糙米、玉米、小麦、大豆	禾草灵	气相色谱法和气相色谱-质谱法
105	SN 0688—1997 出口粮谷及油籽中丰索磷残留量检验方法	糙米、玉米、花生仁、大豆	丰索磷	气相色谱法和气相色谱-质谱法
106	SN 0690—1997 出口禽肉中乙胺嘧啶残留量检验方法	冻鸡	乙胺嘧啶	液相色谱法

序号	标准代号和名称	检测产品	检测项目	检测方法
107	SN 0691—1997 出口蜂产品中氟胺氰酸菊酯残留量检验方法	蜂产品	氟胺氰酸菊酯	气相色谱法
108	SN 0693—1997 出口粮谷中烯虫酯残留量检验方法	糙米	烯虫酯	液相色谱法
109	SN 0695—1997 出口粮谷中嗪氨灵残留量检验方法	大米	嗪氨灵	气相色谱法
110	SN 0701—1997 出口粮谷中磷胺残留量检验方法	大米、玉米	磷胺	气相色谱法
111	SN/T 0702—2011 进出口粮谷和坚果中乙酯杀螨醇残留量的检测方法　气相色谱-质谱法	大米、小麦、玉米等	乙酯杀螨醇	气相色谱-质谱法
112	SN 0703—1997 出口蔬菜中利佛米残留量检验方法	番茄	利佛米	液相色谱法
113	SN 0705—1997 出口肉及肉制品中乙烯利残留量检验方法	猪肉	乙烯利	气相色谱法和气相色谱-质谱法
114	SN/T 0706—2013 出口动物源性食品中二溴磷残留量的测定	动物源性食品	二溴磷	气相色谱-质谱法
115	SN/T 0709—2012 出口肉及肉制品中双硫磷残留量检测方法	猪肉	双硫磷	气相色谱-质谱法
116	SN/T 0710—2014 出口粮谷中嗪草酮残留量检验方法	大米	嗪草酮	气相色谱法和气相色谱-质谱法
117	SN/T 0711—2011 进出口茶叶中二硫代氨基甲酸酯(盐)类农药残留量的检测方法　液相色谱-质谱/质谱法	茶叶	代森锌类	液相色谱-质谱/质谱法
118	SN/T 0712—2010　进出口粮谷和大豆中11种除草剂残留量的测定　气相色谱-质谱法	糙米	11种除草剂	气相色谱-质谱法
119	SN/T 0965—2000 进出口粮谷中噻吩甲氯残留量检验方法	糙米、玉米	噻吩甲氯	气相色谱法和气相色谱-质谱法
120	SN/T 0983—2013 出口粮谷中呋草黄残留量的测定	大米	呋草黄	气相色谱法
121	SN/T 1005—2010 进出口肉品中富拉磷残留量检测方法　杯碟法	肉品	富拉磷	杯碟法
122	SN/T 1017.1—2001 出口粮谷中环庚草醚残留量检验方法	糙米	环庚草醚	气相色谱-质谱法
123	SN/T 1017.3—2002 出口粮谷和蔬菜中戊菌隆残留量检验方法	糙米、玉米、番茄、马铃薯	戊菌隆	气相色谱-质谱法
124	SN/T 1017.4—2002 出口粮谷及油籽中哒菌清残留量检验方法	糙米、玉米、大豆、小麦	哒菌清	气相色谱法
125	SN/T 1017.5—2002 出口粮谷及油籽中快杀稗残留量检验方法	糙米、玉米、大豆、小麦	快杀稗	气相色谱法
126	SN/T 1017.6—2002 出口粮谷中叶枯酞残留量检验方法	糙米	叶枯酞	气相色谱法

序号	标准代号和名称	检测产品	检测项目	检测方法
127	SN/T 1017.7—2014 出口粮谷中涕灭威、甲萘威、杀线威、噁虫威、抗蚜威残留量的测定	大米	涕灭威、甲萘威、杀线威、噁虫威、抗蚜威	气相色谱法
128	SN/T 1017.8—2004 进出口粮谷中吡虫啉残留量检验方法 液相色谱法	玉米、大米、小麦	吡虫啉	液相色谱法
129	SN/T 1017.9—2004 进出口粮谷中吡氟乙草灵残留量检验方法	大米	吡氟乙草灵	气相色谱法
130	SN/T 1114—2014 出口水果中烯唑醇残留量的检测方法 液相色谱-质谱/质谱法	葡萄	烯唑醇	液相色谱-质谱/质谱法
131	SN/T 1115—2002 进出口水果中噁草酮残留量的检验方法	柑橘、苹果	噁草酮	气相色谱-质谱法
132	SN/T 1117—2008 进出口食品中多种菊酯类农药残留量测定方法 气相色谱法	茶叶、大米、青瓜等	联苯菊酯、甲氰菊酯、三氟氯氰菊酯、氯菊酯、氯氰菊酯、氰戊菊酯、溴氰菊酯	气相色谱法
133	SN/T 1381—2004 进出口肉及肉制品中克阔乐残留量检验方法 液相色谱法	猪肉和猪肉火腿肠	克阔乐	液相色谱法
134	SN/T 1392—2015 出口肉及肉制品中2甲4氯和2甲4氯丁酸残留量检测方法 液相色谱/串联质谱法	冻分割牛肉	2甲4氯、2甲4氯丁酸	液相色谱/串联质谱法
135	SN/T 1624—2009 进出口食品中嘧霉胺、嘧菌胺、腈菌唑、嘧菌酯残留量的检测方法 气相色谱-质谱法	苹果、草莓、黄瓜、茄子	嘧霉胺、嘧菌胺、腈菌唑及嘧菌酯	气相色谱-质谱法
136	SN/T 1628—2005 进出口肉及肉制品中氯氰典柳胺残留量测定方法 高效液相色谱法	牛肉、羊肉	氯氰典柳胺	高效液相色谱法
137	SN/T 1734—2006 进出口水果中4,6-二硝基邻甲酚残留量的检验方法 气相色谱串联质谱法	苹果、梨	4,6-二硝基邻甲酚	气相色谱串联质谱法
138	SN/T 1737.1—2006 除草剂残留量检测方法 第1部分：气相色谱串联质谱法测定粮谷及油籽中酰胺类除草剂残留量	大米、大豆	酰胺类除草剂	气相色谱串联质谱法
139	SN/T 1738—2014 出口食品中虫酰肼残留量的测定	糙米、玉米、大豆等	虫酰肼	气相色谱串联质谱法
140	SN/T 1739—2006 进出口粮谷和油籽中多种有机磷农药残留量的检测方法 气相色谱串联质谱法	糙米、玉米、大豆、花生仁	55种有机磷农药	气相色谱串联质谱法
141	SN/T 1740—2006 进出口食品中四螨嗪残留量的检测方法 气相色谱串联质谱法	柑橘、苹果、菠菜、西兰花、牛肝、鸡肾	四螨嗪	气相色谱串联质谱法
142	SN/T 1741—2006 进出口食品中甲草胺残留量的检测方法 气相色谱串联质谱法	玉米、花生、菠菜、柑橘	甲草胺	气相色谱串联质谱法

序号	标准代号和名称	检测产品	检测项目	检测方法
143	SN/T 1742—2006 进出口食品中燕麦枯残留量的检测方法 气相色谱串联质谱法	玉米、小麦、猪肉、牛肉	燕麦枯	气相色谱串联质谱法
144	SN/T 1747—2006 出口茶叶中多种氨基甲酸酯类农药残留量的检验方法 气相色谱法	茶叶	氨基甲酸酯类农药	气相色谱法
145	SN/T 1753—2016 出口浓缩果汁中甲基硫菌灵、噻菌灵、多菌灵和2-氨基苯并咪唑残留量的测定 液相色谱-质谱/质谱法	浓缩苹果汁、浓缩菠萝汁、浓缩梨汁、浓缩刺梨汁、浓缩芒果汁、浓缩橙汁	噻菌灵、多菌灵、甲基硫菌灵、2-氨基苯并咪唑	液相色谱-质谱/质谱法
146	SN/T 1784—2006 进出口化妆品中二噁烷残留量的测定 气相色谱串联质谱法	化妆品	二噁烷	气相色谱串联质谱法

（3）农药残留检测方法农业和水产业行业标准 见表4-3。

表4-3 农药残留检测方法农业和水产业行业标准

序号	标准代号和名称	检测产品	检测项目	检测方法
1	NY/T 447—2001 韭菜中甲胺磷等七种农药残留检测方法	韭菜	甲胺磷、甲拌磷、久效磷、对硫磷、甲基异柳磷、毒死蜱、呋喃丹	气相色谱法
2	NY/T 448—2001 蔬菜上有机磷和氨基甲酸酯类农药残毒快速检测方法	叶菜类（除韭菜）、果菜类、豆菜类、瓜菜类、根菜类（除胡萝卜、茭白等）	甲胺磷、氧乐果、甲拌磷、久效磷、对硫磷、倍硫磷、杀扑磷、敌敌畏、克百威、涕灭威、灭多威、抗蚜威、丁硫克百威、甲萘威、丙硫克百威、速灭威、残杀威、异丙威	气相色谱法
3	NY/T 761—2008 蔬菜和水果中有机磷、有机氯、拟除虫菊酯和氨基甲酸酯类农药多残留的测定	蔬菜和水果	敌敌畏、甲拌磷、甲胺磷、乐果、对氧磷、对硫磷、甲基对硫磷、杀螟硫磷、异柳磷、乙硫磷、喹硫磷、伏杀硫磷、敌百虫、氧乐果、磷胺、甲基嘧啶磷、马拉硫磷、辛硫磷、亚胺硫磷、二嗪磷、甲基毒死蜱、毒死蜱、倍硫磷、杀扑磷、乙酰甲胺磷、胺丙畏、久效磷、百治磷、苯硫磷、地虫硫磷、速灭磷、皮蝇磷、三唑磷、甲基硫环磷、益棉磷、保棉磷、蝇毒磷、地毒磷、灭菌磷、乙拌磷、除线磷、嘧啶磷、溴硫磷、乙基溴硫磷、丙溴磷、二溴磷、吡菌磷、特丁硫磷、水胺硫磷、灭线磷、伐灭磷、杀虫畏等54种有机磷	气相色谱法
4	NY/T 946—2006 蒜薹、青椒、柑橘、葡萄中仲丁胺残留量测定	蒜薹、青椒、柑橘、葡萄	仲丁胺	紫外可见分光光度法
5	NY/T 1016—2006 水果蔬菜中乙烯利残留量的测定 气相色谱法	蔬菜水果	乙烯利	气相色谱法
6	NY/T 1275—2007 蔬菜、水果中吡虫啉残留量的测定	蔬菜水果	吡虫啉	气相色谱法

序号	标准代号和名称	检测产品	检测项目	检测方法
7	NY/T 1277—2007 蔬菜中异菌脲残留量的测定 高效液相色谱法	蔬菜	异菌脲	高效液相色谱法
8	NY/T 1379—2007 蔬菜中334种农药多残留的测定 气相色谱质谱法和液相色谱质谱法	蔬菜	334种农药	气相色谱-质谱法/液相色谱-质谱法
9	NY/T 1380—2007 蔬菜水果中51种农药多残留的测定 气相色谱质谱法	蔬菜水果	51种农药	气相色谱-质谱法
10	NY/T 1434—2007 蔬菜中2,4-D等13种除草剂多残留的测定 液相色谱质谱法	蔬菜	2,4-D等13种除草剂	液相色谱质谱法
11	NY/T 1453—2007 蔬菜及水果中多菌灵等16种农药残留测定 液相色谱-质谱-质谱联用法	蔬菜及水果	多菌灵等16种农药	液相色谱-质谱-质谱联用法
12	NY/T 1455—2007 水果中腈菌唑残留量的测定 气相色谱法	水果	腈菌唑	气相色谱法
13	NY/T 1456—2007 水果中咪鲜胺残留量的测定 气相色谱法	水果	咪鲜胺	气相色谱法
14	NY/T 1601—2008 水果中辛硫磷残留量的测定 气相色谱法	水果	辛硫磷	气相色谱法
15	NY/T 1603—2008 蔬菜中溴氰菊酯残留量的测定 气相色谱法	蔬菜	溴氰菊酯	气相色谱法
16	NY/T 1616—2008 土壤中9种磺酰脲类除草剂残留量的测定 液相色谱-质谱法	土壤	9种磺酰脲类	液相色谱-质谱法
17	SC/T 3034—2006 水产品中三唑磷残留量的测定 气相色谱法	水产品	三唑磷	气相色谱法
18	SC/T 3039—2008 水产品中硫丹残留量的测定 气相色谱法	水产品	硫丹	气相色谱法
19	SC/T 3040—2008 水产品中三氯杀螨醇残留量的测定 气相色谱法	水产品	三氯杀螨醇	气相色谱法
20	农业部781号公告-7-2006 蜂蜜中氟氯苯氰菊酯残留量的测定	蜂蜜	氟氯苯氰菊酯	气相色谱法
21	农业部781号公告-8-2006 蜂蜜中双甲脒残留量的测定	蜂蜜	双甲脒	气相色谱-质谱法
22	农业部781号公告-9-2006 蜂蜜中氟胺氰菊酯残留量的测定	蜂蜜	氟胺氰菊酯	气相色谱法
23	农业部783号公告-3-2006 水产品中敌百虫残留量的测定	水产品及水产品加工可食部分	敌百虫	气相色谱法

四、 我国农药的检测方法及标准

1. 水果和蔬菜中500种农药及相关化学品残留量的测定 [气相色谱-质谱法 (GB/T 19648—2006摘录)]

本方法适用于苹果、柑橘、葡萄、甘蓝、芹菜、番茄中500种农药及相关化学品的测定。

（1）原理　试样用乙腈匀浆提取，盐析离心后，取上清液，经固相萃取柱净化，用乙腈＋甲苯（3＋1）洗脱农药及相关化学品，溶剂交换后用气相色谱-质谱仪测定。

（2）材料和试剂　乙腈（色谱纯）、氯化钠（优级纯）、无水硫酸钠、甲苯（优级纯）、丙酮、二氯甲烷（色谱纯）、正己烷、Envi-18柱、Envi-Carb活性炭柱、Sep-Pak NH₂固相萃取柱、农药及相关化学品标准物质。

（3）农药及相关化学品标准溶液

① 标准储备溶液。分别配制合适浓度的各种农药及相关化学品标准物质于容量瓶中。标准溶液避光4℃保存。

② 混合标准溶液。按照农药及相关化学品的保留时间，将500种农药及化学品分成A、B、C、D、E五组，并根据农药及相关化学品在仪器上的响应值，确定其在混合标准溶液的浓度。

③ 内标溶液。准确称取环氧七氯于容量瓶中，配成适合浓度的内标溶液。（注：溶液配制详见GB/T 19648—2006）

（4）仪器　气相色谱-质谱仪、分析天平、匀质仪、鸡心瓶、移液器、氮气吹干仪。

（5）试样配置、保存及测定　抽取的水果、蔬菜样品取可食部分切碎，混匀后经提取净化后，作为试样，标明标记。最后于4℃冰箱保存。（注：具体提取净化步骤参考GB/T 19648—2006）

（6）GC-MS法测定

① 仪器条件

a. 色谱柱。DB-1701；色谱柱温度程序：40℃保持1min，然后以30℃/min程序升温至130℃，再以5℃/min升温至250℃，再以10℃/min升温至300℃，保持5min；进样口温度：290℃；离子源温度：230℃；GC-MS接口温度：280℃；进样方式：无分流；进样量：1μL；载气：氮气；电子轰击源：70eV。

b. 选择离子检测。每种化学物分别选择1个定量离子、2～3个定性离子，每组所有需要检测的离子按照出峰顺序，分时分段分别检测。每种化合物的保留时间、定量离子、定性离子及定量离子与定性离子的丰度比值详见GB/T 19648—2006。

② 定性测定。进行样品测定时，如果检出的色谱峰的保留时间与标准品时间相一致，并且在扣除背景后的样品质谱图中，所选择的离子均出现，而且所选择的离子丰度比与标准品的离子丰度比相一致，则可判断存在这种农药或者化学品。如果不能应重新进样。

③ 定量测定。本方法采用内标法单离子定量测定。内标物为环氧七氯。

（7）平行实验及空白实验　样品及不加样品的溶剂均按上述步骤进行。

（8）结果计算　气相色谱-质谱测定结果可由计算机按内标法自动计算。

2. 粮谷中475种农药及相关化学品残留量的测定［气相色谱-质谱法（GB/T 19649—2006摘录）］

本方法适用于大麦、小麦、燕麦、大米、玉米中475种农药及相关化学品残留量的测定。

（1）原理　试样于加速溶剂萃取仪中用乙腈提取，提取液经固相萃取柱净化后，用乙腈＋甲苯（3＋1）洗脱农药及相关化学品，用气相色谱-质谱仪检测。

（2）材料和试剂　乙腈（色谱纯）、硅藻土（优级纯）、无水硫酸钠、甲苯（优级纯）、丙酮、二氯甲烷（色谱纯）、Envi-18柱、Envi-Carb活性炭柱、Sep-Pak NH₂固相萃取柱、农药及相关化学品标准物质。

（3）农药及相关化学品标准溶液

① 标准储备溶液。分别配制合适浓度的各种农药及相关化学品标准物质于容量瓶中，根据标准物质的溶解性和测定需要选择所需要的溶剂。标准溶液避光 4℃ 保存。

② 混合标准溶液。按照农药及相关化学品的保留时间，将 475 种农药及化学品分成 A、B、C、D、E 五组，并根据农药及相关化学品在仪器上的响应值，确定其在混合标准溶液的浓度。

③ 内标溶液。准确称取环氧七氯于容量瓶中，用甲苯定容，配成适合浓度的内标溶液。（注：标准溶液配制详见 GB/T 19649—2006）

（4）仪器　气相色谱-质谱仪、分析天平、加速溶剂萃取仪、梨形瓶、移液器、氮气吹干仪。

（5）试样的制备、保存及测定　取粮谷样品经粉碎机粉碎，过 20 目筛，混匀，经过提取、净化后测定。（注：样品的测定步骤详见 GB/T 19649—2006）

（6）GC-MS 法测定

① 仪器条件

a. 色谱柱。DB-1701。色谱柱温度程序：40℃ 保持 1min，然后以 30℃/min 程序升温至 130℃，再以 5℃/min 升温至 250℃，再以 10℃/min 升温至 300℃，保持 5min；进样口温度：290℃；离子源温度：230℃；GC-MS 接口温度：280℃；进样方式：无分流；进样量：1μL；载气：氮气；电子轰击源：70eV。

b. 选择离子检测。每种化学物分别选择 1 个定量离子、2～3 个定性离子，每组所有需要检测的离子按照出峰顺序，分时分段分别检测。每种化合物的保留时间、定量离子、定性离子及定量离子与定性离子的丰度比值详见 GB/T 19649—2006。

② 定性测定。进行样品测定时，如果检出的色谱峰的保留时间与标准品时间相一致，并且在扣除背景后的样品质谱图中，所选择的离子均出现，而且所选择的离子丰度比与标准品的离子丰度比相一致，则可判断存在这种农药或者化学品。如果不能应重新进样。

③ 定量测定。本方法采用内标法单离子定量测定。内标物为环氧七氯。

（7）平行实验及空白实验　样品及不加样品的溶剂均按上述步骤进行。

（8）结果计算　气相色谱-质谱测定结果可由计算机按内标法自动计算。

3. 动物肌肉中 478 种农药及相关化学品残留量的测定 [气相色谱-质谱法（GB/T 19650—2006 摘录）]

本方法适用于牛肉、猪肉、羊肉、兔肉、鸡肉中 478 种农药及相关化学品残留量的测定。

（1）原理　试样用环己烷＋乙酸乙酯（1＋1）匀浆提取。提取液浓缩定容后，用凝胶渗透色谱净化，供气相色谱-质谱仪检测。

（2）试剂和材料　乙腈（色谱纯）、环己烷（色谱纯）、乙酸乙酯（色谱纯）、正己烷（色谱纯）、无水硫酸钠、环己烷＋乙酸乙酯混合溶剂、农药及相关化学品标准物质。

（3）农药及相关化学品标准溶液

① 标准储备溶液。分别配制合适浓度的各种农药及相关化学品标准物质于容量瓶中，根据标准物质的溶解性和测定需要选择所需要的溶剂。标准溶液避光 4℃ 保存。

② 混合标准溶液。按照农药及相关化学品的保留时间，将 475 种农药及化学品分成 A、B、C、D、E 五组，并根据农药及相关化学品在仪器上的响应值，确定其在混合标准溶液的浓度。

③ 内标溶液。准确称取环氧七氯于容量瓶中，用甲苯定容，配成适合浓度的内标溶液。

（注：标准溶液配制详见 GB/T 19650—2006）

（4）仪器　气相色谱-质谱仪、凝胶渗透色谱仪、分析天平、旋转蒸发仪、匀浆机、离心机、鸡心瓶、移液器、氮气吹干仪。

（5）试样的制备、保存及测定　抽取的样品用绞肉机绞碎，充分混合，用四分法浓缩分至不小于 500g，作为试样，于 −18℃ 保存，经提取、凝胶渗透色谱仪净化后上机测定。（注：提取净化具体步骤详见 GB/T 19650—2006）

（6）GC-MS 法测定

① 仪器条件

a. 色谱柱。DB-1701；色谱柱温度程序：40℃ 保持 1min，然后以 30℃/min 程序升温至130℃，再以 5℃/min 升温至 250℃，再以 10℃/min 升温至 300℃，保持 5min；进样口温度：290℃；离子源温度：230℃；GC-MS 接口温度：280℃；进样方式：无分流；进样量：1μL；载气：氮气；电子轰击源：70eV。

b. 选择离子检测。每种化学物分别选择 1 个定量离子、2～3 个定性离子，每组所有需要检测的离子按照出峰顺序，分时分段分别检测。每种化合物的保留时间、定量离子、定性离子及定量离子与定性离子的丰度比值详见 GB/T 19650—2006。

② 定性测定。进行样品测定时，如果检出的色谱峰的保留时间与标准品时间相一致，并且在扣除背景后的样品质谱图中，所选择的离子均出现，而且所选择的离子丰度比与标准品的离子丰度比相一致，则可判断存在这种农药或者化学品。如果不能应重新进样。

③ 定量测定。本方法采用内标法单离子定量测定。内标物为环氧七氯。

（7）平行实验及空白实验　样品及不加样品的溶剂均按上述步骤进行。

（8）结果计算　气相色谱-质谱测定结果可由计算机按内标法自动计算。

4. 蜂蜜、果汁和果酒中 497 种农药及相关化学品残留量的测定［气相色谱-质谱法（GB/T 19426—2006 摘录）］

（1）原理　试样用二氯甲烷提取，经串联 Envi-Carb 和 Sep-Pak NH$_2$ 柱净化，用乙腈＋甲苯（3＋1）洗脱农药及相关化学品，用气相色谱-质谱法测定。

（2）试剂和材料　乙腈（色谱纯）、无水硫酸钠、甲苯（优级纯）、丙酮、二氯甲烷（色谱纯）、正己烷、Envi-Carb 活性炭柱、Sep-Pak-NH$_2$ 固相萃取柱、农药及相关化学品标准物质。

（3）农药及相关化学品标准溶液

① 标准储备溶液。分别配制合适浓度的各种农药及相关化学品标准物质于容量瓶中。标准溶液避光 4℃ 保存。

② 混合标准溶液。按照农药及相关化学品的保留时间，将 497 种农药及化学品分成 A、B、C、D、E 五组，并根据农药及相关化学品在仪器上的响应值，确定其在混合标准溶液的浓度。

③ 内标溶液。准确称取环氧七氯于容量瓶中，配成适合浓度的内标溶液。（注：溶液配制详见 GB/T 19426—2006）

（4）仪器　气相色谱-质谱仪、分析天平、匀质仪、鸡心瓶、移液器、具塞三角瓶、分液漏斗。

（5）试样配制、保存及测定　对于无结晶的蜂蜜样品，将其搅拌均匀。对有结晶的样品，在密闭情况下，置于不超过 60℃ 的水浴中温热，待样品全部熔化后搅匀，迅速冷却至室温，作为试样，并常温下保存。

果汁、果酒样品，将取得的全部样品倒入洁净的搪瓷混样桶内，充分搅拌均匀，作为试样，并常温下保存。

试样经提取净化后上机测定。（注：具体提取净化步骤参考 GB/T 19426—2006）

（6）GC-MS 法测定

① 仪器条件

a. 色谱柱。DB-1701；色谱柱温度程序：40℃保持 1min，然后以 30℃/min 程序升温至 130℃，再以 5℃/min 升温至 250℃，再以 10℃/min 升温至 300℃，保持 5min；进样口温度：290℃；离子源温度：230℃；GC-MS 接口温度：280℃；进样方式：无分流；进样量：1μL；载气：氮气；电子轰击源：70eV。

b. 选择离子检测。每种化学物分别选择 1 个定量离子、2～3 个定性离子，每组所有需要检测的离子按照出峰顺序，分时分段分别检测。每种化合物的保留时间、定量离子、定性离子及定量离子与定性离子的丰度比值详见 GB/T 19426—2006。

② 定性测定。进行样品测定时，如果检出的色谱峰的保留时间与标准品时间相一致，并且在扣除背景后的样品质谱图中，所选择的离子均出现，而且所选择的离子丰度比与标准品的离子丰度比相一致，则可判断存在这种农药或者化学品。如果不能应重新进样。

③ 定量测定。本方法采用内标法单离子定量测定。内标物为环氧七氯。

（7）平行实验及空白实验　样品及不加样品的溶剂均按上述步骤进行。

（8）结果计算　气相色谱-质谱测定结果可由计算机按内标法自动计算。

5. 水果和蔬菜中 450 种农药及相关化学品残留量的测定［液相色谱-串联质谱法（GB/T 20769—2008 摘录）］

本标准规定了苹果、橙子、洋白菜、芹菜、西红柿中 450 种农药及相关化学品残留量液相色谱-串联质谱测定方法。

本标准规定了苹果、橙子、洋白菜、芹菜、西红柿中 450 种农药及相关化学品残留的定性鉴别和 381 种农药及相关化学品残留量的定量测定。

本标准定量测定的 381 种农药及相关化学品方法检出限为 0.01～0.606mg/kg。

（1）原理　试样用乙腈匀浆提取，盐析离心，Sep-Pak Vac 柱净化，用乙腈＋甲苯（3＋1）洗脱农药及相关化学品，液相色谱-串联质谱仪测定，外标法定量。

（2）试剂和材料　乙腈（色谱纯）、异辛烷（色谱纯）、甲醇（色谱纯）、丙酮（色谱纯）、二氯甲烷（色谱纯）、甲苯（色谱纯）、正己烷（色谱纯）、微孔过滤膜、Sep-Pak Vac 氨基固相萃取柱、乙腈＋甲苯（3＋1，体积比）、乙腈＋水（3＋2，体积比）、0.05％甲酸溶液（体积分数）、5mmol/L 乙酸铵溶液、无水硫酸钠、氯化钠（优级纯）、农药及相关化学品标准物质。

（3）农药及相关化学品标准溶液

① 标准储备溶液。分别配制合适浓度的各种农药及相关化学品标准物质于容量瓶中。标准溶液避光 0～4℃保存。

② 混合标准溶液。按照农药及相关化学品的保留时间，将 450 种农药及化学品分成 A、B、C、D、E、F、G 七组，并根据农药及相关化学品在仪器上的响应灵敏度，确定其在混合标准溶液的浓度。（注：溶液配制详见 GB/T 20769—2008）

（4）仪器　液相色谱-串联质谱仪、分析天平、高速组织捣碎机、离心管、离心机、旋转蒸发仪、鸡心瓶、移液器、样品瓶、氮气吹干仪。

（5）试样制备、保存与测定　按 GB/T 8855 抽取的水果、蔬菜样品取可食部分切碎，混匀，密封，作为试样，于 0～4℃保存。经提取、净化后上机测定（注：提取、净化步骤详见 GB/T 20769—2008）。

（6）液相色谱-串联质谱测定条件

① A、B、C、D、E、F 组液相色谱-串联质谱测定条件。色谱柱：Atlantis T3；柱温：40℃；进样量：20μL；离子源：ESI；扫描方式：正离子扫描；检测方式：多反应监测；电喷雾电压：5000V；雾化气压力：0.483MPa；气帘气压力：0.138MPa；辅助加热气：0.379MPa；离子源温度：725℃；监测离子对、碰撞气能量和去簇电压参见 GB/T 20769—2008。另外，流动相及梯度洗脱条件见表 4-4。

表 4-4　流动相及梯度洗脱条件（A～F 组）

时间/min	流速/(μL/min)	流动相 A(0.05%甲酸水溶液)/%	流动相 B(乙腈)/%
0	200	90	10
4	200	50	50
15	200	40	60
23	200	20	80
30	200	5	95
35	200	5	95
35.01	200	90	10
50	200	90	10

② G 组液相色谱-串联质谱测定条件。色谱柱：Inertis C_8；柱温：40℃；进样量：20μL；离子源：ESI；扫描方式：负离子扫描；检测方式：多反应监测；电喷雾电压：−4200V；雾化气压力：0.42MPa；气帘气压力：0.32MPa；辅助加热气：0.35MPa；离子源温度：700℃；监测离子对、碰撞气能量和去簇电压参见 GB/T 20769—2008。另外，流动相及梯度洗脱条件见表 4-5。

表 4-5　流动相及梯度洗脱条件（G 组）

时间/min	流速/(μL/min)	流动相 A(5mmol/L 乙酸铵水溶液)/%	流动相 B(乙腈)/%
0	200	90	10
4	200	50	50
15	200	40	60
20	200	20	80
25	200	5	95
32	200	5	95
32.01	200	90	10
40	200	90	10

③ 定性测定。进行样品测定，如果检出的色谱峰的保留时间与标准品时间相一致，并且在扣除背景后的样品质谱图中，所选择的离子均出现，而且所选择的离子丰度比与标准品的离子丰度比相一致，则可判断存在这种农药或者化学品。如果不能应重新进样。

④ 定量测定。本标准中液相色谱-串联质谱采用外标法校准曲线法定量测定。

（7）平行实验及空白实验　样品及不加样品的溶剂均按上述步骤进行。

（8）结果计算　液相色谱-串联质谱测定采用标准曲线法定量，标准曲线法定量结果按下式计算：

$$X = c\,\frac{V}{m} \times \frac{1000}{1000} \tag{4-21}$$

式中，X 为试样中被测组分残留量，mg/kg；c 为从标准曲线上得到的被测组分溶液浓度，μg/mL；V 为样品溶液定容体积，mL；m 为样品所代表试样的质量，g。

6. 粮谷中486种农药及相关化学品残留量的测定［液相色谱-串联质谱法（GB/T 20770—2008摘录）］

本标准规定了大麦、小麦、燕麦、大米、玉米中486种农药及相关化学品残留量液相色谱-串联质谱测定方法。

本标准规定了大麦、小麦、燕麦、大米、玉米中486种农药及相关化学品残留的定性鉴别和376种农药及相关化学品残留量的定量测定。

本标准定量测定的376种农药及相关化学品方法检出限为0.02~0.96mg/kg。

（1）原理　用乙腈匀浆提取试样中的农药及相关化学品，凝胶渗透色谱净化，液相色谱-串联质谱仪测定，外标法定量。

（2）试剂和材料　乙腈（色谱纯）、异辛烷（色谱纯）、甲醇（色谱纯）、丙酮（色谱纯）、环己烷（色谱纯）、甲苯（优级纯）、正己烷（色谱纯）、乙酸乙酯（色谱纯）、乙腈＋甲苯（3＋1，体积比）、乙腈＋水（3＋2，体积比）、0.1%甲酸溶液（体积分数）、乙酸乙酯＋环己烷（1＋1）、5mmol/L乙酸铵溶液、无水硫酸钠、微孔过滤膜、农药及相关化学品标准物质。

（3）标准溶液

① 标准储备溶液。分别配制合适浓度的各种农药及相关化学品标准物质于容量瓶中。标准溶液避光0~4℃保存。

② 混合标准溶液。按照农药及相关化学品的保留时间，将486种农药及化学品分成A、B、C、D、E、F、G七组，并根据农药及相关化学品在仪器上的响应灵敏度，确定其在混合标准溶液的浓度。（注：溶液配制详见GB/T 20770—2008）

（4）仪器　液相色谱-串联质谱仪、凝胶渗透色谱仪、分析天平、匀质器、离心管、离心机、旋转蒸发仪、梨形瓶、移液器、样品瓶、氮气吹干仪。

（5）试样制备、保存与测定　按GB/T 5491抽取的粮谷样品经粉碎机粉碎，过20目筛后混匀，密封，作为试样，常温下保存。经提取、净化后上机测定。（注：提取、净化步骤详见GB/T 20770—2008）

（6）液相色谱-串联质谱测定条件

① A、B、C、D、E、F组液相色谱-串联质谱测定条件。色谱柱：ZORBOX SB-C$_{18}$或相当者；柱温：40℃；进样量：10μL；离子源模式：电喷雾离子化；电源极性：正模式；雾化气：氮气；电喷雾电压：4000V；雾化气压力：0.28MPa；干燥气流速：10L/min；干燥气温度：350℃；监测离子对、碰撞气能量和去簇电压参见GB/T 20770—2008。另外，流动相及梯度洗脱条件见表4-6。

表4-6　流动相及梯度洗脱条件（A~F组）

时间/min	流速/(μL/min)	流动相A(0.1%甲酸水溶液)/%	流动相B(乙腈)/%
0	400	99	1
3	400	70	30
6	400	60	40
9	400	60	40
15	400	40	60
19	400	1	99
23	400	1	99
23.01	400	99	1

② G组液相色谱-串联质谱测定条件。色谱柱：ZORBOX SB-C$_{18}$或相当者；柱温：

40℃；进样量：10μL；离子源模式：电喷雾离子化；电源极性：负模式；雾化气：氮气；电喷雾电压：4000V；雾化气压力：0.28MPa；干燥气流速：10L/min；干燥气温度：350℃；监测离子对、碰撞气能量和去簇电压参见 GB/T 20770—2008。另外，流动相及梯度洗脱条件见表 4-7。

表 4-7　流动相及梯度洗脱条件（G 组）

时间/min	流速/(μL/min)	流动相 A(5mmol/L 乙酸铵水溶液)/%	流动相 B(乙腈)/%
0	400	99	1
3	400	70	30
6	400	60	40
9	400	60	40
15	400	40	60
19	400	1	99
23	400	1	99
23.01	400	99	1

③ 定性测定。进行样品测定，如果检出的色谱峰的保留时间与标准品时间相一致，并且在扣除背景后的样品质谱图中，所选择的离子均出现，而且所选择的离子丰度比与标准品的离子丰度比相一致，则可判断存在这种农药或者化学品。如果不能应重新进样。

④ 定量测定。本标准中液相色谱-串联质谱采用外标法校准曲线法定量测定。

（7）平行实验及空白实验　样品及不加样品的溶剂均按上述步骤进行。

（8）结果计算　液相色谱-串联质谱测定采用标准曲线法定量，标准曲线法定量结果按下式计算：

$$X = c\frac{V}{m} \times \frac{1000}{1000} \tag{4-22}$$

式中，X 为试样中被测组分残留量，mg/kg；c 为从标准曲线上得到的被测组分溶液浓度，μg/mL；V 为样品溶液定容体积，mL；m 为样品所代表试样的质量，g。

7. 蜂蜜中 486 种农药及相关化学品残留量的测定［液相色谱-串联质谱法（GB/T 20771—2008 摘录）］

本标准规定了洋槐蜜、油菜蜜、椴树蜜、荞麦蜜、枣花蜜中 486 种农药及相关化学品残留量液相色谱-串联质谱测定方法。

本标准适用于洋槐蜜、油菜蜜、椴树蜜、荞麦蜜、枣花蜜中 486 种农药及相关化学品残留的定性鉴别和 461 种农药及相关化学品残留量的定量测定。

本标准定量测定的 461 种农药及相关化学品方法检出限为 0.01～3.34mg/kg。

（1）原理　试样用二氯甲烷提取，经固相萃取柱净化，用乙腈＋甲苯（3＋1）洗脱农药，液相色谱-串联质谱仪测定，外标法定量。

（2）试剂和材料乙腈（色谱纯）、异辛烷（色谱纯）、甲醇（色谱纯）、丙酮（色谱纯）、环己烷（色谱纯）、甲苯（优级纯）、正己烷（色谱纯）、二氯甲烷（色谱纯）、乙腈＋甲苯（3＋1，体积比）、乙腈＋水（3＋2，体积比）、0.05％甲酸溶液（体积分数）、乙酸乙酯＋环己烷（1＋1）、5mmol/L 乙酸铵溶液、无水硫酸钠、微孔过滤膜、Sep-Pak 氨基固相萃取柱、农药及相关化学品标准物质。

（3）标准溶液

① 标准储备溶液。分别配制合适浓度的各种农药及相关化学品标准物质于容量瓶中。

标准溶液避光0～4℃保存。

②混合标准溶液。按照农药及相关化学品的保留时间，将486种农药及化学品分成A、B、C、D、E、F、G、H、I九组，并根据农药及相关化学品在仪器上的响应灵敏度，确定其在混合标准溶液的浓度。（注：溶液配制详见GB/T 20771—2008）

（4）仪器　液相色谱-串联质谱仪、桶形漏斗、分析天平、具塞三角瓶、旋转蒸发仪、鸡心瓶、移液器、样品瓶、氮气吹干仪、分液漏斗。

（5）试样制备、保存与测定　对无结晶的蜂蜜样品，将其搅拌均匀。对有结晶的样品，在密闭情况下，置于不超过60℃的水浴中温热，振荡，待样品全部熔化后搅匀，作为试样，常温下保存。经提取、净化后上机测定。（注：提取、净化步骤详见GB/T 20771—2008）

（6）液相色谱-串联质谱测定条件

① A、B、C、D、E、F组液相色谱-串联质谱测定条件。色谱柱：Atlantis T3；柱温：40℃；进样量：20μL；离子源：ESI；扫描方式：正离子扫描；检测方式：多反应监测；电喷雾电压：5000V；雾化气压力：0.483MPa；气帘气压力：0.138MPa；辅助加热气：0.379MPa；离子源温度：725℃；监测离子对、碰撞气能量和去簇电压参见GB/T 20771—2008。另外，流动相及梯度洗脱条件见表4-8。

表4-8　流动相及梯度洗脱条件（A～F组）

时间/min	流速/(μL/min)	流动相A(0.05%甲酸水溶液)/%	流动相B(乙腈)/%
0	200	90	10
4	200	50	50
15	200	40	60
20	200	20	80
25	200	5	95
32	200	5	95
32.01	200	90	10
40	200	90	10

② G组液相色谱-串联质谱测定条件。色谱柱：Atlantis T3；柱温：40℃；进样量：20μL；离子源：ESI；扫描方式：负离子扫描；检测方式：多反应监测；电喷雾电压：—4200V；雾化气压力：0.42MPa；气帘气压力：0.315MPa；辅助加热气：0.35MPa；离子源温度：700℃；监测离子对、碰撞气能量和去簇电压参见GB/T 20771—2008。另外，流动相及梯度洗脱条件见表4-9。

表4-9　流动相及梯度洗脱条件（G组）

时间/min	流速/(μL/min)	流动相A(5mmol/L乙酸铵水溶液)/%	流动相B(乙腈)/%
0	200	90	10
4	200	50	50
15	200	40	60
20	200	20	80
25	200	5	95
32	200	5	95
32.01	200	90	10
40	200	90	10

③ H组液相色谱-串联质谱测定条件。色谱柱：Atlantis T3；柱温：40℃；进样量：20μL；离子源：APCI；扫描方式：正离子扫描；检测方式：多反应监测；雾化气压力：0.56MPa；气帘气压力：0.133MPa；辅助加热气：0.28MPa；离子源温度：400℃；监测离子对、碰撞气能量和去簇电压参见GB/T 20771—2008。另外，流动相及梯度洗脱条件见表4-10。

表 4-10　流动相及梯度洗脱条件（H 组）

时间/min	流速/(μL/min)	流动相 A(5mmol/L 乙酸铵水溶液)/%	流动相 B(乙腈)/%
0	500	80	20
2	500	5	95
10	500	5	95
10.01	500	20	80
20	500	80	20

④ I 组液相色谱-串联质谱测定条件。色谱柱：Atlantis T3；柱温：40℃；进样量：20μL；离子源：APCI；扫描方式：负离子扫描；检测方式：多反应监测；雾化气压力：0.42MPa；气帘气压力：0.084MPa；辅助加热气：0.28MPa；离子源温度：425℃；监测离子对、碰撞气能量和去簇电压参见 GB/T 20771—2008。另外，流动相及梯度洗脱条件见表 4-11。

表 4-11　流动相及梯度洗脱条件（I 组）

时间/min	流速/(μL/min)	流动相 A(5mmol/L 乙酸铵水溶液)/%	流动相 B(乙腈)/%
0	500	80	20
2	500	5	95
10	500	5	95
10.01	500	20	80
20	500	80	20

⑤ 定性测定。进行样品测定，如果检出的色谱峰的保留时间与标准品时间相一致，并且在扣除背景后的样品质谱图中，所选择的离子均出现，而且所选择的离子丰度比与标准品的离子丰度比相一致，则可判断存在这种农药或者化学品。如果不能，应重新进样。

⑥ 定量测定。本标准中液相色谱-串联质谱采用外标法校准曲线法定量测定。

（7）平行实验及空白实验　样品及不加样品的溶剂均按上述步骤进行。

（8）结果计算　液相色谱-串联质谱测定采用标准曲线法定量，标准曲线法定量结果按下式计算：

$$X = c \frac{V}{m} \times \frac{1000}{1000} \tag{4-23}$$

式中，X 为试样中被测组分残留量，mg/kg；c 为从标准曲线上得到的被测组分溶液浓度，μg/mL；V 为样品溶液定容体积，mL；m 为样品所代表试样的质量，g。

8. 动物肌肉中 461 种农药及相关化学品残留量的测定［液相色谱-串联质谱法（GB/T 20772—2008 摘录）］

本标准规定了猪肉、牛肉、羊肉、兔肉、鸡肉中 461 种农药及相关化学品残留量液相色谱-串联质谱测定方法。

本标准规定了猪肉、牛肉、羊肉、兔肉、鸡肉中 461 种农药及相关化学品残留的定性鉴别和 396 种农药及相关化学品残留量的定量测定。

本标准定量测定的 396 种农药及相关化学品方法检出限为 0.04～4.82mg/kg。

（1）原理　用环己烷-乙酸乙酯匀质提取试样，凝胶渗透色谱净化，液相色谱-串联质谱仪测定，外标法定量。

（2）试剂和材料　乙腈（色谱纯）、异辛烷（色谱纯）、甲醇（色谱纯）、甲苯（色谱纯）、环己烷（色谱纯）、微孔过滤膜、环己烷＋乙酸乙酯（1＋1，体积比）、乙腈＋水（3＋

2，体积比）、0.1%甲酸溶液（体积分数）、5mmol/L乙酸铵溶液、无水硫酸钠、氯化钠（优级纯）、农药及相关化学品标准物质。

（3）农药及相关化学品标准溶液

① 标准储备溶液。分别在容量瓶中配制合适浓度的各种农药及相关化学品标准物质。标准溶液避光0～4℃保存。

② 混合标准溶液。按照农药及相关化学品的保留时间，将461种农药及化学品分成A、B、C、D、E、F、G七组，并根据农药及相关化学品在仪器上的响应灵敏度，确定其在混合标准溶液的浓度。（注：溶液配制详见GB/T 20772—2008）

（4）仪器　液相色谱-串联质谱仪、分析天平、均质器、离心管、离心机、旋转蒸发仪、鸡心瓶、移液器、样品瓶、氮气吹干仪。

（5）试样制备、保存与测定　按GB/T 9695.19抽取的样品用绞肉机搅碎，充分混匀，密封，作为试样，于−18℃保存。经提取、净化后上机测定。（注：提取、净化步骤详见GB/T 20772—2008）

（6）液相色谱-串联质谱测定条件

① A、B、C、D、E、F组液相色谱-串联质谱测定条件。色谱柱：ZORBAX SB-C$_{18}$；柱温：40℃；进样量：10μL；离子源：ESI 扫描方式：正离子扫描；检测方式：多反应监测；电喷雾电压：4000V；雾化气压力：0.28MPa；干燥器流速：10L/min；干燥器温度：350℃；监测离子对、碰撞气能量和去簇电压参见GB/T 20772—2008。另外，流动相及梯度洗脱条件见表4-12。

表4-12　流动相及梯度洗脱条件（A～F组）

时间/min	流速/(μL/min)	流动相A(0.1%甲酸水溶液)/%	流动相B(乙腈)/%
0	400	99	1
3	400	70	30
6	400	60	40
9	400	60	40
15	400	40	60
19	400	1	99
23	400	1	99
23.01	400	99	1

② G组液相色谱-串联质谱测定条件。色谱柱：ZORBAX SB-C$_{18}$；柱温：40℃；进样量：10μL；离子源：ESI 扫描方式：负离子扫描；检测方式：多反应监测；电喷雾电压：4000V；雾化气压力：0.28MPa；干燥器流速：10L/min；干燥器温度：350℃；监测离子对、碰撞气能量和去簇电压参见GB/T 20772—2008。另外，流动相及梯度洗脱条件见表4-13。

表4-13　流动相及梯度洗脱条件（G组）

时间/min	流速/(μL/min)	流动相A(5mmol/L乙酸铵水溶液)/%	流动相B(乙腈)/%
0	400	99	1
3	400	70	30
6	400	60	40
9	400	60	40
15	400	40	60
19	400	1	99
23	400	1	99
23.01	400	99	1

③ 定性测定。进行样品测定，如果检出的色谱峰的保留时间与标准品时间相一致，

并且在扣除背景后的样品质谱图中，所选择的离子均出现，而且所选择的离子丰度比与标准品的离子丰度比相一致，则可判断存在这种农药或者化学品。如果不能应重新进样。

④ 定量测定。本标准中液相色谱-串联质谱采用外标法校准曲线法定量测定。

（7）平行实验及空白实验　样品及不加样品的溶剂均按上述步骤进行。

（8）结果计算　液相色谱-串联质谱测定采用标准曲线法定量，标准曲线法定量结果按下式计算：

$$X = c\frac{V}{m} \times \frac{1000}{1000} \tag{4-24}$$

式中：X 为试样中被测组分残留量，mg/kg；c 为从标准曲线上得到的被测组分溶液浓度，μg/mL；V 为样品溶液定容体积，mL；m 为样品所代表试样的质量，g。

9. 茶叶中 448 种农药及相关化学品残留量的测定［液相色谱-串联质谱法（GB/T 23205—2008 摘录）］

本标准规定了绿茶、红茶、普洱茶、乌龙茶中 448 种农药及相关化学品残留量液相色谱-串联质谱测定方法。

本标准规定了绿茶、红茶、普洱茶、乌龙茶中 448 种农药及相关化学品残留的定性鉴别和 418 种农药及相关化学品残留量的定量测定。

本标准定量测定的 418 种农药及相关化学品方法检出限为 0.03～1.21mg/kg。

（1）原理　试样用乙腈匀浆提取，经固相萃取柱净化，用乙腈＋甲苯（3＋1）洗脱农药及相关化学品，用液相色谱-串联质谱仪测定，外标法定量。

（2）试剂和材料　乙腈（色谱纯）、异辛烷（色谱纯）、甲醇（色谱纯）、甲苯（优级纯）、乙酸（优级纯）、微孔过滤膜、Cleanert　TPT 固相萃取柱、乙腈＋甲苯（3＋1，体积比）、乙腈＋水（3＋2，体积比）、0.1％甲酸溶液（体积分数）、5mmol/L 乙酸铵溶液、氯化钠（优级纯）、无水硫酸钠、农药及相关化学品标准物质。

（3）农药及相关化学品标准溶液

① 标准储备溶液。分别配制合适浓度的各种农药及相关化学品标准物质于容量瓶中。标准溶液避光 0～4℃保存。

② 混合标准溶液。按照农药及相关化学品的保留时间，将 448 种农药及化学品分成 A、B、C、D、E、F、G 七组，并根据农药及相关化学品在仪器上的响应灵敏度，确定其在混合标准溶液的浓度。（注：溶液配制详见 GB/T 23205—2008）

（4）仪器　液相色谱-串联质谱仪、分析天平、具塞离心管、低速离心机、旋转蒸发仪、鸡心瓶、移液器、样品瓶、氮气吹干仪。

（5）试样制备、保存与测定　将茶叶放入粉碎机中粉碎，袋装后干燥状态下保存。经提取、净化后上机测定。（注：提取、净化步骤详见 GB/T 23205—2008）

（6）液相色谱-串联质谱测定条件

① A、B、C、D、E、F 组液相色谱-串联质谱测定条件。色谱柱：ZORBAX SB-C$_{18}$；柱温：40℃；进样量：10μL；电离源模式：电喷雾离子化；电离源极性：正模式；雾化气：氮气；电喷雾电压：4000V；雾化气压力：0.28MPa；干燥器流速：10L/min；干燥器温度：350℃；监测离子对、碰撞气能量和去簇电压参见 GB/T 23205—2008。另外，流动相及梯度洗脱条件见表 4-14。

表 4-14 流动相及梯度洗脱条件 (A~F组)

时间/min	流速/(μL/min)	流动相 A(0.1%甲酸水溶液)/%	流动相 B(乙腈)/%
0	400	99	1
3	400	70	30
6	400	60	40
9	400	60	40
15	400	40	60
19	400	1	99
23	400	1	99
23.01	400	99	1

② G组液相色谱-串联质谱测定条件。色谱柱：ZORBAX SB-C$_{18}$；柱温：40℃；进样量：10μL；电离源模式：电喷雾离子化；电离源极性：负模式；雾化气：氮气；电喷雾电压：4000V；雾化气压力：0.28MPa；干燥器流速：10L/min；干燥器温度：350℃；监测离子对、碰撞气能量和去簇电压参见 GB/T 23205—2008。另外，流动相及梯度洗脱条件见表 4-15。

表 4-15 流动相及梯度洗脱条件 (G组)

时间/min	流速/(μL/min)	流动相 A(5mmol/L 乙酸铵水溶液)/%	流动相 B(乙腈)/%
0	400	99	1
3	400	70	30
6	400	60	40
9	400	60	40
15	400	40	60
19	400	1	99
23	400	1	99
23.01	400	99	1

③ 定性测定。进行样品测定，如果检出的色谱峰的保留时间与标准品时间相一致，并且在扣除背景后的样品质谱图中，所选择的离子均出现，而且所选择的离子丰度比与标准品的离子丰度比相一致，则可判断存在这种农药或者化学品。如果不能应重新进样。

④ 定量测定。本标准中液相色谱-串联质谱采用外标法校准曲线法定量测定。

（7）平行实验及空白实验　样品及不加样品的溶剂均按上述步骤进行。

（8）结果计算　液相色谱-串联质谱测定采用标准曲线法定量，标准曲线法定量结果按下式计算：

$$X = c\,\frac{V}{m} \times \frac{1000}{1000} \tag{4-25}$$

式中，X 为试样中被测组分残留量，mg/kg；c 为从标准曲线上得到的被测组分溶液浓度，μg/mL；V 为样品溶液定容体积，mL；m 为样品所代表试样的质量，g。

10. 饮用水中 450 种农药及相关化学品残留量的测定［液相色谱-串联质谱法 (GB/T 23214—2008 摘录)］

本标准规定了饮用水中 450 种农药及相关化学品残留量液相色谱-串联质谱测定方法。

本标准规定了饮用水中 450 种农药及相关化学品残留的定性鉴别和 427 种农药及相关化学品残留量的定量测定。

本标准定量测定的 427 种农药及相关化学品方法检出限为 $0.010\sim0.065\,\mathrm{mg/kg}$。

（1）原理　试样用 1％乙酸乙酯溶液提取，Sep-Pak Vac 柱净化，用乙腈＋甲苯（3＋1）洗脱农药及相关化学品，用液相色谱-串联质谱仪测定，外标法定量。

（2）试剂和材料　乙腈（色谱纯）、丙酮（色谱纯）、异辛烷（色谱纯）、甲醇（色谱纯）、甲苯（优级纯）、正己烷（色谱纯）、甲酸（优级纯）、乙酸（优级纯）、微孔过滤膜、Waters Sep-Pak Vac 氨基固相萃取柱、乙腈＋甲苯（3＋1，体积比）、乙腈＋水（3＋2，体积比）、0.1％甲酸溶液（体积分数）、5mmol/L 乙酸铵溶液、1％乙酸乙酯、无水硫酸钠、农药及相关化学品标准物质。

（3）农药及相关化学品标准溶液

① 标准储备溶液。分别配制合适浓度的各种农药及相关化学品标准物质于容量瓶中。标准溶液避光 $0\sim4\,^\circ\mathrm{C}$ 保存。

② 混合标准溶液。按照农药及相关化学品的保留时间，将 448 种农药及化学品分成 A、B、C、D、E、F、G 七组，并根据农药及相关化学品在仪器上的响应灵敏度，确定其在混合标准溶液的浓度。（注：溶液配制详见 GB/T 23214—2008）

（4）仪器　液相色谱-串联质谱仪、分析天平、具塞离心管、低速离心机、旋转蒸发仪、鸡心瓶、移液器、样品瓶、氮气吹干仪、漩涡混合器。

（5）试样制备、保存与测定　将取得的全部原始样品倒入洁净的聚四氟乙烯样桶内密封，冷藏状态下保存。经提取、净化后上机测定。（注：提取、净化步骤详见 GB/T 23214—2008）

（6）液相色谱-串联质谱测定条件

① A、B、C、D、E、F 组液相色谱-串联质谱测定条件。色谱柱：ZORBAX SB-C$_{18}$；柱温：$40\,^\circ\mathrm{C}$；进样量：$10\,\mu\mathrm{L}$；电离源模式：电喷雾离子化；电离源极性：正模式；雾化气：氮气；电喷雾电压：4000V；雾化气压力：0.28MPa；干燥器流速：10L/min；干燥器温度：$350\,^\circ\mathrm{C}$；监测离子对、碰撞气能量和去簇电压参见 GB/T 23214—2008。另外，流动相及梯度洗脱条件见表 4-16。

表 4-16　流动相及梯度洗脱条件（A～F 组）

时间/min	流速/(μL/min)	流动相 A（0.1％甲酸水溶液）/％	流动相 B（乙腈）/％
0	400	99	1
3	400	70	30
6	400	60	40
9	400	60	40
15	400	40	60
19	400	1	99
23	400	1	99
23.01	400	99	1

② G 组液相色谱-串联质谱测定条件。色谱柱：ZORBAX SB-C$_{18}$；柱温：$40\,^\circ\mathrm{C}$；进样量：$10\,\mu\mathrm{L}$；电离源模式：电喷雾离子化；电离源极性：负模式；雾化气：氮气；电喷雾电压：4000V；雾化气压力：0.28MPa；干燥器流速：10L/min；干燥器温度：$350\,^\circ\mathrm{C}$；监测离子对、碰撞气能量和去簇电压参见 GB/T 23214—2008。另外，流动相及梯度洗脱条件见表 4-17。

表 4-17　流动相及梯度洗脱条件（G 组）

时间/min	流速/(μL/min)	流动相 A(5mmol/L 乙酸铵水溶液)/%	流动相 B(乙腈)/%
0	400	99	1
3	400	70	30
6	400	60	40
9	400	60	40
15	400	40	60
19	400	1	99
23	400	1	99
23.01	400	99	1

③ 定性测定。进行样品测定，如果检出的色谱峰的保留时间与标准品时间相一致，并且在扣除背景后的样品质谱图中，所选择的离子均出现，而且所选择的离子丰度比与标准品的离子丰度比相一致，则可判断存在这种农药或者化学品。如果不能应重新进样。

④ 定量测定。本标准中液相色谱-串联质谱采用外标法校准曲线法定量测定。

（7）平行实验及空白实验　样品及不加样品的溶剂均按上述步骤进行。

（8）结果计算　液相色谱-串联质谱测定采用标准曲线法定量，标准曲线法定量结果按下式计算：

$$X = c \frac{V}{m} \times \frac{1000}{1000} \tag{4-26}$$

式中，X 为试样中被测组分残留量，mg/kg；c 为从标准曲线上得到的被测组分溶液浓度，μg/mL；V 为样品溶液定容体积，mL；m 为样品所代表试样的质量，g。

第五节　大气微粒的检测方法及标准

苯并[a]芘检测方法及标准

1. 检测方法
高效液相色谱法。

2. 检测标准
GB/T 15439—1995《环境空气　苯并[a]芘测定　高效液相色谱法》[15]。

3. 方法简介
（1）原理　使用空气采样器将环境空气中可吸入颗粒物苯并[a]芘（B[a]P）用超细玻璃纤维滤膜采集，将采过样的滤膜等分成 n 份，取 1/n 滤膜剪碎放入 5mL 具塞玻璃离心管中，准确加入 5mL 乙腈，超声提取 10min，离心 10min 后，上清液待分析测定。将高效液相色谱仪调节至最佳测定状态，分别多次测定标准系列、空白样品和待测样品，取平均值，以测得的峰高或峰面积均值对 B[a]P 浓度（μg/μL）绘制标准曲线，测得的样品峰高或峰面积值减去样品空白对照的峰高或峰面积值后，由标准曲线得出 B[a]P 的浓度（μg/μL）。最后将采样体积换算成标准状况下的采样体积，再计算工作场所空气中 B[a]P 的浓度(μg/m³)。

（2）环境空气污染物浓度限值判定　监测环境空气 24h 平均值，根据《环境空气质量标准》（GB 3095）规定的苯并[a]芘污染限值（0.0025μg/m³）判定是否超标。

（3）使用的主要仪器和试剂

① 主要仪器。超细玻璃纤维滤膜（过滤效率不低于 99.99%），采样器（1.1～1.7m³/min），超声波发生器（250W），离心机（6000r/min），具塞玻璃刻度离心管（5mL），高效液相色谱仪（备有反相 C_{18} 柱，柱子的理论塔板数＞5000；紫外检测器）。

② 主要试剂。乙腈（色谱纯），甲醇（优级纯，用微孔孔径小于 0.5μm 的全玻璃砂芯漏斗过滤，如有干扰峰存在，需用全玻璃整流器重蒸），二次蒸馏水（用全玻璃整流器将一次蒸馏水或去离子水加碱性高锰酸钾 $KMnO_4$ 重蒸），1.00μg/μL 苯并[a]芘标准储备液［称取（10.0±0.1）mg 色谱纯 B[a]P，用乙腈溶解，在容量瓶中定容至 10mL。2～5℃避光保存］。

（4）样品的采集、运输和保存　采样前将超细玻璃纤维滤膜在 500℃ 马弗炉内灼烧 0.5h。在采样点，以 1.13m³/min 的流量连续采集 24h。

将玻璃纤维滤膜取下来，尘面朝里折叠，黑纸包好，塑料袋密封后迅速送回实验室，−20℃以下保存，7d 内分析。在样品运输、保存和分析过程中，应避免可引起样品性质改变的热、臭氧、二氧化氮、紫外线等因素的影响。

空白对照：将超细玻璃纤维滤膜带至采样地点，除不连接采样器采集空气样品外，其余操作同样品。

（5）说明

① 该方法 B[a]P 的重复性。a. 乙腈/水流动相：飘尘样品 5 次测定，测定值为 0.0098～0.0108μg/Nm³，B[a]P 变异系数为 4.3%。b. 甲醇/水流动相：飘尘样品 5 次测定，测定值为 0.0034～0.0039μg/Nm³，B[a]P 变异系数为 5.2%。

② 该方法 B[a]P 的再现性。a. 乙腈/水流动相：飘尘样品 5 个实验室测定，测定值为 0.0032～0.0037μg/Nm³，B[a]P 变异系数为 6.2%。b. 甲醇/水流动相：飘尘样品 5 个实验室测定，测定值为 0.0027～0.0035μg/Nm³，B[a]P 变异系数为 9.7%。

③ 该方法 B[a]P 的准确度。a. 乙腈/水流动相：加标飘尘样品回收率为 93%～99%。b. 甲醇/水流动相：加标飘尘样品回收率为 94%～99%。

④ 该方法 B[a]P 的检测限。a. 乙腈/水流动相：按检测值在 2 倍噪声值以上为有效值计算，B[a]P 最小检测限为 10^{-10}g。b. 甲醇/水流动相：按检测值在 2 倍噪音值以上为有效值计算，B[a]P 最小检测限为 3×10^{-10}g。

⑤ 苯并[a]芘是致癌物，操作时应保持最低限度接触，必要时可戴防有机溶剂手套。废液应收集起来，统一处理。实验所用玻璃仪器用重铬酸钾洗液浸泡洗涤。

（卢苏萍　张维森）

第六节　生物致癌物的检测方法及标准

黄曲霉毒素检测方法及标准

1. 检测方法

免疫亲和色谱净化高效液相色谱法，免疫亲和色谱净化荧光光度法。

2. 检测标准

GB/T 18979—2003《食品中黄曲霉毒素的测定　免疫亲和层析净化高效液相色谱法和荧光光度法》[16]。

3. 方法简介

（1）原理

① 免疫亲和色谱净化高效液相色谱法。将待测样品磨细后准确称取置于具塞锥形瓶中，经过甲醇-水提取，提取液经过滤、稀释后，通过玻璃注射器过对黄曲霉毒素 B_1、B_2、G_1、G_2 具有专一性的免疫亲和柱并交联在色谱介质中的抗体上，用水或吐温-20/PBS 将免疫亲和柱上的杂质除去，以甲醇通过免疫亲和色谱柱洗脱，并收集洗脱液。洗脱液通过带荧光检测器的高效液相色谱仪柱后碘溶液衍生测定黄曲霉毒素的含量。具体测定过程是将高效液相色谱仪调节至最佳测定状态，分别多次测定标准系列、空白样品和待测样品，取平均值，以测得的峰高或峰面积均值对黄曲霉毒素 B_1、B_2、G_1、G_2 的浓度（$\mu g/L$）绘制标准曲线，测得的样品峰高或峰面积值减去样品空白对照的峰高或峰面积值后，由标准曲线得出黄曲霉毒素 B_1、B_2、G_1、G_2 的浓度（$\mu g/L$）。最后根据称取的样品质量再计算黄曲霉毒素 B_1、B_2、G_1、G_2 的浓度（$\mu g/kg$）。

② 免疫亲和色谱净化荧光光度法。将待测样品磨细后准确称取置于具塞锥形瓶中，经过甲醇-水提取，提取液经过滤、稀释后，通过玻璃注射器过对黄曲霉毒素 B_1、B_2、G_1、G_2 具有专一性的免疫亲和柱并交联在色谱介质中的抗体上，用水或吐温-20/PBS 将免疫亲和柱上的杂质除去，以甲醇通过免疫亲和色谱柱洗脱，并收集洗脱液。洗脱液加入 1.0mL 0.002%溴溶液，混匀，静置 1min 后，在激发波长 360nm、发射波长 450nm 条件下，以 0.05mol/L 硫酸溶液为空白，扣除空白样品后得到黄曲霉毒素（$B_1 + B_2 + G_1 + G_2$）总量（$\mu g/L$）。

空白对照：用重蒸馏水代替样品，按照样品的预处理步骤提取、净化和测定步骤做对应的操作，如提取时加入与样品相同的试剂和量，净化时过相同的柱，测定时相同的仪器条件等。

（2）食品污染物浓度限值判定　根据《食品安全国家标准　食品中真菌毒素限量》（GB 2761）规定的黄曲霉毒素 B_1 污染限值（玉米、花生及其制品为 $20\mu g/kg$，大米、植物油脂为 $10\mu g/kg$，小麦、酱油、食醋为 $5\mu g/kg$）判定是否超标。

（3）使用的主要仪器和试剂

① 免疫亲和色谱净化高效液相色谱法

a. 主要仪器。高速均质器（18000～22000r/min），黄曲霉毒素免疫亲和柱，玻璃纤维滤纸（直径 11cm，孔径 1.5μm），玻璃注射器（10mL，20mL），玻璃试管（直径 12mm，长 75mm，无荧光特性），高效液相色谱仪（配有 4.6mm×150mm，5μm 的 C_{18} 柱；具有 360nm 激发波长和大于 420nm 发射波长的荧光检测器），空气压力泵，微量注射器（100μL）。

b. 主要试剂。除非另有规定，仅使用分析纯试剂、重蒸馏水。甲醇（色谱纯），苯（色谱纯），乙腈（色谱纯），氯化钠（NaCl），磷酸氢二钠（Na_2HPO_4），磷酸二氢钾（KH_2PO_4），氯化钾（KCl），PBS 缓冲溶液，0.1%吐温-20/PBS 溶液，pH7.0 磷酸盐缓冲溶液，纯度≥99%的黄曲霉毒素标准品（黄曲霉毒素 B_1、B_2、G_1、G_2），黄曲霉毒素标准储备溶液。

② 免疫亲和色谱净化荧光光度法

a. 主要仪器。高速均质器（18000～22000r/min），黄曲霉毒素免疫亲和柱，玻璃纤维滤纸（直径 11cm，孔径 1.5μm），玻璃注射器（10mL，20mL），玻璃试管（直径 12mm，长 75mm，无荧光特性），荧光光度计，空气压力泵。

b. 主要试剂。除非另有规定，仅使用分析纯试剂、重蒸馏水。甲醇（色谱纯），氯化钠（NaCl），磷酸氢二钠（Na_2HPO_4），磷酸二氢钾（KH_2PO_4），氯化钾（KCl），0.01% 的溴溶液储备液，0.002% 的溴溶液工作液，0.05mol/L 的硫酸溶液，荧光光度计校准溶液，二水硫酸奎宁（$C_{20}H_{24}N_2O_2 \cdot H_2SO_4 \cdot 2H_2O$）。

（4）说明

① 免疫亲和色谱净化高效液相色谱法

a. 该方法适用于玉米、花生及其制品（花生酱、花生仁、花生米）、大米、小麦、植物油脂、酱油、食醋等食品中黄曲霉毒素的测定。

b. 样品中黄曲霉毒素的检出限：黄曲霉毒素 B_1 以及黄曲霉毒素 B_1、B_2、G_1、G_2 总量检出限为 1μg/kg。

② 免疫亲和色谱净化荧光光度法

a. 该方法适用于玉米、花生及其制品（花生酱、花生仁、花生米）、大米、小麦、植物油脂、酱油、食醋等食品中黄曲霉毒素的测定。

b. 样品中黄曲霉毒素的检出限：黄曲霉毒素 B_1、B_2、G_1、G_2 总量检出限为 1μg/kg，酱油样品中检出限为 2.5μg/kg。

（卢苏萍　张维森）

第七节　检测技术

一、原子吸收光谱法[17,18]

1. 概述

原子吸收光谱法是基于被测元素基态原子在蒸气状态对其原子共振辐射吸收进行元素定量分析的方法。原子吸收现象早在 1802 年就被人们发现，但是，原子吸收光谱作为一种实用的分析方法是在 1955 年以后。这一年澳大利亚的 Walsh A（瓦尔西）等先后发表著名论文，建议将原子吸收光谱法作为分析方法，奠定了原子吸收光谱法的基础。随着原子吸收光谱商品仪器的出现，到了 20 世纪 60 年代中期，原子吸收光谱得到迅速发展。

原子吸收光谱法有许多优点：检出限低，火焰原子吸收法可达 ng/cm^3 级，石墨炉原子吸收法可达到 $10^{-10} \sim 10^{-14}g$；准确度高，火焰原子吸收法的相对误差<1%，石墨炉原子吸收法的相对误差为 3%～5%；选择性好，大多数情况下共存元素与被测元素不产生干扰；分析速度快；应用范围广，能够测定的元素多达 70 多个；仪器比较简单，价格较低廉，一般实验室都可配备。原子吸收光谱法的局限性为：测定难熔元素（如 W、Nb、Ta、Zr、Hf、稀土等及非金属元素）不能令人满意；不能同时进行多元素分析。

2. 基本原理

（1）原子吸收光谱的产生　基态原子吸收共振辐射，外层电子由基态跃迁至激发态而产生原子吸收光谱。原子吸收光谱位于光谱的紫外区和可见区。

（2）基态原子数与激发态原子数的关系　在通常的原子吸收测定条件下，原子蒸气中基态原子数近似地等于总原子数。在原子蒸气中（包括被测元素原子），可能会有基态与激发态存在。根据热力学原理，在一定温度下达到热平衡时，基态与激发态的原子数的比例遵循Boltzmann分布定律。

$$\frac{N_i}{N_0} = \frac{g_i}{g_0} \times \exp\frac{E_i}{kT} \tag{4-27}$$

式中，N_i 与 N_0 分别为激发态与基态的原子数；g_i 与 g_0 分别为激发态与基态能级的统计权重，它表示能级的简并度；k 为 Boltzmann 常数，其值为 1.38×10^{-23} J/K；T 为热力学温度；E_i 为激发能。在原子光谱中，一定波长的谱线，g_i/g_0、E_i 是已知值，因此，可以计算一定温度下的 N_i/N_0 值。

从式（4-27）可以看出，温度愈高，N_i/N_0 值愈大，即激发态原子数随温度升高而增加，而且按指数关系变化；在相同温度下，激发能（电子跃迁能级之差）愈小，吸收线波长愈长，N_i/N_0 值愈大。尽管有如此变化，但是在原子吸收光谱中，原子化温度一般小于3000K，大多数元素的最强共振线都低于600nm，N_i/N_0 值绝大部分在 10^{-3} 以下，激发态和基态原子数之比小于千分之一，激发态原子可以忽略。因此，可以认为，基态原子数 N_0 近似地等于总原子数 N。

（3）原子吸收光谱的轮廓　原子吸收光谱线并不是严格的几何意义上的线（几何线无宽带），而是有相当窄的频率或波长范围，即有一定的宽度。一束不同频率、强度为 I_0 的平行光通过厚度为 l 的原子蒸气，一部分光被吸收，透过光的强度 I_ν 服从吸收定律。

$$I_\nu = I_0 \times \exp(-k_\nu l) \tag{4-28}$$

式中，k_ν 为基态原子对频率为 ν 的光的吸收系数。不同元素原子吸收不同频率的光，透过光强度对吸收光频率作图，在透过光强度最小时，吸收最大。原子吸收线的轮廓以原子吸收谱线的中心频率（或中心波长）和半宽度来表征。中心频率由原子能级决定。半宽度是中心频率位置，吸收系数极大值一半处，谱线轮廓上两点之间频率或波长的距离（$\Delta\nu$ 或 $\Delta\lambda$）。

（4）原子吸收的测量　在温度吸收光程内，进样方式等实验条件固定时，样品产生的待测元素相基态原子对作为锐线光源的该元素的空心阴极灯所辐射的单色光产生吸收，其吸光度（A）与样品中该元素的浓度（c）成正比，即 $A=Kc$。式中，K 为常数，此式为原子吸收测量的基本关系式。

3. 仪器结构

原子吸收分光光度计依次由光源、原子化器、单色器、检测器等四个部分组成。根据不同的原子化方法，分为火焰原子化器和非火焰原子化器，非火焰原子化器常用的是石墨炉原子化器。

（1）光源　光源的作用是发射被测元素的共振辐射。对光源的要求是：锐线光源，辐射强度大，稳定性高，背景小等。目前应用最广泛的是空心阴极灯（HCL），其他还有蒸汽放电灯及高频无极放电灯等。

（2）原子化器　原子化器的功能是提供能量，使试样干燥、蒸发并原子化。原子化的方法有两种：①火焰原子化法，常用的是预混合型原子化器；②非火焰原子化法，常用的是管式石墨炉原子化器。

（3）单色器　单色器由入射和出射狭缝、反射镜和色散元件组成。单色器可将被测元素的共振吸收线与邻近谱线分开。单色器置于原子化器后边，防止原子化器内发射辐射干扰进入检测器，也可避免光电倍增管疲劳。

（4）检测器　原子吸收光谱法中检测器通常使用光电倍增管，光电倍增管的工作电源应有较高的稳定性。测量的吸光度值可用读数装置显示或用记录仪记录，也可将测量数据用微机处理。

二、 原子荧光光谱法[17, 18]

1．概述

原子荧光光谱法是在 1964 年以后发展起来的分析方法。原子荧光光谱法是以原子在辐射能激发下发射的荧光强度进行定量分析的发射光谱分析法。

原子荧光光谱法的优点：①有较低的检出限，灵敏度高。特别是对 Cd、Zn 等元素有相当低的检出限，Cd 可达 $0.001ng/cm^3$，Zn 为 $0.04ng/cm^3$。现已有 20 多种元素低于原子吸收光谱法的检出限。由于原子荧光的辐射强度与激发光源成比例，采用新的高强度光源可进一步降低其检出限。②干扰较少，谱线比较简单，采用一些装置，可以制成非色散原子荧光分析仪。这种仪器结构简单，价格便宜。③分析校准曲线线性范围宽，可达 3～5 个数量级。④由于原子荧光是向空间各个方向发射的，比较容易制作多道仪器，因而能实现多元素同时测定。

2．基本原理

气态自由原子吸收光源的特征辐射后，原子的外层电子跃迁到较高能级，然后又跃迁返回基态或较低能级，同时发射出与原激发辐射波长相同或不同的辐射即为原子荧光。

原子荧光强度 I_f 与被测元素浓度 c 成正比：$I_f＝Kc$，式中，K 为一常数，此式为原子荧光定量分析的基础。

3. 仪器结构

原子荧光光度计依次由激发光源、原子化器、色散系统、检测系统等主要部分组成，与原子吸收分光光度计基本相同。激发光源可用连续光源与锐线光源。连续光源常用氙弧灯；锐线光源多用高强度空心阴极灯、无极放电灯、激光灯。

三、 色谱法[17, 18]

1. 概述

色谱法早在 1903 年由俄国植物学家 Tswett 分离植物色素时采用。后来不仅用于分离有色物质，还用于分离无色物质，并出现了种类繁多的各种色谱法。许多气体、液体和固体样品都能找到合适的色谱法进行分离和分析。不管属于哪一类色谱法，其共同的基本特点是具备两个相：不动的一相，称为固定相；另一相是携带样品流过固定相的流动体，称为流动相。当流动相中样品混合物经过固定相时，就会与固定相发生作用，由于各组分在性质和结构上的差异，与固定相相互作用的类型、强弱也有差异，因此，在同一推动力的作用下，不同组分在固定相滞留的时间长短不同，从而按先后不同的次序从固定相中流出。气体为流动相的色谱称为气相色谱（GC）；液体为流动相的色谱称为液相色谱（LC）。

2. 色谱法基本原理

色谱分析的目的是将样品中各组分彼此分离，组分要达到完全分离，两峰间的距离必须足够远，两峰间的距离是由组分在两相间的分配系数决定的，即与色谱过程的热力学性质有关。但是两峰间虽有一定距离，如果每个峰都很宽，以致彼此重叠，还是不能分开。这些峰的宽或窄是由组分在色谱柱中传质和扩散行为决定的，即与色谱过程的动力学性质有关。因此，要从热力学和动力学两方面来研究色谱行为。

分配系数 K 是指在一定温度和压力下，组分在固定相和流动相之间分配达到平衡时的浓度的比值，即

$$K = \frac{溶质在固定相中的浓度}{溶质在流动相中的浓度}$$（4-29）

分配系数是由组分和固定相的热力学性质决定的，它是每一个溶质的特征值，它仅与两个变量有关：固定相和温度。与两相体积、柱管的特性以及所使用的仪器无关。

3. 色谱法定性和定量分析

（1）色谱法定性分析　色谱法定性分析主要依据保留值，所以需要标准样品。保留值有保留时间和保留体积，保留时间是色谱法定性的基本依据，同一组分的保留时间常受到流动相流速的影响，因此，有时用保留体积。由于单靠色谱法对每个组分进行鉴往往不能令人满意，近年来，气相色谱与质谱、光谱等联用，既充分利用色谱的高效分离能力，又利用了质谱、光谱的高鉴别能力，加上运用计算机对数据的快速处理和检索，为未知物的定性分析开辟了一个广阔的前景。

（2）色谱法定量分析　色谱法定量分析是根据检测器对溶质产生的响应信号与溶质的量成正比的原理，通过色谱图的面积或峰高，计算样品中溶质的含量。

4. 气相色谱法

（1）概述　气相色谱法（GC）是英国生物化学家 Martin ATP 等在研究液液分配色谱的基础上，于 1952 年创立的一种极有效的分离方法，它可分析和分离复杂的多组分混合物。目前由于使用了高效能的色谱柱、高灵敏度的检测器及微处理机，使得气相色谱法成为一种分析速度快、灵敏度高、应用范围广的分析方法。它被广泛应用于石油工业、冶金、高分子材料、食品工业及生物、医药、卫生、农业、商品检验、环境保护和航天等各个领域中。此外，气相色谱与其他近代分析仪器联用，已逐渐成为结构分析的有力工具，如与质谱联用（GC-MS）、气相色谱与 Fourier 红外光谱联用（GC-FTIR）等。

在气相色谱分析中，由于使用高灵敏度的检测器，可以检测 $10^{-10} \sim 10^{-13}$ g 物质。因此，在痕量分析上，它可以检出超纯气体、高分子单体和高纯试剂中质量分数为 $10^{-6} \sim 10^{-9}$ g 数量级的污染物；农药残留量的分析中可测出农副产品、食品、水质中质量分数 $10^{-6} \sim 10^{-9}$ g 数量级的卤素、硫、磷化物等。

（2）仪器结构　气相色谱主要由以下五大系统组成：气路系统、进样系统、分离系统、控制温度系统及检测和记录系统。如图 4-1 所示。

5. 高效液相色谱法

（1）概述　高效液相色谱法（HPLC）是 20 世纪 60 年代末 70 年代初发展起来的一种新型分离分析技术，随着不断改进与发展，目前已成为应用极广泛的化学分离分析的重要手段。它是在经典液相色谱的基础上，引入了气相色谱的理论，在技术上采用了高压泵、高效固定相和高灵敏度检测器，因而具备速度快、效率高、灵敏度高、操作自动化的特点。目前它已被广泛应用于对生物学和医药上有重大意义的大分子物质，例如蛋白质、核酸、氨基

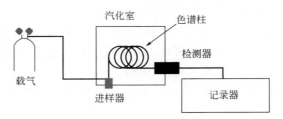

图 4-1　气相色谱流程

酸、多糖类、植物色素、高聚物、染料及药物等物质的分离和分析。

（2）仪器结构　高效液相色谱仪的结构一般可分为 4 个主要部分：高压输液系统、进样系统、分离系统和检测系统。此外，还配有辅助装置：如梯度淋洗、自动进样及数据处理等。其工作过程如下：首先，高压泵将贮液器中的流动相溶剂经过进样器送入色谱柱，然后从控制器的出口流出。当注入欲分离的样品时，流经进样器的流动相将样品同时带入色谱柱进行分离，然后依先后顺序进入检测器，记录仪将检测器送出的信号记录下来，由此得到液相色谱图（如图 4-2 所示）。

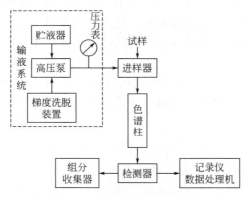

图 4-2　高效液相色谱仪结构

6. 气相色谱法与高效液相色谱法比较

高效液相色谱法与气相色谱法相比，具有以下三方面的优点。

① 气相色谱法的分析对象只限于分析气体和沸点较低的化合物，它们仅占有机物总数的 20％。对于占有机物总数近 80％的那些高沸点、热稳定性差、摩尔质量大的物质，目前主要采用高效液相色谱法进行分离和分析。

② 气相色谱采用的流动相是惰性气体，它对组分没有亲和力，也不产生相互作用，仅起运载作用。而高效液相色谱法中流动相可选用不同极性的液体，选择余地大，它对组分可产生一定的亲和力，并参与固定相对组分作用的激烈竞争。因此，流动相对分离起很大作用，相当于增加了一个控制和改进分离条件的参数，这为选择最佳分离条件提供了极大方便。

③ 气相色谱一般都在较高温度下进行，而高效液相色谱法则经常可在室温条件下工作。

（卢苏萍　张维森　彭志通）

第五章
环境致癌物致癌的分子机制

随着我国工业化和城市化进程的加快，大众和舆论越来越关注环境和职业性的外源性有害因素，尤其是能导致人体发生癌症的环境致癌物。所有的医疗卫生工作者都应对环境致癌物的分子致癌机制有深刻的理解和认识，以便更好地采取正确有效的预防和治疗措施。目前认为，环境致癌物所致肿瘤的发生、发展、侵袭、转移过程中涉及了包括遗传、环境、个体差异等多个层面的改变，并且所发生的这些变化以及其发生的机制最终都要归因于分子水平上的基因改变。从分子生物学角度看，肿瘤本质上就是基因病，肿瘤的形成和发展必须先经历染色体水平和基因水平的结构改变和功能变异，环境致癌物可能以协同或者序贯的方式引起细胞非致死性的 DNA 损害，DNA 损害可激活原癌基因和/或使抑癌基因失活，引起凋亡调节基因和/或修复基因改变，继而导致表达水平异常，使靶细胞发生转化。转化细胞经过长时间的演进后获得无限制扩增以及侵袭转移的能力，最终形成癌症。随着分子生物学的迅速发展，从分子水平探讨环境因子相关肿瘤的病因和发展机制已成为环境致癌物预防科学研究的重要方向，内容涉及环境致癌分子研究的各个方面，例如，癌基因、抑癌基因、DNA修复、细胞凋亡、信号转导、细胞周期、遗传学与表观遗传学、DNA 甲基化以及 DNA 加合物及检测方法等。

第一节　癌基因

在环境致癌物诱发肿瘤的过程中，癌基因和抑癌基因的突变至关重要，基因突变导致突变型蛋白的表达，参与细胞恶性转化，促进肿瘤发展。癌症是一类多基因复杂性状疾病。与正常细胞相比，癌细胞在生物学性质上有以下改变：①基因组不稳定性；②不受控制的生长增殖；③不分化或分化不良；④细胞凋亡程序失控；⑤具有转移迁徙能力。目前认为导致这些改变发生的原因是相应基因的功能缺失或改变。研究发现，有两类基因与肿瘤发生密切相关：第一类称为看管基因（caretaker gene），负责监管整个基因组的突变率，与基因组稳定性相关，该基因不直接参与控制细胞生长、凋亡或转移，突变后也不会直接导致肿瘤发生，但易使其他基因如抑癌基因或癌基因突变率增高，加速肿瘤形成。第二类称为看门基因（gatekeeping gene），是一大类与控制细胞生长、分化、侵袭、凋亡相关的基因。该类基因保持着细胞代谢以及细胞生长与死亡的平衡。癌基因、抑癌基因、细胞周期相关基因、细胞凋亡相关基因等均属此类基因。该类基因发生突变后，基因原有功能出现改变，会直接影响细胞代谢和生长死亡平衡，尤其是在环境致癌物作用下容易导致多个基因发生突变，其突变综合效应可诱发肿瘤的形成。

环境致癌物可大致分为肿瘤启动剂以及促癌剂。肿瘤启动剂一般具有遗传毒性，通过与DNA发生相互作用，诱发肿瘤发生。促癌剂一般不具有遗传毒性，但是在启动后具有促进肿瘤的形成的功能，但有时，有些致癌物同时具备启动剂和促癌剂的特点，并不能严格进行分类，在人类日常接触的几万种化学和生物性因子中，除了国际癌症研究机构（IARC）确定的人类Ⅰ、Ⅱ类致癌物外，还有很多人类或动物肿瘤启动剂或促癌剂是未知的，在过去的30年里，全球肿瘤负担增加了一倍，仅2008年估计就有1270万例新发肿瘤病例。因此，筛选并鉴定出环境致癌物，了解肿瘤的发生发展机制，对人类预防和治疗癌症至关重要。

癌基因（oncogene）是20世纪70年代在遗传学、病毒学及分子生物学领域的研究中发现的一种新基因，指存在于病毒、人类和动物体内的能引起细胞发生癌变的基因。最初Rous从肉瘤病毒基因组中发现了 sac 基因，该基因具有诱发正常细胞癌变的能力，进一步研究发现，在人类正常细胞中的 ras 基因序列几乎与 sac 基因序列一样。以后逐渐发现其是正常细胞编码关键性调控蛋白的基因。癌基因目前以来源不同进行分类，包括病毒癌基因（virus oncogene，V-onc）和细胞癌基因（cellular oncogene，C-onc）两种，前者是指病毒所携带的能使细胞发生恶性转化的基因，根据其来自DNA病毒或者RNA病毒，又可分为DNA病毒癌基因以及RNA病毒癌基因；后者即是人们熟悉的原癌基因（proto-oncogene，pro-onc），指存在于正常细胞基因中的癌基因。

DNA病毒癌基因是指DNA病毒所携带的能使细胞发生恶性转化的基因。目前发现的DNA病毒癌基因有猴SV40、多瘤病毒、乳头瘤病毒、腺病毒及EB病毒、HBV病毒癌基因等。RNA病毒癌基因并不是参与病毒复制所必需的组成部分，而是当RNA病毒感染宿主细胞时，由宿主细胞内的基因整合到病毒基因组形成的，其能使细胞发生转化及呈恶性表型，在动物中有广泛的致瘤作用。如McDonough猫肉瘤病毒中的 fins 癌基因能诱发猫肉瘤，HBV病毒癌基因等。

原癌基因是细胞的正常基因，在一般情况下原癌基因处于低表达或者静止状态，其表达受到严格的限制，未被激活无致癌作用。原癌基因参与调节细胞正常生长、分化和凋亡，当受到各种致癌因素刺激，发生结构改变后，可转变为具有转化细胞活力的癌基因，导致细胞增殖、分化异常。

通过对癌基因组基因拷贝数变化的研究，目前已经鉴定出了多个癌基因和抑癌基因。迄今已报道的原癌基因已有100多个，这些原癌基因定位于不同的染色体区带，并且与细胞的生长、增殖等生理功能有关。这些原癌基因或具有编码生长因子受体、生长因子以及蛋白激酶的功能，因而在生长信号的传递和细胞分裂中具有重要作用；或者通过编码DNA结合蛋白从而参与调控基因的复制表达。原癌基因在个体发育或细胞分裂的阶段发挥重要作用，但在成体或平时其表达受限或者不表达，当原癌基因发生了突变或者异常激活时，产生的异常蛋白即癌蛋白就可能导致细胞发生恶性转化。根据癌基因蛋白的功能，这些癌基因可大致做以下分类：①表达生长因子类的癌基因，包括 sis、fgf-5、hst、int-1、int-2 等；②表达生长因子受体类的癌基因，包括 Yes、fgr、ErbB、kit、met、ros、fms、trk 和 neu 等；③表达酪氨酸蛋白激酶类（非受体）的癌基因，包括 src、fyn、syn、lyn、slk、sea、lck、hck、ros、abl、fps、fes、yes、fgr、tkl、ret、ptc 和 rel 等；④表达丝氨酸/苏氨酸蛋白激酶类的癌基因，包括 cot、mos、raf/mil 以及 pim-1 等；⑤表达G蛋白类的癌基因，包括 gsp、gip、bcl-2、Ha-ras、ki-ras 和 N-ras 等；⑥表达胞质调节因子类的癌基因，包括 crk、dbl 和 elf-4E 等；⑦表达核转录因子蛋白类的癌基因，包括 evi-1、ets-1/2、gil-1、hox2.4、lyl-1、maf、pbx、p53、ski、spil-1、vav、myc、myb、c-jun、c-fos、ErbA 和

rel 等。

1. 生长因子和生长因子受体类

细胞内部的某些原癌基因的蛋白产物与生长因子或生长因子受体比较相似，或者就是生长因子和其受体。生长因子是一类多肽类分子，可与包埋在细胞膜脂质双层中相应受体的膜外结合位点结合，激活下游信号转导通路，在细胞的生长、分化、死亡等方面有重要作用。目前已知的与肿瘤发生关系密切的生长因子有两类，第 1 类是正常情况下细胞基因编码的促生长物质，如表皮生长因子（EGF）、胰岛素及胰岛素样生长因子（IGF）等；第 2 类主要见于转化细胞或肿瘤细胞，如转化生长因子（TGF）、p28sis 等。

在转化细胞中，由于原癌基因异常变化产生了多余的生长因子和其受体，并且相互结合，促进胞内信号的转导，从而加速 DNA 合成和有丝分裂，致使细胞不断进行恶性增殖。这其中最有代表性的是表皮生长因子受体即酪氨酸激酶受体信号转导通路。酪氨酸激酶受体的 ErbB 家族有四个成员，分别为 EGFR、ErbB-2（HER-2）、ErbB-3 以及 ErbB-4。ErbB 家族与配体结合后形成同型二聚体或异型二聚体，从而激活下游的多个信号转导通路。EGF 以及类似 EGF 的生长因子如转化生长因子-α（TGF-α）与 EGFR 的结合激活了 EGFR，一方面对上皮细胞的功能进行调控，另一方面通过多种信号通路启动了源于上皮细胞肿瘤的发生，包括 RAS/RAF/MEK/MAPK 通路、PI3K/AKT 通路、信号转移和转录激活子 STAT3 和 STAT5 通路。

第 2 类生长因子受体类癌基因如 *src*、*abl*、*yes*、*fgr*、*fps*、*lck* 等编码的蛋白不是非生长因子受体，但具有酪氨酸蛋白激酶活性。如见于慢性髓细胞白血病患者恶性细胞中的费城染色体，9 号染色体长臂（9q34）上的原癌基因 *abl* 和 22 号染色体（22q11）上的 *bcr*（break point cluster region）基因重新组合成 *bcr-abl* 融合基因。后者编码的蛋白属嵌合型的非受体型酪氨酸激酶。

第 3 类生长因子受体类癌基因编码与 G 蛋白相关的癌蛋白，G 蛋白有两种形式，一种为刺激性 G 蛋白（Gs），具有刺激腺苷酸环化酶的作用；另一种具有抑制腺苷酸环化酶（Gi）的作用。*ras* 基因是第一个被认识的人类癌基因，包括 *kras*、*hras*、*nras*、*rras*，编码四种高度同源的 21000 的参与信号转导的膜结合蛋白。*ras* 基因编码的蛋白以两种状态存在：一种是与 GTP 结合的活化状态，另一种是非活化状态，GTP 被水解成 GDP。活化点突变造成蛋白失去固有的 GTP 酶活性，使得 GTP 不能变成 GDP，造成细胞癌变，从而启动了经由 EGFR 下游的 RAS/RAF/MEK/MAPK 信号通路的不受抑制的增殖。在肺癌中 90% 的突变位于 *kras*，*hras* 和 *nras* 只是偶有报道。*kras* 突变与 *egfr*、*erbb2* 突变是互斥的，并造成对 EGFR TKI 和化疗的耐药。Klein 等的研究表明，硫化镍可以导致 *ras* 出现点突变而使之活化。研究人员将硫化镍注入大鼠肾脏中，观察一段时间后发现诱发了肿瘤，接下来 Klein 等提取了肿瘤细胞的 DNA，经 PCR 扩增、核酸杂交及测序分析后，结果显示，在这些硫化镍作用下发生恶化的肿瘤细胞中，有接近 50% 的 *kras* 基因的第 12 位密码子发生了突变，由 GGT 突变为 GTT，编码的氨基酸由甘氨酸变为缬氨酸，这一单个碱基的突变使 *kras* 基因活化，导致细胞出现恶性增殖。

第 4 类生长因子受体类癌基因编码胞质丝氨酸/苏氨酸蛋白激酶，这是一种溶解在细胞质中的蛋白激酶，可催化细胞中大多数蛋白含有的丝氨酸、苏氨酸残基磷酸化。丝/苏氨酸蛋白激酶参与 cAMP 和磷酸肌醇信号转导系统，调节细胞的生长和增殖。已发现的该类癌基因有 *raf*、*mos*、*pim*-1、*cit* 等。

2. 转录因子类癌基因

主要包括核癌基因及信号转导和转录激活因子（signal transducers and activators of transcription，STAT）。

（1）核癌基因　这类基因产物都在核内与 DNA 结合。包括 *myc* 基因家族（包括 *B-myc*、*L-myc*、*N-myc*、*S-myc* 和 *c-myc* 等）、*myb*、*fos*、*jun* 等，通过其编码的转录因子参与细胞癌变过程。核癌基因编码的蛋白质能与细胞 DNA 结合，具有转录调节蛋白的功能，参与 DNA 复制和基因表达的控制。*c-myc* 对细胞具有双重作用，既可刺激细胞增殖，也可促进细胞凋亡。*c-myc* 能否刺激细胞增殖或促进细胞凋亡受多种因素的影响，包括多种蛋白、细胞因子、基因、寡核苷酸、反义寡核苷酸、蛋白酶体抑制剂以及 *c-myc* 自身因素。

（2）信号转导和转录激活因子（signal transducers and activators of transcription，STAT）　STAT 家族是在研究干扰素信号转导途径时被发现的。到目前为止，该家族在哺乳动物中共发现有七个成员，包括 STAT1、STAT2、STAT3、STAT4、STAT5a、STAT5b、STAT6。这其中以 STAT3 研究最多。编码 STAT1 和 STAT4 的基因位于 2q32，STAT2 和 STAT6 定位于 12q13，STAT3 定位于 17q21，STAT5a 和 STAT5b 定位于 17q11。通常认为，STAT1 和 STAT2 对先天性免疫起关键作用，STAT4 和 STAT6 在获得性免疫中起重要作用。STAT5a 和 STAT5b 在调节造血，特别是应急状态下的造血起重要作用，并且在维持干细胞自我更新中起重要作用。STAT3 则广泛表达于不同类型的组织细胞中，在早期胚胎发育和骨中幼粒细胞的分化中发挥着不可缺少的重要作用。STAT3 还参与了细胞生长、分化、增生、恶性转化以及凋亡抑制。其中，STAT3α 主要与细胞的增殖、转化有关，STAT3β 则对粒细胞集落刺激因子介导的细胞分化更为重要，活化的 STAT3γ 主要短暂地存在于已分化的中性粒细胞中，可能是调节成熟骨髓细胞中受控的蛋白水解机制的前增殖蛋白成员。Bowman 等研究证实 STAT3 在人类白血病、多发性骨髓瘤、头颈部鳞状细胞癌、乳腺癌、前列腺癌以及肺癌等多种肿瘤组织与细胞系中异常表达或活性增强。STAT3 激活后诱导多种与细胞增殖、分化、生存、凋亡密切相关的关键基因异常高表达，通过各种途径促进细胞增殖、恶性转化，阻碍细胞凋亡，表现出致癌作用。多项研究表明，STAT3 参与了多种肿瘤的形成和发展，主要表现在 4 个方面：①致癌性的酪氨酸激酶信号途径中 STAT3 蛋白被选择性激活；②持续性激活的 STAT3 突变体能诱导某些细胞进行转化；③显性 STAT3 突变体能阻断 TK 诱导的 STAT3 依赖性的转录和转化；④肿瘤形成过程中 STAT3 的异常激活可导致控制细胞增殖和生存的基因异常表达。

在细胞胞质及胞核中存在许多 STAT 反应蛋白，从 STAT 分子的激活直至启动靶基因转录等诸多环节中与 STAT 分子相互作用而对信号转导过程进行调节。

正性调节：STAT3 分子翻译后的修饰极大地影响其转录活性。STAT3 分子第 727 位丝氨酸残基发生磷酸化可使其获得最大的转录活性。另外，在受体水平也存在正性调节机制，当配体和其相应受体相结合并使其活化后，其邻近的受体可通过交互磷酸化或使非特异抑制因子的作用下调，从而使通路得以加强。

负性调节：在信号通路发挥作用的整个过程中还存在着诸多的负性调节因素，如 SOCS-1（suppressor of cytokine signaling-1）、PIAS（protein inhibitor of activated STAT）、胞质内蛋白酪氨酸磷酸化酶（protein tyrosine phosphatases，PTP）、GRIM-19（genes associated with retinoid-IFN-induced mortality）等，均可通过不同机制负性调节该通路。

其他信号转导通路与 STAT3 信号转导通路的交互作用：细胞内信号的传递十分复杂，不只是依靠单一的信号转导通路完成的，往往还需要多条信号转导通路的协同作用调节信号转导。例如：MAPK 信号转导通路即可通过其家族成员 ERK2、JNK1 及 p38 等磷酸化 STAT3 分子羧基末端结构域中的有关序列，影响 STAT3 的酪氨酸磷酸化和 DNA 结合，抑制其转录活性。而阻断此通路则可逆转这种抑制，从另一角度证明了该通路对 STAT3 通路的抑制作用。

STAT3 和其他信号转导通路通过交互作用共同调节基因的表达，对准确调节细胞生物功能是十分重要的。进一步了解各信号转导通路之间的交互作用可以更精确地分析细胞对不同外界刺激所做出的复杂反应。

虽然原癌基因活性正常是细胞正常代谢所必需的，但一旦受到致癌因子的影响，其活性就会发生变化，引起细胞癌变。其激活情况有如下几种。

① 点突变。体细胞内的原癌基因可以出现点突变，继而成为癌基因，产生异常的蛋白；也可由于点突变使原癌基因摆脱正常的调控而过度表达。致癌因子的作用是使原癌基因特定部位上的碱基或者核苷酸发生突变，最终合成空间结构和生物学功能异常的蛋白产物，致使细胞出现恶性表型。C-Ha-ras、C-Ki-ras 和 N-ras 就是在 12 位、13 位、61 位密码子发生突变的，导致恶性肿瘤膀胱癌、白血病或结肠癌等的形成。激活的 ras 原癌基因在以下肿瘤中检出率相对较高：结肠肿瘤 43%，胰腺肿瘤 81%，肺腺癌 32%，胆管癌 88%，子宫内膜腺癌 47%，卵巢黏液腺癌 75%。以上数据表明，原癌基因通过点突变的方式激活从而诱发肿瘤发生是十分常见的。

② 基因扩增。原癌基因受到干扰后，通过基因扩增而过度表达。在肿瘤细胞尤其是胚胎神经组织肿瘤细胞中，有时镜下可见到双微体以及染色体上的均染区，这两种均是原癌基因 DNA 片段扩增的镜下表现。例如，肿瘤细胞中 c-myc 原癌基因可扩增数百倍到数千倍。这样必然导致基因产物增加和细胞功能紊乱，并发生恶性转化。在受检的 50% 以上神经母细胞瘤中能观察到 N-myc 扩增；在原位乳腺癌中也能观察到 C-ErbB2 的扩增；Mor 等在用探针对人胃癌细胞中 10q26 进行印迹杂交后也发现该区的 DNA 出现扩增。肿瘤细胞中的癌基因扩增现象是非常常见的。

③ 染色体易位。是指肿瘤细胞中基因从染色体的正常位置转移到其他染色体。染色体易位可导致原癌基因附近区域的重排或融合，从而产生结构和功能异常的蛋白而使细胞转化。例如在慢性粒细胞白血病中，位于 9 号染色体上的原癌基因 abl 转位到 22 号染色体的 bcr 位点，形成了融合基因 bcr-abl，它编码的蛋白在结构及功能上均有异常，促使细胞不断进行恶性增殖。同样，在急性骨髓性白血病中，2 号和 4 号染色体存在易位；在急性非淋巴性白血病中，也有 16 号和 21 号染色体易位现象。这些易位或重排现象的结果使基因过分活跃，造成细胞癌变。此外，原癌基因通过易位插到强力的启动子附近，使转录增加，也可激活原癌基因。在 Burkitt 淋巴瘤中都有 t（8 号、14 号）染色体异常，这种改变使 8 号染色体上的 c-myc 基因易位到 14 号染色体的免疫球蛋白重链基因附近，使 c-myc 置于免疫球蛋白 H 链基因的启动子控制下。免疫球蛋白基因是一个活跃的基因，为了抵抗进入体内的各种抗原，它不断编码各种抗体蛋白，其启动子特别活跃，因而易位的 c-myc 的 mRNA 和蛋白表达上调。增多的 c-myc 蛋白质使一些控制生长的基因活化，最终导致细胞恶变。在多形性胶质细胞瘤、脑膜瘤、少突胶质细胞瘤中都有 c-myc 的高度表达现象。在其他肿瘤如胃癌也有 c-myc 高表达的报道。另外，由于致畸因素的干扰，原癌基因自身所具有的启动子也可发生突变，从而引起表达增强。

④ 插入诱变。是指不携带病毒基因的慢性转化型病毒通过其前病毒插入到细胞基因组而引起靶基因转录增强，如禽类白细胞增生症病毒（ALV）本身无癌基因，但其感染细胞

后，前病毒两端的长末端重复序列如插入到细胞 *c-myc* 基因的附近而使 *c-myc* 激活，导致高表达，诱发淋巴瘤。ALV 根据插入部位的不同，还可以激活其他原癌基因。另外，小鼠白血病病毒和乳腺癌病毒也能通过诱变机制，分别使 *K-ras* 和 *int-1* 等基因激活，诱发小鼠白血病和乳腺癌。

第二节　抑癌基因

抑癌基因，是指细胞基因组内的一类能够抑制细胞增殖和肿瘤发生的核苷酸序列，其作用方式大多是隐性的，当发生基因缺失或者失活时，其抑癌作用减弱或消失，从而使其丧失对细胞增殖的负调控作用，导致细胞的细胞周期失控而过度增殖，引起细胞癌变。20 世纪 60 年代，哈金斯等就通过细胞融合试验证明了正常组织细胞中存在抑癌基因。他们将正常细胞与癌细胞进行融合，然后再接种在小鼠身上，结果在小鼠身上没有观察到肿瘤生长，而既往已经有实验证实单独接种癌细胞可长成肿瘤，哈金斯等通过该细胞融合试验，证明了抑癌基因的存在。由于杂交细胞中有两套细胞染色体分别来自癌细胞和正常细胞，因此，也提示正常细胞的基因组中存在着能够抑制细胞恶性增殖的基因，称之为抑癌基因。

通过细胞遗传学研究、连锁分析、杂合性丢失研究、mRNA 差异展示等方法，研究人员已鉴定出了一批肿瘤抑制基因。目前已知的抑癌基因和候选抑癌基因有 100 多个，如 *p53*、*RB1*、*p16*、*MTS1*、*p15*、*MTS2*、*WT1*、*BRCA1/2*、*PTEN* 等。其可能具有的功能包括：①编码转录子或者作为细胞周期调节因子参与调控细胞的增殖分化，该类基因有 *Rb*、*p53*、*WT1*、*VHL* 和 *p16/INK4a* 等；②直接参与 DNA 损伤的损伤修复，保证 DNA 的稳定，该类基因有 *p53*、*BRCA1* 和 *BRCA2* 等；③与细胞内骨架蛋白相连，有的也参与细胞内外的信号传递，如 *DPC4/Smad4*、*PTC*、*NF2*、*APC* 等；④产物是细胞黏附分子，比如 *DCC* 基因；⑤编码的蛋白质具有 GTP 酶活性或磷酸化酶活性，从而阻断癌基因产物如 RAS 蛋白或蛋白激酶的活性而发挥抑癌效应，如 *PTEN*、*NF1* 等。

Rb 基因（视网膜母细胞瘤基因）是最早发现的抑癌基因，由于其最早发现于儿童的视网膜母细胞瘤中，因此被命名为 *Rb* 基因。当 *Rb* 基因功能丧失或者先天性缺失时，视网膜母细胞则出现异常增殖，从而形成视网膜母细胞瘤。另外，在其他多种肿瘤中也能观察到 *Rb* 基因的失活。*Rb* 基因位于 13q14，有 27 个外显子以及 26 个内含子，其 mRNA 长约 4.7kb，编码的 p105 蛋白含有 298 个氨基酸，有去磷酸化和磷酸化两种形式，它与细胞增殖、细胞周期的调节及转录调控有关，其中去磷酸化的 Rb 蛋白具有生长抑制的功能。*Rb* 基因通过与转录因子 E-2F 结合发挥肿瘤抑制效应。E-2F 是一类细胞转录活化因子，在 G_0、G_1 期，E-2F 与去磷酸化型的 Rb 蛋白结合成复合物，使 E-2F 处于失活状态；而在 S 期，Rb 蛋白的磷酸化使 E-2F 解离出来，E-2F 继而活化 *c-myc*、DNA 聚合酶等基因，促使细胞进入增殖阶段，因此，当 *Rb* 基因发生缺失或者突变时，丧失了结合 E-2F 的能力，使 E-2F 持续游离，导致细胞过度增殖，导致肿瘤发生。

另一个发现的重要抑癌基因是 *p53* 基因。*p53* 基因位于人类第 17 号染色体 17q13.1，全长 16~20kb，有 11 个外显子和 10 个内含子，编码的 P53 蛋白有 393 个氨基酸。野生型 P53 蛋白能维持细胞正常生长以及抑制细胞恶性增殖。当 DNA 出现损伤时，野生型 P53 诱导细胞进入 G_1 静止期，使 DNA 获得足够的时间进行修复；如果修复失败，P53 可使受损 DNA 停止复制，必要时通过引发程序性机制引起突变、细胞凋亡，以防癌变。P53 的胞内活性是介导 DNA 损伤后的细胞应激反应，包括阻滞细胞周期、促进细胞凋亡和修复受损的 DNA，避免受损 DNA 堆积，维持基因的稳定性。此外，P53 还参与细胞分化、抑制血管生成以及调节细胞衰老，这些功能的完成均依赖于 P53 与 DNA 的相互作用。$p53$ 基因介导的细胞信号转导通路与细胞内其他信号转导通路间具有很复杂的联系。$p53$ 基因的突变是肿瘤中最常见的遗传学改变，在一半以上的肿瘤组织中均有发现。而且 $p53$ 基因突变方式最常见的是错义突变，引起过量 P53 蛋白积累。目前在肺癌、肝癌、乳腺癌、结肠癌、直肠癌、脑肿瘤、神经纤维肉瘤以及多原发性瘢痕癌中均发现有 $p53$ 基因异常。$p53$ 基因突变后，其空间构象也发生了改变，继而失去了对正常细胞生长、DNA 修复和细胞凋亡的调控作用，$p53$ 基因由抑癌基因突变为癌基因。突变的 $p53$ 基因所编码的 P53 蛋白在恶性转化的细胞和癌组织中的含量大大增加，为正常细胞的 $100 \sim 1000$ 倍，其构象也较野生型 P53 蛋白稳定，且可以与一些癌基因蛋白形成稳定复合物，半衰期延长（为 $20 \sim 40h$），在细胞核内聚集，产生过度表达。苯并［a］芘（BaP）作为一种分布最为普遍、致癌性最强的大气环境致癌物，具有致癌、致畸和致突变性，是一种常见的高活性间接致癌物，其代谢产生的 BPDE 是目前已知的最强的致癌物之一。BaP 可与 DNA 结合形成 DNA 加合物，诱导 $p53$ 基因突变，还能够阻断对细胞生长分化有调节作用的信号通路等等。空气中的 BaP 是导致肺癌的最重要因素之一。烟草成分复杂，一支纸烟产生的烟气中含有大量有害物质，其中强致癌成分主要是多环芳烃和亚硝基化合物等，而且研究证实各成分间还具有协同致癌作用。这些致癌性物质可与 DNA 形成加合物而激活细胞代谢，引起 $p53$ 基因失活。在环境中的致癌物质诱发人类恶性肿瘤的过程中，$p53$ 基因发挥着关键作用。总之，在环境与职业医学领域，$p53$ 肿瘤抑制基因与各种致癌物关系的研究分析对于阐明致癌物质的致癌性和机理、对高危人群进行暴露评价和早期诊断有着重要意义。

PTEN（phosphatase and tensinhomologue deleted chromatosome 10，PTEN）的全称是与张力蛋白同源在 10 号染色体有缺失的磷酸酶基因，该基因于 1997 年由 Li 等采用代表性差别分析法克隆并命名。*PTEN* 基因编码的蛋白在胞质中表现出双重特异性磷酸酶活性，是迄今为止发现的第一个具有磷酸酶活性的抑癌基因。*PTEN* 位于染色体 10q23.3，全长约 200kb，含有 9 个外显子和 8 个内含子，cDNA 含有 1209bp 的开放阅读框，编码的蛋白由 403 个氨基酸残基组成。PTEN 蛋白包括 3 个结构功能区：一个氨基端磷酸酶区，一个与脂质结合的 C2 区和一个羧基端区。磷酸酶区由外显子 5 中 $122 \sim 133$（IHCKAGKGRTG）编码，其氨基酸序列与蛋白酪氨酸磷酸酶及蛋白质丝氨酸、苏氨酸磷酸酶催化区的核心基序同源。此区中保守的半胱氨酸残基 C129 若发生突变，PTEN 磷酸酶活性则消失，从而使 PTEN 失去抑制肿瘤细胞生长的能力。PTEN 的信号转导通路包括：①负调控 PI3K/AKT 信号通路；②抑制 FRAP/mTOR 信号通路及影响核转录因子-kB/IB 信号通路，在转录后水平上调 P53 蛋白；③抑制 FAK/PI30C 和 MAPK 信号通路。

PTEN 具有调节细胞生长、增殖、分化及迁移等多种生理学效应。*PTEN* 是人们继 *p53* 和 *Rb* 基因之后发现的与肿瘤发生发展密切相关的另一种抑癌基因。PTEN 可通过维持免疫系统的稳定性、抑制细胞周期、抑制肿瘤细胞侵袭和转移、抑制肿瘤血管形成、诱导细胞凋亡等作用发挥其抑癌作用。近年来发现在多种肿瘤中存在 *PTEN* 的缺失或突变，包括消化道肿瘤、血液系统肿瘤、妇科肿瘤、泌尿道肿瘤、肺癌、胶质瘤、骨肉瘤等多种恶性肿瘤，在这些肿瘤中发现 *PTEN* 表达下降。其分子生物学基础是 *PTEN* 基因的突变或杂合性缺失。在细胞水平研究中，使用 BaP 对人正常的支气管上皮细胞进行处理，也发现了 *PTEN* 表达下调的现象。

除 Rb 基因、$p530000$、$PTEN$ 基因外，其他抑癌基因如 Apc、DCC、$WT-1$、$FHIT$、$p21$、$p15$ 基因等也相继被发现。在抑制人肿瘤生长的名单上，抑癌基因的数量还在不断地增加。它们的作用机制可能不同，但都对细胞的生长具有抑制作用。

第三节　DNA 修复

DNA 损伤修复是生物体系中高度进化保守的生化代谢系统，在维系生物体的基因组稳定性中发挥重要作用。多种环境因素可引起 DNA 的损伤，如紫外线和电离辐射可使两个相邻的嘧啶相互交联形成嘧啶二聚体，从而使 DNA 的立体构象发生明显变化，阻断受损部位 DNA 的复制和转录。最近有动物实验发现，长期低水平的镉化物暴露可导致大鼠肝、肾、心、肺等靶器官的 DNA 修复基因 $XRCC1$ 和 $hOGG1$ 基因表达水平明显下调，并与染镉剂量存在良好的剂量-反应关系，表明某些 DNA 修复基因如 $XRCC1$ 和 $hOGG1$ 的表达改变在镉分子毒作用机制中可能起着重要的作用。许多外源或内源化学物和物理因素能诱导活性氧生成，活性氧可对 DNA 产生许多不同类型的损害，主要包括链断裂与碱基修饰两大类，针对不同的损伤类型，真核生物 DNA 修复的主要途径包括错配修复（mismatch repair，MMR）、碱基切除修复（base excision repair，BER）、核苷酸切除修复（nucleotide excision repair，NER）、直接修复及重组修复等，共同构成维持遗传信息稳定的保护机制。DNA 修复相关基因的表达缺陷可能导致遗传物质损伤积累，在多种疾病，特别是肿瘤的发生中具有重要作用。

MMR 主要是针对与对侧 DNA 链上的核苷酸错配的核苷酸进行切除和修复的生化过程，在 MMR 中错配的碱基是作为单个核苷酸来切除的，由于 DNA 复制机制的保真性是有限的，故错配在 DNA 复制过程中发生，并在新合成的 DNA 链上出现不正确的碱基。所有的细胞均有区别新复制的与原来的 DNA 链之间不同的特殊机制。在人的细胞中，主要由错配修复基因 $MSH2$ 和 $MSH6$ 组成的异二聚体复合物 $MUTS$，或由 $MSH2$ 和 $MSH3$ 组成的异二聚体 $MUTS$ 来完成识别单个碱基的错配，或由模板和复制链之间滑动而引起的插入或缺失核苷酸环。滑动倾向发生于序列重复区，如：聚腺苷酸 poly（A）的节段，或二核苷酸重复的节段，在这些区靠近复制点的碱基容易移动位置。重复序列偶尔也可发生于编码区，在那里滑动会引起移码突变。插入/缺失环修复缺陷的标志为微卫星体不稳定性（microsatellite lnstability，MSI）。一般发生在基因以外，故通常并不引起突变，但它们可作为检测在基因组内由相同机制引起变化的灵敏指标。伴有 MSI 的肿瘤常反映其 MMR 增变体表型。MMR 系统除了在 DNA 修复中的作用外，还能将 DNA 损伤的信号发放给启动凋亡的系统，当遇到其不能修复的损伤时，它就发出诱发凋亡的信号。这可以解释为何 MMR 有缺陷的肿瘤细胞对损伤类药物如顺铂、烷化剂、拓扑异构酶阻滞剂等增加耐药性。

BER 是细胞对单个碱基损伤的主要修复方法，其一般的步骤包括识别、切除、复制和连接。先由一组特异的 DNA 糖基酶识别单个化学结构上有改变的或不合适的碱基（指那些正常 DNA 中不存在的或前后序列有差错的碱基）。如尿嘧啶糖基酶能识别尿嘧啶中不合适的碱基，并催化把尿嘧啶连接到 DNA 的去氧核糖磷酸主链的 N-糖基键水解，因此，尿嘧啶被作为一游离的碱基从基因组切除，在 DNA 中留下一个丧失碱基的位点（去嘌呤或去嘧啶位点）。这些无碱基位点（AP 位点）进一步由 AP 内切核酸酶及磷酸二酯酶来处理去除，所留下的核苷酸空隙由修复聚合酶来充填，最终由 DNA 连接酶来封闭缺口和完成修复过程。根据被去除的核苷酸的长短不同，BER 可分为短片和长片两个分支：短片是指一个碱基的长度，而长片则为 2～10 个核苷酸的长度。这两种 BER 所牵涉的各种酶有所不同：在短片修复中，由 DNA 糖基酶识别受损碱基，并切割 N-糖基键而产生一 AP 位点；再由一种 AP 内切核酸酶切割 AP 位点 5′的磷酸二酯主链。然后由 XRCC1 及 DNA 聚合酶来充填一个碱基的空隙，并由 DNA 连接酶Ⅲ封闭缺口完成修复。而在长片修复中则由多腺苷二磷酸核糖聚合酶（PARP）识别受损碱基，并由聚核苷酸激酶（PNK）与 XRCC1 复合来启动修复，再由 DNA 聚合酶与 PCNA 复合来催化修复合成 2～10 个核苷酸的长片空隙，然后由 FEN1 切除被替换的片，最后由 DNA 连接酶Ⅰ封闭缺口完成修复。短片修复在人细胞中占优势，但究竟利用哪一种修复方式取决于损伤的性质。

NER 是几种能从基因组中切除损伤的碱基的 DNA 修复机制之一。由它所切除的碱基是 25～30 个核苷酸长度的包含损伤碱基的寡核苷酸片段，而不是像 BER 所切除的是损伤的或不合适的单个游离的碱基。NER 是 DNA 修复机制中最多面性的。它能修复多种使 DNA 螺旋变形的庞大加合物，但只有当化学损伤和螺旋变形均存在时。NER 最重要的功能是修复由于日光中紫外线的照射产生的光产物，如嘧啶-(6-4)嘧啶二聚体及环丁烷-嘧啶二聚体等；和致癌原引起的庞大加合物，如多环芳香碳氢的 DNA 加合物；以及由抗癌药物如顺铂产生的 DNA 交联。此外，NER 还能起替代避开 BER 或烷基转移酶修复机制的碱基损伤的修复功能，尽管不那么有效。

NER 是一种复杂的生化过程，需要 30 余种蛋白质参与，它们在碱基损伤的部位有规则地组装成一很大的多蛋白复合体，称为核苷酸切除修复小体，即称 NER 小体，它是一种多方面适用的 NER 机器，能识别许多种碱基损伤，并在 DNA 链上碱基损伤两侧精确的距离上切割 DNA，所产生的空隙由修复合成酶来填充，最后由 DNA 连接酶Ⅰ和 DNA 聚合酶辅助蛋白 PCNA 来完成修复过程。NER 重要的步骤如下：①由外源性因子（如日光照射、致突变或致癌化学物质的作用）产生的 DNA 双螺旋化学结构的改变，被 XPC 蛋白所识别。②XPC 与另一种蛋白质 HHRAD23B 简称 R23 稳定地结合成 XPC-R23 异二聚体复合物。③进一步再结合其他多种蛋白质，包括 XPA、RPA、TFⅡH 及 XPG，其中 XPA 及 RPA 帮助识别碱基损伤；TFⅡH 是一种 RNA 聚合酶Ⅱ转录启动器，含有 6 个亚单位，并含有两种 DNA 解旋酶（XPB、XPD）的活性，能在碱基损伤的紧邻部位使 DNA 双螺旋解旋，并在 DNA 中产生一个泡（bubble），其末端由双螺旋与单链 DNA 之间的连接组成。④随后再结合 ERCC1-XPF 异二聚体，形成完全组装好的 NER 小体。⑤由 XPG（一种双螺旋/单链 DNA 内切核酸酶）切割碱基损伤部位的 3′损伤链，而由 ERCC1-XPF（另一种双螺旋/单链内切核酸酶）切割碱基损伤部位的 5′损伤链；这样两种方式的切割产生一个 27～30 个核苷酸长度的寡核苷酸片段，包含损伤的碱基在内。⑥该片段被从基因组中切除并由 DNA 聚合酶以及辅助复制蛋白 PCNA、RPA 及 RPC 来修复合成，填补 27～30 个核苷酸的空隙。⑦最后由 DNA 连接酶Ⅰ和 PCNA 将整合的核苷酸与尚存的 DNA 共价连接，完成 DNA 完整性的修复，使损伤的 DNA 恢复其原来的化学构型。

由于在有转录活动的 DNA 上进行的 NER 不同于在转录沉默的 DNA 上所进行的 NER，故 NER 有两种方式：①转录-相连的 NER（transcription-coupled NER，TCR）；②全基因组 NER（global genome NER，GCR）。两种 NER 方式的不同处在于：①发生的部位不同：TCR 在基因转录活动的部位，而 GCR 在基因组其他非转录活动的部位。②进行的速度不同：以 TCR 较快。③碱基损伤的识别机制不同：在 TCR 途径中由碱基损伤阻断 RNA 聚合酶Ⅱ，使转录机器停顿来识别碱基损伤，并召集 CSB 和 TFIIH 组装成蛋白复合体；而在

GCR 途径中由 XPC 和 HHRAD23B 结合识别损伤，并召集其他多种蛋白质组成复合体。以后的生化变化在两种 NER 方式中是相同的。

基因组 DNA 甲基化修饰与肿瘤的发生、侵袭、转移、耐药等生物学行为的关系密切，其主要机制可能与 DNA 修复基因、抑癌基因、细胞周期调控基因、肿瘤侵袭相关基因等多种基因的甲基化修饰导致其表达异常有关。其中 DNA 修复基因甲基化是造成基因表达下调，修复蛋白合成减少，DNA 损伤修复障碍，最终导致肿瘤的一个重要原因。目前研究较多的有 MGMT、hM-LH1、BRCA1 基因等。而另一方面，DNA 修复基因直接影响细胞对 DNA 损伤物质的敏感性，因此，其甲基化修饰还影响肿瘤对于放、化疗的敏感性与耐药性。

MGMT 基因与肿瘤的关系如下。环境中烷化剂所致的 DNA 损伤是肿瘤发生的重要原因之一。O^6-甲基鸟嘌呤（O^6-mG）是环境烷化剂如亚硝胺等引起的常见 DNA 损伤，如果不被修复，在 DNA 复制过程中 O^6-mG 可与胸腺嘧啶（T）错配，导致 G：C-A：T 突变。机体对 O^6-mG 的修复主要依赖于 O^6-甲基鸟嘌呤-DNA 甲基转移酶（MGMT）。食管癌组织 DNA 中存在 O^6-mG，且 36％的 p53 基因突变为 G：C-A：T。这些在食管癌发生和发展过程中出现的分子事件很可能与 MGMT 基因失活有关。大约有 30％的神经胶质瘤患者 MGMT 蛋白合成减少，主要是由于基因的高甲基化而不是基因突变或缺失造成的。MGMT 与结直肠癌的发生也有着密不可分的关系，已有研究证实，MGMT 基因多态性与结直肠癌发生的风险成正相关。MGMT 基因甲基化可能是结直肠癌发生的易感因素和早期事件。一项涉及 855 例结直肠癌患者的研究中，38％的患者 MGMT 基因发生甲基化，37％的患者 MGMT 蛋白未表达，MGMT 基因甲基化与 MGMT 蛋白未表达相关（$P < 0.01$）。MGMT 基因表达沉默在多种肿瘤中都会发生，例如神经胶质瘤、淋巴瘤、乳腺癌、结直肠癌、肺癌和视网膜母细胞瘤等，由于 MGMT 可以保护 DNA 使其免受 DNA 烷化剂等加合物的损伤，可以认为 MGMT 基因甲基化是早期癌变发生的分子机制之一，但目前没有明确的证据可以证明 MGMT 基因甲基化和癌变发生的时间顺序，或是 MGMT 基因表达沉默与其他基因突变之间的关系。

第四节　细胞凋亡

人体内的细胞注定是要死亡的，有些是生理性的，有些则是病理性的，到目前为止，人们知道的细胞的死亡基本上可分为两种方式，即细胞坏死和细胞凋亡。细胞坏死是人们早已认识到的一种细胞死亡方式，它是由于局部缺血、高热、理化因素及微生物的侵袭所致的细胞急速死亡。其重要的特点是细胞肿胀、溶解、释放出裂解产物，使周围组织产生炎症反应。而细胞凋亡则是近些年来才被认识得较透彻的一种死亡方式，1972 年，Kerr 等首次提出了细胞凋亡的概念。细胞凋亡是一个细胞的基本生物学现象，它在生物体的进化、内环境的稳定以及系统的发育中起着重要的作用。细胞凋亡属于多基因严格控制的过程，这些基因在种属之间高度保守，包括死亡受体及其配体（Fas 与 FasL、TNFR1、TNFR2 与 TNF）、胞质信号转导蛋白（如 TRADD、FADD、RIP、CRADD 等）、caspases、Bcl-2 蛋白家族等。当前研究发现，凋亡过程的紊乱与肿瘤的发生有直接或间接的关系。细胞凋亡可由生物、物理和化学等因素诱导产生，在众多的凋亡诱导因子中，重金属是较早被认识的典型诱导因子之一。近年来发现包括镉、铬、镍、铅、砷、汞等在内的几乎各种有毒重金属均可诱导或影响细胞凋亡。

细胞凋亡又称程序性细胞死亡，是一种不同于细胞坏死的细胞生理性死亡方式。其形态和生化方面的变化主要包括 DNA 断裂、染色质凝聚、膜结构肿胀、细胞皱缩、凋亡小体形成等。细胞凋亡信号转导的大致过程是细胞整合各种细胞内外凋亡信号，通过细胞凋亡信号与其受体形成的复合物经胞质信号转导蛋白传递至一组细胞凋亡的执行者 caspase，再由激活的 caspase 对其特异性底物进行降解，最终导致细胞凋亡。细胞凋亡信号转导的关键是 caspase 的激活。启动型和效应型 caspase 的相继激活，导致凋亡抑制剂失活，并使一些与 DNA 修复、复制和 mRNA 拼接有关的蛋白的活性降低，破坏核纤层，使染色质凝聚，促使凋亡小体形成。同时，微管、中间纤维等细胞骨架组分以及细胞外基质也与细胞凋亡有关。另外，线粒体及其释放的细胞色素 c（Cyt c）在细胞凋亡过程中也起重要作用，凋亡信号可通过破坏线粒体电子传递链，改变其跨膜电位，大量释放 caspase 的激活剂 Cyt c，影响细胞能量代谢并产生大量氧自由基，细胞最终发生凋亡。目前大量的研究显示，重金属能够使细胞中的 ROS（reactive oxygen species）升高，或者引起内源性抗氧化剂如 SOD 和 GSH 的耗竭。如低剂量的汞能使人淋巴细胞、肝细胞、脑细胞中的 ROS 升高，并导致 GSH 的损耗和脂肪过氧化。ROS 的升高，一方面可以直接导致 DNA 损伤，同时还可以启动线粒体相关的凋亡信号通路，如通过激活 *p53* 引发 Bax 和 Noxa 的表达，后两种凋亡蛋白可以使线粒体膜电位增加，导致线粒体内的细胞色素 c 释放进入细胞质，与 Apafl 结合，其结果是 caspase-9 被激活。另外，损伤的线粒体也能释放 AIF 和 Smc，AIF 能够诱导非 caspase 依赖性的凋亡，Smc 则能抵消 IAP 蛋白所产生的抗凋亡效应。此外，ROS 也可能通过 MAP 蛋白激酶增强非固有的凋亡途径，特别是 JNK 介导的 FasL 和 Fas 表达。FasL 和 Fas 与死亡结构域（如 FADD 和 TRADD）结合，形成受体复合物，激活 caspase-8。caspase-8 和 caspase-9 的激活导致了 caspase 效应子 caspase-3 和 caspase-7 的激活，最终促进细胞凋亡的发生。

环境致癌物诱导的细胞凋亡是一个十分复杂的过程，涉及一系列重要基因和蛋白质的参与，其中包括促进凋亡的 Src 家族酪氨酸激酶、*bax*、*fas* 和 *p53* 等基因及相关蛋白，抑制凋亡的 SP1 锌指转录因子、*bcl-2* 和 *myc* 等基因及相关蛋白。如 Chen 等报道，在三氧化二砷诱导白血病细胞株 NB4 凋亡的过程中，*bcl-2* 基因表达出现下调，并且在这个过程中，PML-RARα 嵌合蛋白（promyelocytic leukemia-retinoic acid receptor alpha chimeric protein）也扮演着重要的角色。而牛玉杰等在醋酸铅诱导的大鼠脑细胞凋亡研究中发现，*bcl-2* 和 *bax* 的表达均发生了显著变化，铅使大鼠大脑皮质、海马及小脑部位的 *bcl-2* 基因表达下降，而 *bax* 基因表达增强，提示了铅可能通过抑制 *bcl-2* 基因表达和促进 *bax* 基因过度表达，使 Bcl-2/Bax 降低，致使细胞凋亡和存活信息平衡失调，从而导致细胞凋亡。Zhu 等在研究 As₂O₃ 诱导 3 种白血病细胞株和淋巴瘤细胞株 HL-60、RL、K562 凋亡的分子机制中发现，CD95/CD95L 的表达量增加，并且 caspase-8 和 caspase-3 均被激活。三种细胞间的不同之处是，在 HL-60 和 RL 细胞中，与未经 As₂O₃ 处理组相比，Bcl-2 表达量增加，而在 K562 细胞中，Bcl-2 表达量并无变化。该研究暗示了 As₂O₃ 诱导白血病或淋巴瘤细胞凋亡的部分机制是通过 CD96/CD95L 途径介导的。Watkin 等发现，当成体鼠的肺泡上皮细胞置于含氯化镉的培养基中时，该细胞中与 DNA 结合的特异性蛋白 Sp1 的活性明显下降，并且镉对 Sp1 活性的抑制作用呈现时间和剂量依赖效应，Sp1 活性的抑制作用发生在细胞凋亡早期，在一定的时间内，当去掉培养基中的镉时，被抑制的 Sp1 活性能够得到还原。该研究表明，Sp1 作为一种锌指转录因子，它不仅在真核生物基因表达、内环境稳定、细胞周期运行和末端分化过程中发挥调节作用，而且在重金属诱导细胞凋亡的过程中也扮演着重要的角色。

　　研究表明，重金属如镉和锌对细胞凋亡具有诱导和拮抗双重效应，其中后者主要是通过与自由钙离子协同进行的。体外试验表明，镉和锌可以依靠自由钙离子（$100\mu mol/L\ Ca^{2+}$）抑制分离的牛肝细胞核 DNA 发生断裂。有人认为与 Ca^{2+} 共存时，镉甚至是一种比锌还强的核酸内切酶抑制剂。这暗示了镉对核酸内切酶的双重角色，即低浓度时，镉通过与核酸内切酶上的一个 Ca^{2+} 结合位点结合而激活核酸内切酶，而高浓度时，镉与 Ca^{2+} 相连，对核酸内切酶产生强的抑制作用。另外，由于镉和锌拥有相似的蛋白质结合位点，镉可能通过在稳定的细胞内位点中取代锌而发挥作用（至少部分发挥作用），从而直接或间接地抑制 caspase-3。锌在体内主要以 Zn^{2+}、锌依赖酶或其他锌蛋白的形式存在，参与基因的转录和复制、蛋白质生物合成、激素与受体的特异性结合以及信号转导等。锌对细胞凋亡影响的双重性，主要取决于细胞内的锌含量和作用时间。现在已经知道，在不同的体内和体外系统中，一定剂量的锌可表现出抗凋亡特性、抗氧化特性或抑制 Ca^{2+}/Mg^{2+} 依赖性的凋亡核酸内切酶，其抗凋亡特性可能也是通过抑制 caspase-3 的活性来实现的。

　　重金属诱导细胞凋亡是当前重金属细胞和分子毒理学研究的热点，研究重金属诱导的细胞凋亡机制，对揭示重金属特有的生理和病理学效应具有重要的理论意义。

第五节　信号转导

　　在环境致癌物导致肿瘤的发生发展过程中常有控制细胞生长的信号通路突变。这其中 Ras、PI3K 和 mTOR 扮演着核心的角色。它们通过使一些相关蛋白磷酸化，这些蛋白参与蛋白质的合成、转录调节、细胞周期的演进及代谢，使细胞不受限制地生长繁殖。

　　受体酪氨酸激酶激活 Ras GTPase 和 PI3K，它们两者再共同激活哺乳动物雷帕霉素靶蛋白（mammalian target of rapamycin，mTOR）。mTOR 是一种丝/苏氨酸蛋白激酶，从酵母到哺乳动物其广泛存在，且进化十分保守，其活性受一些营养物质的可获得性影响，包括葡萄糖、氨基酸和氧气。mTOR 属于磷脂酰肌醇 3-激酶相关激酶（phosphatidylinositol 3-kinase-related kinase，PIKK）蛋白家族，在调节细胞生长、增殖、调控细胞周期等多个方面起到重要作用。现已发现 mTOR 信号通路的过度活化与肿瘤的发生发展密切相关，是肿瘤治疗的一个重要靶点。在 mTOR 的上游信号转导途径中，mTOR 主要通过 PI3K/Akt/mTOR 途径来实现对细胞生长、细胞周期等多种生理功能的调控作用。然而越来越多的研究发现，AMPK（AMP-activated protein kinase）与 mTOR 的活性调节有关。有研究表明，在哺乳动物细胞系中，氨基酸的代谢调节不是通过 PI3K/Akt/mTOR 通路来实现的，而是直接通过 LKB1/AMPK/mTOR 通路来调节的。而在 mTOR 的下游信号转导途径中，活化的 mTOR 通过磷酸化蛋白翻译过程中的某些因子来参与多项细胞功能，其中最主要的是 4EBP1 和 P70S6K。目前已发现许多肿瘤如乳腺癌、前列腺癌、肺癌中都有 mTOR 信号通路的调节异常。目前已证实的有：①PI3K/Akt/mTOR 通路的过度激活：活化的 PI3K 可激活下游的 Akt，激活的 Akt 使肿瘤细胞对凋亡诱导耐受、细胞生长代谢异常增加。这在脑胶质瘤、乳腺癌、卵巢癌中早已有报道。②*PTEN* 功能的缺失：*PTEN* 是一个肿瘤抑制基因，位于人染色体 10q23，可以将 PI-3,4-P2 与 PI-3,4,5-P3 去磷酸化，从而负调节 PI3K 下游 AKt/mTOR 信号通路的活性。当 *PTEN* 发生突变后，*PETN* 的功能缺失，从而使得其对 PI3K 的抑制作用解除，继而激活了 Akt/mTOR 等下游信号通路。

Ras/Raf/Mek/Erk 信号转导通路是由一个小 GTP 结合蛋白连接活化的受体酪氨酸激酶和胞质蛋白激酶的级联反应。该通路是丝裂原活化蛋白激酶（mitogen-activated protein kinase，MAPK）众多通路中研究最多的一个，Ras 信号通路主要由 3 种蛋白激酶构成：①MAPKK 激酶 Raf，可磷酸化并激活下游的 MEK；②丝裂原活化蛋白激酶的激酶（mitogen-activated protein kinase kinase）MEK，能够磷酸化并激活下游的 ERK；③细胞外信号调节激酶（extracellularsignalregulated kinase）ERK，可磷酸化并激活多种下游底物。首先，Ras 在细胞外信号的刺激下，转化为激活型 Ras，激活型 Ras 磷酸化激活 Raf，活化了的 Raf 再激活 Mek，Mek 经磷酸化最终激活 Erk，活化的 Erk 入核，去磷酸化和激活 AP-1、ELK-1、SAP、c-Jun、c-Fos、c-Myc 等涉及增殖反应的转录分子。最终，这些信号集中起来诱导 Cyclin D 的表达和活化。Cyclin D 与细胞周期蛋白依赖性激酶（如 CDK4 和 CDK6）形成复合体，该复合体的形成促进细胞从 G_1 期进入 S 期。Raf 激酶借此将细胞外刺激信号传至细胞内，引起一系列细胞反应，从而调控细胞增殖、分化、凋亡、转移等功能。ras、raf 癌基因突变可使 Ras/Raf/Mek/Erk 信号通路过度激活，参与肿瘤细胞的发生、发展及其恶性生物学特性的形成。目前的研究表明，在许多恶性肿瘤组织中均发现 Ras 通路的异常激活，如：McCubrey 等在黑色素瘤、结肠癌、卵巢癌等多种肿瘤中发现了 ras 突变，ras 基因具有抑制肿瘤的功能，它的单点突变足以引发恶性转化。另外，突变的 B-Faf 蛋白第 600 位缬氨酸残基转变为谷氨酸残基（V600E），导致下游 Mek 和 Erk 的异常活化，引起细胞增殖。

PI3K/Akt 信号通路作为细胞内重要的信号转导通路之一，通过影响下游多种效应分子的活化状态，在细胞内发挥着抑制凋亡、促进增殖的关键作用，它与人类多种肿瘤的发生发展密切相关。PI3K 可被 G 蛋白偶联受体和/或蛋白酪氨酸激酶受体激活，也可被 Ras 蛋白激活。PI3K 对磷脂酰肌醇环上的 3 位羟基进行磷酸化，产生磷酸化的磷脂酰肌醇（PIP3）。PIP3 与细胞内含有 PH 结构域的信号蛋白 Akt 结合，使 Akt 从细胞质转移到细胞膜上并获得催化活性。磷脂酰肌醇依赖蛋白激酶 PDK（phosphoinositide-dependent kinase，PDK）亦参与 Akt 的活化，PDK1 磷酸化 Akt 蛋白的 Thr308，而对 Ser473 无磷酸化作用，而 Akt 通过 PDK2 的蛋白激酶对 Ser473 的磷酸化而被激活。但只有 Akt 的 Ser473 和 Thr308 都被磷酸化才能充分发挥其功能。激活的 Akt 通过磷酸化作用激活或抑制其下游靶蛋白 Bad、caspase-9、NF-κB、Fork-head、mTOR 等调节细胞的增殖、凋亡以及迁移等。PI3/Akt 信号转导通路能够激活细胞周期依赖性蛋白激酶-4（cyclin-dependent kinase4，CDK4）和细胞周期依赖性蛋白激酶（CDK），增加 Cyclins 的表达以及抑制 P21/Waf1/Cipl 和 P27/Kip2 的表达而促进 G_1 期发展，促进细胞增殖与分化，从而促进肿瘤的发生发展。研究表明，减少了细胞周期蛋白 D1 的水平使 G_0/G_1 期细胞周期阻滞，GSK3 通过磷酸化作用促进 Cyclin D1 的降解，Akt 直接磷酸化抑制 GSK3 的激酶活性从而阻止 Cyclin D1 的降解。E2F1 是 E2F 家族的重要成员，是控制细胞周期的重要因子，PI3K/Akt 的激活并通过转录因子 E2F1 促进 S 期激酶相关蛋白-2（Skp2）的表达。Skp2 促进 PI3K/Akt 通路靶蛋白 P27 的降解，促进肿瘤发生。研究表明，肺癌细胞体外阻断 PI3K/Akt 通路可降低 Skp2 蛋白表达水平，降低对下游靶蛋白 P27 的降解，使细胞周期阻滞于 G_1/S 期，抑制肿瘤生长。PI3K/Akt 信号通路的活性受抑癌基因类脂磷酸酶 PTEN（phosphatase and tensinhomologue deleted on chromosome ten）和 SHIP2（SH2-containing inositol5-phosphatase）的负调节。它们分别从 PIP3 的 3′ 端和 5′ 端去除磷酸而将其转变成 PI（4，5）P2 和 PI（3，4）P2 而降解，从而阻断 Akt 及其下游效应分子的有效活化。研究发现，PI3K/Akt 信号通路可能通过调节 Bad 的活性、半胱天冬酶 caspase-9 磷酸化、磷酸化 Par-4、调节 NF-κB 活性、阻断 P53、阻止线粒体释放凋亡因子等机制阻止肿瘤细胞启动程序性死亡，促进肿瘤细胞增殖，抑制细胞凋亡，促进细胞存活。研究表明，组成性活化的 PI3K-Akt 信号通路在广泛的人类肿瘤谱中失调，如卵巢癌、乳腺癌、恶性胶质瘤、子宫内膜癌、鼻咽癌等。其主要是由于 PI3K 扩增和/或其他多种因素导致的 Akt 的过度活化，或者是该通路某些调控成分如 PTEN 的突变所导致的功能缺失。Klippel 等研究发现，PI3K 能够激活细胞周期依赖性蛋白激酶-4（cyclin-dependent kinase4，CDK4）和细胞周期依赖性蛋白激酶-2（CDK2），使细胞进入 S 期并诱导 DNA 的合成。进一步的研究显示，PI3K 能够对细胞周期依赖蛋白抑制物 P27 的表达产生调节作用。

第六节　细胞周期

肿瘤是一类克隆性异常增生而形成的疾病，在发生发展过程中存在着细胞增殖、分化和凋亡方面的异常，其中细胞周期紊乱是肿瘤主要的发生机制。在细胞周期的各个环节以及整个调控网络中，各类分子的异常都有可能导致紊乱，继而引起肿瘤的发生。

细胞周期（cell cycle）也称细胞生活周期（cell life cycle）或细胞增殖周期（cell reproductive cycle），是指细胞从一次分裂完成开始到下一次分裂结束所经历的全过程，分为间期与分裂期两个阶段。一个标准的细胞周期通常可以划分为 4 个连续的时相：G_1 期、S 期、G_2 期和 M 期（分裂期），其中 G_1 期、S 期、G_2 期合称为分裂间期。一个亲代细胞依次经历分裂间期和分裂期后，细胞的遗传物质复制并均等地分配给两个子细胞，完成其增殖过程。

G_1 期是细胞周期的第一阶段，又称合成前期。在这一时期，细胞代谢活跃，开始合成各种 mRNA、糖类、蛋白质和脂质等，合成大量的细胞器如核糖体等，细胞体积显著变大，为细胞进入 S 期，进行 DNA 复制做好物质和能量准备。G_1 期末有一个特定时期，该特殊时期在哺乳动物细胞中称为限制点（restriction point）。若细胞外条件适宜，在细胞生长和分裂信号的刺激下，细胞将沿着 G_1 期向前运转，通过这个限制点，进入 S 期。细胞一旦通过限制点，细胞就能以正常速度不受外界条件的影响而完成细胞周期的其他时相，此时即便撤去刺激细胞生长和分裂的外界信号，细胞仍能进行 DNA 复制，直至完成细胞分裂。当细胞外条件不适于细胞进行分裂增殖时，细胞可停留在 G_1 期，甚至可能暂时退出细胞周期，停止细胞分裂，而进入静息期（G_0 期）。细胞在 G_0 期可以维持数日到数年不等。G_0 期细胞受到外界信号的刺激后又可返回细胞周期，并通过限制点进行分裂增殖。

S 期即 DNA 合成期，细胞在这一阶段完成 DNA 的合成以及合成与 DNA 组装有关的组蛋白。细胞在 G_1 期合成了 DNA 复制所需的各种物质，DNA 合成的各项准备工作已经就绪，细胞通过 G_1 期进入 S 期，之后 DNA 严格按照半保留复制等原则进行 DNA 复制。经过 S 期后，DNA 的含量及其携带的遗传信息增加了一倍，细胞开始进入 G_2 期，为下一步进入 M 期做准备。在 M 期，细胞一分为二，遗传物质也随之平均分配到两个子代细胞中，整个细胞周期完成。

在进化过程中，细胞发展并建立了一系列的调控机制，以确保细胞周期严格有序地交替和各时相依次有序地变更。已发现的与细胞周期调控有关的分子主要有 3 大类：细胞周期蛋白（cyclin）、细胞周期蛋白依赖性激酶（cyclin-dependent kinase，CDK）以及细胞周期蛋白依赖性激酶抑制剂（cyclin-dependent kinase inhibitor，CKI），这些基因被称为细胞周期基因（cell division cycle gene，cdc），其中CDKs是调控网络的核心，cyclins对CDKs具有正性调控作用，而CKIs对CDKs有负性调控作用，这三大类蛋白共同构成了细胞周期调控的分子基础。肿瘤是一类渐进性细胞周期调控机制破坏的疾病，因此，对细胞周期调控机制和肿瘤细胞周期调控机制改变的重大发现，对认识肿瘤发生和演进、临床诊断与治疗有十分重要的意义。

细胞周期蛋白的表达具有典型的周期性和时相特异性。不同的细胞周期蛋白在细胞周期的不同阶段与不同的细胞周期蛋白依赖性激酶结合，从而激活细胞周期蛋白依赖性激酶分子。活化的细胞周期蛋白依赖性激酶使不同的底物蛋白磷酸化，从而启动或调控细胞周期的主要事件。由此可见，细胞周期蛋白的正确表达是细胞周期正常运转的前提。迄今已发现的哺乳动物细胞周期蛋白有 9 大类，主要有 cyclin A、cyclin B（1、2）、cyclin C、cyclin D（1、2、3）和 cyclin E 等。根据不同的作用时相，又可分为 G_1 期和 M 期的细胞周期蛋白：cyclin D、cyclin E 等在 G_1 期和 G_1/S 交界处发挥作用；cyclin A、cyclin B 与 G_2/M 转换和细胞分裂活动有关。据报道，在许多肿瘤细胞和增殖细胞中。细胞周期蛋白常有过度表达，使 CDKs 分子持续活化，细胞周期的运转异常活跃。

cyclin D1 是发现最早、研究也最为深入的细胞周期蛋白，既是细胞周期运行的起始因子，同时也是生长因子的感受器。cyclin D1 与多种肿瘤的发生有关，在各种实体肿瘤和一些血液系统肿瘤如套细胞淋巴瘤中，均有 cyclin D1 的异常表达。在 cyclin D1 过表达时，即使没有外在生长因子刺激细胞也能增殖，这种异常增殖正是细胞癌变的基础。Motokura 等发现，cyclin D1 在正常细胞调控和癌变过程中发挥重要作用，cyclin D1 的过表达可激活 CDK4 和 CDK6 的活性，缩短 G_1 期的时程，并在一定程度上降低细胞增殖对有丝分裂原的依赖，使细胞周期调节失控和细胞恶性增殖，诱发肿瘤发生。

CDK 是一类依赖细胞周期蛋白的蛋白激酶，在细胞周期调控网络中处于核心地位。迄今已发现 7 个成员，即 CDK1～7，不同成员的 DNA 序列上的同源性超过 40%，其编码蛋白的分子量为 30000～40000，有一个催化核心，均属丝氨酸和苏氨酸激酶。CDK 可以和 cyclin 结合形成异二聚体，其中 CDK 为催化亚基，cyclin 为调节亚基，不同的 cyclin-CDK 复合物，通过 CDK 活性，调节不同的底物磷酸化，从而实现对细胞周期不同时相的推进和转化作用。然而有的 CDK 分子并不参与细胞周期调控，而具有调节细胞分化和细胞凋亡的功能。CDK2～5 参与 G_1 向 S 期转换，其中 CDK2 和 CDK4 在肿瘤发生中的作用研究较多。CDK2 可分别与 cyclin E、cyclin A 和 cyclin D 结合，分别在 G_1/S 期、S 期和 G_2 期一直发挥作用。CDK4 是在 G_1 期运行的重要分子，在一些肿瘤细胞株中有 CDK4 基因的扩增、突变或高表达，如头颈鳞癌、乳腺癌、胃癌、淋巴癌等，当肿瘤细胞被诱导分化时，CDK4 表达下调，其活性及稳定性也随之降低。通常 CDK 的活化是通过与 cyclin 结合，但也有例外，如 CDK3 不与任何 cyclin 结合，CDK5 可以与没有 cyclin 结构的一种 CDK 调节亚基 P35 结合而被激活。CDK5 在细胞分化和介导神经胶质瘤的细胞凋亡中具有一定作用，在肺癌中，CDK5 表达阳性率高，与 cyclin E 表达成正相关，正常支气管黏膜和肺组织中无表达或表达很弱，表明 CDK5 参与了肺癌的发生发展。

CKI 是 CDK 抑制剂，具有抑癌基因的活性，可阻止细胞通过限制点，CKI 的作用方式是直接与 CDK 或 cyclin-CDK 复合物结合继而调节细胞周期进程，这与抑癌基因 $p53$ 不同。迄今已发现 7 种 CKIs，分为 INK4 和 CIP/KIP 两大家族。INK4（inhibitor of CDK4）家族也称 p16 家族，包括 p15、p16、p18、p19，它们同 CDK4 和 CDK6 结合，能够特异性地抑制 CDK4-cyclin D、CDK6-cyclin D1 的活性。CIP/KIP 家族也称 p21 家族，包括 p21、p27、p57 等，能广泛抑制 cyclin-CDK 的作用。

$p16$ 基因定位于 9p21，编码的蛋白分子量为 16000，含 148 个氨基酸，N 末端有一个与 cyclin D1 周期蛋白同源盒区域和 4 个回钩状重叠形成的结构域，主要抑制 CDK4。cyclin D1 过表达和 $p16$ 缺失在肿瘤中较常见，其能使肿瘤细胞获得更大的生长优势，影响细胞周期调控。在 75% 的肿瘤细胞系中观察到有 $p16$ 基因纯合性缺失和突变，与细胞癌变的关系十分密切，在肺癌、乳腺癌、肝癌、卵巢癌、胰腺癌中有较高频率的 $p16$ 基因表达异常。有多项研究表明，$p16$ 基因突变和缺失是肿瘤细胞最常见的细胞周期调节异常，在抑癌方面，$p16$ 的重要性甚至超过 $p53$ 和 Rb 基因。

定位于 6p21.2 的 $p21$ 是最先发现的 CKI 基因，其功能主要是调控 CDKs 的活性，$p21$ 与 PCNA 结合后使之不能与 DNA 聚合酶形成复合物，从而阻止 DNA 复制。p21 还参与到 P53 介导的损伤修复中，当细胞损伤时，P53 启动 p21 的表达，p21 抑制 cyclin E-CDK2 的活性，使 Rb 蛋白低磷酸化，细胞停滞于 G_1 期，无法进入 S 期进行 DNA 复制，使细胞生长停止。p21 几乎能抑制所有的 cyclin-CDK 复合体，如 cyclin E-CDK2、cyclin D-CDK4、cyclin A-CDK2 等，推测 $p21$ 在细胞周期的多个环节发挥作用，被认为是潜在的抑癌基因。在乳腺癌中，$p21$ 失表达与淋巴结转移、术后生存期短有关。大多数肿瘤中未发现 $p21$ 突变，但存在多态性改变，使表达减弱。有研究表明，当镍作用于某些染色体时，可以引起 $p21$、$p61$ 等抑癌基因启动子区的甲基化水平升高及组蛋白乙酰化受阻，使这些基因的表达受到抑制而导致肿瘤的发生。

细胞周期调控的理论与肿瘤发生发展的关系是一个十分重要的研究领域，几乎所有的肿瘤都有因细胞周期调控机制的破坏导致细胞生长失控、分化受阻、凋亡异常的特征。研究表明，细胞的增殖、分化、衰老和凋亡均是细胞周期依赖性的，抑制肿瘤细胞 cyclins 的表达，上调 CKIs 的表达，均可选择性地抑制肿瘤组织 CDKs 的活性，阻止肿瘤细胞的异常增殖，同时保护了正常细胞，是肿瘤治疗的新思路。

第七节　遗传学与表观遗传学、DNA 甲基化

表观遗传（epigenetics）指所有不通过 DNA 序列改变就能影响基因表达（从而决定细胞乃至个体表型）的、可遗传的（即可伴随细胞分裂传递下去）调控方式，包括 DNA 甲基化、组蛋白修饰、染色质重塑、miRNA、朊病毒等。以 DNA 甲基化为代表的表观遗传修饰是研究最为深入的一种表观遗传学调控机制。DNA 甲基化是一种影响基因表达的机制，并与肿瘤发生有着密切的联系。DNA 甲基化状态改变是导致肿瘤抑制基因失活的方式之一，通过基因机制和基因外机制导致细胞增殖和分化的相关基因表达异常，造成细胞失去对正常过程的控制而发生恶变，形成肿瘤。

同其他共价修饰（如乙酰化、磷酸化等）相比，组蛋白的甲基化为包含在染色质调控中的蛋白提供了结合界面，所以它被认为是一种组蛋白密码。组蛋白甲基化能作为激活和抑制复合物的"停靠点"，并将这种表观遗传信息遗传给细胞。大多数组蛋白甲基转移酶中含有 SET 结构域，而含有 SET 结构域的蛋白往往与癌症的发展有密切关系。在癌细胞中，组蛋白乙酰化的动态平衡被破坏，乙酰转移酶（HATs）和去乙酰化酶（HDACs）大都是突变的。有两种 HATs-p300 和 CBP 在多种癌细胞中被证明是有效的肿瘤抑制因子。HDACs 在

癌症发展中有着相对立的两种作用：一方面，HDACs 在抑癌基因的转录失活上发挥了重要作用；另一方面，抑癌基因对 HDAC 还有一定的依赖性。

DNA 甲基化是指在 DNA 甲基转移酶（DNMT）的催化下，DNA 上 CpG 两个核苷酸的胞嘧啶 $5'$ 位置的氢原子选择性地被一个甲基代替，形成 $5'$-甲基胞嘧啶。大多数脊椎动物基因组 DNA 都有少量的甲基化胞嘧啶，主要集中在基因 $5'$ 端的非编码区，并成簇存在。而在人类正常基因组序列中，有 70%～90% 的散在 CpG 位点是被甲基化的，未被甲基化的 CpG 位点则在 DNA 上组成 CpG 岛并成簇存在，分布在结构基因的启动子核心序列和转录起始位点区域，称为 CpG 岛。甲基化位点可随 DNA 的复制而遗传，因 DNA 复制后，DNA 甲基化转移酶可将新合成的未甲基化的位点进行甲基化。

由于 DNA 甲基化可以抑制基因组内部存在的一些 DNA 重复序列的活性，例如抑制转座子的转录和扩展，因此，对于保持基因组序列的稳定性具有重要的作用。而人们早在 1983 年就发现了癌症组织中的 DNA 甲基化水平整体偏低的表观遗传学改变。到目前为止，DNA 整体低甲基化在癌症发生过程中可能的作用可大致概括为以下三个方面：①诱导基因组的不稳定。低甲基化的基因组的序列突变率更高，并且更倾向于发生有丝分裂的重组，从而导致序列的缺失或者转移，同时也会促进染色体的重排。②激活转座子序列。DNA 低甲基化可通过激活基因组内部存在的一些转座子序列如重复序列 L1（长散在核重复序列）和 Alu（重组序列），这些激活的转座子序列可以转录或者转移到其他的基因组区域，从而导致基因组的不稳定性。③导致基因组印记的缺失，DNA 去甲基化可以破坏基因组印记，例如胰岛素样生长因子 2 基因印记丢失会增加人患癌症的风险；IGF2 基因印记丢失也是结直肠癌的危险因素之一。据 Manel 等统计发现，目前包括结直肠癌、乳腺癌、肺癌、膀胱癌、肾癌和肝癌等多数的肿瘤中都有发现 DNA 整体低甲基化的表观遗传学改变（表 5-1）。

到目前尽管一系列的研究发现了某些特定基因启动子区域的低甲基化可以激活这个基因的表达活性，促进癌症的发生，但是研究人员通常认为基因启动子高甲基化所导致的抑癌基因在癌细胞中的沉默才是癌症发生的直接原因，基因启动子区的 CpG 岛发生异常高甲基化，可导致基因转录沉默，使一些重要基因如抑癌基因、细胞周期调节基因、凋亡基因等表达降低或不表达，从而导致肿瘤的发生。最早报道的是视网膜母细胞瘤中的抑癌基因 Rb，以及 VHL、p16、hMLH1 和 BRCA1 等。

表 5-1　Manel 等（2008）统计的不同癌症的表观遗传学改变

肿瘤类型	甲基化异常
结直肠癌	CpG 岛高度甲基化(hMLH1，p16^{TNK4a}，p14^{ARF}，RARB2，SFRP1，WRN)，miRNAs 高度甲基化(miR-124a)，全基因组低甲基化，IGF2 印记缺失，组蛋白修饰突变(EP300、HDAC2)，单乙酰化及三甲基化形式的组蛋白 H4 减少
乳腺癌	CpG 岛高度甲基化(BRCA1，钙黏附蛋白 E，TMS1，雌激素受体)，全基因组低甲基化
肺癌	CpG 岛高度甲基化(p16^{TNK4a}，DAPK，RASSF1A)，全基因组低甲基化，CBP 与染色质重构因子 BRG1 的基因组缺失
胶质瘤	CpG 岛高度甲基化(DNA 修复酶 MGMT，EMP3，THBS1)
白血病	CpG 岛高度甲基化(p15^{INK4b}，EXT1，ID4)，组蛋白修饰易位
淋巴瘤	CpG 岛高度甲基化(p16^{TNK4a}，p73，DNA 修复酶 MGMT)，单乙酰化及三甲基化形式的组蛋白 H4 减少
膀胱癌	CpG 岛高度甲基化(p16^{TNK4a}，TPEF/HPP1)
肾癌	CpG 岛高度甲基化(VHL)，全基因组低甲基化，IGF2 印记缺失
前列腺癌	CpG 岛高度甲基化(GSTP1)，多聚组蛋白甲基转移酶 EZH2 基因扩增，组蛋白 H3 和 H4 异常变构

肿瘤类型	甲基化异常
食管癌	CpG 岛高度甲基化（p16^{TNK4a},p14^{ARF}），组蛋白去甲基酶 JMJD2C/GASC1 基因扩增
胃癌	CpG 岛高度甲基化（hMLH1,p14^{ARF}）
肝癌	CpG 岛高度甲基化（SOCS1,GSTP1），全基因组低甲基化
卵巢癌	CpG 岛高度甲基化（BRCA1）

重金属是指密度大于 $5g/cm^3$ 的金属元素，例如镉、汞、铅、铜、锌、银、锡等，大约有 40 种，从环境污染方面所说的重金属，实际上主要是指汞、镉、铅、铬以及类金属砷等生物毒性显著的重金属。重金属是一类重要的环境污染物，当环境中重金属数量超过某一临界值时，就会产生一定的毒害作用。重金属中毒除能造成 DNA 损伤，染色体改变，DNA 单链、双链断裂，姐妹染色单体交换以及 DNA 蛋白交联外，还能明显提高基因突变的概率，增加细胞中微核的水平。研究发现，重金属中毒能影响 DNA 总甲基化水平、甲基转移酶的活力和某些抑癌基因的表达。目前有关重金属对生物体内 DNA 甲基化水平影响的研究主要以动物或人体外培养细胞为材料，研究最多的是重金属及过渡金属配合物引起的人或实验动物细胞内 DNA 甲基化水平的改变。周新文等研究了在重金属离子的暴露作用下，鲫鱼 DNA 总甲基化水平发生变化。结果表明，Cu、Zn、Pb、Cd 及其混合重金属离子极大地提高了鲫鱼肝脏 DNA 的总甲基化水平；Cu、Zn 两种生物元素对 DNA 总甲基化水平的改变要小于 Pb、Cd 两种非生物元素；随着混合重金属离子浓度的增加，鲫鱼肝脏 DNA 的总甲基化水平也有所增高；混合重金属离子对不同组织 DNA 总甲基化水平的影响不同，肝脏＞鱼鳃＞肾脏。重金属离子作用下的鲫鱼组织 DNA 总甲基化水平改变是其产生基因毒性作用的另一种机制。Sciandrello 等研究发现，短期的砷暴露将对 DNA 有长期的影响，造成整个基因组的低甲基化，这是造成基因不稳定的重要因素。

重金属能抑制真核生物和原核生物 DNA 甲基化转移酶的活力，并且与剂量成负相关关系。Lionel 等研究了 Zn^{2+}、Cd^{2+} 对 DNA 甲基转移酶的影响，金属离子的浓度（$1\sim500\mu mol/L$）与 DNA 甲基化酶的活力成明显的负相关关系，且 Cd^{2+} 的抑制效果比 Zn^{2+} 的抑制效果更明显。动力学分析则显示 Cd^{2+} 诱导的 DNA 甲基化变化并非由一种机制引起，而是由多种机制引起的，但具体机制仍需深入探讨。Lee 等在研究镍对 DNA 甲基化的影响时发现，镍对体内和体外 $5'$-甲基转移酶活力的抑制是一过性的，短暂过后甲基转移酶的活力将缓慢恢复。

重金属离子引起人类正常细胞 DNA 损伤，产生基因毒性的主要机制是诱导产生了大量自由基，这些活性自由基攻击 DNA 双链后，促使 DNA 链断裂，如果断裂的 DNA 链不能及时修复，则会影响 DNA 的功能，从而引发基因毒性。但生物体必需元素和非必需元素的作用机制略有不同，必需元素 Zn 参与多种酶催化的生化反应，但超过动物体内必需的浓度时，可诱导产生大量自由基，从而引发细胞膜的脂质过氧化作用；但非必需元素 Cd 和 Pb 在低浓度条件下就能诱导产生自由基，高浓度时可影响核酸内切酶和聚合酶的活性，甚至引发 DNA 突变。

第八节　DNA 加合物及检测方法

DNA 加合物是指内源或者外源的亲电性化学物质与亲核性的 DNA 大分子发生反应而

生成的共价加合物，是 DNA 损伤的一种重要形式。若形成的加合物不能被 DNA 修复酶及时正确地修复，可进一步引起关键基因的永久性改变，从而启动癌症的发生发展过程。已有的研究表明，许多化学品的致突变、致畸、致癌效应都与 DNA 加合物的形成有关。当前已经有报道的可与 DNA 发生加合作用的化学物质主要有烷化剂、多环芳烃、苯乙烯氧化物、醌类、醛类、黄曲霉毒素、N-亚硝基化合物、杂环芳香胺和丙烯酰胺等。这些化学污染物广泛存在于人们的日常生活环境中，且可以通过多种途径进入人体内。目前认为外源化合物与 DNA 发生共价结合，可导致某些化学诱变的特异性位点的基因突变，而 DNA 的错误配对可以诱发突变与致癌作用。许多环境毒物参与形成 DNA 加合物，如多环芳烃、芳胺、亚硝胺、霉菌毒素、农药等。其形成的加合物具有多种形态，如烷化 DNA 加合物、多环芳烃 DNA 加合物、环化加合物、DNA 链间和链内交联等。不同类型的 DNA 加合物可引起不同的生物学效应，包括细胞毒性、诱变作用、活化癌基因乃至引发细胞癌变。邵华等采用紫外光谱移动法研究农药的 DNA 加合作用。结果表明，农药马拉硫磷、呋喃丹、氯氰菊酯及其两两混配农药均可引起小牛胸腺 DNA 紫外光谱的改变，并与 DNA 形成加合物，如果在细胞复制前所形成的 DNA 加合物没有被修复或者被错误修复的话，则有可能导致基因突变，从而产生化学损伤。DNA 加合物的形成及持久性取决于生物体暴露于化学物的浓度及时间，生物体对化学物的吸收、代谢以及生物体对 DNA 损伤的修复能力。DNA 加合物是生物体暴露于致癌物的有效剂量及致癌物在体内产生的有效作用的综合表现，反映了化合物与 DNA 的作用，与致癌物作用直接相关，因此，可以用来评价和预测化学物的潜在致癌性。国外对鱼的 DNA 加合物研究较多，结果表明，水生生物尤其是鱼由于对致癌物敏感，可以直接指示水环境中存在的致癌物，是一种理想的用来进行致癌物检测和筛选的模式系统。

DNA 加合物作为一类重要的生物标志物，除了可以作为暴露生物标志物，反映致癌物到达靶位的实际接触剂量，为监测及分析致癌性化学污染物的暴露提供有效的手段外，还可以作为一种效应标志物，反映 DNA 受到的损伤效应，为生物体的癌症风险评价提供重要信息，并为癌症的预防和治疗提供参考。以 DNA 加合物作为生物标志物，可研究个体的基因型（如致癌基因、肿瘤抑制基因、DNA 修复基因）、代谢酶的表型与个体患癌风险的关系，发展新的癌症预防与治疗药物，研究人体的衰老机制及预防衰老措施等。一般而言，环境中致癌物的暴露水平极低，因此，暴露后的生物体内相应形成的 DNA 加合物含量更低。如何从大量的正常核苷中检测出痕量的特定加合物是当今研究的关键，也是对现代分析技术提出的挑战。

目前 DNA 加合物检测的方法主要包括 ^{32}P 后标记法、免疫分析法、毛细管电泳激光诱导荧光法、液相色谱串联质谱法和毛细管电泳串联质谱法等。^{32}P 后标记法最初是由 Randerath 于 1981 年发表的，经过近二十几年的发展与完善，已具有极高的灵敏度（1 个加合物/$10^8 \sim 10^{10}$ 正常核酸），现已广泛应用于 DNA 加合物的检测。该方法的基本步骤（标准法）包括：①将完整的 DNA 降解为脱氧 3′-单核苷酸；②在 T4 多聚核苷酸激酶的作用下，将 ^{32}P 标记到单核苷酸的 5′端，使之形成 3′,5′-二磷酸核苷；③多向薄层色谱（TLC）分离出 ^{32}P 标记的加合物；④通过放射活性测定加合物的含量。以后经过逐步改进，在 ^{32}P 标记前利用各种方法来浓缩富集被加合的核苷，从而使检测灵敏度提高。最初的 ^{32}P 后标记法的灵敏度是 1 个加合物/10^5 核苷酸，但 DNA 加合物的含量通常较低（1 个加合物/$10^{7\sim10}$ 核苷酸）且稳定性较差，后来 ^{32}P 后标记法经过不断改进，共发展出 6 种不同的 ^{32}P 后标记测定法，灵敏度最高可达 1 个加合物/10^{10} 核苷酸。这 6 种方法分别为标准法、限量 ATP 法、丁醇富集法、核酸酶 P1/S1 富集法、HPLC 富集法以及二核苷酸/5′-单磷酸法。改良后的 ^{32}P

后标记法虽然灵敏度提高了，但仍然存在烦琐、耗时、难以准确定量等缺点。比如由于使用放射性标记，该方法仅适用于具有适当放射性安全设施和训练的实验室。该方法不能提供加合物的结构信息。如果需要准确测定或识别某一种加合物，首先需要获得该加合物的放射性标准品，确定其在薄层色谱或液相色谱上的迁移位置。此外，对于复杂暴露的检测，特异性较差。T4多核苷酸激酶的标记活性受加合物结构的影响，不同加合物的标记效率也会有所差别。

免疫法是利用抗体的特异性识别能力，选择性地结合特定的DNA加合物，并将这种结合转换为可检测的信号。该方法测定DNA加合物的灵敏度可达$1\sim10$个加合物$/10^8$核苷酸水平，所需DNA量为$25\sim50\mu g$。免疫法测定DNA加合物时，无需采用DNA酶解，但可能存在交叉反应。Groopman等采用固定了特异性单克隆抗体IgM的亲和色谱测定了饮食中含有黄曲霉毒素的人群的尿液中的黄曲霉毒素-DNA加合物。Degan等采用了兔多克隆抗体测定了人体DNA及尿液中的8-OH-dG和8-OH-G的含量。其中，8-OH-dG和8-OH-G是DNA氧化损伤的生物标志物。Rothman等采用酶联免疫法测定了食用烤肉后人体内多环芳烃-DNA加合物的含量。Santella等采用免疫分析方法测定了铸造工人白细胞中的PAH-DNA加合物的含量，结果表明，在极低的苯并[a]芘暴露水平下，这些加合物也存在着剂量-效应关系。

在众多的DNA加合物检测技术中，免疫毛细管电泳激光诱导荧光分析法是一种具有很大应用前景的高灵敏分析方法，已得到了越来越多的科学家的关注。它是在免疫分析方法（immunoassay，IA）和毛细管电泳（capillary electrophoresis，CE）的基础上发展而来的。免疫分析方法是利用抗原和抗体的特异性反应来检测样品中的抗原或抗体。由于具有高度的特异性，免疫分析方法被广泛地应用于临床诊断、药物研究、环境化学和生命科学中。毛细管电泳是以高压电场为驱动力，以毛细管为分离通道，依据样品中各组分之间的浓度或/和分配系数的差异而实现高效快速分离的一类新型液相分离技术。如果配以激光诱导荧光检测器（laser induced fluorescence，LIF），则能使得分析的灵敏度大大提高。激光诱导荧光检测，其突出的优点就是灵敏度高，可高达$10^{-9}\sim10^{-12}\,\mathrm{mol/L}$。免疫CE-LIF结合了3种先进的分析技术，即高效、快速、微量的CE分析，高灵敏的LIF检测和高特异性的免疫化学识别。另外，免疫CE-LIF分析仅涉及溶液体系的免疫反应和溶液分离，无须采用非均一的固相吸附技术，克服了传统的ELISA方法费时费力、样品消耗多、重复性差、非特异性吸附干扰严重等缺点，具有分析时间短、灵敏度高、重现性好等优点，在DNA加合物检测中具有广阔的应用前景。

在DNA加合物的检测中，免疫CE-LIF方法有两种模式：非竞争性分析方法和竞争性分析方法。一般而言，非竞争性免疫分析的灵敏度更高，比竞争性免疫分析的灵敏度高$1\sim2$个数量级；但竞争性免疫分析可为发展高灵敏的非竞争性免疫分析方法提供所需要的重要信息，如抗体的特异性、亲和力和稳定性。竞争性免疫CE-LIF分析方法需要预先合成荧光染料标记的含加合物的DNA探针，这种探针和抗体形成的复合物能和游离的探针在CE分离过程中得到有效的分离，进而可用LIF检测。由于探针和待测加合物均可与抗体的特异性结合位点结合而发生竞争反应，导致探针-抗体复合物和游离探针的荧光信号改变。随着待测DNA加合物浓度的增加，探针-抗体复合物的信号逐渐降低，而游离探针的荧光信号逐渐增加。因而通过定量比较探针-抗体复合物或游离探针的荧光信号变化，可以准确测定待测加合物的含量。在此分析方法中，探针-抗体复合物和游离探针的荧光信号均可应用于未知浓度的DNA加合物的定量分析。目前成功应用免疫CE-LIF法检测的DNA加合物有苯并[a]芘-DNA加合物等。

质谱技术最早在DNA加合物分析方面的应用主要限于对未知DNA加合物结构鉴定或者已知的DNA加合物标准品的结构确认。随着接口技术的出现和发展，气相色谱-质谱（GC-MS）和液相色谱-质谱（LC-MS）的联用技术开始应用于DNA加合物的定性和定量分析。采用GC-MS分析时，首先需要将待测加合物进行三甲基硅烷化（trime-thylsilylation），转变为可挥发的待测物，经GC分离后通过电子轰击电离（electron ionization，EI）或化学电离（chemical ionization，CI）实现离子化，从而被联用的质谱所检测。尽管采用这种方法可分析和鉴定许多加合物，但由于衍生化的限制经常只能产生低离子强度的分子离子和强度更高的$[M-15]^+$。此外，受衍生及电离方式影响，常出现假阳性的分析结果。由于这些局限性，GC-MS在DNA加合物的应用受到限制。由于不需要衍生步骤，使用了可产生更高强度分子离子的软电离技术如电喷雾（electrosprayionization，ESI），LC-MS近年来在分析、鉴定、定量DNA加合物领域得到较为广泛的应用。

在LC-MS的联用分析系统中，LC的主要作用是将待测加合物与复杂的基质分离。质谱分析可提供有关待测加合物的定性、定量信息。现已有多种质谱检测器可供选择，主要包括三重四极杆（QQQ）质谱、四极杆-飞行时间（Q-TOF）质谱、四极杆-离子阱（Q-TRAP）质谱以及新出现的离子阱-飞行时间（IT-TOF）质谱。随着LC分析技术的不断改进及MS检测灵敏度的不断提高，LC-MS在DNA加合物的分析中获得了越来越多的应用，不断有新的加合物及新的分析方法通过LC-MS的方式得以确认和建立。Siethoff等采用LC-MS-SIM（选择离子监测）的方式研究了用苯乙烯氧化物（styrene oxide）处理后的小牛胸腺DNA（calf thymus DNA，CT-DNA）所产生的$5'$-磷酸核苷酸加合物。Doerge等用LC-MS-MS鉴定了$3'$-磷酸核苷酸与丙二醛（malondialdehyde）、丁烯醛（crotonaldehyde）、2-己烯醛（2-hexenal）和4-羟基-2-壬烯（4-OH-2-nonenal）反应生成的加合物情况。Casale等使用离子阱质谱测定了暴露于家庭煤烟中妇女的尿液中B[a]P-DNA碱基加合物。

DNA损伤或加合物分析是人们理解多种环境污染物（间接或直接）基因毒性的重要手段，也是研究环境污染物致癌病因、致癌机制、癌症预防机制和评价环境与健康风险的重要手段，因此，在环境污染物致癌研究中具有极其重要的应用价值。尽管DNA损伤分析研究多年，已取得一定的进步，但仍然存在以下3个方面的关键科学问题：①尚缺乏安全可靠的和易应用于体内痕量DNA加合物检测的高灵敏、高选择性分析技术；②尚缺乏高灵敏检测标志DNA氧化损伤的分析方法；③尚缺乏可同时检测多种类型DNA损伤的定量分析方法。因此，当前的研究目标应是发展高灵敏、高选择性、快速的DNA加合物和氧化损伤的分析方法，帮助人们深入理解多种环境污染物的基因毒性行为和准确评估多种环境致癌物的暴露与健康风险，有助于推动环境与健康研究的进步，提高癌症的预防水平，为人们的健康做出贡献。

第九节　重金属暴露及其致癌的分子机制

金属具有多种生物学功能，金属如铬、钴、铜、镍等是人体必需的金属微量元素，它们在人体的代谢和呼吸、细胞膜的完整性和通透性、细胞增殖和凋亡中起重要作用，但其浓度的改变也可导致疾病和毒性反应的发生。例如，低浓度的必需金属可作为酶的组成部分，但在高浓度时就能抑制酶的活性。重金属如镉、铅、汞和锡是非必需金属，它们可通过模仿或阻断必需金属的功能而发挥其毒性作用。许多金属可致癌，如镉、铬和镍都是已确定的人类和动物的致癌物，而铜、铅和汞都是可能致癌物或共同致癌物。职业性重金属暴露包括镉、铬、镍、铜、钴、铅和汞等，与肺癌高风险相关；铬暴露增加肝癌、喉癌、食管癌和胃肠癌的患病风险；职业性接触镍和镍与肾癌和前列腺癌相关；铜暴露与非霍奇金淋巴瘤和皮肤癌相关。铅和汞暴露分别与神经胶质瘤和胃癌、前列腺癌和膀胱癌相关。在动物学研究中，镍、钴、汞、铅和铬（Ⅵ）能诱导乳腺、肾、肺、肝、胰腺部位的癌和肉瘤以及注射部位的肉瘤。

　　一般人群主要通过环境暴露于重金属，镉暴露主要通过饮食来源、吸烟及饮用水。在美国，20 世纪 70 年代后期和 80 年代初的饮食研究发现，土豆、谷物和谷物制品占成年男性镉摄入量的绝大部分，分别为 24% 和 36%。流体包括饮用水，占镉摄入量的 3.2%。吸烟是人类接触镉的另一重要来源，反映了肺对于可吸入金属的高效吸收。每天一包香烟的镉摄入量为 $2\sim4\mu g$。非吸烟者肾脏中镉的浓度为 $15\sim20\mu g/g$，而在吸烟者中浓度加倍，为 $30\sim40\mu g/g$。高浓度的镉也存在于健康妇女的乳房组织中（$20\sim30\mu g/g$）。动物学研究表明，镉可经胎盘转移至发育中的胎儿，并随妊娠时间的推进而剂量增加。新生儿的胃肠道、肝脏、肾脏和血液中可检测到极低剂量的镉，但到 30 岁时，身体的镉负荷量可能会达到 30mg。镉在体内的半衰期为 $10\sim30$ 年，这也许可以解释金属镉在体内的显著蓄积。镉广泛分布于地表和矿山中，主要用于镀锌、电镀、电池、电导体、制造颜料、塑料稳定剂和磷酸盐肥料。环境中镉的主要来源是工业污染，且大多数的污染来自冶炼厂的副产品。20 世纪 80 年代，镉的大气排放总量约为 635000kg/a。镉在小溪和河流的一般水平反映了空气和土壤中镉污染的水平。大约 70% 有害垃圾站的地表水和地下水水样中能检测到镉。尽管环境中镉大部分来源于工业污染，水中也可含有镉，这是由于从土壤中浸出和潜在地质层中的镉溶解导致的，尤其是软地、酸性水处常见。

　　环境中其他金属的暴露也很显著，水和土壤中铬、汞和铜的含量分别是 $1\sim800\mu g/L$ 和 $40\sim459mg/kg$。鱼中镍、铬、汞、铅和铜的含量为 $81ng/g\sim328mg/g$，粮食中铜含量为 $1\sim14\mu g/g$。人类接触到这些金属主要是通过食物、水、空气、吸烟、职业暴露，并可能导致在体内的大量蓄积。铬、汞、镍的平均每日摄入量为 $0.28\sim25\mu g/d$，而每天摄入铜的量为 $1.46\sim1.63mg/d$。铅暴露可显著积累在头发和指甲中，为 $3.8\sim10.1\mu g/g$。

　　重金属在体内蓄积影响着细胞的正常生理功能，其可以引起 DNA 和蛋白质的损伤以及构象的改变，从而诱导细胞凋亡、细胞周期改变以及细胞癌变。由于重金属的毒性很高，即使低水平暴露也会对人体造成很大损害，并且随着环境污染加剧，重金属暴露也越来越多。因此，镉、砷、铅、汞等重金属致癌也越来越受到人们的重视。随着对重金属与癌症关系的研究逐步深入，重金属致癌的分子医学研究受到广泛关注。检索 1970～2016 年 5 月间相关研究论文，生物信息统计数据显示重金属与基因突变相关研究近 20 年已经得到普遍重视（图 5-1）。

　　由于重金属种类众多，本节仅重点介绍常见的重金属镉、砷、铅、汞的暴露、致癌机制及其研究进展。

1. 镉暴露及其致癌机制

　　世界卫生组织的癌症研究机构（International Agency for Research on Cancer，IARC）已公布的研究结果表明，镉暴露可以导致癌症的发生。瑞典于默奥大学职业与环境医学部的 Jin 等对镉的毒理及生化代谢研究结果显示，环境污染中的镉暴露进入人体后，在体内的半

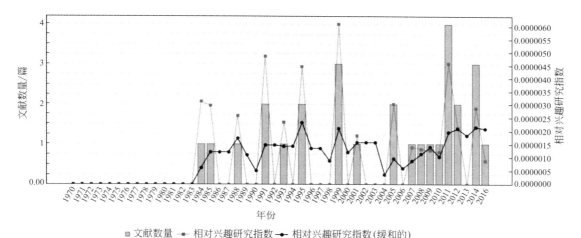

图 5-1　每年关于重金属致癌、致畸等相关生物毒性
研究数量及影响因子统计

衰期较长，将对人体产生较大的毒性效应。中山大学 Wang 等通过流行病研究表明，镉暴露能增加患心血管疾病的风险，并可提高癌症患者的病死率。美国国家癌症研究机构的国家环境健康科学研究所等统计发现，镉暴露可引起乳腺癌、肺癌、前列腺癌以及胃肠道肿瘤。镉在环境中的分布非常广泛，而其也被用于多种工业生产中，如合金的制作、染料的加工以及电池的生产等。因此，其致癌机制的研究越来越受到重视。

基因组的稳定性对维持细胞正常生理功能，保证正常基因的复制、表达以及蛋白质合成具有非常重要的作用。而镉可能通过多种机制影响正常的生理活动。镉可以影响多种信号转导通路，美国凯斯西保留地大学生理学和生物物理学系的 Thévenod 等通过研究镉对青蛙交感神经元的影响，发现其可以影响肌醇多磷酸盐的形成，增加细胞基质内自由钙水平；美国辛辛那提大学的 Suszkiw 等研究表明，二价镉离子可降低小鼠大脑钙离子通道的敏感性；美国国家环境健康科学研究机构国家癌症研究所的 Takiguchi 等研究镉对 DNA 甲基转移酶活性的影响发现，镉可以影响 DNA 的甲基化。这些都可能是镉诱导异常基因表达的原因。诱导 DNA 损伤后可引起细胞周期阻滞、基因突变、基因组的不稳定性，从而引起细胞凋亡和细胞癌变。美国国家职业安全卫生研究所的 Joseph 通过已有研究得出，镉引起癌症的机制有很多，包括异常基因的表达，抑制 DNA 损伤的修复，诱发氧化应激，抑制细胞凋亡，而这些机制中氧化应激起着核心作用。镉通过氧化应激可以引起 DNA 损伤，从而间接影响基因组的稳定性。美国伯克利国家实验室的 McMurray 等通过基因毒性研究表明，镉不仅可以通过诱导活性氧类的产生，还可通过抑制 DNA 修复以及减弱细胞内谷胱甘肽等抗氧化剂的活性来破坏基因组的稳定。在其致癌作用中，镉抑制 DNA 修复的机制也发挥着非常重要的作用，美国国家环境健康科学研究所的 Jin 等通过检测细胞突变率表明，镉在较低浓度时就能够抑制错配修复，在酵母菌中，镉暴露可以影响错配修复蛋白 Msh2-Msh6（MutSα）和 Msh2-Msh3（MutSβ）的活性，减少 ATP 水解以及 Msh2-Msh6 和 Msh2-Msh3 与 DNA 的结合。镉暴露也影响核苷酸切除修复，加利福尼亚大学放射生物学和环境卫生实验室的 Cleaver 等发现，其可以抑制着色性干皮病基因 A（xeroderma pigmentosum A，XPA），而这种蛋白可以识别 DNA 损伤位置，以及促进其他修复蛋白的聚集。德国布莱梅大学生物化学系的 Hartmann 等用迁移率变动分析法分析镉对 DNA 修复损伤识别的影响发现，XPA 有一种特有的四半胱氨酸锌指结构，在镉中毒时 DNA 与 XPA 的结合能力明显下降。德国卡尔斯鲁大学的 Asmuss 等以哺乳动物 XPA 蛋白为模型，发现镉中毒时 DNA 与 XPA 的结合能力明显下降的原因可能是在锌指结构中锌被镉所取代造成的。美国福克斯蔡斯癌症中心的Golovine等通过对添加锌后镉暴露对X连锁凋亡抑制蛋白表达的影响分析发现，镉的毒性很大一部分是因为其在生物反应中具有取代锌的作用，而锌是DNA、RNA、蛋白质合成过程中一些酶的重要组成部分，锌被取代后这些酶的活性便受到了影响。另外，突尼斯生物技术研究所的Said等通过锌治疗镉诱导的睾丸病理生理损伤研究证明，锌可以减轻镉的致癌作用。除此之外，美国西弗吉尼亚大学罗伯特·伯德健康科学中心的Garrett等通过对人近端小管细胞暴露于镉的研究发现，一些原癌基因出现了过表达，如c-fos、c-myc和c-jun等细胞核转录因子在细胞由G_0期向G_1期过渡中发挥着重要作用，因此，这些基因的过表达改变了正常的细胞周期。另外，伦敦大学药学院的Kortenkamp研究认为，镉可以被看作是一种雌激素类似物，与雌激素受体结合，模拟雌激素作用，而在长期的雌激素刺激下，乳腺癌发病率增加，这成为镉引起乳腺癌的又一个重要原因。而且越来越多的流行病学证据也表明镉暴露能增加乳腺癌的患病风险。第一项研究是一个假说病例对照研究，调查了1984~1989年间33000个乳腺癌死者和117000个非癌症死者的死亡证明，根据从事的职业将死亡证明编码，研究发现，职业性镉暴露使白人女性罹患乳腺癌的风险增加了8%~20%，非裔美国女性增加了50%~130%。第二个流行病学的回顾性队列研究是针对瑞典工作的妇女进行的，也表明职业性镉暴露与增加乳腺癌风险之间存在联系。在这项研究中，女性从事金属电镀和涂布工作的标准化发病比率最高（相对风险：2.38）。金属电镀和涂层使工人暴露于镉、六价铬和有机溶剂。McElroy J A等对威斯康星州非职业性暴露女性的病例对照研究中，测量尿液中的镉含量，发现尿镉最高的女性比尿镉最低的妇女罹患乳腺癌的风险高出2倍（OR：2.29，CI：1.3~4.2），估计约36%的乳腺癌可以归因于重金属暴露。Gallagher C M等对居住在长岛的女性进行的病例对照研究也发现了类似的关联，尿镉最高的女性比尿镉最低的女性罹患乳腺癌的风险高出2倍（OR：2.69；95%CI：1.07~6.78），并对美国健康营养调查的样本进行横断面研究（NHANES1999~2008），发现第三个四分位数镉的女性乳腺癌风险显著增加（OR：2.50，95%CI：1.11~5.63），第四个四分位数镉的女性轻微显著。与威斯康星州女性的研究相似，长岛的研究估计美国约35%的乳腺癌可能是镉暴露导致的。由于病例对照研究是在乳腺癌患者中进行的，研究并没有明确镉是否与患乳腺癌的风险有关或是由乳腺癌导致的结果。最近Julin B等的一项前瞻性队列研究表明，长期饮食中的镉摄入量与绝经后妇女患乳腺癌的风险增加相关，表明镉在疾病发展过程中的因果关系。子宫内膜癌也是一种雌激素相关性癌症，Akesson A等进行的前瞻性队列研究表明，长期膳食摄入镉使绝经后妇女患子宫内膜癌的风险增加2.9倍（95%CI：1.05~7.79），这也为镉暴露与激素依赖性癌症的相关性提供了额外的证据。虽然这些流行病学研究表明镉与乳腺癌相关，但需要进一步的实验研究和流行病学研究以明确金属暴露与乳腺癌发展之间的因果关联。

2. 砷暴露及其致癌机制

砷广泛分布于环境中，在土壤、水、食物以及空气中都有发现，其主要的存在方式是三价的亚砷酸盐和五价的砷酸盐。从1987年开始，砷就被IARC列为一类致癌物质。美国国家环境健康科学研究机构国家癌症研究所的Waalkes等通过流行病研究显示，低水平暴露于砷及其化合物可增加肾脏、膀胱、肝脏患癌症的风险。长期饮用含有砷的水可增加皮肤癌的发生风险，而通过吸入的职业砷暴露，与肺癌有关。与此同时，中国台湾彰化基督教医院的Su等通过流行病研究发现，中国台湾地区口腔癌发病率近年来明显增加，可能与环境污染中的砷及其化合物有密切关系。陶瓷、玻璃制造，金属提纯冶炼，以及农药制造和应用都会使人体暴露于高度砷污染的环境中。因此，越来越多的人致力于砷暴露引起癌症发生、发展机制的研究。

1999 年，美国国家癌症研究所的 Abernathy 等通过对砷流行病学以及生物动力学的多种研究，综合得出砷的毒性与暴露剂量、频率、持续时间、生物种类、年龄、性别以及个体易患性、基因、营养水平有关。虽然对于砷致癌的机制还不明确，但加拿大麦吉尔大学Miller 等提出了九种砷致癌的可能机制：诱导染色体畸变，氧化应激，改变 DNA 修复，转变 DNA 甲基化形式，改变生长因子，增强细胞增殖，癌促作用，抑制 *p53* 表达以及基因放大作用。而随着对砷致癌机制的研究越来越多，其致癌的多种机制已得到证明。二甲基砷酸（dimethylarsinic acid，DMA）是砷在体内重要的代谢产物，也是砷对机体产生毒性的主要物质。大阪市立大学医学院的 Wei 等研究表明，经 DMA 处理的小鼠乳头状结节状增生、乳头状癌以及移行细胞癌中 cyclin D1 的过表达说明砷可能通过干扰细胞周期诱发肿瘤癌变。但是复旦大学中山医院的 Ai 等发现，砷处理后的胆囊癌细胞 cyclin D1 的表达却有下降，两者之间存在矛盾，有待进一步的实验证实。此外，美国罗彻斯特大学的 Lehmann 等研究证实，砷同时通过抑制 cdc25A 细胞周期相关基因的表达来减慢细胞 S 期的进程。Wei 等在砷处理小鼠后还发现 83% 的乳头状结节状增生，100% 的乳头状癌和 94% 的移行细胞癌中可以发现环加氧酶 2 的表达。而环加氧酶 2 作为氧化应激的分子标记，说明 DMA 可以诱发活性氧类的产生而在其致癌过程中发挥重要作用。美国西弗吉尼亚大学的 Gao 等通过电子顺磁共振自旋捕获技术证明砷处理后的细胞展现出明显的活性氧类和过氧化氢的提高，活性氧类的产生可能涉及磷脂酰肌醇-3-激酶/蛋白激酶 B 通路的激活以及随后缺氧诱导因子 1 和血管内皮生长因子的诱导。多种基因毒性研究已经表明，砷化合物可抑制 DNA 修复，通过改变细胞分化和细胞增殖，诱导染色体畸变，姐妹染色单体互换。印度奥斯马尼亚大学的 Saleha 等通过碱性单细胞凝胶电泳实验证明，砷化合物可以诱导基因扩增，抑制细胞有丝分裂，抑制 DNA 修复。印度国防研究与发展机构下属的毒理和药理学部门的 Flora 在论述砷对信号转导通路改变时提到其可以增加细胞的酪氨酸磷酸化，这一机制与细胞不可控性增长和癌症的发生有密切关系。同时，美国国家老化研究院的 Liu 等研究细胞对砷的反应证明，砷是一种细胞外信号相关蛋白激酶，细胞外调节蛋白激酶 1 和激活蛋白 1 转录激活活性强有力的刺激物，同时可以诱导 *c-fos* 和 *c-jun* 基因表达，这些原癌基因的激活在砷诱发细胞癌变的过程中发挥着同样重要的作用。

3. 铅暴露及其致癌机制

自然界中的铅主要以低浓度硫化铅的形式存在于地壳，而环境中广泛分布的铅则是由人类活动所造成的。人类对铅的暴露是全球性的，全人类的体内都有铅负荷。日常生活中的水和食物都可能受到铅污染，而职业暴露多发生在冶炼锻造、铅电池生产和汽油添加剂的生产过滤中。环境铅污染已经成为一个全球性的公共卫生问题。铅可以对人类周围和中枢神经系统、造血系统、心血管系统和生殖系统等产生毒性。国际癌症研究机构（IARC）对人类致癌风险的评估的专著中已经对铅和含铅化合物做出了 4 次评估。在 IARC 目前公布的致癌物目录中，铅被归类为 2A 类致癌物，而铅的无机化合物和有机化合物则分别被归类为 2B 类致癌物和 3 类致癌物。

印度化工学院的 Grover 等通过基因毒性研究表明，受铅暴露的工人的口腔上皮细胞和外周血淋巴细胞中微核数量明显增高，细胞中期的畸变频率也明显增高。另外，纽约大学医学中心环境医学学院的 Roy 等通过基因毒性分析发现，醋酸铅可以诱导基因突变，同时还可以诱导 DNA 损伤。但是，乔治·华盛顿大学医学中心的 Wise 等的实验表明，除了铅的铬酸盐，铅并没有直接的基因毒性和 DNA 损伤效应，然而铅的铬酸盐所引起的毒性可能并不是由于铅而是由于六价铬所引起的。巴西圣保罗大学的 Hermes-Lima 等研究铅与自由基间的关系表明，铅中毒后通过产生活性氧类从而造成细胞损伤。Grover 等的研究还发现，铅可以使红细胞中的氨基乙酰丙酸脱水酶减少，而尿液中 5-氨基酮戊酸增多，从而氧化产生的自由基增多，引起 DNA 损伤。另外，波兰科学院生物化学与生物物理学的 Witkiewicz-Kucharczyk 等研究发现，铅可以取代一些 DNA 修复蛋白锌指结构中的锌，而这些蛋白为转录调节因子，锌被取代后，减少这些蛋白与基因组 DNA 中的识别元件结合，说明铅暴露所产生的后续反应可能与基因表达有关。

铅能在肾细胞和体外的肝细胞的细胞核内积聚，核内积聚的铅可以造成直接的 DNA 损伤（突变、删除、增加），这是一种主要的致癌机制。金属致癌物如铬、镉、镍、砷能通过碱基对突变、删除或氧自由基攻击造成 DNA 损伤。铅同其他金属一样，在体内和体外都是有效的染色体断裂剂。铅暴露在体外培养的细胞中能诱导染色体畸变、微核形成和姐妹染色单体互换，在某些研究中还能诱导点突变。尽管目前的观点不完全一致，其他一些研究也报道了铅暴露对人类染色体毒性的证据。

有关铅在 DNA 合成和修复中作用的研究数量有限。有些研究发现了铅对 DNA 生成有影响，但 Denizeau 等发现尽管铅积聚在细胞核内，却未对体外培养的大鼠肝细胞的 DNA 合成产生影响，而其他金属如汞和镉能在体外试验中显示出对 DNA 修复保真度的抑制和改变。Hartwig 等在 1990 年首先报道了铅在体外试验中能干扰紫外线诱导 DNA 损伤的修复，Roy 和 Rossman 报道了铅的体外暴露能使紫外线辐射或甲基-硝基-亚硝基胍的致突变作用增加大约两倍。

金属毒性的一种共同机制是通过消耗或抑制细胞抗氧化剂又或者是生成氧化活性分子（ROS）而产生自由基。铅能降低细胞中血蛋白和谷胱甘肽的浓度，从而减少细胞的氧化还原缓冲容量。这时，其他过程产生的 ROS 可能未能及时被中和而增加 DNA 受到氧化损伤的可能。铅还能在体外试验、大鼠体内的精子和突触体中激发脂质过氧化反应。铅能使氨基乙酰丙酸的水平升高，而氨基乙酰丙酸能产生自由基并对体外培养的中国仓鼠卵巢细胞造成 DNA 氧化损伤。然而，无论是降低谷胱甘肽的浓度还是升高氨基乙酰丙酸的水平，都是间接地增加 DNA 的氧化损伤，目前还没有证据表明铅在体内能直接诱导 DNA 的氧化损伤。

4. 汞暴露及其致癌机制

汞是一种具有强挥发性的元素，进入大气后又沉积下来，形成自然循环。汞暴露来源于各种工业生产，电器、油漆、测量仪器、牙科材料以及农业和化学工业。由于汞广泛存在于环境中，人类、植物、动物都不可避免地暴露于汞的一些形态，目前，汞被列为第三类致癌物质。

汞暴露与其致癌作用仍然存在很大争议。日本大阪大学医学院的 Ogura 等通过对人外周血的基因毒性研究证明，暴露于氯化汞的淋巴细胞微核率和不稳定染色体畸变明显增加，8-羟基脱氧鸟苷显著高于对照组。8-羟基脱氧鸟苷与活性氧类的形成存在着密切的关系，从而引起 DNA 损伤，而这可以成为癌症发生的原因。这些自由基的产生同时可以诱导 DNA 修复、纺锤丝形成以及染色体分离相关蛋白质的构象发生改变。大阪市立大学医学院的 Inoue 等证明，无机汞在真核细胞系中可引起突变发生。汞的致癌性与其影响细胞间缝隙连接通信有关。异常的细胞间缝隙连接与癌症的发生存在着密切的关系。尽管氯化汞可以提高细胞间缝隙蛋白的表达，但是其亚细胞毒性可以抑制细胞间缝隙连接的通信。而意大利福贾大学生命科学医学系的 Piccoli 等通过汞的亚细胞毒性研究发现，其毒性是通过改变细胞内氧化还原反应速率以及蛋白激酶 A、蛋白激酶 C 介导的信号转导通路引起线粒体内活性氧类的蓄积及细胞间缝隙通信异常。

多项研究表明，重金属如砷、镉、汞、铅等广泛存在于自然界，然而人们的生产活动严重加剧了重金属污染。这些重金属污染与癌症的发生有着明显的相关性。重金属致癌机制的研究对于癌症的预防、控制以及治疗具有深远的意义。对重金属产生氧化应激、取代蛋白质中的锌以及癌基因激活等具体信号转导通路的研究仍有待进一步深入。

第十节　农药暴露导致细胞损伤的分子机制

农药的广泛应用给现代社会，尤其是发展中国家带来了革命性的益处。首先体现在预防、消灭、控制农作物虫害，为保证充足、优质的粮食生产做出巨大贡献；其次，在防治、控制流行性疾病中也发挥了重大作用。但是，农药的广泛使用也带来了许多负面影响，有关研究及流行病学调查阐明了农药残留对人体各系统的危害，包括其致癌性。除了农药急性中毒引起明显的临床症状外，长期低剂量的农药进入人体后，可能使 DNA 的功能及结构发生变化，进而诱导基因突变，并可能成为肿瘤发生发展的原因之一。因此，农药与细胞及 DNA 之间相互作用的机制探讨已成为目前的研究热点。检索农药相关致癌性研究报告数据显示，自 20 世纪 70 年代起，农药致癌、致畸等相关生物毒性研究的关注度不断提高，并形成环境医学和预防医学研究的焦点领域（见图 5-2）。

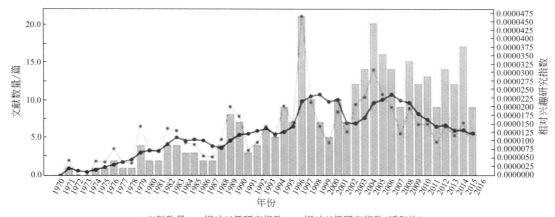

图 5-2　每年关于农药致癌、致畸等相关生物
毒性研究论文发表数量统计

本节就常见有机磷、有机氯、拟除虫菊酯等农药引起细胞及 DNA 损伤的机制研究做一综述。

1. 细胞 DNA 损伤与农药的相关性

DNA 损伤是指 DNA 分子结构的异常改变，具体可表现为点突变、缺失、插入、倒位或转位以及 DNA 链断裂。引起 DNA 损伤的常见原因有物理、化学因素和 DNA 自发性损伤；其中，化学因素常见碱基类似物、脱氨剂、烷化剂、大型加合物、插入剂、交联剂等。当细胞内发生 DNA 损伤的时候，细胞便会启动一系列修复机制，主要包括切除修复、直接修复、错配修复、交联修复、双链断裂修复、重组修复等。

近年来国内外不少研究提出并证实了农药对人类及动植物均存在确切的细胞及分子毒性。Nakadai A 等提出有机磷农药毒死蜱可诱发人单核细胞发生凋亡；Ramos-Chavez L A 等研究证明苄氯菊酯/丙烯菊酯混合物对人外周血淋巴细胞具有明显的细胞毒性。Hreljac I 等通过有机磷农药对人类肝癌 HepG2 细胞 DNA 的作用指出，对硫磷、甲基对硫磷能上调 DNA 损伤反应性基因 *p53*、*p21*、*GADD45α*、*MDM2* 的 mRNA 表达，最终导致细胞凋亡。也有人群调查研究显示，在肺癌高发区——泰国上北部居住的肺癌患者中，影响 *TP53* 基因突变的危险因素之一就是农药暴露。

2. 农药致细胞 DNA 损伤的检测方法

农药可通过真皮吸收、吸入、食物残留等途径进入体内，其中，皮肤被认为是暴露量最大的器官，尤其是在农民在田地果园里喷洒农药的情况下；此外，当农民在混配、分装农药，或者洗刷农药喷洒器械、容具的时候，也同样避免不了这种长期低剂量的农药接触。农药标记物的生物监测常常可通过采集尿液、血液、汗液中的农药代谢产物，监测血清酶活性、监测基因表达改变等方法进行。早期生物效应的监测方法包括评估蛋白或 DNA 加合物的形成、酶活性改变、微核（micronuclei，MN）的形成、染色体畸变（chromosomal aberrations，CA）、姐妹染色单体交换（sister chromatid exchanges，SCE）的频率和彗星形成水平（彗星试验）。其中，彗星试验，也可称单细胞凝胶电泳（single cell gel electrophoresis，SCGE）试验，能够简单、快速且敏感地检测到 DNA 单链和/或双链断裂，其原理大致为：当细胞核内 DNA 解开超螺旋后，在电泳电场的作用下，染色体 DNA 移位，断裂碎片离开细胞核向阳极迁移，形成彗星图像。同时，农药致 DNA 加合物的形成，还可通过紫外光谱、荧光光谱、免疫分析、^{32}P 后标记、核磁共振、序列分析、碱洗脱法等方法来检测；另外，红外色谱、圆二色谱、共振光散射和拉曼光谱法也可用来有效地检测 DNA 微观结构的变化。此外，农药的细胞毒性可采用 MTT 比色法、乳酸脱氢酶（LDH）释放试验、细胞增殖度法来检测，其中 MTT 比色法主要是通过评估线粒体的代谢功能，而 LDH 释放试验则是通过评估细胞膜的完整性来检测细胞毒性的。

3. 农药致 DNA 损伤的形式

（1）农药与细胞 DNA 发生加成反应　　DNA 加合物，是指外源或内源性的亲电子性化合物或其代谢产物与亲核性的 DNA 碱基发生反应而生成的共价加合物，是 DNA 损伤的一类重要形式。邵华等采用紫外光谱移动法测定马拉硫磷、呋喃丹、氯氰菊酯两两混合后与小牛胸腺 DNA（ctDNA）的相互作用，结果显示，混合农药可加合到 ctDNA 的亲核位点中，提示这些农药可通过形成 DNA 加合物的形式产生诱变作用，最终对有机体的 DNA 产生化学损伤。孙英等也利用紫外光谱法研究了三种氨基甲酸酯类农药乙霉威、甲萘威、克百威对 ctDNA 的损伤。刘伟等探讨了氰戊菊酯、马拉硫磷、毒死蜱与 ctDNA 的相互作用，两者的结果均显示，农药中的活性分子可能嵌插进 ctDNA 的碱基对之间，或者与 DNA 的磷酸基团发生静电结合，从而改变了 DNA 的空间构象，使得一些具有紫外吸收的官能团发生变化，导致 DNA 特征性紫外最大吸收波长段的位移。Soheila Kashanian 等通过紫外吸收光谱法、圆二色谱法、荧光光谱法、电化学技术等对二嗪农与 DNA 的相互作用进行研究，得出二嗪农可以显著诱导 DNA 螺旋构象的变化，并可在 DNA 双螺旋的大沟中与 DNA 发生作用，或者直接绑定到 DNA 表面，而不是与 DNA 发生嵌插作用。然而，Hedli C C 等采用^{32}

P 后标记法探测有机氯农药毒杀芬对小鼠 DNA 的相互作用，结果却显示并没有 DNA 加合物的形成，这提示，农药对 DNA 的损伤可能还存在其他形式。

研究证明，一些农药在导致细胞 DNA 损伤的过程中，确实有 DNA 加合物的形成，有的是嵌插入 DNA 碱基对之间，有的是作用于 DNA 双螺旋的大沟影响双螺旋构象，有的是直接共价绑定到 DNA 表面；但是，并不是所有农药都是通过加合物的形式损伤 DNA 的，还有另外的损伤形式存在。

（2）农药导致细胞 DNA 发生单链和/或双链断裂　彗星试验能够简单快速且敏感地检测到 DNA 单链和/或双链断裂，Suman G 等通过彗星试验发现氯氰菊酯在低浓度（半数致死浓度 LC$_{50}$ 的 1/10）的情况下就可导致 DNA 单链断裂，并且随着浓度增加，DNA 损伤程度也随之加重；另外，在低暴露浓度的时候就可观察到染色体畸变的存在，通过核型分析显示有染色体断裂和随体联合。Ojha A 等除了发现有机磷农药毒死蜱、甲基对硫磷、马拉硫磷可造成 DNA 单链和双链的断裂之外，还通过荧光发射实验证明这三种农药还可通过 DNA-蛋白交联形式致 DNA 损伤。Zhao F 等采用彗星试验研究久效磷与鲫鱼外周血红细胞 DNA 作用机制中发现，农药以 DNA 单链和双链断裂以及碱不稳定性位点的形式广泛损伤 DNA，其中，单链断裂是主要的损伤形式。另外，对氧磷致人唾液腺细胞 DNA 损伤、溴氰菊酯对神经母细胞瘤细胞 DNA 损伤形式同样会使 DNA 链发生断裂，并且在后者的研究中，Hossain M M 还发现，一开始 DNA 断裂碎片的形成是由溴氰菊酯与钠离子通道的相互作用和由此产生的钙内流引起的，最终导致细胞凋亡。

综上，DNA 单链和/或双链的断裂也是很多农药致细胞 DNA 损伤的重要机制。然而，农药致 DNA 损伤的具体过程是什么？是直接导致 DNA 链断裂还是通过一些中间物质来促发损伤效应？针对这一问题，目前许多研究都发现，氧化应激是农药致细胞损伤的一个重要环节，但不同的研究也存在不少争议，如下文所述。

4. 氧化应激参与细胞 DNA 损伤

正常情况下，机体内氧化和抗氧化作用处于动态平衡状态，当两者作用失衡，机体产生过量活性氧族（reactive oxygen species，ROS）或者清除 ROS 的能力下降，这时机体就会发生氧化应激（oxidative stress，OS）。ROS 主要包括超氧阴离子（·O_2^-）、羟自由基（·OH）和过氧化氢（H_2O_2）等。机体存在两类抗氧化系统，一类是酶抗氧化系统，包括超氧化物歧化酶（SOD）、过氧化氢酶（CAT）、谷胱甘肽过氧化物酶（GSH-Px）等；另一类是非酶抗氧化系统，包括维生素 C、维生素 E、谷胱甘肽、褪黑素、α-硫辛酸、类胡萝卜素及微量元素铜、锌、硒等。当机体处于氧化应激状态时，组织细胞内相对过量的 ROS 可造成细胞内重要的大分子如脂质、蛋白质、DNA 的损伤，进而导致细胞凋亡。

这一应激反应同样在农药与细胞相互作用的过程中出现，Lu X T 等发现 5 种有机磷农药（乙酰甲胺磷、甲胺磷、氯胺磷、马拉硫磷、马拉氧磷）可显著降低细胞的存活率，在细胞 DNA 损伤的同时，能使细胞内 ROS 和脂质过氧化作用产物丙二醛 MDA 的水平显著升高，并降低 SOD、CAT、谷胱甘肽（GSH）的活性，因此提出，氧化应激是农药致细胞损伤的始发事件。类似的实验结果也可见于杀螟硫磷与血细胞，甲基对硫磷、对硫磷与人肝癌细胞之间的相互作用。Chen H M 等还发现，ROS 的大量产生和 *bcl-2* 基因的表达改变是有机氯农药五氯苯酚及代谢产物四氯氰醌具有细胞毒性及致癌性的主要分子机制。

除了上述检测 ROS、氧化代谢产物及相关酶活性来评估氧化应激对农药致细胞 DNA 的损伤外，通过检测 ROS 基因 *gss*、*gstm2*、*gstt2* 的 *sod2* 等的上调，同样可以判断在农药暴露期间氧化应激的存在。也有研究者检测 β-脂肪酸氧化、线粒体呼吸链和 ATP 合成的相关基因，它们的显著上调同样可作为细胞内氧化应激的证据。

此外，通过研究抗氧化剂对农药致细胞 DNA 损伤的保护作用，可进一步验证氧化应激的效应。El-Gohary M 等发现，溴氰菊酯是通过氧化产物一氧化氮（NO）来诱导大鼠睾丸细胞凋亡的，并且一氧化氮合成酶抑制剂（NOS）可以显著减轻细胞凋亡，从而验证了氧化损伤的观点。在研究乐果对 DNA 损伤及其氧化机制的基础上，Ben Amara I 等发现硒和维生素 E 能够有效减轻农药引起的毒性效应，提示硒和维生素 E 作为潜在的抗氧化剂起到 DNA 损伤的保护作用。Hsu C 等研究磷化氢诱导 ROS 致大鼠脑、肺、肝细胞氧化损伤的时候，发现褪黑素能够几乎完全阻断这种氧化损伤效应。

以上各研究者在氧化应激致细胞 DNA 损伤这一问题上形成了较一致的观点。但是，关于农药致细胞 DNA 损伤是否可逆、农药的暴露浓度和暴露时间这几个问题上，不同的研究者却有着不同的声音。Marques A 等在发现草甘膦对细胞 DNA 损伤的基础上，得出氧化损伤是农药致 DNA 损伤的重要机制，并且在农药暴露后期可观察到 DNA 完整性恢复到暴露初期水平，说明草甘膦所致 DNA 损伤是暂时、可逆的，细胞内存在 DNA 氧化损伤的修复机制。然而，针对草甘膦所致 DNA 损伤是否可逆这一问题，S Guilherme 等进行了更具体的实验，他们按照草甘膦暴露浓度高低把鱼的肝细胞进行分组，随后观察到，在农药暴露的第一天，高低浓度两组细胞都发现了 DNA 链断裂，而在第三天，低浓度组细胞 DNA 损伤恢复，而高浓度组细胞 DNA 损伤不但不可逆，反而会随着时间的推移而加重，这表明，农药暴露浓度也是致 DNA 损伤的一个重要因素。然而关于暴露浓度，Moore P D 等在研究马拉硫磷对人肝癌细胞的作用时发现，不同浓度的农药可产生截然不同的生物效应：低剂量马拉硫磷促有丝分裂，而高剂量马拉硫磷致细胞毒性、DNA 损伤。

接着，SGuilherme 还对氧化应激对 DNA 损伤的作用进一步探讨，随后发现，在同一高暴露浓度组，第一天并没有发现氧化损伤的证据，而在第三天可探测到 DNA 氧化嘌呤的存在，这表明，氧化应激与短时间农药暴露引起的 DNA 损伤并不相关，而在农药暴露的后期，氧化应激才扮演重要的角色，因此，我们可以推断出，在暴露时间的不同阶段，DNA 损伤的机制是不同的。然而，有趣的是，2015 年 Zhao F 等在探讨久效磷对金鱼 DNA 损伤机制时，通过探测农药暴露后不同时间点（24h、48h、96h 和 168h）的 DNA 损伤程度、MDA 浓度、SOD 及 GSH-Px 活性得出：DNA 损伤在 48h 达到高峰，ROS、GSH-Px 活性分别在 48h 和 96h 达到高峰，SOD 在各时间点与对照组无显著差异，从中可以看出，DNA 损伤程度的变化趋势与丙二醛浓度的变化趋势成正相关，而与 GSH-Px 活性的变化趋势成负相关，提示久效磷暴露初期 ROS 的过量积聚是导致 DNA 损伤的重要机制，而农药暴露后期有效的 ROS 清除和 DNA 修复是 DNA 损伤恢复的重要原因，这一结论显然与 S Guilherme 的观点截然不同。

综上所述，氧化应激参与农药导致的细胞 DNA 损伤的过程，并扮演着重要的角色，氧化应激不仅仅促进农药对细胞 DNA 的损伤，还可能成为农药毒性效应的促发事件。然而，对于不同暴露浓度引起的生物效应差异，以及不同暴露阶段 ROS 的作用差异的问题，笔者认为，这可能与不同种类的农药，其活性分子作用机理存在差异有关；也可能跟不同研究对象，其细胞对农药的耐受性和反应性不同有关。当然，这不能仅仅停留于猜想，仍然需要更加详尽确切的研究进一步阐明具体机制。

5. 农药导致细胞凋亡

细胞凋亡指机体为维持内环境稳定，由基因控制的细胞自主有序的死亡。细胞凋亡与细胞坏死不同，细胞凋亡不是一个被动的过程，而是主动过程，它涉及一系列基因的激活、表达以及调控等的作用，它并不是病理条件下自体损伤的一种现象，而是为更好地适应生存环境而主动争取的一种死亡过程。许多研究表明，农药所致的细胞毒性结果便是细胞凋亡。

Saleh A M 等在比较对氧磷和对硫磷细胞毒性的实验中发现，对氧磷在低于半抑制浓度的时候就可诱导显著的细胞凋亡，而对硫磷却没有明显的致凋亡效应。Nakadai A 等研究证明毒死蜱是通过激活细胞内细胞凋亡蛋白酶-3 来促进细胞凋亡的。Hreljac I 等发现三种有机磷农药甲基对硫磷、甲基对氧磷、甲氟磷中，只有前两者具有细胞毒性，而甲氟磷具有促有丝分裂活性。Ahmed T 等在研究甲拌磷对人外周血单核细胞的 DNA 损伤及其相关机制的基础上，进一步实验观察到，随着农药暴露浓度的增加，胞质内细胞色素 c 也增加，因此，研究者提出，甲拌磷导致凋亡机制是通过线粒体细胞色素 c 释放途径；另外，研究者还发现，N-乙酰半胱氨酸和姜黄素可以作为抗氧化剂，明显减少农药引起的细胞凋亡，这进一步说明，甲拌磷是通过氧化应激诱导线粒体细胞色素 c 的释放而导致细胞凋亡的。除了线粒体途径，Vaithinathan S 通过原位末端标记法（TUNEL 标记法）检测细胞凋亡，并观察到甲基滴滴涕可同时通过线粒体途径和 Fas 途径，启动一系列酶联反应，最终导致细胞凋亡。Jin Y 等通过检测凋亡相关基因 $p53$、$Apaf1$ 和 $cas3$ 的上调，$bcl2/bax$ 表达率的下降，同样证明了氯氰菊酯致细胞凋亡效应。

然而并不是所有的农药都具有细胞毒性和分子毒性，有些农药不但没有细胞毒性，反而可促进细胞的增殖活动，甚至具有诱发肿瘤形成的潜力。Benford D J 等探讨了常见有机磷农药敌敌畏与小鼠前胃上皮细胞的相互作用，发现敌敌畏可诱发 DNA 的复制合成，并可使前胃组织增生，这表明敌敌畏的毒性效应是加强细胞增殖，而不是细胞毒性和基因毒性。Kolaja K L 等研究发现，有机氯农药异狄氏剂可以显著并选择性地促进小鼠和大鼠肝小叶中心区肝细胞的 DNA 合成，提示异狄氏剂促分裂机制的存在，并具有诱发肝癌发生的潜力。如前文所述，甲氟磷、低剂量马拉硫磷也具有促有丝分裂活性，可促进细胞增殖。

然而，目前不同种类的农药致细胞 DNA 损伤的具体过程和分子机制还不十分清楚，仍有待进一步研究阐明。

（吴晓聪　蔡　睿　陈　洁　孙　瑶）

第六章
环境致癌物的暴露因素

第一节　辐射暴露因素

一、紫外线

1. 紫外线的发现

紫外线是电磁波谱中波长 10～400nm 辐射的总称。1801 年，德国物理学家里特发现在日光光谱的紫端外侧一段能够使含有溴化银的照相底片感光，因而发现了紫外线的存在。紫外线是由原子的外层电子受到激发后产生的。

2. 紫外线的分类

依据紫外线自身波长的不同，可将紫外线分为三个区域：短波紫外线、中波紫外线和长波紫外线。

① 短波紫外线：简称 UVC。是波长 200～280nm 的紫外线。短波紫外线在经过地球表面同温层时被臭氧层吸收，不能达到地球表面，对人体产生重要作用（如：皮肤癌患者增加）。因此，对短波紫外线应引起足够的重视（致癌）。

② 中波紫外线：简称 UVB。是波长 280～320nm 的紫外线。中波紫外线对人体皮肤有一定的生理作用。此类紫外线的极大部分被皮肤表皮吸收，不能渗入皮肤内部。但由于其阶能较高，对皮肤可产生强烈的光损伤，被照射部位真皮血管扩张，皮肤可出现红肿、水泡等症状。长久照射皮肤会出现红斑、炎症、皮肤老化，严重者可引起皮肤癌。中波紫外线又被称作紫外线的晒伤（红）段，是应重点预防的紫外线波段（晒伤）。

③ 长波紫外线：简称 UVA。是波长 320～400nm 的紫外线。长波紫外线对衣物和人体皮肤的穿透性远比中波紫外线要强，可达到真皮深处，并可对表皮部位的黑色素起作用，从而引起皮肤黑色素沉着，使皮肤变黑，起到了防御紫外线、保护皮肤的作用。因而长波紫外线也被称作"晒黑段"。长波紫外线虽不会引起皮肤急性炎症，但对皮肤的作用缓慢，可长期积累，是导致皮肤老化和严重损害的原因之一（晒黑、老化）。

按照波段划分如表 6-1 所示。

表 6-1　按波段划分

名称	缩写	波长范围/nm	光子能量/eV
长波紫外	UVA	400～315	3.10～3.94

名称	缩写	波长范围/nm	光子能量/eV
近紫外	NUV	400~300	3.10~4.13
中波紫外	UVB	315~280	3.94~4.43
中紫外	MUV	300~200	4.13~6.20
短波紫外	UVC	280~100	4.43~12.4
远紫外	FUV	200~122	6.20~10.2
真空紫外	VUV	200~100	6.20~12.4
浅紫外	LUV	100~88	12.4~14.1
超紫外	SUV	150~10	8.28~12.4
极紫外	EUV	121~10	10.2~12.4

3. 紫外线的应用

（1）黑光灯（紫外线灯）诱虫　大部分昆虫的复眼对365nm紫外线特别敏感，在晚上，利用昆虫这一特性，可以使用紫外线灯进行诱虫、杀虫。

（2）疾病防治　波长280~320nm的紫外线称为保健紫外线。照射皮肤后，使皮肤内的7-脱氢麦角胆固醇转化为维生素D_3和维生素D_2，防止佝偻病。

（3）油烟氧化-光解氧化技术　用紫外光来改变其油脂的分子链，同时，这种紫外光与空气中的氧反应后产生臭氧，将油脂分子冷燃生成二氧化碳和水，油烟中的有机物被光解氧化，异味也随之消除。

（4）光触酶（二氧化钛）　在建筑材料或家用电器材料表面加入（或涂覆）少量的纳米级二氧化钛粉末，在使用过程中，可以吸附挥发性有机物VOC（如甲醛、苯、甲苯、乙醇、氯仿等），用紫外线照射后可分解这些有机物。

（5）环境卫生　紫外线杀菌灯波长200~290nm的紫外线能穿透细菌、病毒的细胞膜，给核酸（DNA）以损伤，使细胞失去繁殖能力，达到快速杀菌的效果。波长200nm以下的短波长紫外线能分解O_2分子，生成的O^-与O_2结合产生臭氧（O_3）。紫外线和臭氧具有强的氧化分解包括恶臭在内的有机分子的能力，UV/O_3并用的相乘作用在空气净化处理中发挥强大威力。

UV发生法产生的臭氧具有强力的杀菌效果，臭氧杀死或分解室内微生物、甲基硫醇、硫化氢、二甲硫等恶臭成分，创造舒适的室内空间。蟑螂、老鼠等散布各种细菌，这类小动物对臭氧非常敏感，闻到臭氧感觉危险就不再进入。装置内送风机将臭氧放出，到达室内的各个角落，达到快速有效杀菌、除臭的目的。

① 表面处理。紫外线干燥机高功率紫外线光源在表面清洗处理中的应用：由于大功率超高功率低气压UV放电管开发的进展，以及随着微电子等产品的超微细化，在微电子、超精密器件等产品的制造过程中，由短波长紫外线及其产生的臭氧对其产品的表面进行超精密清洗或改善其表面的接着性、附着性的干式光表面处理技术的实用化进展得很快。UV照射固体表面后，表面的污染物有机分子结合被强的光能切断、氧化，而后被分解成CO_2和H_2O等易挥发性物质，最终挥发消失。表面被清洗后其清洁度极高，能把膜状的油污清洗到单分子层以下。

② 大气中处理。此法简单方便，环保，无二次污染，无需加热、药液等处理。清洁度极高，单分子层以下，可以得到从前的处理方法难以想象的清洁度、接着性。国内独有的超高出力短波长紫外线光源，仅需短时间（秒单位）照射，发挥强大的处理能力，从实验室进入实用，不对材料的表面产生损伤。相对于湿式清洗或等离子清洗，成本低，没有液体表面

张力的影响，超微细部的清洗容易。

（6）紫外线 UV 固化技术　　UV 固化技术是用 UV 光线（主要波长 365nm，特殊场合 254nm）照射在含有光重合性预聚体、光重合性单体、光开始剂的涂料、接着剂或油墨等 UV 硬化树脂后，以秒单位快速硬化、干燥的技术。而通常的热干燥法、二液混合法中的重合反应法对树脂的干燥普遍需要数分钟到数小时。UV 固化树脂的特征：工艺加工时间大大缩短。大多数情况下，以秒单位快速固化。UV 固化树脂是单一液剂，不必和溶剂等混合，UV 照射前不会硬化，可修正操作。比较传统的热处理法，固化时间短，不会引起产品的变质变色，作业温度低，操作容易。

4. 紫外线暴露

自然界的主要紫外线光源是太阳，太阳光透过大气层时波长短于 290nm 的紫外线为大气层中的臭氧吸收掉。

人工的紫外线光源有多种气体的电弧（如低压汞弧、高压汞弧），紫外线有化学作用，能使照相底片感光，荧光作用强，日光灯、各种荧光灯和农业上用来诱杀害虫的黑光灯都是用紫外线激发荧光物质发光的。

5. 紫外线的危害

紫外线对人体的伤害主要集中在皮肤、眼睛和神经系统。

（1）紫外线对人体皮肤的影响　　人体皮肤对紫外线的吸收与其波长有关。波长越短，透入皮肤的深度越小，照射后黑色素沉着较弱；波长越长，透入皮肤的深度越大，照射后黑色素沉着较强。由于受光化学反应的作用，能级较高的光子流能引起细胞内的核蛋白和一些酶的变性。因此，被紫外线照射后，需经过 6～8h 的潜伏期后才发生细胞的改变并出现症状，包括皮肤干痛、表皮皱缩甚至起泡脱落。因紫外线对组织的穿透力很弱，皮肤下的深层组织较少受伤。但严重的紫外线可引起人体疲乏、低热、嗜睡等全身反应。有些人的皮肤由于对紫外线过敏，光照后发生日光性皮炎（又称晒伤），暴露区皮肤瘙痒、刺痛、皮肤脱屑，还可能溃破结痂。实际观测表明，在海拔 3500m 的高原地区（紫外线通常为平原地区的 3～4 倍），裸露皮肤在中午前后紫外线照射下，持续 20～40min，皮肤有灼痛感且脱皮；持续 40～80min，皮肤会起丘疹状水泡并导致各种病变。强烈作用于皮肤时，可发生光照性皮炎，皮肤上出现红斑、痒、水泡、水肿等；严重的还可引起皮肤癌。

（2）紫外线对人眼睛的影响　　紫外线不仅来自于太阳，我们日常生活无意中可接触到各种来源的紫外光线，电焊光、消毒用的紫外灯光，就连有些日常用的荧光灯中都有紫外线产生，紫外线对人眼有损伤，主要表现为怕光、流泪、角膜上皮细胞脱落、晶体浑浊甚至视网膜受损等。短时间的强辐射和长时间的弱辐射对眼睛所产生的损伤是一样的。尤其是 10 岁以下的儿童，晶体可透过紫外线的 75%。由此可见，儿童更不能忽视对紫外线的防护，即使是对荧光台灯的弱紫外光线的防护也很重要。据调查，紫外线对人产生的影响是终身积累的，长期处于有害紫外线辐射环境中会诱发白内障、黄斑变性等眼部疾病，这些眼疾是引发 60 岁后失明的主要病因之一。作用于眼部，可引起结膜炎、角膜炎，称为光照性眼炎，还有可能诱发白内障，在焊接过程中产生的紫外线会使焊工患上电光性眼炎（可以治愈）。

（3）紫外线对中枢神经的影响　　紫外线作用于中枢神经系统，可出现头痛、头晕、体温升高等。

6. 紫外线与恶性肿瘤

皮肤癌为表皮角质形成细胞的恶性增生，主要包括基底细胞癌（BCC）和鳞状细胞癌（SCC）。日光中的紫外线（UV）是皮肤癌发生的主要原因，特别是波长 280～320nm 的中波紫外线（UVB）最具致癌性或突变性。已有令人信服的证据表明，过度暴露在紫外线辐射之下，是人体DNA损伤的主要原因，至少在非黑色素瘤性皮肤癌中，太阳辐射是贯穿于启动和促进恶变过程中的重要致癌因素。然而另有证据表明，亚致癌量的紫外线暴露同时结合其他行为，如无机砷、环境和异生等因素，也会导致皮肤癌的发生[1]。上述证据表明，环境和生活方式等相关因素的叠加作用，要显著强于单独因素的致癌作用。

紫外线引起癌症的机制大概分为两种：一种认为紫外线照射能够改变细胞内的遗传成分；另一种认为紫外线照射可改变人体的免疫功能。紫外线被皮肤吸收后产生"嘧啶二聚体"，此物为导致细胞变性的主要根源，从而引发皮肤癌。如着色干性皮肤病患者，其身体皮肤细胞缺乏修补及去除因紫外线照射受损而产生"嘧啶二聚体"的能力，因此极易发生皮肤癌。紫外线影响免疫力的研究包括以下3点：①破坏活性淋巴细胞抗原结构；②影响某些抗原形成；③产生抑制性细胞，使紫外线致癌过程更易发生。紫外线照射除了具有损伤DNA引发突变的作用外，另一特点近年来越来越受到关注，即免疫抑制作用。已有研究表明[2]，紫外线具有两方面的效应：一方面是可以诱导角质细胞源性的血小板活化因子，而该因子可以进一步抑制免疫系统；另一方面是可诱导皮肤来源的顺咪唑丙烯酸，该物质是一种通过结合在靶细胞血清素受体上而发挥免疫抑制作用的复合物。

7. 紫外线防护

通常规定，夜间紫外线指数为0，在热带或高原地区、晴天无云时，紫外线最强，指数为15。可见紫外线指数值越大，表示紫外线辐射对人体的危害越大，也表示在较短时间内对皮肤的伤害愈强。

有时又可将紫外线指数分为5级发布，即指数值为0、1、2时，为1级，表示太阳辐射中紫外线量最小，对人体基本没有什么影响；紫外线指数为3、4时，为2级，表示太阳辐射中的紫外线量比较低，对人体的影响比较小；紫外线指数为5、6时，可称3级，表示紫外线辐射为中等强度，对人体皮肤有一定程度的伤害；紫外线指数为7、8、9时，可视为4级，表示紫外线辐射较强，对人体危害较大，应注意预防，外出应戴太阳帽、太阳镜或遮阳伞，也可涂擦一些防晒霜（SPF指数应大于15）；当紫外线指数≥10时，可视为5级，表示紫外线辐射最强，对人体危害最大，人们应减少外出时间（特别是中午前后），或采取积极的防护措施。

二、 电磁辐射

1. 概述

电磁辐射（electromagnetic radiation）是带净电荷的粒子被加速时所发出的辐射，又称为电磁波。电磁辐射可以按照频率分类，从低频率到高频率，包括有无线电波、微波、红外线、可见光、紫外线、X射线和伽马射线等。

2. 电磁辐射暴露

（1）自然电磁辐射源　雷电、太阳黑子活动、宇宙射线等。

（2）人为电磁辐射源　电脑、电视、音响、微波炉、电冰箱等家用电器；手机、传真机、通信站等通信设备；高压电线以及电动机、电机设备等；飞机、电气铁路等；广播、电视发射台，手机发射基站，雷达系统等；电力产业的机房、卫星地面工作站、调度指挥中心等；应用微波和X射线等的医疗设备等。

3. 电磁辐射防护值

（1）职业照射　在每天 8h 工作期间内，任意连续 6min 按全身平均的比吸收率（SAR）应小于 0.1W/kg。在频率小于 100MHz 的工业、科学和医学等辐射设备附近，职业工作者可以在小于 1.6A/m 的磁场下 8h 连续工作。

（2）公众照射　在 1 天 24h 内，任意连续 6min 按全身平均的比吸收率（SAR）应小于 0.02W/kg。

4. 电磁辐射对人体的影响

电磁辐射是一种复合的电磁波，以相互垂直的电场和磁场随时间的变化而传递能量。人体生命活动包含一系列的生物电活动，这些生物电对环境的电磁波非常敏感，因此，电磁辐射可以对人体造成影响和损害。电磁辐射对人体的危害，表现为热效应和非热效应两大方面。

（1）热效应　人体 70% 以上是水，水分子受到电磁波辐射后相互摩擦，引起机体升温，从而影响到体内器官的正常工作。体温升高引发各种症状，如心悸、头胀、失眠、心动过缓、白细胞减少、免疫功能下降、视力下降等。当功率为 1000W 的微波直接照射人时，可在几秒内致人死亡。

（2）非热效应　人体的器官和组织都存在微弱的电磁场，它们是稳定和有序的，一旦受到外界电磁场的干扰，处于平衡状态的微弱电磁场将遭到破坏，人体也会遭受损害。这主要是低频电磁波产生的影响，即人体被电磁辐射照射后，体温并未明显升高，但已经干扰了人体的固有微弱电磁场，使血液、淋巴液和细胞原生质发生改变，对人体造成严重危害，可导致胎儿畸形或孕妇自然流产；影响人体的循环、免疫、生殖和代谢功能等。

目前，电磁污染已成为继大气污染、水污染、固体废弃物污染和噪声污染之后的第五大污染，而且看不见，摸不着，直接作用于机器或人体，是危害严重的“隐形杀手”。因此，电磁辐射问题越来越受到世界各国的普遍重视，国内外媒体对电磁辐射有害的报道一直未断：意大利每年有 400 多名儿童患白血病，专家认为病因是受到严重的电磁污染；美国一癌症医疗基金会对一些遭电磁辐射损伤的患者抽样化验，结果表明，在高压线附近工作的人，其癌细胞生长速率比一般人快 24 倍；我国每年出生的 2000 万儿童中，有 35 万为缺陷儿，其中 25 万为智力残缺，有专家认为，电磁辐射是影响因素之一。

1998 年世界卫生组织调查显示：①电磁辐射是心血管疾病、糖尿病、癌突变的主要诱因；②电磁辐射对人体生殖系统、神经系统和免疫系统造成直接伤害；③电磁辐射是造成孕妇流产、不育、畸胎等病变的诱发因素；④过量的电磁辐射直接影响儿童组织发育、骨骼发育、视力下降；肝脏造血功能下降，严重者可导致视网膜脱落；⑤电磁辐射可使男性性功能下降，女性内分泌紊乱，月经失调。

5. 电磁辐射与恶性肿瘤

极低频（extremely low frequenc，ELF）电磁辐射是指电力设备（高压输电线、配电所、电灯等）或电器（电视机、计算机显示器、空调、电冰箱等）产生的频率低于 300Hz 的电磁辐射。随着科学技术和电力事业的发展，环境中 ELF 电磁辐射已超过了自然界中的几个数量级，在高压输电线附近的居住环境和与电职业有关的工作场所的辐射强度更是明显增高，由此对人体的健康造成的影响和危害越来越受到人们的关注。Khe Aifets 等对 25 年以来世界各地登记的白血病发病情况与当地 ELF 电磁辐射和生态调查报告进行分析，得出了儿童白血病与 ELF 电磁辐射暴露的当前趋势，指出欧美国家从 20 世纪 60～70 年代至今，其儿童白血病的发病率增长了 30%，而同期人均磁场暴露量增长了 4 倍，若将该时期儿童白血病的发病增长人数完全归因于电磁场的暴露，则可解释 25% 的白血病新发病人数。最近流行病学的调查分析对 IARC 判定 ELF 电磁辐射为可疑致癌物提供了重要的依据。

许多与电有关的职业 ELF 电磁辐射暴露水平更高，尤其是电力事业工人，电厂工人暴露场强为 $0.52\mu T$，电站工人暴露场强为 $0.75\mu T$，输送线巡线员暴露场强为 $0.36\mu T$，而普通办公室工作人员磁场暴露强度为 $0.09\mu T$。近些年来，对 ELF 电磁辐射暴露与成人肿瘤关系流行病学研究比较多的是白血病、脑肿瘤、乳腺癌及其他肿瘤的发生关系。

6. 电磁辐射的防护

WHO 认为应当采取适当措施防止极低频电场和磁场对公众产生已知的健康危害，鉴于电磁辐射健康影响研究存在一定的科学不确定性，WHO 认为各国在制订电磁辐射预防策略时应当综合考虑电力行业对社会和经济的巨大贡献，应当采用低成本的预防措施，而不应当主观臆断的将暴露限值降低到不符合科学规律的程度。

对于电磁辐射的防护，WHO 建议如下（译自 WHO 环境健康标准 2007 专论——极低频电磁场）：①各国决策者应当为公众及职业暴露人群制订极低频电场和磁场暴露指南，国际暴露指南是最好的暴露指南；②决策者应当制订极低频电磁场防护规划，对各种发射源的电磁辐射进行检测，从而确保公众及职业暴露人群的暴露水平不超过暴露限值；③在不影响健康效益、社会效益及电力行业的经济利益的前提下，采取低成本措施合情合理的预防极低频电场和磁场暴露；④决策者、社区规划者及生产商在新建电力设施及设计新型电力设备（包括电器在内）时应当采取低成本的措施预防极低频电场和磁场暴露；⑤如果能产生其他额外的效益（如增加安全性）或不需要增加成本或成本很低时，可以考虑改变现有工艺以降低设备或设施的极低频电磁场暴露水平；⑥在考虑改变现有的极低频电磁场发射源时，应当对安全性、可靠性和经济效益进行综合考虑；⑦地方政府应当加强网线管理，在新建电力设施或对现有的电力设施进行线路改造时应当减少非故意地面电流，确保安全，以前瞻性措施防范违反网线管理规定行为或判断现存的网线管理问题是代价昂贵的，可能也是不合理的；⑧国家管理部门应当采用有效的、互动交流的公开策略使所有业主参与，从而形成明智的决策，这一策略应当包括如何减少各业主自身暴露水平的内容；⑨地方政府应当改善极低频电磁场发射设施的规划，在为大型极低频电磁场发射源选址时应当由企业、地方政府和公众进行良好的协商；⑩政府和企业都应当促进电磁辐射研究，减少极低频电磁场暴露健康影响的科学不确定性。

三、 电离辐射

1. 概述

电离辐射是指波长短、频率高、能量高的射线，是一切能引起物质电离的辐射总称，其种类很多，高速带电粒子有 α 粒子、β 粒子、质子，不带电粒子有中子以及 X 射线、γ 射线。

α 射线是一种带电粒子流，由于带电，它所到之处很容易引起电离。α 射线有很强的电离本领，这种性质既可利用，也带来一定的破坏处，对人体内组织的破坏能力较大。由于其质量较大，穿透能力差，在空气中的射程只有几厘米，只要一张纸或健康的皮肤就能挡住。

β 射线也是一种高速带电粒子，其电离本领比 α 射线小得多，但穿透本领比 α 射线大，但与 X 射线、γ 射线比，β 射线的射程短，很容易被铝箔、有机玻璃等材料吸收。

X射线和γ射线的性质大致相同，是不带电、波长短的电磁波，因此把它们统称为光子。两者的穿透力极强，要特别注意意外照射防护。

2. 电离辐射暴露

一般来说，电离辐射按其来源可以分为两大类：天然辐射和人工辐射。

人类主要接收来自于自然界的天然辐射，它来源于太阳、宇宙射线和在地壳中存在的放射性核素。从地下溢出的氡是自然界辐射的另一种重要来源。从太空来的宇宙射线包括能量化的光量子、电子、γ射线和X射线。在地壳中发现的主要放射性核素有铀、钍和钋，以及其他放射性物质，它们释放出α射线、β射线或γ射线。

辐射广泛用于医学和工业领域。人造辐射主要用于医用设备（例如医学及影像设备）、研究及教学机构，核反应堆及其辅助设施，如铀矿以及核燃料厂。诸如上述设施必将产生放射性废物，其中一些向环境中泄漏出一定剂量的辐射。放射性材料也广泛用于人们日常的消费，如夜光手表、釉料陶瓷、人造义齿、烟雾探测器等。相关职业如锅炉及压力容器无损检测，常用的指令源以γ源为信号源，射线拍片机发射X射线，以上两种是无损检测行业常用的方式。

3. 电离辐射用途

电离辐射被用于医疗领域，如X射线检验、癌症放射治疗。

电离辐射也用于工程领域，如核能发电、静电消除、非破坏性检验。

军事领域里，利用核武器制造大量的电离辐射实现对敌最大杀伤效果。

4. 电离辐射危害

在接触电离辐射的工作中，如防护措施不当，违反操作规程，人体受照射的剂量超过一定限度，则能发生有害作用。在电离辐射作用下，机体的反应程度取决于电离辐射的种类、剂量、照射条件及机体的敏感性。电离辐射可引起放射病，它是机体的全身性反应，几乎所有器官、系统均发生病理改变，但其中以神经系统、造血器官和消化系统的改变最为明显。

电离辐射对机体的损伤可分为急性放射性损伤和慢性放射性损伤。短时间内接受一定剂量的照射，可引起机体的急性损伤，平时见于核事故和放射治疗患者。而较长时间内分散接受一定剂量的照射，可引起慢性放射性损伤，如皮肤损伤、造血障碍、白细胞减少、生育力受损等。另外，辐射还可以致癌和引起胎儿的死亡和畸形。

5. 电离辐射与恶性肿瘤

电离辐射是一种弱致癌性因素，过量的电离辐射几乎可以导致各种类型的肿瘤，如结缔组织肉瘤、乳腺癌和肺癌等。

6. 电离辐射防护

（1）时间防护　不论何种照射，人体受照累计剂量的大小与受照时间成正比。接触射线时间越长，放射危害越严重。尽量缩短从事放射性工作的时间，以达到减少受照剂量的目的。

（2）距离防护　某处的辐射剂量率与距放射源距离的平方成反比，与放射源的距离越大，该处的剂量率越小。所以在工作中要尽量远离放射源，以达到防护的目的。

（3）屏蔽防护　就是在人与放射源之间设置一道防护屏障。因为射线穿过原子序数大的物质，会被吸收很多，这样达到人身体部分的辐射剂量就减弱了。常用的屏蔽材料有铅、钢筋水泥、铅玻璃等。

第二节　重金属暴露因素

重金属则是一类相对密度比较高和即使接触较低浓度也对人体有一定毒性的金属元素，包括铅、镉、锌、汞、砷、银、铬、铜、铁和铂族元素[1]。根据国际癌症研究机构（International Agency for Research on Cancer，IARC）2012年颁布的人类致癌金属、类金属分类，砷和无机砷化合物、铍及铍化合物、镉和镉化合物、六价铬化合物、镍化合物和钚为确定的人类致癌物；金属钴碳化钨、磷化铟和无机铅化合物为很可能的人类致癌物（2A），钴及钴化合物、铅、镍金属与合金、溴酸钾、二氧化钛和五氧化二钒为可疑人类致癌物（2B）。下面将对几种金属或类金属的性质、存在方式、毒性和致癌证据方面进行分述。

一、砷

1. 理化性质

（1）通性　砷，元素符号As，在元素周期表中属第四周期第 V 主族，原子序号为 33，原子量为 75。砷在地壳中的丰度大约为 $6 \times 10^{-4}\%$。砷属于非金属，单质以灰砷、黑砷和黄砷这三种同素异形体的形式存在。

（2）物理性质　砷在 613.8℃升华，不经过液态而直接变为气态[2]，砷蒸气分子以 As4 形式存在；当温度高于 1420.8℃时，As_4 分解为 As_2，在 2726.8℃ 以上时，As_2 离解为单个原子，砷在高温（817℃）、高压（27.5atm，1atm = 101325Pa）下，可液化生成液态砷[2]。

（3）化学性质　单质砷在加热时可被氧化成三氧化二砷，同时散发出大蒜气味[2]。砷在纯氧中加热时，会燃烧而产生蓝白色火焰。砷在卤素中加热时，可生成 3 价卤化砷，但与氟作用则生成 AsF_5。砷可与硫作用生成 As_2S_3、As_4S_4、As_2S_5，或以不同比例组成的混合物。砷不与水、碱溶液或普通酸作用，但与具强氧化作用的浓硝酸反应生成正砷酸（H_3AsO_4）。在有氧化剂存在时，砷亦与盐酸反应[2]。可与浓硫酸反应生成三氧化二砷。

2. 在自然界的存在形式

自然界中单质砷存在的稳定形式是 ^{75}As[3]，砷可存在于食物、水、土壤和空气中。可通过食入、吸入等途径进入人体。化合物主要以三价或五价的无机物和有机物的形式存在于环境中，如亚砷酸盐、砷酸盐、三氧化二砷、五氧化二砷、单甲基胂酸等[2]。

砷几乎能被所有植物吸收，尤其容易在药用蔬菜、稻米、苹果和葡萄汁以及海产品中富集。

值得一提的是，由单质砷氧化形成的无色、无臭的晶状氧化物三氧化二砷（砒霜）和五氧化二砷都有吸湿性，均能速溶于水形成砷酸等酸性物质。砷酸是一种弱酸，它形成的盐称为砷酸盐。砷主要以砷酸盐的形式污染地下水，影响着全世界许多人饮水和生活用水安全。

3. 毒性

急性砷中毒能引起急性肾衰竭、肝坏死和肝酶水平升高、弥漫性毛细血管渗漏和心肌病，导致休克[4]。砷的急性影响轻可引起胃肠不适，重则可导致死亡[5]。砷亦可导致慢性肾功能不全[4]；砷是膀胱癌、肺癌、皮肤癌的确定病因，除了引起癌症外，饮用含砷的水也跟心血管疾病、皮肤损伤、糖尿病、生殖系统紊乱、小儿认知缺陷有关[6]。砷对生物体的致毒机制目前尚未完全阐明，作为一种外源性物质，砷进入生物体后随血液循环参与到生命活动中，通过对代谢酶、脂质过氧化、基因损伤、基因表达等方面的影响而发挥其毒性作用。

（1）砷对核酸的影响　引起 DNA 损伤：DNA 氧化损伤是砷导致健康效应的可能机制之一[7]。与慢性砷暴露相比，急性（亚急性）砷暴露较为罕见，因此，两者的比较研究资料（尤其是人群资料）十分有限。徐苑苑等[8]对 2004 年 12 月阜新市亚急性砷暴露人群和内蒙古高砷暴露区人群的尿中各形态砷的分布和 8-羟基脱氧鸟苷（8-OHdG）水平进行了比较分析。结果表明，当亚急性砷暴露时，机体对砷的甲基化能力显著下降，甲基化能力减弱的可能原因有：①摄入体内高剂量的砷致使甲基供体的大量消耗；②砷甲基化酶接近饱和；③在砷甲基化过程中起关键作用的 GSH 耗竭。此研究还显示，慢性高砷暴露也可导致机体对砷的甲基化能力减弱。DNA 氧化损伤程度在亚急性砷暴露人群中最高，在慢性低砷暴露人群中最低，且不同类型砷暴露人群中均发现 DNA 氧化损伤与尿总砷水平呈正相关。

砷暴露是导致 DNA 氧化损伤加重的主要原因。这种氧化损伤可随脱离砷暴露而减轻，甚至恢复正常，若持续砷暴露，DNA 损伤则可能出现不断加重的趋势[9]。机体对砷的甲基化能力可能随砷暴露剂量的升高而降低，而砷所致 DNA 氧化损伤则随砷暴露剂量的升高而加重。此外，尿中各形态砷的分布表明，亚急性砷暴露人群和慢性砷暴露人群在砷甲基化模式上均存在较大的个体差异，因此，在不同类型砷暴露人群中分析了临床症状和/或 DNA 氧化损伤与砷甲基化模式之间的可能联系：在亚急性砷暴露人群中，未发现砷中毒临床症状或 DNA 氧化损伤与由尿砷分布所反映的砷甲基化模式之间存在相关性；在慢性砷暴露人群中，发现 DNA 氧化损伤与砷甲基化模式，尤其是尿中 MMA％的关系密切，提示慢性砷暴露人群砷甲基化模式与砷所致健康效应间可能存在联系[10]。

（2）砷对蛋白/多肽的影响　在酶、受体或辅酶中作为特殊官能团的巯基，对这些蛋白质分子的活性起着重要的作用，改变巯基可引起其活性丧失。而在体外，三价砷易与含有巯基的分子（如还原型谷胱甘肽和半胱氨酸）反应[11]。亚砷酸易进入细胞且被证实比砷酸有更大的毒性，但没有显示与砷酸代替磷酸相似的性质，而是显示其与蛋白质巯基有高度的亲和力[12]。因此，三价砷与巯基的结合，可能抑制一些重要的生化反应，从而产生毒性[13]。

最新的砷代谢模式学说认为[14]，进入体内的一部分尿砷代谢产物 iAs 先由 iAs^{5+} 还原为 iAs^{3+}，随后 iAs^{3+} 与 GSH 结合生成三谷胱甘肽砷复合物，再进行甲基化代谢。而自然界砷主要以 iAs^{3+} 和 iAs^{5+} 的化合物形式存在，iAs^{3+} 与胱氨酸或半胱氨酸的巯基（—SH）或含—SH 的蛋白质紧密结合，使其失去活性，从而影响体内代谢，最终产生毒性作用，从而干扰组织代谢，影响细胞正常代谢，导致细胞死亡。

4. 确定致癌的证据

砷是一种公认的致癌物[15]，在众多的职业、流行病学和动物实验研究中，砷及无机砷化合物与多种癌症包括肺癌[16~21]、膀胱癌[22~25]和皮肤癌[16~19,24,25]发生的风险性升高有关，同时也有一些资料表明，它们可引起前列腺癌[26]、肾癌和肝癌[16~19,26]。

Luchtrath H 等[27]在对德国的栽培葡萄及葡萄酒酿造工人的研究中发现，该职业工人暴露于高浓度的砷，163 名砷中毒者中有 108 名肺癌患者，而对照组只有 14 名，由当时的贸易数据记录可知，栽培葡萄及葡萄酒酿造工人中死亡数为 417 名，其中有 242 名是肺癌患者，30 名皮肤癌患者。Chen C J[28]等对我国台湾西南部普通居民的调查显示，膀胱癌、肝癌和肾癌与饮用水中砷的浓度成剂量-反应关系，当水中的浓度分别为 $170\mu g/L$、$470\mu g/L$ 和 $800\mu g/L$ 时，膀胱癌的男性死亡率 OR 值分别为 5.1、12.1 和 28.7，而女性分别为 11.9、25.1 和 65.4；而肝癌的男性死亡率 OR 值分别为 1.2、1.5 和 2.5（$P<0.001$），女性的为

1.6、2.1 和 3.6（$P<0.001$）；肾癌的男性死亡率 OR 值分别为 4.9、11.9 和 19.6，女性的为 4.0、13.9 和 37.0。美国的一项长达 20 年的队列研究中队列人数为 2073 人，根据其暴露的砷浓度分为 $<1000\times10^{-12}/a$、$(1000\sim4999)\times10^{-12}/a$ 和 $\geq5000\times10^{-12}/a$ 三个水平，不考虑其他砷暴露水平，前列腺癌标准化死亡比升高到 1.45（95％CI 为 1.01～1.91）[29]。

二、汞

1. 理化性质

（1）通性　汞，也叫水银，元素符号 Hg，在元素周期表中属于第六周期第Ⅱ副族元素，原子序号为 80，原子量为 200。

（2）物理性质　汞是一种银白色金属，是唯一在常温常压下呈液态的金属[30,31]。其熔点为 $-38.83℃$，沸点为 $356.73℃$，汞的导热性差，无导电性[1]。汞易于蒸发，故可长期滞留于空气中，其蒸气无色无味，最终会进入水体，形成甲基汞，在鱼体中蓄积[30]。

（3）化学性质　无机汞化合物以 Hg^+ 和 Hg^{2+} 两种化合价存在，通常与氯、硫、氧气结合[31]。汞与大多数的酸都不反应，如稀硫酸；但是氧化性酸，例如浓硫酸、浓硝酸和王水[32,33]可以溶解汞并形成硫酸盐、硝酸盐和氯化物[32]；汞易与硫作用生成硫化汞[32,33]。汞一般不与各种碱溶液发生作用[33]。

2. 在自然界的存在形式

在自然界中，汞通常以无机汞和有机汞的形式出现，有机汞如甲基汞、乙基汞[34]，无机汞如硫化物、氯化物和氧化物[33]。汞还可以单质存在，如金属汞、汞蒸气[34]。

空气、土壤和水体本来就有少量汞存在，由于汞在常温下呈液态，所以其迁移转化也可在空、陆、水中进行。人类活动造成水体汞污染，主要来自氯碱、电池等工业排放。生活中，水银体温计破碎、过量服用朱砂、用汞齐牙齿填补物和一些化妆品等都可引起汞中毒。

3. 毒性

汞是有毒性且非人体必需的一种元素。人类汞中毒可由于汞的组成形式、剂量和暴露频率的不同而中毒症状不同，汞可损害任何器官的功能或者任何亚细胞结构；急性大量吸入汞蒸气可引起严重的肺炎，可致命；汞可损伤神经，具有耳毒性[35]，汞暴露可导致一系列神经上的改变[36~40]，如头昏眼花、听力损失[35]。汞可穿过胎盘，形成甲基汞传递给婴儿[41,42]，故有致畸作用[43]。目前，对汞毒性的实验研究（特别是神经系统和肾脏）也深入到了分子水平。

（1）汞对核酸的影响　动物实验发现 0.1～1mmol/L 氯化汞可以使小鼠离体骨髓细胞和睾丸生殖细胞的 DNA 损伤率和 DNA 彗星迁移距离随染毒剂量的增高而增高，表明氯化汞可导致上述两种细胞 DNA 单键断裂[44]。应用程序外 DNA 合成（UDS）的方法观察不同浓度甲基汞对小鼠外周血、胸腺淋巴细胞 DNA 损伤修复合成的影响，发现在高剂量下甲基汞可明显抑制 DNA 的损伤修复。较大剂量的甲基汞明显抑制合成修复作用，可能是因为染毒剂量增加到一定程度，产生细胞毒性，细胞功能处于低水平，DNA 正常合成及修复能力均下降所致[45]。

运用单细胞凝胶电泳技术检测甲基汞对小鼠胸腺淋巴细胞及肝细胞造成的 DNA 损伤，可见甲基汞能引起细胞 DNA 不同程度的电泳迁移，且存在剂量依赖关系，说明甲基汞可造成细胞 DNA 链的断裂损伤[46,47]。实验证明，一定浓度的甲基汞可诱导离体小鼠淋巴细胞程序外 DNA 合成水平上升，即甲基汞可以损伤小鼠淋巴细胞 DNA，其修复合成与甲基汞浓度有关[48]。甲基汞可损伤线粒体 DNA，从而导致其修复合成增加，DNA 聚合酶的活性随染毒剂量的加大而增高[49]。

此外，研究表明，低剂量甲基汞能引起神经细胞染色体畸变[50]；甲基汞可造成大鼠胎儿染色体损伤，胎鼠肝细胞及母鼠骨髓细胞染色体畸变率随甲基汞染毒剂量的增加而上升[51,52]；甲基汞可使小鼠精原细胞和骨髓细胞姐妹染色单体互换（SCE）频率增高，且随着染毒剂量的增加而增加[53,54]；甲基汞能引起雄性小鼠生殖细胞 DNA 合成障碍及对小鼠卵巢细胞线粒体 DNA 聚合酶的活性有改变[49,55]。雄性 Wister 大鼠以 10mg/kg 浓度皮下注射甲基汞，3 天后睾丸细胞 DNA 断片明显增多，14 天后已经达到阴性对照组的 20 倍[56]。体外试验研究表明，低剂量甲基汞可引起淋巴细胞染色体畸变率升高及多倍体细胞增多，并导致细胞的有丝分裂指数下降[57]。

（2）汞对蛋白/多肽的影响　巯基可拮抗外来化学物质对机体所造成的氧化损伤，保持细胞正常结构和功能。巯基化合物可以通过提供游离的巯基基团而保持细胞内氧化-还原的正常比率和蛋白巯基的功能状态；巯基基团还可以调节受体的功能，对兴奋性氨基酸受体、抑制性氨基酸受体和烟碱型乙酰胆碱受体等均可发挥调节作用[58]。巯基化合物 GSH 能与化学毒物或其代谢产物结合，形成硫醚氨酸，这种形式既是拮抗外来化学物毒作用的基础，又是外来化学物产生毒作用的起点。因此，巯基在机体的生理、生化代谢过程中起着非常重要的作用。成年小鼠每天灌胃分别给氯化甲基汞（1/200）LD_{50}、（1/20）LD_{50}、（1/2）LD_{50}，连续两天，检测肝、脑中的巯基含量有不同程度的降低。这提示甲基汞进入机体后不但与巯基结合破坏了巯基物质的构成，同时也使体内巯基含量降低[59]。

生物膜系统损伤是甲基汞中毒机制的中心环节。细胞膜含有丰富的巯基物质和脂质物质，易与甲基汞结合形成复合物，从而影响细胞功能。研究证明，甲基汞可使红细胞膜、脑、肝、肾微粒体膜 T-ATP 酶、Mg^{2+}-ATP 酶、Na^+-K^+-ATP 酶的活性降低，且存在剂量依赖关系；红细胞膜、脑微粒体膜的巯基含量降低；红细胞膜、脑肝肾微粒体膜的荧光偏光度增高，膜流动性下降，通透性增强[60~63]。

Robertson 等[61]研究了甲基汞所介导的细胞凋亡发生的分子机制，认为甲基汞可能作用于线粒体，使其释放细胞色素 c 等多种蛋白，与胞质中的凋亡蛋白酶激活因子-1（apoptosis protease activating factor-1，Apaf-1）结合，寡聚化后激活 pro-caspase-9 的活性，继而激活 pro-caspase-3 及 pro-caspase-7 的活性，caspase 家族的激活，可以切开多种蛋白，从而诱导细胞凋亡。除此之外，甲基汞还可以作用于微管蛋白，阻止微管的合成及促使其解聚，可能也是其抑制细胞分裂的一个重要途径[64]。

4. 确定致癌的证据

Ellingsen D G 等和 Boffetta P 研究发现，接触汞的工人中，其肺癌发生率[65]和死亡率[66]均比普通人群高。Boffetta P[66]等对挪威的一个氯碱工厂的工人进行队列研究，674 名男性工人接受调查，他们平均受雇时间为 9.6 年，尿液中汞的累积量为 3700nmol/L，观察到的结果显示，肺癌的标准化率比 SIR=2.05。

三、镉

1. 理化性质

（1）通性　镉，元素符号 Cd，在元素周期表中属第五周期第 II 副族元素，位于锌与汞之间，原子序号为 48，原子量为 112.4。镉有 ^{106}Cd、^{108}Cd、^{110}Cd、^{111}Cd、^{112}Cd、^{113}Cd、^{114}Cd

和 ^{116}Cd 等多种同位素[67]。

（2）物理性质　镉性质柔软，可弯曲，银白并带蓝色光泽[67~69]；镉原子在结构上属六方棱形晶体，其熔点为 321℃，沸点为 765℃[67]。镉蒸气呈灰黄色，有毒[68]。

（3）化学性质　镉的化学性质接近锌[67,68]，镉在常温下迅速氧化，失去光泽，加热时形成红色火焰，二者均生成棕色氧化镉。镉易与卤素、磷、硒、硫和碲反应[68]，通常以二价的形式形成化合物，如 $CdCl_2$[70]。镉不溶于水，在温热的稀盐酸和硫酸中缓慢溶解，但在热的稀硝酸中却快速氧化，同时放出氢气，析出各种氮的氧化物[66,67]。

2. 在自然界的存在形式

在自然界中，镉的常见矿物是辉镉矿（含 CdS）[68]；镉通常以杂质在锌矿与铅矿中存在，因此，主要是作为锌和铅的冶炼的副产品产生的[70,71]。

镉存在于食物、大气、水体和土壤中，镉可通过呼吸道或食道而进入人体，吸入的镉大约有 1/5 被吸收，食入的镉大约有 1/2 被吸收，但皮肤吸收的镉却很少；人们一般通过蔬菜、豆类、稻谷和烟草等接触镉，现在认为，人体内镉的主要来源是吸烟。环境中最常见的镉是以其硫化物、氯化物和氧化物组成的盐[71]。

3. 毒性

食入或吸入过量的镉可引起肾、肺、骨损伤及癌症[67]；镉的毒性靶器官主要是肾[72,73]，肾功能异常是镉暴露的临界效应[67]，镉还可引起尿路结石[74]；大量吸入镉蒸气后，可出现呼吸道刺激症状如干咳[73]；镉可妨碍维生素 D 代谢，刺激破骨细胞，骨密度降低，导致骨软化、骨质疏松症[67,72,73]；镉还能直接诱导氧化应激，脂质过氧化和使谷胱甘肽减少[75~77]；镉可结合并刺激雌激素受体 α，抑制 DNA 修复[78]。目前，对镉毒性的实验研究也深入到了分子水平。

（1）镉对核酸的影响

① 引起 DNA 损伤。任何损伤，只要修复无误，突变就不会发生，如果修复错误或没有修复，即可导致损伤，发生突变。在镉的作用下，损伤之所以明显增强，是由于镉损害了修复系统。研究表明，它主要会抑制修复系统如错配修复、碱基切除修复和核苷酸切除修复中的一些酶[79~82]，镉主要抑制聚合酶的活性，减少合成，而且聚合在碱基配对中的高保真性也因镉而下降。因为镉与含硫基团有较高的亲和力，因此推测，富含半胱氨酸的蛋白质如 DNA 螺旋酶、DNA 聚合酶、DNA 连接酶Ⅲ、聚 ADP-核糖聚合酶等都对镉的抑制作用很敏感。最近的研究表明，镉能抑制转录因子反应，也支持了上述推测。此外，镉能诱发细胞产生大量的脂质自由基、活性氧自由基，造成 DNA 损伤并形成碱基修饰物 8-羟基脱氧鸟苷。一般认为 8-羟基脱氧鸟苷是具有致癌作用的细胞氧化应激的标志物。

动物研究表明，镉是一种弱诱变剂，能直接引起 DNA 的损伤，包括 DNA 单链的断裂、移码突变以及染色体畸变。目前认为镉对 DNA 的损伤导致单链和双链的断裂，并会抑制 DNA 损伤的修复，镉通过抑制 DNA 修复中的 2 个关键锌指蛋白酶［甲酰胺嘧啶 DNA 糖基化酶（FPg）、DNA 修复酶（XPA）］的活力，并随镉含量升高呈剂量依赖关系[83]。有研究表明，低浓度镉毒害可被体内修复系统修复，例如 $0.16\mu mol/L$ 氯化镉可损伤 DNA，但体内腺苷二磷酸-核糖聚合酶（RARP）可修复损伤的 DNA，可是高浓度镉造成的伤害不能被体内修复系统完全修复[84]。还有研究表明，染镉时间越长，DNA 损伤越严重。

② 引起表观遗传改变。Cd 致表观遗传改变主要包括 DNA 甲基化与乙酰化、组蛋白修饰和非编码 RNA 的调控等。短期 Cd 暴露能增强 TRL1215 大鼠肝细胞甲基转移酶

（DNMT）的活力，引起全组 DNA 高度甲基化；长期 Cd 暴露可诱导基因特异性的 DNA 低甲基化或超甲基化的级联反应，导致基因表达异常[85]。低剂量的 Cd 暴露使大鼠肝细胞的增殖增加，引起大鼠 caspase-8 和肿瘤坏死因子基因启动子 CPG 片段高度甲基化，早期 Cd 暴露可上调 *DNMT3a* 和 *DNMT3b* 基因在腹侧体壁缺损的小鸡早期胚胎中的表达，引起全组 DNA 甲基化[86]。人前列腺上皮细胞长期 Cd 暴露时 *p16INK4A*、*RASSF1A* 和 *MT-1* 基因发生特定的甲基化和基因沉默，*DNMT3b* 的活力增加诱导启动子甲基化，同时下调 *RASSF1A* 和 *p16* 抑癌基因的表达[87]。目前认为，Cd 可能通过以下 2 种方式引起 DNA 甲基化：a. Cd 激活 DNMT1 的活力，作用于单链甲基化的 DNA 双链，使其完全甲基化，同时，DNMT1 可能直接与组蛋白去乙酰基转移酶联合作用阻断转录；b. Cd 上调上游甲基转移酶基因 *DNMT3a* 和 *DNMT3b* 的表达，使 CPG 片段先半甲基化，继而全甲基化，其中 *DNMT3b* 在肿瘤基因甲基化中起重要作用。此外，组蛋白修饰异常、miRNA 调控异常以及 *MT-1* 基因的表达均有报道。Cd 处理的水稻细胞中 miRNA 异常表达，其中包括 RNO-MIR-106B、RNO-MIR-25 和 RNO-MIR-93 小分子 RNA[88]。有研究发现，Cd^{2+} 通过抑制 *MT-3* mRNA 表达使 *MT-3* 基因沉默而影响组蛋白修饰的 *MT-3* 启动子，致使染色质修饰异常。Cd 暴露通过调控 *MT* 诱导基因表达及其基因启动子甲基化，可能与 Cd 对机体的氧化损伤有关[89]。

（2）镉对蛋白/多肽的影响　镉与含羟基、巯基、氨基的蛋白质分子结合所生成的镉-蛋白质能抑制多种酶系统，甚至使酶类失去生物活性，导致肝肾等器官中酶系统的正常生理功能遭受破坏。镉与蛋白质巯基结合比锌稳定，故镉能使含锌酶中的锌不可逆地置换出来。碱性磷酸酶（ALP）是一种含锌酶[90]，镉影响 ALP 的活力，造成睾丸生精细胞分裂和葡萄糖向各级生精细胞的转运障碍。镉还会与某些金属酶中的金属发生竞争性替代作用，抑制如超氧化物歧化酶（SOD）、谷胱甘肽过氧化物酶（GSH-px）、过氧化氢酶（CAT）等抗氧化酶的活力。

此外，进入人体的镉主要在肝脏诱导 MT 合成并与之结合成 Cd-MT。该复合物可通过血液运输达到肾脏，经肾小球滤过后，流经肾小管时，肾小管上皮细胞膜上有与 Cd-MT 特异结合的位点，Cd-MT 在刷状缘的表面或内部分裂为 Cd^{2+} 和 MT。这时 MT 分解消失，体内新的 MT 尚未合成，游离 Cd^{2+} 诱导产生自由基，对刷状缘膜造成氧化性损伤，Cd^{2+} 还可与细胞内结构永久性结合，对细胞造成长期毒害[91]。

刘莉莉等[92]研究发现镉暴露实验中，胎盘组织中热休克蛋白 90 家族的 Grp94 和热休克蛋白 70 家族的 Grp78 同时出现差异表达，因此推测它们极有可能参与胎盘对 Cd 的转运。同时还证实另一个蛋白是 PHB，它经常作为 Rb（retinoblastoma）结合蛋白调节转录因子（transcription factors）E2F 的活性，在细胞增殖、凋亡和转录过程中发挥重要作用[93]。而且新近研究发现 PHB 是多效性蛋白，参与氧化应激损伤中线粒体蛋白的折叠[94,95]。动物实验中已经发现，雄性 Wistar 大鼠隔日给予 $CdCl_2$ 暴露，在染毒 20 周和 52 周时，大鼠肝脏 PHB 均显著下调[96,97]。

4. 确定致癌的证据

镉是一种已知的人类致癌物[98,99]，可引起多种癌症。大量流行病学调查证明长期接触镉的工人肺癌的发生风险增加[99,100]，Sorahan T[100]等对美国的镉恢复设备的 571 名男性工人的研究中，按总的镉暴露浓度分为 $<400mg/m^3$、$400 \sim 999mg/m^3$、$1000 \sim 1999mg/m^3$ 和大于 $2000mg/m^3$ 四个浓度水平，经调整年龄、工龄等因素，结果发现，以 $<400mg/m^3$

浓度水平为参照，其余三个浓度水平肺癌死亡率的相对危险度（RR）分别为 2.3、2.83 和 3.88。多项研究证明，乳腺癌的发生也跟镉暴露、尿镉水平密切相关[78,101~105]，Mcelroy J A 等[101]的病例对照研究中，病例组为 246 名女性乳腺癌患者，年龄在 20~69 岁之间，对照组为 254 名经年龄匹配的非乳腺癌患者，经调整其他可能的危险因素，镉暴露水平最高（≥0.58μg/g）的女性患乳腺癌的风险是最低（0.26μg/g）镉暴露水平者的 2 倍多，OR 为 2.29。镉暴露者患前列腺癌的风险也随着镉浓度的增加而升高[106,107]，瑞典的一项饮食镉暴露与前列腺癌的队列研究，共有 41089 名年龄在 45~79 岁的男性研究对象，随访时间为 1998~2009 年，结果发生前列腺癌 3085 例，至 2008 年，队列中死于前列腺癌 326 例，这些人镉的暴露水平为（19±3.7）μg/d，镉暴露与前列腺癌的 RR 为 1.13[106]。镉可引起大鼠患胰腺癌[108]，人类胰腺也是镉致癌作用的靶器官，许多研究发现，镉暴露水平与胰腺癌有关[109~112]；Amaral A F[110]在西班牙东部的一项病例对照研究中，胰腺癌病例组 118 例、对照组 399 例，结果显示，在这些人群中，镉暴露于最高镉浓度者患胰腺癌的风险 OR=3.58。镉暴露也与子宫内膜癌的发生呈正相关[113,114]。瑞典的一项前瞻性队列研究，研究对象为 30210 名绝经后妇女，她们每天经食物摄入的镉含量大约为 15μg/d，经 16 年的随访后，378 名妇女患子宫内膜腺癌，其患病的风险 RR=1.39[114]。

四、铅

1. 理化性质

（1）通性　铅，元素符号 Pb，是一种有色重金属，位于元素周期表中第六周期第Ⅳ主族，原子序号为 82，原子量为 207.19。

（2）物理性质　铅是柔软和延展性强的弱金属，纯铅呈蓝灰色[115~118]，熔点为 327.5℃，沸点为 1740℃[116]。铅硬度小，相对密度大，熔点低，沸点高，对电、热的传导性差，高温下易挥发，在液态下流动性大[118]。

（3）化学性质　铅可以形成 +2 价和 +4 价两类化合物，最常见的是 +2 价化合物。铅在完全干燥的空气中不发生反应，在含有 CO_2 的潮湿空气中，铅容易失去光泽而变成暗灰色，最终转化成为 $3PbCO_3 \cdot Pb(OH)_2$ 覆盖在铅表面。铅可溶于硝酸，生成硝酸铅。在有氧气存在时，醋酸、硼氟酸和硅氟酸能溶解铅，生成可溶性铅盐[118]。

2. 在自然界的存在形式

铅的主要矿物有方矿铅（主要为 PbS）、铅矾（主要为 $PbSO_4$）和白铅矿（主要为 $PbCO_3$）[118]。而土壤中的铅主要以残渣为主，其次为铁锰氧化物结合态和碳酸盐结合态[119]。铅通常以蒸气、烟尘的形式进入呼吸道，吸入的铅 30%~40% 进入血液循环系统，进入血液中大部分的铅可停留一个多月，然后扩散和积聚在肝、肾、脑和肺等组织，铅还可以通过消化道进入人体，如果在铅作业场所进食、饮水，有可能会摄入铅。

3. 毒性

铅能对人和动物造成多系统的损伤，具有肝、肾、肺、中枢神经系统、消化系统、血液系统和免疫系统的毒性。神经系统是铅作用最主要的靶系统之一，长期暴露于铅浓度相对较低的环境中，可能影响神经形成和发育[120]，引起神经行为异常[121,122]，铅还可对肾脏、免疫系统、生殖系统和心血管系统[121]、消化系统[123,124]等产生不利影响；婴儿及儿童对铅尤其敏感，可导致行为问题、学习缺陷和低智商[121]；另外，也有研究表明铅直接影响 DNA/

染色体的完整性[120]。大量研究表明，铅通过作用于体内核酸、蛋白质等生物大分子并使其受损，进而产生生物毒性。

（1）铅对核酸的影响　由于缺乏对人类致癌的确切证据，铅及其化合物一直被列入"可疑致癌物"的范畴。近年来随着研究工作的不断深入，对铅的遗传毒性及致癌性危害有了更多新的认识。在美国卫生与人类健康部（HHs）颁布的最新的第 11 版 "2004～2006 年致癌物报告"中，铅及铅化合物已被列入新的致癌物质名单。而 DNA 氧化损伤被认为是铅诱导癌症发生的重要机制之一。

证据表明，受铅或镉染毒的细胞，随着染毒剂量增大，其细胞内超氧化物歧化酶（SOD）的活性逐渐降低，而丙二醛（MDA）的含量逐渐升高。SOD 能消除生物体在新陈代谢过程中产生的有害物质，如氧自由基等，其活性降低将引起氧自由基浓度升高，从而导致 DNA 损伤；MDA 则会引起蛋白质、核酸等生命大分子的交联聚合，因此造成 DNA 损伤。

Winder 和 Bonin 对 19 篇报道铅暴露引起遗传物质损伤的文献进行了综合分析，发现在其中的 16 篇报道中，暴露人群存在染色体异常和/或姐妹染色单体交换。随着生物技术的发展，越来越多的研究显示铅在体内有遗传损伤效应[125]。20 世纪 90 年代，有许多学者发现铅可能不直接作用于 DNA，而是作用于 DNA 聚合酶和 RNA 合成，从而导致 DNA 修复功能抑制或增加易错修复的发生[126]。Restrepo[127]用彗星试验证实，铅虽然不能直接引起 DNA 链的断裂，但能使暴露于其他基因毒性物质的细胞更易发生突变。同时，细胞内 δ-氨基乙酰丙酸的集聚也可能导致 DNA 氧化损伤。

Fracasso 等对蓄电池作业工人的一项调查结果表明，其外周血淋巴细胞 GSH 水平较非铅暴露工人极显著下降，ROS 的产生显著增加，彗星试验检测发现其淋巴细胞 DNA 损伤极其严重；多因素方差分析表明，吸烟、饮酒和年龄对上述三指标的改变均不具有协同作用；回归分析结果表明，GSH 水平和 DNA 拖尾率（彗星参数）呈明显负相关，ROS 生成量与 DNA 拖尾率呈明显正相关。另一项对微粒子吸入工人的调查表明，在排除吸烟、年龄等混杂因素的干扰后，统计学分析发现其尿中 8-羟基脱氧鸟苷（DNA 氧化损伤的标志物）的排出量与微粒子中的铅含量呈正相关关系。这两项人群调查结果均为铅介导 DNA 氧化损伤进而导致人类癌症提供了有力的佐证。

（2）铅对蛋白/多肽的影响　铅能与许多 DNA 结合蛋白结合，如鱼精蛋白、组蛋白，也能与转录调控子 SP1 和 TFIIA 结合。这些蛋白中的锌指结构（zinc-finger）、相似的丝氨酸-组氨酸模序（motif）是锌的结合位点，锌在这些蛋白中的作用主要是稳定结构。体内和体外试验证明，当铅替代锌结合于位点时，蛋白结构发生改变[128]，并最终导致蛋白与 DNA 序列的结合力下降[129]。鱼精蛋白、组蛋白都对 DNA 有保护作用，当它们与 DNA 的结合力下降后，遗传物质更容易受到各种诱变剂的攻击而造成损害[130]。微克分子浓度的铅就能降低 HP2（人鱼精蛋白）与 DNA 的结合，并导致染色体结构改变，最终使 DNA 容易发生损伤[131]。

Basha 等[132]研究发现进入体内的铅离子竞争性抑制 Ca^{2+}，与相应的蛋白结合，使进入体内生物酶的 Ca^{2+} 含量减少，导致乙酰胆碱酯酶等活性下降。Neal 等研究中突触发生时受铅暴露影响，通过免疫组织化学和 W·estern blot 等实验方法显示，NMDAR 表达被改变，并伴随着 NR1/NR2A-NMDAR 亚型表达减少和 NR1/NR2B-NMDAR 亚型表达增多。谷氨酸受体亚基间的转变对受体产生抑制作用，从而对神经元功能和突触可塑性造成持久的影响。除此之外，铅通过减少海马神经元数量，降低神经营养因子（BDNF）水平，对发育期大脑产生毒性。Baranowska-Bosiacka 等发现，在对围产期铅暴露大鼠海马超微结构的研究中，铅明显减少海马神经元数量，降低 BDNF 蛋白水平。

此外，铅生理/毒理功能的发挥与蛋白质分子的结合反应机理密切相关，血清蛋白质组是起关键生理功能作用的蛋白质组分，人血白蛋白与乳铁蛋白为血清蛋白质组中的高丰度组分，可与药物、脂肪酸、酶、代谢产物、激素等结合，也是重金属离子的运送载体。研究发现，Pb^{2+} 与 BSA/BLF 的主要作用模式可能为嵌插作用，但也存在其他作用形式。在 BSA/BLF（1:9）附近存在浓度临界比值，在浓度临界比值附近，蛋白质分子间存在自聚与它聚作用的相互转换，从而影响 Pb^{2+} 与混合蛋白质的结合反应[133]。此外，葡萄糖调节蛋白 78（glucose regulated protein，Grp78）是一种免疫球蛋白结合蛋白（binding immunoglobulin protein，BiP）和热休克蛋白 70（70 kilodalton heat shock proteins，Hsp70）家族的成员，是内质网（endoplasmic reticulum，ER）重要的分子伴侣和应激后的重要调节器，铅毒性使其表达上调。Pb 通过与 Grp78 结合后发生相互作用，损伤其功能和诱导分子伴侣相关疾病。铅毒性可导致 Grp78 重定位，使其从内质网上转移到胞质中，其中胞质中的 Grp78 与铅毒性损伤 BBB 密切相关，其具体机制为铅能诱导胞质酪氨酸激酶 Src（tyrosine-protein kinase Src）磷酸化，后者激活后又能下调 occludin 蛋白的表达[134]。

R$_{IBAROV}$ 等利用体外脂质体模型研究发现，铅能显著提高血红蛋白的自氧化水平，而超氧化物歧化酶和过氧化氢酶能抑制其自氧化，提示 O_2^- 和 H_2O_2 可能参与血红蛋白的自氧化过程。由此推断铅离子可能是通过与氧合血红蛋白的相互作用而诱导活性氧产生，并最终导致红细胞膜的氧化损伤[135]。

4. 确定致癌的证据

铅与癌症的关系比较复杂，大量的动物实验表明铅有致癌作用[10]；但在人群中，铅作为致癌物的证据比较弱[136]；有研究表明血液中的铅跟肿瘤有关（$P=0.05$）[23]，目前已经发现血铅水平跟肺癌、胃癌死亡率的关系[137]。

Cooper[138]等曾对 4519 位男性电池工人进行队列研究，随访 34 年发现，有 1326 名工人的血液平均铅浓度为 $62.7\mu g/100g$，1009 名工人的为 $40\mu g/100g$，278 名工人的为 $70\mu g/100g$，102 名工人的为 $80\mu g/100g$，24 名工人的超过 $100\mu g/100g$，恶性肿瘤的死亡率超过标准化死亡率 SMR=113（观察死亡数 344，期望死亡数 303.4），这超出的死亡数是由于胃癌（观察死亡数 34，期望死亡数 20.2）和呼吸系统肿瘤主要是肺癌（观察死亡数 116，期望死亡数 93.5）引起的，其 SMR 分别为 168 和 124，差异有统计学意义。

五、铬

1. 理化性质

（1）通性　铬，元素符号 Cr，银白色金属，在元素周期表中属第四周期第Ⅵ副族，属于过渡金属[139]，原子序数为 24，原子量为 51.996。

（2）物理性质　铬为体心立方晶体，熔点 1857℃，沸点 2672℃。

（3）化学性质　铬的氧化态从 −2 价至 +6 价，其中较常见的化合价为 +3 价、+6 价和 +2 价[139,140]。铬为不活泼金属，在常温下对氧和湿气都是稳定的，铬可与氟、氮、硫、碳反应生成相应的化合物，铬很容易与稀盐酸或稀硫酸反应，生成氯化物或硫酸盐[2]；六价铬化合物是强氧化剂，具有强腐蚀性[139]。

2. 在自然界的存在方式

铬主要分布在岩石、土壤、大气、水及生物体中，土壤中的铬分布很广，含量范围也很宽，但在水体和大气中含量较少，动、植物体内则含有微量铬。铬主要以三价铬和六价铬化合物两种形式存在[141]。三价铬主要的食物来源为谷类、肉类、蔬菜和鱼贝等食物，铬可通过吸入、食用等途径进入人体。

酸性环境中有机物质含量高，可促进有毒的六价铬向无毒的三价铬转化，但三价铬也可向六价铬转化，尤其是在含锰氧化物的矿物中。铬及各种铬化合物污染环境，是由于它们在化工工业上的广泛使用，如印染、皮革鞣制等。

3. 毒性

铬是人体必需的微量元素，中国营养学会提出，健康成年人的安全适宜饮食推荐量为 $50 \sim 200 \mu g/d$，但铬过量却会对人体造成损害。铬对肺、肾、肝和其他重要器官都有毒作用[142]。铬[142]和六价铬化合物[143]可与 DNA 形成 DNA 加合物，引起突变和染色体断裂[143]，造成 DNA 损伤[142,143]。除此之外，铬还具有遗传毒性[142]。目前，对铬生物毒性的机理研究已经深入到了分子水平，主要如下。

（1）引起 DNA 损伤　在细胞内，Cr(Ⅵ) 还原的中间产物可导致 DNA 加合物形成、DNA 双链断裂、DNA 与蛋白质的交联、DNA 双链间的交联[144]。Cr(Ⅲ) 含有 6 个配位位点，能与多种配体如 DNA、氨基酸及蛋白质形成络合物。在细胞内，由 Cr(Ⅵ) 还原产生过量的 Cr(Ⅲ) 对基因最严重的损害之一是其与 DNA 的磷酸二酯键骨架形成加合物，这也是 Cr(Ⅵ) 致突变的机制之一，Cr(Ⅲ) 与 DNA 加合物可继续形成配体更加重了对基因组的损伤[145]。利用 Cr(Ⅵ) 处理过的质粒转染 SV-40 人成纤维细胞实验结果表明，最具致突变性的加合物形式为三元加合物，如 Cr(Ⅲ)-半胱氨酸-DNA 及 Cr(Ⅲ)-抗坏血酸-DNA 加合物明显高于二元加合物的致突变性[146]。Cr(Ⅵ) 导致的 DNA 损伤表现为扰乱 DNA 复制及转录，引起碱基替换和缺失，降低基因组的稳定性[147]。

体内外试验研究表明，碱基替换在 Cr(Ⅵ) 致突变作用中起着重要的作用，主要是引起 G-C 替换，但 Cr(Ⅵ) 并不引起特异性碱基缺失[146]。Cr(Ⅵ) 可直接氧化 DNA，脱去脱氧核糖 C1 位或 C4 位上的氢原子，导致 DNA 链的断裂[148]。

Cr(Ⅵ) 在还原过程中产生不稳定且具有较强的 DNA 氧化损伤作用的自由基，其中氢氧根自由基是产生最多、也是主要导致 DNA 损伤的自由基。Cr(Ⅵ) 诱导 DNA 断裂程度与氢氧根自由基相对量成正相关[149]，在不影响 Cr(Ⅵ) 的情况下，加入一种氢氧根自由基清除剂可抑制 DNA 单链断裂[150]。这些自由基还可将碱基氧化产生 8-羟基脱氧鸟苷（8-OHdG），而 8-OHdG 被认为是细胞氧化应激的标志物，可以引起 G-T 和 A-C 颠换，具有同任何碱基配对的能力，并可作为 Cr(Ⅵ) 中毒检测的指标之一[151]。

（2）对基因表达的影响　研究表明，Cr(Ⅵ) 调控基因的正负表达依赖于细胞内 DNA 和蛋白质结构与 Cr(Ⅲ) 结合。Ye 等[152]对在浓度为 $300 \mu mol/L$ Cr(Ⅵ) 暴露 2h 的 A549 细胞做了大量的研究工作，发现大量基因表达发生改变，这些基因的功能涉及氧化还原代谢、能量代谢、蛋白合成、细胞周期及肿瘤产生。将 A549 细胞暴露于 $10 \mu mol/L$ Cr(Ⅵ) 中 1h，表皮生长因子受体（EGFR）及表皮生长因子受体 2（Her2/HerB2）的表达显著下降，暴露 24h 后 ErbB2 受体表达显著上升，而 EGFR 的表达则回到基础水平[153]。这表明

Cr（Ⅵ）调控基因的表达具有选择性及短暂性。将人支气管上皮细胞 BEAS-2B 细胞及初级平滑肌细胞分别暴露于 $10\mu mol/L$ Cr（Ⅵ），4h 后 2 株细胞均下调了 *c-myc*、*cyclinK*、*cyp1b1*、*MAPKNPK-2*、*PP1A*、*FGFR1*、*HSP90* 及 *Akt1* 的表达[154]。$9\mu mol/L$ 的 Cr（Ⅵ）可使人肺成纤维细胞上调 *p21*、*GADD45* 及 *p15*，下调 *cyclin A*、*Bcl-2*、*Bcl-xl*、*Bcl-w*。$100mg/kg$ 重铬酸钾灌胃的小鼠，其肝脏 *p53*、*Bax* 表达升高，*Bcl-2* 表达下降[155]。在 2011 年基因芯片分析研究中，$10\mu mol/L$ Cr（Ⅵ）引起鼠肝细胞株 H4-Ⅱ-E-C3 大量基因表达发生变化，研究者检测的 992 个基因中 456 个基因表达发生改变，这些基因的功能涉及细胞生长及细胞周期、核酸切除修复、DNA 代谢、氧化应激、凋亡等[156]。

4. 确定致癌的证据

工业上产生的某些六价铬化合物已经成为环境污染物和职业的呼吸肿瘤的致癌物；只有六价铬化合物已经在动物实验和职业工人中被证实是致癌物[151~159]；国家毒理学计划[160]曾报道，动物实验中，摄入六价铬化合物的大鼠和小鼠都患上口腔肿瘤、小肠肿瘤和增生。雄性和雌性大鼠和小鼠各 50 只，分别用含重铬酸钠 0mg/L、14.3mg/L、57.3mg/L、172mg/L 和 516mg/L（雄性和雌性大鼠、雌性小鼠；雄性小鼠则分别用含重铬酸钠 0mg/L、14.3mg/L、28.6mg/L、85.7mg/L 和 257.4mg/L）的水喂养 105~106 周，结果在饮用重铬酸钠 516mg/L 组的雄雌性大鼠中口腔肿瘤发生率升高；而小鼠中小肠癌（十二指肠、回肠和空肠）发生率升高的主要是含重铬酸钠 85.7mg/L、257.4mg/L（雄性小鼠）和 172mg/L、516mg/L（雌性小鼠）组中。

六、 镍

1. 理化性质

（1）通性　镍，元素符号 Ni，原子序号为 28，原子量为 58.69。属第四周期第Ⅷ族铁系元素。

（2）物理性质　镍是典型的金属元素，有银白色光泽，具有磁性[161,162]，质坚硬，有可塑性，良好的延展性，熔点（1455℃）和沸点（2730℃）较高。镍金属晶体通常为面心立方晶格[161]。

（3）化学性质　镍不溶于水和氨，微溶于盐酸和硫酸，可溶于稀硝酸[162]。镍有较好的抗化学腐蚀能力，耐苛性钠腐蚀[161]。镍粉在空气中可反应，可能会自燃[162]，镍是一种活性极高的金属催化剂，常用于有机合成，镍常见的化合价是 +2 价，如 NiO[161]。其氧化物和氢化物几乎不溶于水，但可溶于酸和氨水[162]。

2. 在自然界的存在形式

镍存在于土壤、沉积物和水体中，是植物和细菌体内必不可少的元素。镍可通过食入、吸入和皮肤接触等途径进入人体。土壤中的镍主要来源于岩石风化、大气降尘、灌溉用水（包括含镍废水）、农田施肥、植物和动物遗体的腐烂等，而植物生长和农田排水又可以从土壤中带走部分镍。土壤中的镍可通过谷类、蔬菜、水果等食物被人体摄入。镍在自然界中主要以硫化物、氧化物和砷化物等形式存在[161]。

3. 毒性

镍是一种有毒并可致癌的金属[163]，镍可在体内缓慢溶解，形成镍离子，成为具有强遗传毒性和致癌毒性的形式，可溶性与不可溶性的镍均可引起遗传损害，包括 DNA 链断裂、突变、染色体破坏、细胞转运和 DNA 修复[162]；除此之外，镍还可引起呼吸系统疾病甚至癌症[164~166]，如肺癌[164]。对于镍毒性的研究，目前已经深入到核酸、蛋白质等生物分子水平。

（1）镍对核酸的影响

① 影响遗传物质的合成。研究表明，镍能影响 DNA 和 RNA 发挥作用，因镍能与 DNA 中的磷酸酯结合，稳定了 DNA 的双螺旋结构，从而影响 DNA 的合成、RNA 的复制及蛋白质的合成。镍除一部分与 DNA 中的磷酸酯结合而稳定 DNA 结构外，另一部分与 DNA 的碱性受体结合，引起 DNA 损伤，使核酸复制失真，引起突变，最后致癌。

② 影响核酸物质的表达

a. 引起基因丢失[167]。试验发现，在肠癌、肺癌等细胞常发生 APC、Rb、p53、p16 等抑癌基因的丢失。在镍恶性转化细胞中，也有染色体缺失现象，例如 17p、xq 等部分缺失，它们与 p53 及衰老基因的丢失有关。

b. 引起基因扩增。基因扩增经常是癌基因激活及高表达的原因。在镍所致肾肉瘤细胞及转化细胞中见到染色体均染区，它的出现被视为基因扩增的可见证据。同时，N-myc 基因表达比正常细胞高 6 倍以上，说明镍引起了 N-myc 基因扩增。

c. 引起基因点突变。研究表明[168]，在镍诱导的恶性转化细胞中，镍选择性地引起 H-ras 或 K-ras 癌基因的第 12 个密码子 C→T 的突变，即从 GCT 变为 GTT，相应的编码氨基酸由甘氨酸变为缬氨酸，单个碱基的变化使该基因处于激活状态，ras 基因表达增强。同时，氨基酸的变化改变了编码蛋白 P21 的构象，使 GAP（GTP 酶结合蛋白）不能识别和激活 P21 的 GTP 酶，于是 P21-GTP 复合物不能水解成 P21-GDP，P21 处于持续活化状态，使细胞持续增殖。此外，抑癌基因的失活也可以通过碱基点突变发生，p53 抑癌基因就是如此。在镍诱导恶变细胞和肺癌细胞中均可见该基因的点突变。可见，镍不但激活原癌基因如 c-ras、c-myc、c-fos、c-jun 等的表达，而且能抑制抑癌基因如 p53、Rb 衰老基因等的表达。吴根容等[169]的实验发现，不溶性结晶型硫化镍在诱发人支气管上皮细胞恶变过程中，存在明显的蛋白质翻译启动因子异常表达现象，其表达水平与细胞的恶变程度密切相关。

（2）镍对蛋白/多肽的影响

① 产生"镍指"。锌指蛋白是基因转录中反式作用因子结构上的 DNA 识别或结合结构域，包括锌指、锌扭（twist）和锌簇（cluster）[170]，其共同特点是通过 α 螺旋结合于 DNA 双螺旋结构的主沟中，参与基因转录，其活性依靠于锌离子。

锌指结构富含半胱氨酸和组氨酸，由于镍对半胱氨酸和组氨酸具有非凡的亲和力，且与锌同属二价离子，故能与锌竞争性结合氨基酸残基，使锌指变为"镍指"，结果该结构发生扭曲，不能折叠，失去原有的立体结构，不能识别 DNA 特异位点，不能与之结合。可见，镍取代锌与 DNA 结合，并通过产生自由基等损伤 DNA，而 DNA 损伤是肿瘤形成的重要基础，DNA 结构完整性的破坏必定使其功能异常，最终使其表达异常。

② 形成 Ni^{2+}-肽复合物。Cangul 等[171]实验表明，Ni^{2+} 能与细胞核内染色体组蛋白成分的特定氨基酸序列结合，形成 Ni^{2+}-肽复合物，这种复合物具有氧化活性，可直接或间接引起 DNA 氧化损伤。如果这种损伤不能被细胞内碱基切除修复系统正确修复，就有可能导致 DNA 单链断裂的形成，甚至基因突变，从而发生肿瘤。

Ni^{2+}-肽复合物一旦形成，可与 O_2、H_2O_2 及 ROOH 反应产生各种形式的活性氧

（ROS）。Chen 等[172]报道，镍可诱导 ROS 的生成，而 ROS 可通过改变 DNA 的结构（包括碱基突变、重组、缺失和插入等）导致肿瘤的发生，例如通过破坏 DNA 修复蛋白的锌指结构而引起细胞的恶性转化，镍诱导的 ROS 还可通过影响与肿瘤发展相关的信号转导通路间接导致肿瘤的发生。由于 ROS 可作用于蛋白激酶而改变其构象及活性，故可影响包括 Ras 在内的一类富含半胱氨酸残基的胞内关键信号分子的活性，扰乱细胞内正常的信号转导过程而引起基因的异常表达，如 H_2O_2 可诱导 c-fos、c-myc 和 c-jun 等原癌基因的表达。可见，镍化合物诱导产生的 ROS，在镍致癌的过程中直接或间接地发挥作用[173]。

4. 确定致癌的证据

镍是公认的致癌物，它可使那些纯暴露于该物质的人群鼻咽癌和肺癌的发生率增加[162,174,175]，Andersen A[174]等对炼镍工人的队列研究中，有 379 名工人 1916～1940 年间至少工作了三年时间，4385 名工人在 1946～1983 年间至少工作了一年或一年以上，队列的总人年为 125000，其中患肺癌者 203 人，期望值为 68，标准化发病率 SIR 约为 3.0；而发生鼻咽癌者 32 人，期望值为 1.8，SIR 约为 18.0。另外，大量的流行病学研究表明，职业暴露的镍跟呼吸系统的癌症相关[176～180]；金属镍粉通过气管滴注、皮下注射、肌内注射和腹腔注射均可引起肿瘤[162]。1990 年，国际癌症研究机构将镍化合物确定为人类致癌物[174]。

七、其他

1. 锰

（1）理化性质

① 通性。锰，元素符号 Mn，属于第四周期第Ⅶ副族元素，原子序号为 25，原子量为 49.9，它有六种同位素。

② 物理性质。锰是灰白色金属，脆而易碎，熔点 1246℃，沸点 2061℃[181]。

③ 化学性质。锰蒸气在空气中氧化成为灰黑色的一氧化锰及棕红色的二氧化锰烟雾[182]，锰有多种不同的化合价，其中＋2 价最为稳定，锰的高价氧化物是不稳定的[183]；一般而言，化学价越低，毒性越大，MnO、Mn_3O_4 的毒性比 MnO_2 的毒性大[184]。

（2）在自然界的存在形式　锰是人体必需但是过量会引起中毒的元素，它可以蒸气、烟尘的形式吸入人体，经消化道食入的锰吸收缓慢而不完全，皮肤吸收的锰很少。人体主要从食物、水和空气中摄入锰。锰在自然界中以氧化物的形式出现最多[183]。

（3）毒性　锰的主要毒性在于它以中枢神经系统为其主要靶器官的慢性损伤作用[182,184～186]；除了神经毒性，锰还损害肝脏[182,187]、呼吸系统和生殖系统[2,4]；锰对儿童也可产生不利的影响，如过度活跃行为[188]，学习能力低下[189]。

（4）确定致癌的证据　暂无确切的致癌证据。

2. 铍

（1）理化性质

① 通性。铍，元素符号 Be，属于第二周期第Ⅱ主族金属，原子序号为 4，原子量为 9.012，铍占地球上所有元素的第 32 位。目前已发现的同位素共有 8 种，大多数具有放射性[190]。

② 物理性质。铍是一种灰白色的碱土金属[190,191]，铍原子是紧密的六边形水晶结构，

熔点为 1287℃，沸点为 2970℃，20℃时其密度为 $1.85kg/m^3$，铍有较好的导电性和导热性，但没有磁性[191]。

③ 化学性质。铍不溶于水但溶于酸和碱，在冷的浓硝酸中发生钝化，常温下，铍表面会生成较致密的氧化膜，使其具有抗腐蚀能力[190,191]。铍的电负性较大，生成的是共价化合物而非离子化合物[190]。铍在高温下化学性质活泼，能在空气中燃烧形成氧化铍，也能受热和卤素反应生成卤化铍[192]。氯化铍溶解后呈透明，极易溶于水、酒精、苯、乙醚、氯仿、二硫化碳，不溶于氨和丙酮。氟化铍可溶于水，但是微溶于酒精；氢氧化铍不溶于水，但是可溶于酸和碱[191]。

（2）在自然界的存在形式　铍在自然界是分散的，约有 30 种矿石；自然存在的铍在工业或生活中可通过"三废"排放而进入水体、空气和土壤，并导致环境污染，环境中的铍可以通过呼吸道、消化道和皮肤等途径进入人体并在体内蓄积。水中含铍浓度为 10mg/L 时，可明显阻滞水体自净的生化过程和微生物繁殖[193]。

人类可通过粉尘和烟雾而吸入铍，也可通过水和食物而食入铍，水果和果汁里的铍的浓度可由于果类不同而异，如在凤梨里铍低于 $0.1\mu g/L$，而在木瓜中却可高达 $74.9\mu g/L$。每支香烟大约含铍 $0.0005\mu g/L$[191]。人类接触铍最多的是铍和铍合金制造业的工人，他们可通过呼吸道和皮肤途径而接触铍[191,194]。

（3）毒性　铍及其化合物是剧毒的[191,195]，毒性的大小与铍化合物的理化性质、入侵途径等有关，一般来说，易溶化合物比不易溶的毒性大，而任何进入途径均有高毒[195]。小鼠半数致死剂量 LD_{50} 为 0.0005g/kg（按 Be 计），对人及其他生物有很大危害。吸入 0.5～4mg 铍化合物引起急性中毒[191]。

吸入铍可导致急性和慢性疾病[196,197]，急性吸入可引起肺炎，亦称铍肺，慢性吸入可造成肺部、皮肤、肝脏和脾脏的肉芽肿[197]。可溶性的铍化合物主要储存在骨骼、肝脏、肾脏和淋巴结等处，它们可与血浆蛋白作用，生成蛋白复合物，引起脏器或组织的病变而致癌。

（4）确定致癌的证据　铍已经在动物实验和流行病学研究的基础上被确认为人类致癌物[198]，早在 1960 年中期，在美国的铍制造工人中发现铍致癌的可能性，并在铍病中登记[199]，尔后，相继有流行病学调查确认这一事实，并在 1990 年详细记录[200]。许多动物实验[201,202]与流行病学[203～206]研究发现铍与呼吸道肿瘤的发生有关。

Finch G L 等[201]在四组小鼠实验中，每组各 30 只雄性和雌性小鼠，它们分别吸入平均初始量依次为 $40\mu g$、$110\mu g$、$360\mu g$ 和 $430\mu g$ 的铍，从暴露的第 14 个月开始，小鼠中开始出现肿瘤，最终有 64% 的小鼠患上肺癌。Mary K[203] 等对人类的队列研究中，共 5436 名男性工人，经调整年龄、出生队列等因素，其中 293 名工人患肺癌，肺癌发病率与平均和累积铍浓度均成正相关（$P<0.0001$）。Ward 等[206]完成了美国俄亥俄州和宾夕法尼亚州 7 个铍加工车间的 9225 名男性工人的分析，并且观察到了显著的气管、支气管、肺癌的增长，标准死亡率（SMR）达 1.26。

3. 钒

（1）理化性质

① 通性。钒，元素符号 V，在元素周期表中属于第四周期第 V 副族的元素，原子序数为 23，原子量为 50.95，钒是一种稀有的、柔弱的过渡金属，共有 31 个同位素，但是只

有 ^{51}V 是稳定的[207]。

② 物理性质。钒是非磁性的、黏稠的、可涂抹的过渡金属[1]，单质钒具有灰色金属光泽，密度小，熔点高，硬度大，导电和电热性能好[208]。其熔点和沸点分别为 1902℃ 和 3409℃[207]。

③ 化学性质。钒的化学性质相当稳定，在空气中不易被氧化，在碱、硫酸和盐酸中也稳定，抗腐蚀性强，有多种氧化态，由 +2 价至 +5 价，+5 价氧化态最稳定，在水溶液中，VO_4^{3-} 和 $H_2VO_4^-$ 存在。+2 价氧化态最不稳定，在空气中不能存在[208]。

（2）在自然界的存在形式　自然条件下大气中含有一定数量的钒，石油、煤中均含有不同量的钒，大气中的钒主要来自石油、煤的燃烧，大气悬浮颗粒物中的钒可自行沉降，进入土壤、水体，环境中的钒可通过呼吸、饮水、摄入食物（其中菠菜、芹菜、蘑菇、牡蛎含钒量相对较高[2]）等途径进入人体[209]。日本已将钒作为大气悬浮颗粒物中的污染物之一进行监测，且空气中的钒被怀疑是日本横滨市或四日市哮喘的诱因[209]。

（3）毒性　金属钒本身无毒，但钒的大多数化合物是有毒的，并且毒性随氧化数的升高而增大，钒化合物对机体有毒，不但刺激眼睛、呼吸道和皮肤（钒中毒），还是一种全身毒物[208]。钒和氧钒根离子还可增加或抑制 DNA 和 RNA 参与酶的合成，也可诱导突变和基因毒性[210]。

（4）确定致癌的证据　暂无确切的致癌证据。

（郑海清　张维森　阳　帆）

第三节　致癌化合物暴露因素

一、亚硝胺类

亚硝胺类（N-nitrosamine）是亚硝基化合物的一种，这类化合物的结构通式如图 6-1 所示。

图 6-1　亚硝胺类结构通式

在亚硝胺类化合物中，最简单而又常见的是二甲基亚硝胺，被公认为是致癌物质。亚硝胺类化合物引起科学家注意始自 20 世纪 60 年代，最早因实验动物喂以高含量亚硝酸钠的鱼粉而发生肝衰竭现象，人们开始重视对该物质的毒性研究。随着取代 R^1 和 R^2 的不同，其致癌的表现也不同，一般来说，烃基较复杂的致癌性和致突变性更强。亚硝胺的形成途径很多，主要是由仲胺和芳香族的叔胺在酸性条件下与亚硝酸反应而成，胺盐和亚硝酸盐是两个前体物。亚硝酸盐又可从环境中的硝酸和硝酸盐转化而来。

N-亚硝胺是世界公认的三大致癌物质之一（另两种是黄曲霉毒素和苯并芘）；其中低分子量的 N-亚硝胺在常温下为黄色油状液体，高分子量的 N-亚硝胺多为固体；二甲基亚硝胺可溶于水及有机溶剂，其他则不能溶于水，只能溶于有机溶剂。在通常情况下，N-亚硝胺不易水解，在中性和碱性环境中较稳定，但在特定条件下也发生水解、加成、还原、氧化等反应。

亚硝胺是较稳定的化合物，其致癌机理普遍认为是这样的：其化合物中与氨氮相连的碳原子上的氢受到肝微粒体 P450 的作用，其碳上的氢被氧化而形成羟基，再进一步分解和异构化，生成烷基偶氮羟基化合物，此化合物是具有高度活性的致癌剂。需要说明的是，它的致癌性与化学结构、理化性质以及体内代谢过程等有关。

通过科学家对亚硝胺致癌性进行的长期研究的动物实验表明：许多亚硝胺，包括香烟中的 10 多种亚硝胺，无论是对低等动物还是对高等动物，都能诱发出肿瘤；而且还证明，亚硝胺几乎对动物的所有脏器和组织都能诱发出肿瘤，其中主要器官是肝脏、食管、肺、胃和肾，其次是鼻腔、气管、食管、胰腺和口腔等；另外，亚硝胺具有明显的亲和选择性，不同结构的亚硝胺可以有选择性地对特定的器官诱发出肿瘤；例如，具有对称结构的亚硝胺对白鼠主要诱发出肝癌，非对称的二烷基亚硝胺和某些杂环亚硝胺对大白鼠主要诱发出食管癌等。

1. 日常生活中亚硝胺来源

（1）香烟 香烟中含有三大类亚硝胺，即挥发性亚硝胺、非挥发性亚硝胺和香烟中特有的亚硝胺——具强致癌性的去甲烟碱亚硝胺和甲酰基去甲烟碱亚硝胺。事实上，烟草中的蛋白质、农药和生物碱是产生亚硝胺的前体物。烟草中的生物碱（烟碱尼古丁、去甲烟碱、甲酰基去甲烟碱、假木贼碱和新烟草碱）在吸烟燃烧的过程中，就会生成一些香烟中特有的亚硝胺化合物。

（2）含硝酸盐和亚硝酸盐的食物 亚硝酸盐是亚硝胺类化合物的前体物质，它在微生物或催化剂的作用下，与二级胺作用生成亚硝胺。在自然环境中，亚硝胺类物质的含量较低，而亚硝酸盐的存在却是很广泛的，尤其是在食物与香烟中。亚硝酸盐每天都会随着粮食、蔬菜、鱼肉、蛋奶进入人体。例如蔬菜中亚硝酸盐的平均含量大约为 4mg/kg，肉类约是 3mg/kg，蛋类约为 5mg/kg。某些食品里含量更高，比如豆粉里的平均含量可达 10mg/kg，咸菜里的平均含量也在 7mg/kg 以上。在人们的日常膳食中，绝大部分亚硝酸盐在人体中像"过客"一样随尿排出体外，但在特定条件下（例如缺少维生素 C 的情况下），亚硝酸盐在人体胃的酸性环境里也可以转化为亚硝胺。因此，长期食用亚硝酸盐含量高的食品，或直接摄入含有亚硝胺食品，极有可能诱发癌症。

我们食入体内的亚硝酸盐，一般有以下几个来源。

① 储存时间较长的水。储存时间越长，水里的细菌数量越多，虽然煮沸的水能杀死细菌，但由于细菌本身不对人造成危害，而是在水加热过程中，一些细菌尤其是大肠杆菌能释放出大量的硝酸盐还原酶，将水中的硝酸盐还原为亚硝酸盐。据调查分析，储存 3 天以上的水烧开后，其亚硝酸盐含量为储存 1 天的 3.64 倍，储存 7 天的水则为储存 1 天的 9.12 倍。同理，反复煮沸的水、长时间煮沸的水（如蒸锅水）中亚硝酸盐也不可小视，这些水都应尽量不喝或少喝。

② 咸菜。咸菜中含盐高，本身对人体有害。咸菜中还含有大量的亚硝酸盐，过多食入后一方面会造成组织缺氧，出现头昏、头痛、呼吸困难等中毒现象；另一方面可能会转化成亚硝胺而致癌。咸菜必须腌透才可食用，暴腌的雪里蕻不可食用。

③ 鱼肉类。鱼肉类食物中含有少量的胺类和丰富的脂肪和蛋白质，对鱼和肉的腌制烘烤等加工处理，尤其是油煎烹调时，能分解出一些胺类化合物。腐烂变质的鱼和肉类也分解出胺类，其中包括二甲胺、三甲胺、脯氨酸、腐胺、胶原蛋白等。这些化合物与亚硝基试剂作用生成亚硝胺。一般鱼和肉类制品中的亚硝胺主要是吡咯烷亚硝胺和二甲基亚硝胺。咸鱼一般是将生鱼用海盐腌制而成的，海盐的成分主要是氯化钠和硝酸钠。在腌制过程中，海盐中的硝酸钠与生鱼的胺接触，会使鱼体内产生大量的二甲基亚硝酸盐。人食了这种鱼后，二甲基亚硝酸盐经过代谢转化成二甲基亚硝胺。

④ 酸菜。所谓酸菜，就是用大白菜等蔬菜和其他调料，经过浸泡、发酵而成的地道的东北酸菜。据东北农业大学介绍，制作酸菜的大白菜中的农药残留很少超标，因此，酸菜的安全问题主要在于其亚硝酸盐的含量。由于生长过程中施用含硝酸盐的化肥，新鲜蔬菜中普遍存在硝酸盐。随着存放时间的延长，在细菌的作用下，硝酸盐转换为亚硝酸盐；所以腌制酸菜时最好用新鲜蔬菜。

此外，腌制的时间、温度、食盐的浓度与亚硝酸盐的含量也有一定关系：最初 2～4 天食盐浓度为 5% 时，温度越高产生的亚硝酸盐越多，37℃ 左右时最高；腌至 4～8 天时亚硝酸盐含量最高；第 9 天后开始下降，20 天后基本消失。所以吃酸菜时，腌制的时间一定要长，至少 20 天。温度和盐度也要控制好，还得确保水的质量，若是用了大量含亚硝酸盐的不洁净的水，也会导致亚硝酸盐含量增加。

⑤ 其他。由于一些不法商贩唯利是图，将含有硝酸盐的"工业盐"作为食盐用以及腌制肉制品或亚硝酸盐作为食品添加剂的用量超标等也会造成人们亚硝酸盐中毒。目前我国《食品安全国家标准　食品中污染物限量》（GB 2762—2017）中规定：海产品中 N-二甲基亚硝胺含量不超过 $4\mu g/kg$，N-二乙基亚硝胺含量不超过 $3\mu g/kg$，肉制品中 N-二甲基亚硝胺含量不超过 $7\mu g/kg$，N-二乙基亚硝胺含量不超过 $5\mu g/kg$。

2. 致癌机理

亚硝胺的致癌机理是：在酶的作用下，先在烷基的碳原子上进行羟基化，形成羟基亚硝胺，再经脱醛作用，生成单烷基亚硝胺，再经脱氮作用，形成亲电子的烷基自由基。后者在肝脏或细胞内使核酸烷基化，生成烷基鸟嘌呤，引起细胞遗传突变，因而显示致癌性。以二甲基亚硝胺为例进行描述：二甲基亚硝胺（dimethylnitrosamine）在细胞内代谢中可转变为甲基亚硝胺、重氮甲烷和自由甲基。自由甲基具有亲电子性质，在细胞内可与 DNA 的亲质子基团（亲核基团）结合成共价键的化合物，使细胞中的 DNA 受损伤；轻微的损伤可在短期内修复，严重的可引起细胞死亡。但这两种情况都不会引起细胞癌变，只有当受损伤的 DNA 不能修复或修而不复，而且这种细胞仍能长期存在下去时，细胞癌变才会开始。

3. 亚硝胺类化合物暴露情况举例

下面是美国国立环境卫生研究所公布的一些亚硝胺类致癌物质及其暴露情况。

（1）*N*-methyl-*N'*-nitro-*N*-nitrosoguanidine，*N*-甲基-*N'*-硝基-*N*-亚硝基胍（MNNG）

中文名称：1-甲基-3-硝基-1-亚硝基胍。分子式：$C_2H_5N_5O_3$。可溶于水、二甲亚砜及极性有机溶剂。MNNG 是一种很强的诱变剂和致癌剂，对细胞、细菌、病毒都有致突变作用，也可引起植物染色体畸变。与大多数化学致癌物在体内须经代谢激活为最终致癌物不同，MNNG 发生致癌作用不需要任何转化。

MNNG 诱发肿瘤往往是在摄取途径，多数是在胃肠道，包括前胃（乳头瘤或癌）、胃（腺瘤、腺癌、肉瘤）、小肠（乳头瘤、腺癌、肉瘤）及大肠（腺瘤型息肉或息肉样癌）。通过饮用水、胃管内鼻饲或腹腔内注射在小鼠体内可见前胃或胃部肿瘤的发生，而大鼠则须经过胃管鼻饲可诱发以上部位肿瘤，在雄性仓鼠及狗通过饮水摄入 MNNG 则可导致以上所述部位肿瘤。MNNG 通过直肠内给药可诱发小鼠大肠肿瘤。通过饮用水的摄入、皮下注射或腹腔内注射可诱发小鼠大肠肿瘤及大鼠腹腔内注射引起大肠肿瘤。

目前 MNNG 仅作为一种化学试剂在实验室进行研究。根据在 1981～1983 年的美国国家职业暴露调查报告结果显示，大约有 523 名工人可能暴露于含有 MNNG 的环境中。目前关于人类流行病学方面的研究数据尚不充分。在某遗传学实验室内有一项进行了超过 13 年的针对接触 MNNG 工人的调查数据，有脑胶质肿瘤的三例死亡报道及一例结肠癌的死亡病例报道，并且所有研究对象死亡之前暴露于 MNNG 的平均时间在 6～15 年不等，而且该实验还包括了其他的致癌物质的使用。

（2）*N*-nitrosodi-*n*-butylamine，*N*-亚硝基二丁胺（NDBA）

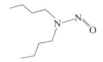

别名：*N*-二丁基亚硝胺。分子式：$C_8H_{18}N_2O$。*N*-亚硝基二丁胺是一种在室温下呈黄色油性状态的亚硝胺类化合物，微溶于水，溶于植物油及有机溶剂中。在阴暗环境下，在中性或碱性溶剂中性质稳定，可保存至少 14 天，而在酸性溶剂或强光下性质极不稳定，尤其是在紫外线照射下。

动物暴露实验：在单次剂量给 *N*-亚硝基二丁胺后就可致癌，尤其是对泌尿膀胱系统的致癌性更强。*N*-亚硝基二丁胺通过口腔或皮下注射均可诱发呼吸系统肿瘤、消化系统肿瘤和肝脏肿瘤，静脉注射可以诱发大鼠白血病。

暴露因素：人们往往通过消化道吸收、呼吸道吸入、皮肤接触暴露于该物质环境中。作为含有亚硝胺化合物的产品的相关代谢物可以检测出该物质。*N*-亚硝基二丁胺可能来源于二级或三级正丁胺及季铵盐通过与亚硝基化剂发生反应而产生，如亚硝酸盐在胃内或烹饪过程中产生。*N*-亚硝基二丁胺在豆油中测出浓度为 $290\mu g/kg$，在奶酪中所测浓度为 $20～30\mu g/kg$，而在熏肉或腌肉中大于 $3.9\mu g/kg$。同时，烟草烟雾和橡胶制品中也能测到 *N*-亚硝基二丁胺成分。亚硝胺类物质也可通过安抚奶嘴、婴儿奶嘴由唾液吸收入体内。

（3）*N*-nitrosodiethanolamine，二乙醇亚硝胺

分子式：$C_4H_{10}N_2O_3$。室温下呈黄色黏稠的油状液体，有独特的气味。溶于水及极性

有机溶剂，不溶于非极性溶剂。在阴暗环境下，在中性或碱性溶剂中可至少保存 14 天，在酸性溶剂中或强光下，尤其是在紫外线照射下，性质不稳定。

暴露因素：在酸性条件下，亚硝酸钠和二乙醇胺反应生成 N-亚硝基二乙醇胺。在烟草、切削油、化妆品及洗发香波中均可检出。属低毒。研究表明，二乙醇亚硝胺可以通过两种暴露途径在两类啮齿类动物不同组织部位致癌。通过饮水摄取，可致小鼠肝细胞癌及肾脏良性肿瘤（乳头瘤）。仓鼠皮下注射后可致鼻腔恶性肿瘤（腺癌），而注射部位可诱发纤维肉瘤、良性气管肿瘤（乳头瘤）及肝细胞腺瘤。

（4）N-nitrosodiethylamine，二乙基亚硝胺（DEN）

分子式：$C_4H_{10}N_2O$。在室温下呈微黄色的挥发性液体。溶于水、乙醇、乙醚、有机溶剂及油脂。在阴暗环境下，在中性或碱性溶液中性质稳定，至少保存 14 天，而在酸性及有光线条件下性质不稳定，尤其是在紫外线照射下。

二乙基亚硝胺（DEN）为国际肿瘤研究机构（IARC）确定的 2A 类致癌物。DEN 是已知的强致癌物，但并不是终致癌物，经细胞色素氧化酶（Cyp）代谢成终致癌物发挥作用。DEN 明显诱导 Balb/o3T3 细胞发生恶性转化并诱发肝癌。

动物暴露实验：二乙基亚硝胺最常引发肿瘤的器官是肝脏、肾脏、消化道、呼吸道。进一步研究表明，该物质还可以通过不同的暴露途径诱发不同实验动物不同组织器官的肿瘤。比如，可以通过肌内注射诱发小鸡的肝脏肿瘤，通过腹腔内给药可以诱发新生大鼠肝肿瘤。另外，可以通过气管内给药诱发仓鼠肺肿瘤，通过皮下注射可以诱发兔子的肺肿瘤，同样，通过腹腔内注射给药可以诱发新生大鼠的肺肿瘤，而通过口腔摄入可以导致蛇类的肺肿瘤。

暴露因素：人类潜在的暴露途径包括消化道、呼吸道及皮肤。最普遍的暴露环境存在于食品、饮料、烟草烟雾、饮用水及工业污染中所含有的未知数量的二乙基亚硝胺。通过空气、食物及吸烟每日约摄入数微克的该物质。在多种食物中可以检测到该物质，如奶酪中含量为 $0.5\sim30\mu g/kg$，各种鱼类为大于 $147\mu g/kg$，咸鱼为 $1.2\sim21mg/kg$。在烟草烟雾中测得二乙基亚硝胺含量为 $1.0\sim28ng/$支。橡胶加工过程中往往会产生二乙基亚硝胺，并且也可以存在于橡胶终末产物中。存在于安抚奶嘴、婴儿奶嘴中的亚硝胺类物质可以通过唾液进入人体。在一些实验室、从事共聚合物及润滑油生产的工人面临潜在的职业暴露风险，但工人的数量无具体统计数据。

（5）N-nitrosodimethylamine，亚硝基二甲胺（NDMA）

NDMA 是二烷基 N-亚硝胺类物质中最简单的一种。分子式：$C_2H_6N_2O$。在室温下呈黄色液态的一种亚硝胺类化合物，有微弱的特殊气味。易溶于水、酒精、乙醚、二氯甲烷和植物油混相，可溶于油脂、氯仿及大多数其他有机溶剂。在阴暗环境下，在中性或碱性溶液中性质稳定，可保存 14 天以上，但在酸性或光照下性质极不稳定，尤其是在紫外线照射下。

动物暴露实验：亚硝基二甲胺可以在不同的实验动物、不同的组织器官通过不同的暴露方式致癌。在所有实验动物中，包括大鼠、小鼠、仓鼠、豚鼠及兔子、青蛙、蝾螈及不同的鱼类，亚硝基二甲胺主要在肝脏、呼吸道、肾脏及血管诱发肿瘤。

暴露因素：人类暴露于亚硝基二甲胺可以通过消化道、吸入及皮肤接触。最普遍的人群暴露方式是通过食物、饮料、烟草烟雾、除草剂、杀虫剂、饮用水及工业污染。另外，该致癌物可以通过人体内摄入的胺与亚硝酸盐反应产生。每天约有数微克的亚硝基二甲胺是通过空气、饮食及烟气摄入的。

亚硝基二甲胺存在于各种食物中，包括奶酪、大豆油、各种肉制品、烤肉、各种腌制肉类、熏猪牛肉香肠、熟火腿、鱼及鱼制品、用于制作肉制品的香料、苹果白兰地及其他酒精饮料及啤酒。亚硝基二甲胺还可以在含有氨基比林成分的多种药品中测得。橡胶制品中也可以产生亚硝胺类物质。有二甲胺成分的杀虫剂和除草剂中，亚硝基二甲胺的含量为 $190 \sim 640ng/L$。亚硝基二甲胺广泛存在于环境中，但通过光照可以被迅速分解，往往不存在于外界空气和水中。在实验室或从事共聚合物、润滑剂及杀虫剂生产的工人有潜在的亚硝基二甲胺的职业暴露风险。

（6） *N*-nitrosodi-*n*-propylamine，二正丙胺亚硝胺

分子式：$C_6H_{14}N_2O$。在室温下呈黄色液态的一种亚硝胺类化合物。溶于水、脂质及有机溶剂。在阴暗环境下，在中性或碱性溶液中性质稳定，至少可保存 14 天，但在酸性或光照下性质不稳定，尤其是在紫外线照射下。

动物暴露实验：二正丙胺亚硝胺可以不同的暴露方式对不同动物的不同组织器官致癌：可以通过饮用水或皮下注射的方式导致小鼠肝细胞癌及良恶性食管肿瘤；皮下注射可以诱发仓鼠、小鼠肺、鼻腔及鼻窦肿瘤，仓鼠喉气管肿瘤，小鼠肾的良恶性肿瘤；通过腹腔内注射可以诱发猴的肝肿瘤；通过胃管喂食可以诱发小鼠的食管及鼻腔肿瘤；通过气管滴注可以诱发雄性仓鼠的气管肿瘤。

暴露因素：人类暴露于二正丙胺亚硝胺最常见的途径是通过吸入、消化道及皮肤接触。在变形的橡胶制品、奶酪及酒精饮料中可以检测到该致癌物，在除草剂氟乐灵、异乐灵及氨磺乐灵中有低浓度的二正丙胺亚硝胺 $[（17 \sim 190） \times 10^{-6}]$。有证据表明，通过消化含有亚硝酸盐及二级胺的食物，在上胃肠道形成二正丙胺亚硝胺。在烟草烟雾中可以测得低水平的二正丙胺亚硝胺（约 1ng/支）。在环境中通常检测不到该物质。一旦被释放入环境中，通过光化学效应及生物学效应被降解。二正丙胺亚硝胺在化工厂的废水中可以测得。汽车轮胎制程过程中的橡胶硫化步骤可测得该致癌物，从而导致从事该工作的工人存在暴露风险。

（7） *N*-nitroso-*N*-ethylurea，*N*-亚硝基-*N*-乙基脲

分子式：$C_3H_7N_3O_2$。常温下为固体，为实验室用有毒化合物，加热可生成有毒气体。*N*-亚硝基-*N*-乙基脲可以通过不同的暴露方式，导致不同种类的实验动物、不同组织部位的肿瘤发生。动物围产期的暴露可以导致成年后致癌。围产期暴露可以诱发神经系统肿瘤、肾肿瘤及淋巴网状内皮细胞肿瘤等组织器官不同的肿瘤。通过口腔暴露，可以导致哺乳期小鼠神经系统肿瘤，通过单剂量皮下注射致新生小鼠或哺乳期暴露的大鼠、小鼠、仓鼠及兔子神

经系统肿瘤。在成年啮齿动物中，腹腔内注射可以诱发大鼠脑肿瘤，静脉注射可以诱发小鼠的脑及外周神经肿瘤。

（8）4-（N-nitrosomethylamino）-1-（3-pyridyl）-1-butanone，4-（N-亚硝基甲氨基）-1-（3-吡啶基）-1-丁酮（NNK）

烟草特有亚硝胺（tobacco-specific nitrosamines，TSNAs）是由烟草内源性生物碱通过亚硝胺化作用而产生的，是存在于烟草、烟草制品和烟草烟气中的亚硝胺类化合物，研究证明，TSNAs 与肺部、口腔、食道、胰脏、肝脏等部位发生的肿瘤有关。其中，4-（N-亚硝基甲氨基）-1-（3-吡啶基）-1-丁酮（NNK）是 TSNAs 的典型代表。NNK 及其主要代谢物 4-（N-亚硝基甲氨基）-1-（3-吡啶基）-1-丁醇（NNAL）具有特异的致肺癌活性，而且它们是卷烟烟气中已知的仅有的胰腺致癌物。

NNK 一般不能直接和 DNA 发生作用，它主要在体内或体外通过生物降解产生中间体，再与 DNA 发生作用。研究表明，NNK 上亚甲基的羟基化产生一种不稳定的 α-羟基-N-亚硝胺，它能自发分解产生酮、醛等不稳定的亲电化合物以及甲基重氮氢氧化物，甲基重氮氢氧化物和 DNA 反应生成 7-甲基鸟嘌呤和 O^6-甲基鸟嘌呤等加合物，这两种物质均在经 NNK 处理的老鼠的肝、肺中被检测到。

（9）N-nitroso-N-methylurea，N-亚硝基-N-甲基脲（MNU）

分子式：$C_2H_5N_3O_2$。属亚硝基化合物中的 N-亚硝酰胺（NAD）类，广泛存在于环境中。MNU 是直接诱癌剂，一般认为其作用与细胞内某些结构的烷基化有关，它能使细胞大分子，特别是核酸的鸟嘌呤分子发生甲基化作用。有关其诱变性和潜在致癌性实验，人们已进行了大量工作。MNU 作为直接致癌剂，在体内不需代谢活化就可对多种脏器产生致癌活性，对靶器官的作用多呈渐进的动态过程，因而被用于多种动物肿瘤模型的研究，如乳腺癌、膀胱癌、恶性淋巴瘤、胃癌、结肠癌等。

（10）N-nitrosomorpholine，亚硝基吗啉（NMOR）

分子式：$C_4H_8N_2O_2$。是一种在室温下呈黄色结晶体的亚硝胺化合物。完全溶于水，可溶于有机溶剂。在阴暗环境下，在中性溶液或碱性溶液至少可保存 14 天，而在酸性溶液中，或有光照的环境下则不稳定，尤其是在有紫外线照射的情况下。

肝脏及胆道肿瘤在不同动物类型、不同暴露方式均可发生。饮用含有亚硝基吗啉的水后在大鼠中可诱发良性或恶性肝脏及胆道系统肿瘤，如肝细胞癌、胆管纤维瘤、胆管细胞癌等。静脉注射该物质则可诱发小鼠的肝细胞癌。通过吸入方式能诱发雄性大鼠的前胃肿瘤、雄性仓鼠的气管肿瘤，以及雌性大鼠及雄性仓鼠的肝脏肿瘤。在雄性仓鼠中通过气管滴注亚硝基吗啉，可导致气管部位的肿瘤发生。雌性大鼠静脉注射后，可诱发肝及鼻腔肿瘤。

（11）N'-nitrosonornicotine，亚硝基去甲基尼古丁

别名：N'-亚硝基降烟碱（NNN），亚硝基去甲基烟碱。分子式：$C_9H_{11}N_3O$。室温下呈黄色油状化合物，被冷冻后易凝固，溶于水。NNN 是由降烟碱和烟碱经过亚硝化而形成

的一种烟草特有的亚硝胺。NNN 的致癌性来源于代谢的活化，它的代谢有 3 种类型的反应，即吡啶环上氮原子的氧化、吡咯烷环的羟基化和去甲基可替宁的生成。

亚硝基去甲基尼古丁能通过不同的暴露途径导致不同实验动物、不同部位的肿瘤发生。实验小鼠通过饮水摄取该物质后可以导致鼻腔恶性肿瘤，皮下注射于仓鼠体内可以导致良性气管肿瘤，腹腔内注射则可诱发大鼠肺部良性腺瘤。

NNN 存在于多种烟草制品中，包括咀嚼型烟草、鼻烟、卷烟及雪茄，同样存在于咀嚼烟草及吸鼻烟者的唾液中。一部分唾液中检测出的 NNN 来源于内源性的亚硝酸盐及烟草生物碱。因此认为，NNN 普遍存在于烟草产品的使用者及暴露于其烟气中的人群中。

（12）N-nitrosopiperidine，亚硝基哌啶

分子式：$C_5H_{10}N_2O$。室温下为稳定的固体，具有强氧化性。动物暴露研究表明，亚硝基哌啶可以在多种实验动物的不同部位，通过不同的摄入方法诱发肿瘤。而主要的诱发肿瘤的部位是呼吸道、上消化道及肝脏。通过饮食、饮水或腹腔内注射途径摄入该致癌物后，可以导致大鼠肺良性肿瘤。而通过皮下注射或静脉注射，可以诱发小鼠鼻腔良恶性肿瘤及咽部恶性肿瘤。

（13）N-nitrosopyrrolidine，亚硝基吡咯烷

分子式：$C_4H_8N_2O$。在室温下呈黄色液态，完全溶于水、有机溶剂及油脂中。在阴暗的室温环境下性质稳定，而对光照，尤其是紫外线照射敏感。

动物实验研究表明，通过口腔暴露可以诱发两类啮齿类动物在两个不同组织部位的肿瘤。通过饮用水可以在不同种类的小鼠中诱发肝细胞癌，在大鼠中诱发良性肺部肿瘤。通过腹腔内注射可以诱发仓鼠喉或气管肿瘤、鼻腔癌前病变及瘤形成。

暴露因素：亚硝基吡咯烷往往由含有亚硝酸盐的腌制食物，尤其是高脂肪食物加热后产生，烹饪过程中吸入烟气或消化食物时接触该物质。近年来，含有低浓度的亚硝酸钠的食品可导致低浓度亚硝基吡咯烷的产生。在烟草烟雾中可以测得亚硝基吡咯烷的浓度为大于 $0.113\mu g/$ 支，而在烟斗残渣的含量为大于 $1.6mg/kg$。有报道发现，化工厂排放的废水中亚硝基吡咯烷的浓度为 $0.09\sim0.20\mu g/L$。

（14）N-nitrososarcosine，亚硝基肌氨酸

分子式：$C_3H_6N_2O_3$。是一种在室温下呈淡黄色晶体的亚硝胺类化合物。可溶于水和极性有机溶剂，而不溶于非极性有机溶剂。对光尤其是紫外线敏感。

研究表明，亚硝基肌氨酸可以通过两种摄取途径在两类啮齿类动物的不同组织部位诱发肿瘤。通过膳食途径可以诱发大鼠鼻腔鳞状细胞癌，通过饮水摄入可以导致小鼠良、恶性食道肿瘤（乳头瘤、鳞状细胞癌）。腹腔内给药可以诱发雄性新生大鼠的肝细

胞癌的发生。

暴露因素：人们往往通过呼吸道、消化道及皮肤接触到亚硝基肌氨酸。含有亚硝酸盐的腌制食品加热后产生该致癌物，可以在烹饪过程中吸入或经口腔摄入。在许多食品中可以检测到该物质，尤其是在熏肉中，测得该物质的浓度为 $2\sim56\mu g/kg$。同样，在烟草烟雾中可以测得该物质的浓度为 $22\sim460ng/$ 支。

二、 氨基偶氮类

氨基偶氮类化合物是分子中含有至少一个偶氮键（—N＝N—）并具有染色性能的一类有机物质，它们可以通过芳香重氮盐（至少一个）与其他芳香类化合物（酚或胺）或含有活泼亚甲基的化合物进行偶联反应获得。芳香族偶氮化合物含有偶氮基团—N＝N—，这类化合物都具有颜色。偶氮苯本身不致癌，但它的衍生物致癌，如对氨基偶氮苯、$2',3$-二甲基偶氮苯、$2',3$-二甲基-4-氨基偶氮苯、对二甲氨基偶氮苯（奶油黄），偶氮类化合物在体内很容易与肝脏的蛋白质结合，故多引发肝癌。对二甲氨基偶氮苯又称奶油黄或基黄，曾用作食用色素，现发现它可在体内代谢产生有致癌性的终致癌物，因此已停止使用。

通常情况下，氨基偶氮类化合物的致癌作用并非偶氮染料分子自身造成的，而是它们在动物或人体内的代谢物所致。偶氮还原开裂是偶氮染料分子在人体内代谢过程中的主要反应，对由芳胺为母体所衍生的氨基偶氮染料来说，还原开裂成芳香胺的过程为其致癌活化途径。

1. 暴露因素

偶氮染色剂是目前最重要的一类合成染料和颜料，其用量占所有有机染色剂用量的 $60\%\sim80\%$，它们被广泛用于众多底材物质，比如纺织品纤维、皮革、塑料、纸张、毛发、矿物油、蜡、食品和化妆品等等。因此，偶氮染色剂随处可见，我们的生活离不开这些偶氮染色剂。同时，因为潜在的致癌性，氨基偶氮类染色剂（特别是 4-氨基偶氮类衍生物）的安全性也备受关注。

1997 年欧盟发布的 67/648/EEC 指令是最早将 4-氨基偶氮苯列为致癌芳香胺的法规，1999 年 8 月 4 日德国政府发布的《食品和日用消费品法》（第六修正案）也将 4-氨基偶氮苯列入致癌芳香胺名单。GB 18401—2010《国家纺织产品基本安全技术规范》于 2011 年 8 月 1 日起实施，标准首次将 4-氨基偶氮苯列入可分解致癌芳香胺的清单中。在常规检测条件下，偶氮类染料先分解出 4-氨基偶氮苯，进一步分解为苯胺和对苯二胺等致癌性物质，但并不是所有最终产生苯胺和对苯二胺的染料都存在 4-氨基偶氮苯中间体。部分相关染料名单见表 6-2。

表 6-2　部分可分解产生 4-氨基偶氮苯或苯胺/对苯二胺的染料

染料类别	会分解产生 4-氨基偶氮苯	不分解产生 4-氨基偶氮苯，但会分解出苯胺或对苯二胺
酸性染料	酸性红 73	酸性红 1(18050)
	酸性红 116(26660)	酸性红 33(17200)
	酸性红 150(27190)	酸性红 29(16570)
	酸性红 350(26207)	酸性黄 11(18820)
	酸性红 420	酸性黄 27(19130)
	酸性黄 9(13015)	酸性蓝 116(26380)
	酸性绿 33(33545)	酸性黑 1(20470)

染料类别	会分解产生 4-氨基偶氮苯	不分解产生 4-氨基偶氮苯，但会分解出苯胺或对苯二胺
分散染料	分散黄 3R	分散橙 13(26080)
	分散黄 7(26090)	分散黄 16(12700)
	分散黄 23(26100)	分散黑 1(11366)
	分散黄 56	分散黑 3(11025)
媒介染料	媒介染料(27560)	直接红 6(27130)
直接染料	直接染料(28100)	直接橙 26(29150)
	直接染料(38390)	

2. 常见的氨基偶氮类致癌物

（1）*p*-aminoazobenzene，4-氨基偶氮苯

又称对氨基偶氮苯、苯胺黄、溶剂黄。是一种有害芳香胺。分子式：$C_{12}H_{11}N_3$。分子量212.25。238～241℃分解。微溶于水、苯、石油醚，易溶于乙醇。$UV\lambda max=400nm$（乙醇）。由对氨基乙酰苯胺经重氮化与苯胺偶合再水解除掉乙酰基而得，主要用作染料及染料中间体。对氨基偶氮苯可分解生成苯胺和对苯二胺，氧化后变为对苯醌。

（2）*o*-aminoazotoluene，邻氨基偶氮甲苯

分子式：$C_{14}H_{15}N_3$。黄色至红棕色晶体。微溶于水，溶于乙醇和乙醚。可燃，燃烧产生有毒氮氧化烟雾。可用于制染料和药物等，并用作枣红色基 GBC（fast gamet GBC base，旧称酱紫色基 G 或 GC）。吸入、摄入或经皮肤吸收后对身体有害。对眼睛、皮肤和黏膜有刺激作用。吸收后能形成高铁血红蛋白而致发绀。动物实验有致癌作用。

（3）diazoaminobenzene，重氮氨基苯

又名苯氨基重氮苯。分子式：$C_{12}H_{11}N_3$。金黄色有光泽的鳞状结晶，有特殊气味。不溶于水，易溶于苯、热醇、醚。该品易燃，具爆炸性，有毒。在150℃爆炸。在橡胶和塑料工业中用作起泡剂，也可用作硫化剂和引发剂，以及用于有机合成和染料工业等方面。

（4）4-dimethylaminoazobenzene，二甲氨基偶氮苯

中文别名为二甲基黄、甲基黄、对二甲氨基偶氮苯。分子式：$C_{14}H_{15}N_3$，分子量225.29，金黄色片状物，能溶于醇、苯、氯仿、醚、石油醚和无机酸，不溶于水。熔点114～117℃，用作酸碱指示剂，pH2.9（红）～4.0（黄），测定胃液中的游离盐酸，过氧化脂肪的点滴试验；用作酸碱指示剂、非水溶液滴定用指示剂及胃液中游离盐酸的测定。

（5）phenazopyridinehydrochloride，苯偶氮二氨基吡啶盐酸盐

$$H_2N \quad N \quad N \quad N \quad HCl$$
$$NH_2$$

又名盐酸苯偶氮二氨基吡啶，药品通用名为盐酸非那吡啶，是一种抗胆碱类麻醉药的有效成分。药品说明书中不良反应显示，该成分可引起中国仓鼠染色体畸变，还可引起小鼠淋巴细胞基因突变，动物实验长期应用本品会导致大鼠大肠和小鼠肝脏的肿瘤，但对人的致癌作用未见报道。

三、 植物毒素类

植物毒素（plant toxins，phytotoxins）是植物生长过程中自然产生的能引起人和动物致病的有毒物质。现在已知的植物毒素有 1000 余种，绝大部分属于植物的次生代谢产物，部分毒素可产生致癌作用。

1. 槟榔（Areca catechu L.）

槟榔是我国常用中药，主要用来杀虫消积、降气、行水、截疟。对寄生虫有较强的瘫痪作用。槟榔内含生物碱 0.3%～0.7%，以槟榔碱为主，同时含槟榔次碱、去甲次槟榔碱、异去甲基槟榔次碱等。

目前，全世界大约有 2 亿～4 亿人习惯嚼食槟榔产品，其中主要是印度人和中国人，在欧洲、北美和澳大利亚的移民中也很流行。在全世界范围内，有嚼槟榔习惯地区的口腔癌发病率高于其他地区：全世界每年大约有 39 万例口腔癌、咽喉癌病例，其中有 22.8 万例发生在南亚和东南亚地区（占 58%）。世界卫生组织称，在印度一些地区，口腔癌成了最普遍的一种癌症。中国的有关部门统计，因为嚼槟榔而导致食道癌、口腔癌患者与日俱增，而这两种癌又是中国的多发肿瘤之一。

另外，大量的统计数据表明，咀嚼槟榔有可能引发肝细胞癌。而且乙型肝炎病毒（hepatitis B virus，HBV）或者丙型肝炎病毒（hepatitis C virus，HCV）携带者咀嚼槟榔比不携带此类病毒的正常人更容易患肝癌。咀嚼槟榔既是引发肝癌的独立致病因素，又是 HBV/HCV 感染者患肝癌的协同致病因素。

2. 马兜铃酸（aristolochic acid，AA）

马兜铃酸是一类硝基菲类羧酸的衍生物的总称，主要存在于马兜铃科马兜铃属（Aristolochia）和细辛属（Asarum）的植物中。马兜铃属植物广泛分布于热带和亚热带，全世界有 400 余种，我国有 50 余种。马兜铃属的植物在中医药领域应用十分广泛，影响相当大：常见的马兜铃属草药有关木通、广防己、汉中防己、马兜铃、青木香、天仙藤及朱砂莲等；常见的含有马兜铃属植物的中成药和方剂有龙胆泻肝丸、八珍散、当归四逆汤、导赤散、妇科分清丸、排石冲剂、冠心苏合丸及舒筋活血丸等。国际癌症研究机构（IARC）在 2002 年将马兜铃属植物的草药列为第一类致癌物。

马兜铃酸的主要致癌毒性成分是 AAI（aristolochic aicd Ⅰ，AAI）和 AAII（adstolochic aicd Ⅱ，AAII）。在灌胃大鼠模型的肿瘤组织中检测到具有特异性的 AA-DNA 加合物，推测肿瘤的发生与 AA-DNA 加合物有关。1988～2001 年，有 9 组学者分别以 AA 或 AAI、AAII 连续口饲大鼠，在多种器官组织上均可检测出 dA-AAI、dG-AAI 和 dA-AAII 等加合物。动物实验显示，

以不同剂量的天然 AA 饲养大鼠可诱发胃鳞癌、肾盂癌、膀胱癌与乳突状尿路上皮癌等，注射大鼠可局部周围出现恶性纤维组织细胞肉瘤。2000 年，Nortier J 等在 39 例 CHN 患者的手术切除标本中发现 18 例有尿路上皮细胞癌，并发现患者服用草药的积聚量与肿瘤发病率正相关，所有 39 例患者的组织中均检出 AA 与 DNA 的加合物。

3. 吡咯里西啶生物碱（pyrro lizidine alkaloids，PA）

吡咯里西啶生物碱是自然界广泛分布的一种天然生物碱；大约 3% 的有花植物中都含有 PA，主要分布在植物界紫草科、菊科、豆科和兰科中，目前从 6000 多种植物中分离发现了 660 多种 PA 及其氮氧化衍生物，其中一半以上为有毒生物碱。PA 作用的直接靶器官为肝脏，在体内通过代谢活化引起肝细胞出血性坏死，还会引起肺脏、肾脏、神经和胚胎毒性、致突变和致癌等。

由于含 PAs 的植物分布很广，其可以通过环境污染、牛奶、蜂蜜、药物等多种途径进入人类饮食中。在南非地区，早期肝癌的发病率异常高，此现象被怀疑是由于应用千里光属草药所引起的，但是没有确切的流行病学调查数据证明摄入含 PAs 的植物与致肿瘤作用有关。然而通过动物实验发现，PAs 对动物有确切的致肿瘤作用。在幼年大鼠的饮用水中加入 *Senecio jacobaea* 的生物碱提取物（其中含有夹可宾碱、千里光菲灵碱等生物碱）。在给药后 1～11 个月期间分 3 次对大鼠进行病理学检查，发现与正常对照组比较，动物肝脏除了出现坏死、退化性病变和结节性再生外，还出现了肝癌和胆管囊腺瘤。

同时，PAs 能导致动物肝脏基因表达出现异常。以含有 PAs 的饲料喂养转基因大蓝鼠 12 周后，应用含有 26857 个肝脏基因的微点阵测试基因表达的情况，结果显示，2726 个基因表达异常，其中 1617 个基因与代谢、上皮细胞损伤、肝脏纤维化和肝癌等肝脏损伤有关；对整个染色体组进行基因表达分析，发现 919 个与癌症、细胞活动和凋亡、组织发育等有关的基因出现异常。

4. 黄樟素

食用槟榔的添加物荖藤中含有黄樟素，因而在咀嚼的过程中唾液中会产生高浓度的黄樟素，国际癌症研究机构已把黄樟素归类为二级 B 类致癌物。

长年咀嚼槟榔的 HBsAg/HCV 血清反应呈阴性的肝癌患者的肝脏活组织和外周血粒细胞中存在有黄樟素类 DNA 加合物，外源化合物黄樟素与 DNA 发生共价结合，形成的结合物一旦逃避自身的修复，就可能导致某些特异位点的基因突变。DNA 加合物的形成被认为是致肿瘤过程的一个重要阶段，它也一直作为一类重要的生物标志物，应用于致癌物暴露监测和癌症风险评价中。

四、 其他

1. 氯乙烯（VCM）

氯乙烯（CH_2 =CH—Cl）为无色、略有芳香气味的气体，微溶于水，溶于乙醇、植物油，极易溶于乙醚、四氯化碳。在工业上，氯乙烯主要用作制造聚氯乙烯塑料的单体。VCM 主要经呼吸道进入人体，也可经皮肤进入。研究表明，VCM 是一种间接致突变、致癌物，其致癌作用主要来自其在肝内的代谢活化的中间产物——环氧氯乙烯。

对动物致癌：大量的动物实验研究表明，VCM 对动物可引起多种肿瘤，VCM 对动物既可引起肝及肝外组织的血管肉瘤、肺腺瘤、腺癌、乳腺癌、肾母细胞瘤等。VCM 致癌作用存在剂量-反应关系，VCM 的致癌性和亚硝胺类似，属多致癌性化学物。

对人的致癌：VCM 对人的致癌性职业流行病学研究表明，长期暴露于较高浓度的 VCM 可引起肝血管肉瘤和其他系统的肿瘤。接触 VCM 患肝血管肉瘤者，大部分为聚氯乙烯厂的清釜工。他们经常在聚合釜内部进行清理，劳动强度大，吸入浓度高。除在氯乙烯作业工人中发现肝血管肉瘤外，还调查到 5 例肝血管肉瘤患者无氯乙烯接触史，而是住在氯乙烯工厂周围或从事聚氯乙烯塑料的加工工作。

2. 多氯联苯

多氯联苯（简称 PCB 或 PCBs），是由一些氯置换联苯分子中的氢原子而形成的油状化合物。PCB 的理化特性极为稳定，易溶于脂质中，在水中溶解度仅 $12\mu g/L$（25℃）左右。PCB 的污染是全球性的，目前在海水、河水、水生生物、水底质、土壤、大气、野生动植物以及人乳和脂肪中都发现有 PCB 的污染。PCB 的主要污染来源是生产和使用多氯联苯的工厂向环境中排放含 PCB 的废水和倾倒含 PCB 的废物。PCB 可被鱼类和水生生物摄入，通过食物链发生生物富集作用。大气中的 PCB 多随尘粒和雨水降到地面，转入水体与土壤中。

PCB 可产生蓄积毒作用，长期小剂量接触后还可产生慢性毒害。PCB 对肝微粒体酶有明显的诱导作用，且中毒动物的肝可见肝细胞肿大，中央小叶区出现小脂肪滴及滑面内质网大量增生。对于 PCB 对人的致癌作用，美国职业病安全与健康协会调查了 1940～1976 年这段时间内，电容器工厂接触 PCB 的 2567 名工人的死亡数。流行病学调查发现，直肠癌和肝癌的死亡数超过期望死亡数（分别为 4 观察数/1.19 期望数和 3 观察数/1.07 期望数）。在直肠癌的死亡总数中，其中工厂女性直肠癌的观察数/期望数比为 $3/0.50$，$P<0.05$，具有明显差异性。研究表明，PCB 与直肠癌和肝癌的发生有一定的联系。

第四节　农药暴露因素

农药的大规模使用是半个世纪以来全球农业上的重大事件之一。通过几十年的发展，农药产品门类齐全、品种繁多，按作用分主要有杀虫剂、杀螨剂、杀菌剂、杀鼠剂、除草剂、植物生长调节剂等。农药对减轻农业生物灾害、确保农作物产量方面确实功不可没。但是农药又是一类有毒有害的化学物质，长期使用不仅污染环境，而且影响人们的身体健康，对人体、土壤、环境产生严重危害。农药残留是指在农业生产中实施农药后一定时期内残留于生物体、农副产品及环境中微量的农药原体、有毒代谢物、降解物和杂质的总称。农药暴露是指人群在某时刻和农药残留的接触，可以表述为农药残留与受体接触时间的乘积。

一、农药的特性及危害

根据农药的化学结构，目前所使用的农药大致可分为有机磷类、有机氯类、氨基甲酸酯类和拟除虫菊酯类等。

1. 有机磷类农药

有机磷类农药自问世到现在已有约 70 年的历史。因为高效、快速、广谱等特点，有机磷类农药一直在农药中占有很重要的位置，对世界农业发展起了很重要的作用。我国已生产和使用的有机磷类农药达数十种之多，其中最常用的有敌百虫、敌敌畏、乐果、对硫磷、甲拌磷、马拉硫磷等。但随着这些有机磷类农药的广泛使用，暴露出了很多问题，如高残留、毒性强等，尤其是在环保意识日益增强的今天，其暴露的问题也引起了人们的高度重视。部分非持久有机磷类农药在某些环境条件下也会有较长的残留期，并在动物体内产生积蓄。如马拉硫磷是一种高选择性有机磷类农药，在环境中的残留不容忽视，水体中已有检出。马拉硫磷对水生生物属高毒农药，对人的免疫功能也具有一定的毒性作用，已成为水环境中重要的监测项目。

大多数有机磷类农药都属于磷酸酯类或硫代磷酸酯类化合物，其中有机磷酸酯类化合物纯品多为油状，少数为结晶固体。常用剂型有乳剂、油剂、粉剂及颗粒剂等。有机磷类农药的中毒特征是血液中胆碱酯酶活性下降，胆碱酯酶的活性受到抑制，导致神经系统机能失调，从而使一些受神经系统支配的脏器，如心脏、支气管、肠、胃等发生功能异常。有机磷农药的大量使用所引起的食物中毒现象在我国农药食物中毒事件中占第一位，因此，加强对有机磷类农药的残留监测及对其使用的有效管理，对保护生态环境、保障人类健康、避免不必要的农业损失等具有重要的现实意义。

2. 有机氯类农药

有机氯类农药是氯代烃类化合物，亦称氯代烃农药。有机氯农药大多数为白色或淡黄色结晶或固体，不溶或微溶于水，易溶于脂肪及大多数有机溶剂，挥发性小，化学性质稳定，与酶和蛋白质有较高的亲和力，易吸附在生物体上，生物富集作用极强。20世纪40年代，有研究表明DDT具有显著的杀虫效果以来，又相继合成了狄氏剂、艾氏剂、异狄氏剂、六六六、氯丹和杀虫酚等多种化合物，广泛应用于杀灭农业害虫及卫生害虫，是杀虫剂使用量最大的一类农药。在我国过去所使用的农药中，60％的农药属于有机氯类农药。

有机氯类农药是对人、畜毒性较大的杀虫剂，其化学性质比有机磷类农药稳定、持久、难降解，容易在生物体内和水体沉积物中大量富集，同时，它具有半挥发性，会通过大气的流动长距离迁移，造成全球性环境影响。有机氯类农药是典型的化学性质稳定的持久性有机污染物。由于有机氯类农药的化学性质稳定，难以被降解，至今仍在全球范围的各种环境介质中广泛存在。此外，因具有较强的生物富集性，在环境中即使是痕量残留的有机氯类农药也会经由食物链逐级扩大，干扰生物体的内分泌。

3. 氨基甲酸酯类农药

氨基甲酸酯类农药是继有机磷类农药之后发现的一种新型农药，也是我国目前使用量较大的杀虫剂之一，已被广泛应用于粮食、蔬菜和水果等各种农作物。常见的氨基甲酸酯类农药有西维因、呋喃丹和速灭威等。此类农药具有分解快、残留期短、低毒、高效和选择性强等特点。20世纪70年代以来，由于有机氯类农药品种相继被不同国家禁用或者限制使用，以及抗有机磷类农药的昆虫品种日益增多，氨基甲酸酯类农药的使用量正逐年增加。

氨基甲酸酯类农药克服了有机磷类农药的耐药性和高残留等缺点，具有分解快、残留期短等特点，但降解产物通常具有与母体化合物相同或更强的活性，在农业生产中施用后，其代谢产物常常残留在土壤及水体中。氨基甲酸酯类农药对人体的急性毒作用与有机磷类农药相似，抑制体内乙酰胆碱酯酶，使其失去分解乙酰胆碱的功能，造成组织内乙酰胆碱的积蓄而中毒。目前已有一些研究开始关注此类农药的致畸、致突变和致癌作用问题。

4. 拟除虫菊酯类农药

拟除虫菊酯类农药是一类重要的合成杀虫剂，常见的菊酯类农药有溴氰菊酯和氯氰菊酯等。该类农药是模拟天然菊酯的化学结构而合成的有机化合物，大多以无色晶体的形式存在，一部分为较黏稠的液体，具有高效、广谱、低毒和生物降解性等特性。人类短期内接触大量拟除虫菊酯类农药后，轻者出现头晕、头痛、恶心和呕吐等，重者表现为精神萎靡或烦躁不安、肌肉跳动，甚至抽搐和昏迷等状态。由于多种拟除虫菊酯类农药对鱼类和贝类等水生动物的毒性较大，一些国家已对其使用做出了严格的限制。因此，对在农作物、食品和环境基质中拟除虫菊酯类农药的残留分析非常重要。

二、 农药暴露的途径

农药残留污染物经食品、环境介质（空气、水体、土壤等）输送至人群活动的微环境中，然后通过人的餐饮、呼吸和皮肤接触等途径进入人体内[211]。当农药残留在体内积累至一定浓度后，将会产生生物效应，在生物效应积累到一定程度后，则会进一步引发人体暴露健康效应和疾病。对于大多数人群而言，农药的暴露来源主要是食品，美国环境保护署（EPA）认为食品中农药残留来源占80％，而饮用水和居住环境等占10％。以下将从食品暴露、环境暴露和职业暴露三个方面阐述农药暴露。

1. 食品暴露

食品暴露主要是指人们平时吃的农作物、农副产品以及草药等带来的农药残留。

（1）农药施用直接造成农作物污染　给农作物直接施用农药制剂后，渗透性农药主要黏附在蔬菜、水果等作物表面，因此，作物外表的农药浓度高于内部；具有内吸性的农药易被农作物器官和组织吸收，参与植株的新陈代谢，具有内渗性的农药可以展布于作物表面或渗透到植株器官的保护层以内。理论上，进入植株表层和体内的绝大多数农药能被物理、化学和生物因素分解或代谢成其他无毒物质。但是，如果农药用得过多过频，超过作物本身和环境的降解能力，剩下的农药就会滞留在作物中成为残留农药；另一种情况是在植株体内的农药还没有完全降解就被采收上市或制成加工品，同时也会造成农药残留。前者多为滥用农药所致，后者则是违反安全间隔期所造成的。长期食用或接触这种带有残留农药的农副产品对人畜所产生的毒性，称之为残留毒性。我国是世界上最早使用农药防治病虫草害的国家之一，当前我国农产品中的农药残留十分普遍且比较严重，几乎遍及各地各类作物，例如粮食、油料、蔬菜、水果、茶叶、草药等作物品种。这些农作物所带的农药残留随着食物直接进入人体，产生毒害作用。

熏蒸剂多用于防治粮食和部分蔬菜与水果的仓库害虫。我国使用的有磷化铝、二硫化碳。一般认为熏蒸剂易从食品中散失，但随着检测技术的发展证明其在储粮中仍有少量残留，含有较高的亚硝酸胺，均有致癌、致畸、致突变作用。

给动物使用杀虫农药时，可在动物体内产生药物残留。粮食、水果、蔬菜等食品储存期间为防止病虫害、抑制成长而施用农药，也可造成食品的农药残留污染。例如粮食用杀虫剂，香蕉和柑橘用杀菌剂，洋葱、土豆、大蒜用抑芽剂等。

（2）农作物从污染环境中吸收农药　在农田施药过程中，直接降落在作物上的药量只占一小部分，大部分则散落在土壤中，或飘移到空气里，或被水流冲刷到塘、湖和河流中，对环境造成严重污染，有些农药在土壤中残存几年甚至几十年。农作物从根部吸收和叶片代谢吸收空气中残留的药剂或用被污染的水源灌溉农作物，都会增加农药残留量，随着食物链进入人体。最容易从土壤中吸收农药的是胡萝卜、草莓、菠菜、萝卜、马铃薯、甘薯等，番茄、茄子、辣椒、卷心菜、白菜等吸收能力较小。

（3）农药在生物体内聚集　农药残留被一些生物摄取或通过其他方式吸入后积累于体内，造成农药的高度储存，再通过食物链转移至另一生物，通过食物链的逐级富集后，食用此类生物性食物，可使进入人体的残留农药成千倍甚至上万倍的增加，从而严重影响人体健康。一般在肉、乳品中含有的残留农药主要是禽畜摄入被农药污染的饲料，造成体内蓄积，尤其是在动物的脂肪、肝、肾等组织中残留量较高。动物体内的农药有些可随乳汁进入人体，有些则可转移至蛋中，产生富集作用。鱼虾等水生动物摄入水中污染的农药后，通过生物富集和食物链可使体内农药的残留量浓集至数百倍至数万倍。

（4）意外事故造成的食品农药污染　运输及储存中由于和农药混放，可造成食品污染。尤其是运输过程中包装不严或农药容器破损，会导致运输工具污染，这些被农药污染的运输工具，往往未经彻底清洗，又被用于装运粮食或其他食品，从而造成食品污染。另外，这些逸出的农药也会对环境造成严重污染，从而间接污染食品。印度博帕尔毒气灾害就是化工厂泄漏农药中间体硫氰酸酯引起的，中毒者数以万计，同时造成大量的孕妇流产和胎儿死亡。

2. 环境暴露

（1）土壤残留释放　大量研究表明，农户现行的施药方法有 85%～95% 的农药被喷洒到非目标物体上，而其中有 70%～80% 残留在土壤当中。土壤中的农药一部分被微生物和紫外线降解，另一部分则在土壤中蓄积，这些农药再经逐步释放，在作物生长过程中通过物能交换进入作物体内形成残留。降解和蓄积的量因农药品种、土壤类型、气候条件等而不同。一些半衰期长、性质稳定的农药化合物能在土壤中存留多年，如 DDT、六六六等虽然早已禁用，但在一些土壤中仍有微量残留，在这些土壤中种植农作物可导致农产品宿源性污染。

（2）水源携带　农作物灌溉需要用水，而易溶于水的农药容易随水源污染农作物，造成残留。如稻田中经常大量使用三唑磷，三唑磷随田水流入灌溉水源，用这样的水浇灌蔬菜，从而造成蔬菜中三唑磷残留。同时也会造成饮用水的农药残留污染。

（3）随大气飘移　农药经喷洒后可以以气态形式挥发进入大气中，进入大气的农药或以分子形式独立存在，或与大气中的微尘、水分子结合，随气流运转一定距离后直接沉降或随雨水淋降到农作物上而引起农药残留，这样的污染往往从天而降，很难预防。农药随空气飘移和水流移动是造成异地污染和残留的主要途径。另外，空气污染也可能由于某些农药厂排出的废气所造成。

3. 职业暴露

农药生产者、运输者、使用者及进入施药区域的劳动者直接暴露于农药环境中，对其身体健康造成很大风险，需要加强保护措施，禁止身体直接接触农药。

三、 农药暴露评估

1. 食品中农药残留暴露评估

（1）积累性暴露评估　食品安全暴露评估是农药残留风险评估的核心，食品中的农药残留是否对健康造成影响取决于食品中残留农药的毒性以及消费者的暴露水平。人体暴露于农药残留的途径是多方面的，如实施农药生产、施用等的作业人员，通过饮用被农药污染的水源暴露，生活在被农药污染的环境中经皮肤、口鼻吸入或摄入，另外就是直接摄入含有农药残留的食品。通常情况下人体对于农药的暴露是复杂的，即并非是单一来源、单一途径摄入或接触单一污染物，这种复合型暴露又可以分为多途径暴露评估和积累性暴露评估，前者是人体多途径接触某种污染物后发生相互作用，后者是人体单一途径接触多种具有相同毒理作用靶位污染物的积累结果。目前国际通用的农药残留量积累性暴露评估方法为：在同类农药中选一指标化学物来确定相对强度系数，再进行数据评估。

（2）膳食暴露评估　膳食暴露评估是估算人们在 1 天内可能暴露于某种物质的程度。农药残留的膳食暴露量与食品中农药残留量和人1天内各类食品的消费量有关；膳食暴露风险可以用农药的毒性与暴露函数表示。

2. 农药职业暴露评估

农药职业暴露评估是指对农药使用者和再进入施药区域劳动者的农药暴露风险进行评估，是农药暴露评估的重要组成部分。根据暴露场景不同，农药职业健康暴露又分为使用者和再进入暴露评估两部分。农药使用者的暴露评估是为了研究使用者的农药接触剂量，通常用日均暴露量表示，该评估可由数据库或模型辅助完成。再进入暴露评估通过农作物残留量乘以转移系数来计算再进入劳动者的每日农药接触量。再通过数据分析进行农药职业暴露风险评估。

四、 农药暴露的致癌性

1. 化学致癌物的分类

国际癌症研究机构（IARC）自1971年开始，将各国有关化学致癌物资料汇编成书，并将致癌物按其对人类和动物的致癌作用分为：组1，对人类致癌物，对人类致癌性证据充分者属于本组。组2，对人类是很可能或可能致癌物，又分两组，即组2A和组2B；组2A，对人类是很可能致癌物，指对人类致癌性证据有限，对实验动物致癌性证据充分；组2B，对人类是可能致癌物，指对人类致癌性证据有限，对实验动物致癌性证据不充分，或对人类致癌性证据不充分，对实验动物致癌性证据充分。组3，现有的证据不能对人类致癌性进行分类。组4，对人类可能是非致癌物。美国环境保护署（EPA）自1980年也提出致癌物的分类并不断进行修订，2005年，EPA建议将致癌物分为对人类致癌、可能对人类致癌、证据提示潜在致癌性、资料不足来评估潜在致癌性、不可能对人类致癌、多重描述[212]。

2. 农药潜在致癌性的评价[213]

（1）对人类研究所获得的农药致癌性证据的评估　主要根据农药和人类癌症之间存在的相关关系来划分为4个类别：致癌性证据充分、致癌性证据有限、致癌性证据不足、致癌性证据缺乏。在某些情况下，上述分类可能用来界定在特定器官或组织中的有关致癌性证据程度。

（2）对实验动物研究所获得的致癌性证据的评估　实验动物中的致癌性评价可使用传统的致癌实验和其他集中于致癌作用的一个或多个关键阶段的体内致癌试验。

（3）致癌机制和其他有关数据　通过某一特殊机制评价致癌物在人群中的效应。从验证实验性假设机制出发，通过实验证明能够使肿瘤发生受到抑制，可以获得有力的致癌证据支持。在得出实验动物中观察到的肿瘤与人类无关的结论之前，一定要考虑其他可能存在的作用机制。不同水平的实验支持不同的机制时，可能反映了研究重心集中于某一种热点机制。同时，工作组也充分考虑物质的化学组分、结构-活性关系等。

最终，通过对评估证据整体的认真考虑，达到对人致癌因子的总体评价。

3. 农药致癌性评价结果

根据不同的评估原则，IARC特别专家组2007年4月最新公布的对932种化学物质、化学物质类别及生产过程与人类癌症关系的评价结果，其中环境因子、混合物和暴露环境对人类致癌性的综合评价共分为4组：组1为确定的人类致癌物101种；组2A为很可能是人类致癌物69种，组2B为可能的人类致癌物245种；组3为对人致癌性暂不能分类516种；组4为很可能不是人类致癌物仅1种。EPA于2008年9月24日公布对2008年6月前进行过致癌可能性的农药名单，其中组B为很可能的人类致癌物27个；组C为可能的人类致癌物 65 个；组 D 为对人类致癌性暂不能分类 37 个；组 E 为对人类存在非致癌性证据 70 个；对人类可能具有致癌性 34 个；不大可能对人类具有致癌性 137 个；证据提示存在的可能性（但不足以评价对人类致癌可能性）36 个；多个关键词（高剂量时可能对人类具有致癌性，低剂量时不大可能对人类具有致癌性）7 个；2 个可能/已知或无法确定有一定可能对人类致癌；无法评价对人类致癌可能性 8 个。表 6-3 列出 EPA 评价的组 B 很可能的人类致癌物 27 个农药名单。

表 6-3　EPA 评价的组 B 很可能的人类致癌物 27 个农药名单表

编号	农药名称	CAS 编号	致癌物分类
1	二甲基砷酸	75-60-5	B 类——很可能的人类致癌物
2	敌菌丹	2939-80-2	B 类——很可能的人类致癌物
3	杀虫脒	6164-98-3	B 类——很可能的人类致癌物
4	对氯苯胺	104-67-8	B 类——很可能的人类致癌物
5	百菌清	1897-45-6	B 类——很可能的人类致癌物
6	丁酰肼	1596-84-5	B 类——很可能的人类致癌物
7	乙撑硫脲	96-45-7	B 类——很可能的人类致癌物
8	灭菌丹	133-07-3	B 类——很可能的人类致癌物
9	拌种胺	60568-05-0	B 类——很可能的人类致癌物
10	氟吡甲禾灵	690806-40-2	B 类——很可能的人类致癌物
11	代森锰锌	8018-01-7	B 类——很可能的人类致癌物
12	代森锰	1247-38-2	B 类——很可能的人类致癌物
13	威百亩	137-42-8	B 类——很可能的人类致癌物
14	异硫氰酸甲酯	6317-18-6	B 类——很可能的人类致癌物
15	代森联	9006-42-2	B 类——很可能的人类致癌物
16	驱蝇定	136-45-8	B 类——很可能的人类致癌物
17	灭螨猛	2439-01-2	B 类——很可能的人类致癌物
18	五氯酚	87-86-5	B 类——很可能的人类致癌物
19	腐霉利	32809-16-8	B 类——很可能的人类致癌物
20	拿草特	23950-58-5	B 类——很可能的人类致癌物
21	炔螨特	2312-35-8	B 类——很可能的人类致癌物
22	残杀威	114-26-1	B 类——很可能的人类致癌物
23	1,3-二氯丙烯	542-75-6	B 类——很可能的人类致癌物
24	氯唑灵	2593-15-9	B 类——很可能的人类致癌物
25	硫双威	59669-26-0	B 类——很可能的人类致癌物
26	三苯基氢氧化锡	76-87-9	B 类——很可能的人类致癌物
27	UDMH	57-14-7	B 类——很可能的人类致癌物

第五节　生物致癌物暴露因素

一、病毒

1. 概述

全球约有 10% 的癌症发生是由于病毒感染所引起的，而其中约 85% 主要发生在发展中国家（表 6-4）。病毒分为 DNA 病毒及 RNA 病毒，它们的致癌机制不尽相同，但都有一个共同特性，就是只引起少数人致癌且存在多年慢性感染过程。一般认为致瘤病毒是指凡是能引起人或动物发生肿瘤或体外能使细胞转化为恶性表型的病毒。确定标准包括：①先有病毒感染，后发生癌变；②新分离的肿瘤组织内存在病毒的核酸和蛋白质；③体外组织培养中能转化细胞；④分类学上同属的病毒可引起动物肿瘤；⑤存在流行病学证据；⑥用病毒或病毒的组织成分免疫高危动物或人群，其肿瘤发病率下降（现代肿瘤学）。目前较为明确的致瘤病毒主要包括有以下几种：与宫颈癌及少数上皮恶性肿瘤密切相关的人乳头瘤病毒（human papilloma virus，HPV）；与大多数肝细胞癌发生密切相关的肝炎病毒，如乙型肝炎病毒（hepatitis B virus，HBV）及丙型肝炎病毒（hepatitis C virus，HCV）；与鼻咽癌、伯基特（Burkitt）淋巴瘤存在直接关联的爱泼斯坦-巴尔病毒（Epstein-Barr virus，EBV）；此外，还包括人 T 细胞白血病病毒（human T-cell leukemia virus，HTLV）、卡波氏肉瘤相关性疱疹病毒（Kaposi's sarcoma-associated herpes virus，KSHV）亦称人类疱疹病毒-8（human herpes virus 8）、Merkel 细胞多瘤病毒（Merkel cell polyomavirus，MCPyV）。

表 6-4　全球每年病毒感染引起肿瘤的新发病例情况

病毒	全球发病数	发展中国家发病数	发达国家发病数
HPV	600000	520000	80000
HBV	380000	330000	44000
HCV	220000	190000	37000
EBV	110000	96000	16000
KSHV	43000	39000	4000
HTLV	2100	660	1500

2. 病毒致肿瘤机制

感染人类的致瘤病毒包括四个病毒类型（表 6-5），分别是小 DNA 病毒（HPV、HBV 及 MCPyV）、大 DNA 病毒（EBV 与 KSHV）、单正链 RNA 病毒（HCV）以及逆转录病毒（HTLV-1）。它们均具有其特殊的致癌机制，但它们在致癌过程中均会偏离其正常的病毒周期，如 HPV 及 MCPyV，癌细胞中病毒基因组常出现基因突变和/或病毒基因插入宿主 DNA。病毒相关性致癌通常是长期慢性感染过程中的一个事件，因此，感染实际上是肿瘤发生的多阶段过程中的一个组成部分。通常来说，病毒感染宿主细胞后引起肿瘤的发生，主要引起宿主遗传信息的改变（包括 DNA 突变、染色体异常、对 DNA 的后天性修饰和组蛋白的各种修饰等）以及蛋白质和蛋白质间的交互作用。

表 6-5　主要致瘤病毒的基本特点

病毒	基因组	病毒粒子结构	常规趋向性	病毒分离年份 （参考文献）
HPV16	环状 7.9kb DS DNA	55nm 二十面体	复层扁平 上皮细胞	1983(Dürst 等， 1983)
HBV	环状 3.2kb 部分 DS DNA	42nm 折叠状	肝细胞	1970(Dane 等， 1970)
HCV	线状 9.6knt 单正链 RNA	折叠状	肝细胞	1989(Choo 等， 1989)
EBV	线状 172kb DS DNA	折叠状	上皮细胞、 B 细胞	1964(Epstein 等，1964)
KSHV	线状 165kb DS DNA	折叠状	口咽上皮细胞	1994(Chang 等，1994)
HTLV-1	线状 9.0knt 单正链 RNA	折叠状	T 细胞、B 细胞	1980(Poiesz 等，1980)
MCPyV	环状 5.4kb DS DNA	40nm 二十面体	皮肤	2008(Feng 等， 2008)

致瘤病毒主要通过三种方式引起肿瘤发生（见表 6-6），分别是直接致瘤作用、通过长期慢性炎症的间接致瘤作用以及通过免疫抑制达到间接致瘤作用（IARC 2009）。通过直接致瘤作用的病毒有 EBV、HPV、HTLV-1 及 KSHV；通过长期慢性炎症的间接致瘤作用的病毒有 HBV 和 HCV；通过免疫抑制达到间接致瘤作用的病毒有 HIV-1。直接致瘤病毒具有以下几个特点：①在癌细胞内可检测到完整的或部分病毒基因组；②可导致靶细胞在体外生长过程中出现永生化；③病毒可表达少数癌基因，从而与细胞蛋白相互作用导致细胞周期紊乱、抑制凋亡及 DNA 损伤，最终引起基因组不稳定及细胞永生化、转化及转移。与直接致瘤病毒不同的是，HBV 和 HCV 导致肝细胞癌是通过慢性炎症引起的，受染靶细胞和/或炎症细胞在慢性炎症过程中会分泌产生细胞因子、趋化因子及前列腺素等。慢性炎症还可导致活性氧基团的产生，进而诱发致突变效应，引起免疫系统功能降低及新生血管增加。通过免疫抑制达到间接致瘤作用的 HIV-1 可导致感染个体患癌风险大大提高，虽然抗逆转录治疗在很大程度上降低了 HIV-1 相关性肿瘤发生的风险，但 HIV-1 感染仍可通过免疫抑制作用引起致瘤病毒，如 EBV 和 KSHV 的复制增加。

当然，从人类自身来说，在长期的进化过程中已形成一套完善的免疫系统，具有免疫监视和免疫防御功能，能够将肿瘤细胞消灭在萌芽状态。只有在机体免疫系统遭到破坏或功能下降时，致瘤病毒才可能导致宿主细胞异常增生而发生癌变。因此，只有少数人感染病毒后产生肿瘤，并且常需要较长的潜伏期。

表 6-6　致瘤病毒的主要致瘤机制

发生机制	病毒（致瘤特点）
直接致瘤	EBV（细胞增殖，凋亡抑制，基因组不稳定，细胞转移）
	HPV（永生化，基因组不稳定，DNA 损伤反应抑制，抗凋亡）
	HTLV-1（T 细胞转化及永生化）
	KSHV（细胞增殖，凋亡抑制，基因组不稳定，细胞转移）
慢性炎症间接致瘤	HBV（炎症反应，肝硬化，慢性肝炎）
	HCV（炎症反应，肝硬化，肝纤维化）
免疫抑制间接致瘤	HIV-1（免疫抑制）

3. 人乳头瘤病毒与宫颈癌

（1）人乳头瘤病毒生物学特性　人乳头瘤病毒属乳多空病毒科的乳头瘤病毒属，病毒颗粒直径约为 55nm，呈二十面体对称结构，基因组约 7.9kb，分子量为 5×10^6。基因组分为 3 个功能区：①早期区（E 区）约 4.5kb，含 E1、E2、E4～E7 等 6 个亚区。E1 参与病毒复制，其编码蛋白具有 ATP 依赖性解旋酶的活性；E2 参与转录调节，E2 蛋白是主要的病毒转录因子；E4 编码晚期胞质蛋白，与病毒成熟有关；E5 具有较弱的转化活性；E6 和 E7 主要与细胞转化及 HPV 的致癌性有关，编码 HPV 最主要的癌蛋白。②晚期区（L 区）编码主要衣壳蛋白 L1 和次要衣壳蛋白 L2。L1 高度保守，是主要的种特异性抗原；L2 高度可变，是型特异性抗原。③长调控区（LCR）位于 E 区起始端与 L 区末端之间，一般为 800～900kb，含有 DNA 复制与表达的调控元件。

目前，100 多种 HPV 基因型已被鉴定，其中约 40 种与生殖道感染相关，依其致癌性的不同可分为高危型（high-risk HPV，HR-HPV）、可能高危型和低危型（low-risk HPV，LR-HPV）。HR-HPV 包括 HPV16、HPV18、HPV31、HPV33、HPV35、HPV39、HPV45、HPV51、HPV52、HPV56、HPV58、HPV59、HPV68、HPV73 和 HPV82 型，与宫颈癌关系密切；可能高危型包括 HPV26、HPV53 和 HPV66型；LR-HPV 包括 HPV6、HPV11、HPV40、HPV42、HPV43、HPV44、HPV54、HPV61、HPV70、

HPV72、HPV81 和 CP6108 型，与宫颈大部分良性病变有关。其中，HPV16 型和 HPV18 型是最常见的高危型 HPV。HPV 16 型多见于宫颈鳞癌，而 HPV18 型以宫颈腺癌为多见。研究显示，高危型 HPV16 型是致宫颈癌的常见病毒，但 HPV18 型的致癌作用比 HPV16 型潜力更大。HPV16/18 型感染是宫颈癌的高危因素，能客观反映宫颈癌的恶性程度，HPV 型别也可反映癌组织的病理学类型，可能作为评估患者预后的新指标。

（2）人乳头瘤病毒与宫颈癌　约 80% 的女性在其一生中曾感染 HPV，而仅一小部分女性最终发展成为宫颈癌。因此，除 HR-HPV 感染之外，宫颈癌的发生尚需要其他一些高危因素的存在，例如环境因素、宿主因素，或与病毒相关的因素，包括 HPV 的型别、整合或病毒载量。现已知 HPV 引起宫颈癌是一个多步骤的过程，包括：①HPV 侵入细胞及其基因表达；②HPV 持续性感染的建立；③HPV 有关基因编码产物与宿主细胞基因产物相互作用；④宿主细胞功能紊乱，导致细胞转化。

HPV DNA 在宿主细胞中以三种状态存在：即环状的游离基因，或整合入宿主细胞的 DNA 中，或二者共存的混合型。HR-HPV DNA 整合是宫颈癌发生的起始因素，在约 90% 的宫颈癌组织中，可检测到 HPV DNA 整合的存在。病毒整合不仅能够确保病毒癌基因如 E6、E7 的持续性表达，而且对宿主 DNA 有一定的影响。HPV 病毒整合可以通过以下几种方式影响宿主细胞基因：①HPV 整合到宿主细胞可以导致 DNA 发生大的缺失、扩增甚至是复杂的重排，这样在整合部位或者其附近的基因表达水平可能会受到影响；②在特定染色体部位多次出现的整合可能暗示基因为宫颈癌的突变靶目标；③在宫颈癌组织及细胞系中，在整合部位或者其附近许多基因参与了肿瘤的发展，甚至是病毒直接整合到抑癌基因上面。在感染 HPV 的宫颈癌细胞或者宫颈癌来源的细胞株中，HR-HPV DNA 的整合往往会造成 E1 和 E2 区的缺失，而 E6 和 E7 基因及其上游转录调控序列却能保留完整，由于 E2 蛋白可以抑制 E6 和 E7 基因启动子的活性，因此，基因整合可以引起 E6 和 E7 的持续高水平表达，从而促使细胞向恶性转化。

HPV 被认为是通过病毒转化蛋白 E6 和 E7 结合并失活肿瘤抑制基因 *p53* 和成视网膜母细胞瘤蛋白（retinoblastoma protein，Rb）而引起宫颈癌的发生。病毒基因整合入宿主细胞的部位发生在早期基因 E6、E7 的下游，通常在 E1 或 E2 区。病毒整合时，E6、E7 基因及上游调控区被保留，其他基因部分或全部丧失。E2 的断裂或缺失导致其开放阅读框失活，因而对病毒癌基因表达负反馈调节作用缺失，E6、E7 基因的表达异常而导致细胞生长失控。整合后病毒转录的 E6、E7 mRNA 末端嵌合了宿主细胞的一些序列，使其稳定性增强，更强化了 E6、E7 蛋白的表达。

E6 和 E7 蛋白的另一个重要功能是引起基因组的不稳定性，基因组的不稳定性是 HR-HPV DNA 整合及细胞周期异常的直接结果。E6 和 E7 蛋白可以分别独立地引起染色体异常，在表达 E6 的细胞中，可以显示染色体结构改变的证据；而在表达 E7 的细胞中，则倾向于出现染色体总数的非整倍性改变等数目异常。此外，HPV16 编码的 E6 和 E7 蛋白可以导致中心体的过度复制。研究证实，HPV E7 可以导致中心体数目迅速增多，也可在正常细胞出现基因组不稳定性之前引起中心体数目的异常，继而导致有丝分裂缺陷。E7 导致中心体复制错误的作用可能与 CDK2（cyclin-dependent kinase 2）的功能失调有关，CDK2 被抑制后不仅可以延缓细胞增殖，亦可降低中心体相关的有丝分裂缺陷。而 HPV E6 的过度表达则可以导致多核细胞中心体数目的积累。中心体数目的异常可以引起细胞多级分裂、染色体不分离及非整倍体的出现，可造成基因组的不稳定性增加。

在受感染细胞中，HPV 可以调控相关通路，推进细胞周期，促进细胞增殖。这是由于

HPV 的 E6 和 E7 两种癌蛋白可分别降解并失活细胞内 P53 和 pRb，进而干扰细胞周期的检验点功能。E6 定位于感染细胞的核基质及非核膜片段上，*p53* 是一类重要的抑癌基因，在 DNA 损伤和 DNA 复制异常时表达增加，促进细胞周期停滞和细胞凋亡。实验证明，P53 的代谢调节是通过泛素-蛋白酶体系统进行的。E6 相关蛋白（E6-AP）具有泛素连接酶作用，与 P53 泛素连接酶（E3）结构相似，因而可通过 E6-AP 的介导与 P53 结合，E6、E6-AP 和 P53 三者可以形成三聚体，从而促进 P53 的泛素化降解，使细胞绕过 G_1/S 期和 G_2/M 期的检查点机制转向恶性增殖。同时，E6 也可通过 P53 非依赖性途径，结合转录因子 CBP/p300，下调 P53 对下游分子的激活作用，使细胞越过 G_1/S 期检查点，进入 S 期。此外，E6 蛋白也能够通过 E6-AP 介导 Src 激酶家族的降解，提高有丝分裂的活性。近期研究表明，HR-HPV E6 能够与含 PDZ 结构域的底物结合，促进这类底物的泛素化降解，而这类底物与细胞增殖、细胞极化和黏附有关，进一步支持 E6 蛋白可通过干扰细胞周期调节导致细胞恶性转化。E7 能够通过其氨基酸保守序列 LXCXE 与抑癌基因 *pRb* 编码的 pRb 蛋白及其相关的袋蛋白 P107 和 P130 相结合。pRb 最重要的功能是与 E2F 结合形成 G_1 期特异性 pRb/E2F 复合物，后者可以作为转录抑制因子，负向调控 G_1/S 期的转变，抑制细胞周期的进展。HR-HPV E7 可以优先结合 G_1 期特异性 pRb，导致 pRb/E2F 复合物无法形成，从而促进 G_1/S 期的转变和细胞分裂增殖加快。E7 可活化 CDK2/cyclin A 和 CDK2/cyclin E 复合物，这些复合物可促进 pRb 的磷酸化，降低 pRb 的活性，通过 PRb/E2F 途径促使细胞进入 S 期；E7 也可以分别结合并失活 CDKI p27 和 p21，使细胞生长停滞信号受到抑制，共同促使细胞的生长失控，造成细胞周期的紊乱。

端粒是真核细胞染色体末端特殊的 DNA-蛋白质结构。人类大部分肿瘤细胞具有端粒酶活性，异常端粒酶活性的表达在肿瘤形成过程中起关键作用。端粒酶接触反应性元件（hTERT）的异常表达可以延长细胞生命，使细胞发生永生化。现已证实高危型 HPV E6 主要通过与 hTERT 启动子的 E 盒相作用，活化 hTERT 启动子，增强 hTERT 转录来增加端粒酶的活性。染色质免疫沉淀反应提示，当存在高危型 HPV E6 的条件下，USF1/USF2 与 hTERT 启动子 E 盒的结合减少，而 c-Myc 与 E 盒的结合增加。包含 USF1/USF2 的抑制性复合物存在于正常组织细胞，使得这些正常细胞不具备或仅有较弱的端粒酶活性，在高危型 HPV E6 表达的角化细胞中，这种抑制性复合物被 c-Myc 与 E 盒形成的复合物取代，从而导致 hTERT 转录水平升高，激活端粒酶。最新确认的端粒酶抑制物 NFX1-91 与 HPV E6/E6-AP 相互作用后其端粒酶抑制功能被破坏，是高危型 HPV E6 诱导端粒酶激活的另一途径。

此外，HPV16 编码的 E6、E7 和 E5 蛋白均可通过不同机制负向或者双向调节细胞凋亡信号，但其确切机制尚未明确。

宿主存在数条防御机制来抵抗 HPV 的感染，包括固有免疫机制（巨噬细胞和可溶性蛋白）和获得性免疫调控机制（抗体及细胞毒性受体细胞）。机体固有免疫为对应外来致病原的第一道防御机制。尽管固有免疫对于致病原没有特定的记忆，但是可以激活获得性免疫调控，后者对于特定的致病原有特定的免疫记忆功能。机体对于 HPV 感染的免疫清除作用往往有限。主要原因是病毒感染基底层的上皮细胞，后者在 HPV 感染的早期被屏蔽于机体的循环免疫体质外。HPV DNA 和病毒只有被扩增到一定的水平才能被基底层角质形成细胞中的免疫监督细胞所捕获，因此，只有在 HPV 感染的晚期获得性免疫机制才会起效。

病毒还通过几种调控机制来下调宿主的免疫反应以逃避机体的免疫清除，从而获得持续性感染。例如 Toller 样受体可以识别病原相关的分子，而 HPV E6、HPV E7 可以通过与

Toller 样受体作用而打破此类免疫反应。在表达 HPV E6、HPV E7 的细胞中 Toller 样受体 -9 的表达是下调的。此外，高危型 HPV 还可以下调 α 干扰素所诱导的基因表达。

4. 乙型肝炎病毒与肝细胞癌

原发性肝细胞癌（hepatocellular carcinoma，HCC）是严重威胁人类健康的恶性肿瘤之一。其危险因素主要有乙型肝炎（乙肝）病毒（hepatitis B virus，HBV）、丙型肝炎（丙肝）病毒（hepatitis C virus，HCV）慢性感染、家庭遗传、黄曲霉毒素 B_1、酗酒、吸烟以及藻类毒素，但其病因学地位在不同国家或地区有所不同。研究证实，HBV 感染与 HCC 关系密切，也是 HCC 最主要的危险因素。全世界大约有 30 亿人曾经感染过乙型肝炎病毒，约占世界总人口的一半，主要分布在亚洲和非洲。其中 5%～10% 的人发展为慢性携带者，而这当中的 20% 左右最终将死于与 HBV 相关的严重肝病，15%～40% 将进展为肝硬化、肝癌或肝衰竭，中国每年因感染乙型肝炎病毒而导致发病的人数达到 50 万～100 万人，每年约有 30 万人死于肝硬化和肝癌，给个人和社会带来沉重的负担。中国是乙型病毒性肝炎的高发区，据 1992 年全国病毒性肝炎血清流行病学调查，全国的平均感染率为 10%，2006 年第三次全国乙型肝炎血清流行病学调查，中国乙肝的平均感染率为 7.18%，中国累计有 7 亿人曾感染过乙型肝炎病毒，有 1.2 亿人携带乙型肝炎病毒，乙肝病毒感染是慢性肝炎的主要致病因素之一，HBV 感染及肝细胞癌（HCC）的发生在中国已经成为一个严重的公共卫生问题，而且已经成为威胁人类健康的全球性问题。HBV 感染后演变成 HCC 的致病机理，不但与 HBV 感染宿主（种族、年龄、免疫状态）、地理环境相关，还与感染 HBV 生物学特性（病毒载量、基因型、血清型、基因变异）有关，更与感染 HBV 时宿主年龄、感染方式、HBV 基因与宿主染色体整合位点关系密切。

（1）乙型肝炎病毒生物学特性　HBV 属嗜肝病毒科（Hepadnaviridae）正嗜肝病毒属（*Orthohepadna virus*），HBV DNA 由不完全的环状双链 DNA 组成，长的为负链，短的为正链，负链约含 3200 个碱基，正链的长度可变，相当于负链的 50%～80%，HBV 基因组中包含 4 个开放阅读框（open reading frame，ORF），均位于负链，分别是 S 区、C 区、P 区和 X 区，分别编码外膜蛋白、核壳、聚合酶和 X 蛋白，X 蛋白因开始鉴定时对其基因产物的功能不明故称 X，其中 S 区又分为前 S1、前 S2 和 S 三个编码区，分别编码 PreS1、PreS2 和 HBsAg 蛋白，C 区又可分为前 C 区（precore）和核心区（core），分别编码 HBeAg 和 HBcAg。

乙肝病毒是 DNA 病毒，但由于其复制需要经过前基因组 RNA 中间体，利用病毒本身缺乏校对酶活性的 DNA 聚合酶逆转录成负链 DNA，因而较其他 DNA 病毒易于变异。依据核苷酸序列异质性≥8% 可将 HBV 病毒株分成 A～H 共 8 种基因型，其中 A、B、C 基因型又可根据核苷酸序列异质性≥4% 或 <8% 进一步分为各基因亚型：Aa/A1（亚洲/非洲亚型）、Ae/A2（欧洲亚型）、Bj/B1（日本亚型）、Ba/B2（亚洲亚型）、Cs/C1（南亚亚型）、Ce/C2（东亚亚型）。基因型及基因亚型具有相对严格的地理分布特点，不同的基因型及基因亚型对肝脏的损伤程度不同，对不同的抗病毒药物的耐受也不同，影响着前 C/C 区的突变率，因此也影响着 HBeAg 的表达。我国存在 A、B、C、D 基因型，其中 B、C 型最常见。B 型和 C 型共占 95%，南方以 B 型为主，而北方以 C 型为主。有研究对来自全国 9 个省市的 1096 名慢性 HBV 感染患者进行基因型分析，发现我国最常见的基因型是 B 型（41%）和 C 型（53%），A 型和 D 型也有少量分布；HBV 患者长江以北以 C 型为主，长江以南 B 型更为流行。

HBV 基因组是一个含有部分单链区的疏松环状双链 DNA 分子。长链为负链，长度相对固定，约 3200 个碱基（根据基因型不同，长度略有差异，介于 3181～3221 个碱基之间）。短链为正链，其 5′端与长链的位置固定，3′端位置并不固定，因此总长度并不固定，仅为负链的 20%～80%。这两条链通过各自 5′端 11 个碱基的顺向重复序列（direct repeat sequence，DR1 和 DR2）及其之间 226 个碱基的黏性重叠区域来维持环状结构。但是这两条链单独存在，均非呈环状结构。负链在正链的 5′端附近存在一缺口，内含可作为信使 RNA 帽子结构的 18 个碱基的核苷酸。而正链由于 3′端并不固定，因此存在一较大的间隙，中间可容纳 DNA 多聚酶。HBV 基因组结构紧凑而又经济，编码基因之间相互重叠。基因组的负链上存在 4 个 ORFs，可以编码相应的病毒蛋白。而短链上并无相应的开放阅读框，因此不能编码蛋白。

Pre-S/S 基因由 S 区、前 S2 区（Pre-S2 区）和前 S1 区（Pre-S1 区）三部分组成，共同编码表面抗原（HBsAg）。S 区编码的是一个 226 个氨基酸、分子量约 24000 的表面抗原小蛋白（SHBs）。SHBs 是病毒外膜和球形颗粒及棒状颗粒的主要组分，占 70%～80%，也是患者血清中丰度最高的病毒抗原。根据 SHBs 上氨基酸的差异，可以对 HBV 进行血清学分型。前 S2 区编码的 55 个氨基酸与 SHBs 共同构成分子量约 32000 的表面抗原中蛋白（MHBs）。MHBs 在 B 细胞水平的免疫原性强于 SHBs，因此，在一些国家已广泛将动物源性的含前 S2 区编码产物的 HBsAg 作为预防疫苗使用。前 S1 区编码的 108 个或 119 个氨基酸与前 S2 区及 S 区的编码产物共同构成分子量约 39000 的表面抗原大蛋白（LHBs）。在病毒颗粒和表面抗原颗粒中，前 S1 区编码产物完全或部分覆盖于 S 区或前 S2 区编码产物表面。因此，LHBs 不论是对 B 细胞还是对 T 细胞均具有很强的免疫原性。

Pre-C/C 基因由 C 区和前 C 区（Pre-C 区）两部分构成。C 区编码的是核心蛋白（P21），即 HBsAg。与 HBsAg 不同，HBcAg 为非可溶性抗原，仅存在于肝细胞核内，不能被分泌出来。根据基因型的不同，HBcAg 分别由 183 个、185 个或 195 个氨基酸构成。前 C 区位于 C 区的前端，前 C 区和 C 区的共同编码产物为前核心蛋白（P25）。该蛋白与 C 区编码产物相比，在 N 端多了 29 个氨基酸。P25 可以在内质网（endoplasmic reticulum，ER）中进一步加工，N 端被切掉 19 个氨基酸，成为前核心蛋白衍生物（P22）。P22 可以直接被分泌出 ER；也可进一步进行 C 端加工，最多可被剪切掉 34 个氨基酸，从而产生 15000～18000 的分泌产物，即 HBVe 抗原（HBeAg）。HBeAg 与 HBv 的持续感染密切相关，在 HBV 慢性感染者体内常可发现高水平的 HBeAg 表达。HBeAg 目前被认为是一种针对 HVB 感染细胞的免疫抑制物或免疫耐受原。

Pol 基因是 HBV 基因组中最长的基因，约占整个基因组的 75%。它在结构上与其他三个基因完全或部分重叠。*Pre-S/S* 基因完全处于 *Pol* 基因中，*Pre-C/C* 基因和 X 基因也与 *Pol* 基因部分重叠。*Pol* 基因编码产物为约 90000 的 DNA 多聚酶，该编码产物在结构上至少拥有 4 个功能域（引物酶区、间隔区、聚合酶区和 RNA 酶区）。N 端功能域（引物酶区）是一个终止蛋白，可以与病毒 DNA 负链的 5′端共价结合，作为引物酶引导负链的合成。这一功能域与负链的合成关系密切。间隔区的功能尚不清楚，目前暂被认为是一无功能区。第三个区域是聚合酶区，具有 RNA 或 DNA 聚合酶功能。

X 基因是 HBV 基因组中最小的开放阅读框，目前被普遍认为可能是癌基因。该基因的结构高度保守，为正嗜肝 NDA 病毒属病毒所特有。值得注意的是：同样在嗜肝 DNA 病毒科病毒中，禽嗜肝 DNA 病毒属病毒（如 DHVB）缺乏 X 基因，而被该属病毒感染的动物至今未发现有 HCC 的发生；但被正嗜肝 DNA 病毒属病毒（如 HHBV、WHV、GSHV 等）感染的动物常可伴有 HCC 的发生。同时，X 基因也是 HBV 基因组中功能重叠最明显的区域。许多与病毒复制、转录密切相关的调控元件均位于 X 基因的附近，与 X 基因重叠甚至位于 X 基因内部。如增强子 2（enhancer 2，Enh2）、顺向重复序列（Dr1 和 Dr2）、负性调控元件（negative regulatory element，NSE）和核心上游调节序列（core upstream regulatory sequence，CURS）均位于 X 基因内部；而基本核心启动子（basic core promoter，BCP）与 X 基因大部分重叠；增强子 1（enhancer 1，Enh1）就位于 X 基因上游，末端与 X 基因启动子部分重叠。X 基因编码的是一个 154 个氨基酸、分子量为 17000 的 X 蛋白（HBx）。HBx 是一个多功能调节因子，它广泛参与活化信号转导通路、调节转录、抑制或诱导细胞凋亡、抑制 DNA 修复等过程，从而不仅影响病毒自身的复制和增殖，而且影响到宿主细胞的细胞周期检验点、细胞凋亡甚至导致细胞癌变。

（2）乙型肝炎病毒与肝细胞癌　HBV 感染最终导致肝细胞癌的具体机制还不是十分清楚。肝细胞癌常发生于乙型肝炎病毒感染后的 20～30 年，甚至更长，这说明 HCC 的发生是一个多步骤、分阶段的渐进过程。在此过程中，HBV 与肝细胞彼此作用，相互影响，从而导致肝细胞基因组的不断变化，这些变化不断累积，逐渐出现部分重要调控基因的突变、缺失、插入、重排等，最终引起部分癌基因的激活或抑癌基因的失活，导致肿瘤的发生。目前认为主要是通过两条主要途径发生的：①慢性炎症引起的慢性坏死导致细胞损伤，进而促进肝细胞有丝分裂、肝细胞增生并发生重构，这个过程最终导致一系列突变在体内累积。②HBV 通过与宿主基因整合顺式激活或通过病毒蛋白反式激活细胞基因组而产生直接致癌作用，这个过程与被整合的宿主基因的持续复制有关。

几乎所有 HBV 相关的 HCC 肝细胞基因组中都可检测到 HBV DNA 整合。整合是 HBV 病毒复制过程中的重要环节，但却绝非必要环节；然而，这却有利于宿主细胞中病毒基因的保持和病毒的持续感染。HBV DNA 的整合在病毒复制的早期即可发生，而且整合往往是随机的，而且发生整合的位点也是千变万化的。因此，以往认为：HBV DNA 的整合与HCC 的发生并无直接关系。但近年来的研究表明，HBV DNA 的整合过程恰恰符合 HCC 发生的"多步骤理论"。当插入位点不重要时，细胞生长不受影响；当插入位点位于细胞周期或细胞生长调控基因附近，则可出现细胞的无序生长、不典型增生甚至肝硬化；当插入位点位于细胞生长调控的关键基因（包括癌基因或抑癌基因）附近，就有可能导致肿瘤的发生。而且，HBV DNA 的整合也可导致宿主细胞基因组 NDA 的重排、缺失、倒位、重叠等，从而增加基因组 DNA 的脆弱性和不稳定性。

HBV DNA 的整合往往并不完整，至今还没有完整 HBV DNA 整合的报道。这些 DNA 片段可以转录、翻译出一些具有细胞活性的、截短的 HBV 相关蛋白（如截短的 X 蛋白和 Per-S2/S 蛋白等）。这些蛋白具有反式激活能力，可以干扰细胞的生长调控，从而导致肿瘤的发生。X 基因是 HBV DNA 整合断裂的最常见部位，因此，在 HBV 相关性 HCC 中存在有大量的截短的 X 蛋白。研究发现，全长的 X 蛋白可以抑制 ras 和 myc 共同作用引起的集落生长，而羧基端缺失的 X 蛋白则可以增强 ras 和 myc 的转化能力，氨基端的 14 个氨基酸缺失即可使 X 蛋白具有此种能力。

HBx 是一种多功能蛋白，可以通过多种途径诱导肝癌形成，最为常见的是通过蛋白间的相互作用，抑制细胞内受损 DNA 的修复、激活细胞信号转导通路的级联反应等效应，影响宿主细胞的增殖、凋亡、癌变等。其中激活肿瘤增殖相关蛋白和阻止肿瘤抑制因子，是 HBx 诱导肿瘤发生的重要途径。HBx 直接与 p53 结合，抑制 p53 的促凋亡作用。研究报道 HBx 与 p53 直接结合后，p53 对与凋亡通路相关的 $P21WAF1$、Bax、Fas 等基因上调失败，使得正常的促凋亡作用被抑制，无法实现凋亡的细胞将表现为肿瘤的恶性增殖。另外，当 HBx 结合于 p53 的羧基末端后，使 p53 与 XPB 或 XPD 的结合受到抑制，XPB 或 XPD 作为转录因子 TFIIH 的核心成分，其与 p53 的结合被抑制，将进一步影响 p53 与 TFIIH 结合，而 p53 与 TFIIH 核心成分的结合是诱导凋亡的一个重要过程，该过程受到抑制，同样使 p53 无法诱导凋亡，使病变细胞增生，而这种相互作用与人肝癌的早期阶段的致癌性转换有关。此外，在细胞质内 HBx 的 C 远端存在与 p53 结合部位，抑制 p53 入核，使 p53 无法诱导细胞凋亡，该功能会导致肝癌的早期发生。HBx 还可间接对抗 p53 诱导的凋亡，促进细胞增殖，抑制细胞凋亡，诱导肝癌的发生。在肝癌中 HBx 通过诱导 COX2 的高表达对抗 p53 诱导的凋亡，从而导致细胞增殖。另外，肿瘤细胞中 HBx 与 COX2 的高表达，会使肿瘤细胞或者癌变细胞更容易生长，有选择性地克隆优势生长，这种生长优势与肝癌的细胞增殖有关。p53 基因的突变失活，对肝癌的产生也有促进作用。在肝癌组织中，细胞增殖迅速，伴随 p53 功能缺失的现象非常普遍，提示宿主细胞对 HBx 的抑制作用降低，使 HBx 的功能得以有效发挥，刺激了 β-catenin、NF-κB、cyclin D1 等其他肿瘤相关因子的表达，抑制细胞凋亡，促进肝癌的恶性转化。

HBx 还可通过多种途径激活 NF-κB 信号通路，激活的 NF-κB 又可作用于多种细胞因子。而 NF-κB 的这种异常激活，是肝癌细胞抗凋亡机制的主要途径之一。HBx 激活 NF-κB 可以在抑制凋亡、促进细胞增殖和肿瘤转移等方面发挥作用。NF-κB 被 HBx 激活后调节 cyclin D1、calpain small subunit 1、MTA1 等一些肝癌相关因子的表达，促进肿瘤细胞存活、增殖及恶性转化，均是导致肝癌发生发展的潜在途径。NF-κB 被 HBx 激活后，在细胞核内上调 cyclin D1 基因，使其表达量增高，促进细胞增殖。研究表明，cyclin D1 的高表达在肿瘤的发生和生长中发挥了重要作用，该蛋白可以激活细胞周期蛋白依赖性激酶 CDK4 和 CDK6，诱导细胞周期从 G_1 期向 S 期转变，促进细胞增殖。HBx 可以通过 NF-κB 途径激活 Capn4，促进肿瘤细胞的侵袭和转移。Capn4 激活后，Capn4 在 HBx 介导的细胞迁移中起作用，促进肿瘤肝内扩散或向远处转移。研究证明，HBx 可以通过 Capn4 显著提高 HepG2 细胞的迁移能力，这为肝癌早期恶性肿瘤细胞的迁移提供了重要依据。HBx 对 NF-κB 的激活，能诱发免疫反应，引起肝损伤。HBV 病毒感染细胞后引起清除肝内的病毒的免疫反应，是肝疾病发生的另外一个重要因素。HBV 进入人体后，不是直接毒害肝细胞，而是在肝细胞膜表面上形成特异性的病毒抗原，可诱发免疫反应，使致敏淋巴细胞释放出各种体液因子，如细胞毒因子、趋化因子等，将病毒清除，同时导致肝细胞遭受损害。

慢性活动性肝炎被认为是 HCC 的重要危险因素。正常情况下，肝细胞很少分裂；但是，在肝炎病毒的作用下，肝脏细胞不断坏死、增生。反复不断的增生是细胞恶性转化的充分条件。随着细胞增生频率加快，慢性炎症介质可以促使细胞逐渐从原始状态向恶性状态转化。目前认为，可能有三种机制参与其中，首先，病毒复制过程中产生的单链 DNA 较双链 DNA 更有机会整合插入细胞染色体中。细胞增生过程中，拓扑酶 1 的活性增加也使双链 DNA 的整合机会增加。增生细胞中的自发产生的突变产物和化学致癌物较静止细胞明显增加。增生反应是肝细胞恶性转化的第一步，更为重要的转化过程发生于细胞分裂的 G_1 期和早 S 期。其次，细胞分裂的加速和抗凋亡机制的存在使细胞 DNA 的修复机会降低，这样，部分突变的 DNA 被保留至子代细胞。这些突变的不断累积是肿瘤形成的重要条件。最后，肝细胞的增生增加了恶性潜能细胞的克隆性生长和筛选。

大多数 HCC（70%～75%）均伴有肝硬化。HCC 很少发生于非肝硬化背景的肝脏组织中。肝硬化是慢性炎症反应的终末期组织反应。同正常肝组织相比，肝硬化组织的 DNA 合成量明显上升。对一些肝硬化结节的克隆研究发现：部分结节来源于细胞的单克隆生长。在肝硬化背景下，慢性活动性肝炎的致癌能力更为明显。在 *Pre-S/S* 转基因老鼠中研究发现 HVB 诱导的慢性炎症反应可以导致新生结节的产生。过度表达的表面抗原蛋白在内质网内大量聚集，可以引起细胞的严重损伤。由此引起的炎症反应和再生结节可以促进细胞的恶性转化。但是在动物模型中，WHV 和 GSHV 诱发的 HCC 中均未发现肝硬化存在。有人认为，肝硬化和肝癌都是持续性病毒感染的结果，肝硬化并非肝癌发生的必要条件。

肝纤维化是慢性炎症反应引起的小叶结构异常的结果。它可以调整细胞与细胞、细胞与间质之间的微环境，可以使细胞生长失去控制。同时，微环境的改变可以影响相应细胞癌性物质的排出。

综上所述，HBV 的感染与 HCC 的发生密切相关。HBV DNA 的整合、HBx 蛋白的多种作用等都可能影响病毒本身和宿主细胞的生物功能，从而导致宿主细胞的直接转化或增加其多种致癌因素的敏感性，进而发生转化和癌变。

5. 丙型肝炎病毒与肝细胞癌

根据世界卫生组织（WHO）估计，全球约 3% 的人口感染了丙型肝炎病毒（HCV），其中 1.7 亿例为慢性感染者，并可能发生发展为肝硬化、肝癌。在美国、欧洲、印度的慢性感染分别为 200 万～400 万例、500 万～1000 万例、1200 万例。意大利的某些社区丙型肝炎抗体（抗-HCV）高于 5%，甚至达到 12.6%。世界上 HCV 流行率最高的国家是埃及，大约 20% 的献血呈现抗-HCV 阳性。但是，大多数慢性感染者并不知道自己感染 HCV，因此，全球确切的慢性丙型肝炎的发病率并不清楚。美国和西欧每年的新发感染约 150000 例，日本每年的新发感染约 350000 例。同样，其中 25% 新发感染没有显著的症状，但 60%～80% 将进展为慢性肝炎，20% 发展为肝硬化，5%～7% 最终发展到肝脏疾病的终末期。

（1）丙型肝炎病毒生物学特性　HCV 是一种单股正链的 RNA 病毒，基因组长度约为 9500 个核苷酸（nucleotide，nt），5′端有一个 319～341nt 结构较为保守的非翻译区（untranslated region，5′-NTR），后面为一个连续的开放阅读框（open reading frame，ORF），几乎占据 HCV 整个基因组，编码长度为 3008～3037aa 的多聚蛋白前体，其经宿主和病毒编码蛋白酶的联合作用，生成 3 种结构蛋白 C、E1、E2 以及 6 种非结构蛋白 NS2、NS3、NS4a、NS4b、NS5a、NS5b。结构蛋白参与病毒颗粒装配，非结构蛋白参与基因的复制。HCV 的 3′端为 27～55nt 的 3′-NTR，3′-NTR 末端由一结构可变的 Poly（U-C）尾及一段极为保守的含 98nt 的序列（称为 X 区）组成。5′末端和 3′末端的高度保守提示其可能在病毒复制或翻译水平上起重要的调节作用。研究表明，3′-NTR 基因组的 X 区形成的环-茎结构可与多聚嘧啶结合蛋白（PTB）结合，后者通过 5′-NTR 基因组中的内部核糖体进入位点（internal ribosome entry site，IRES），增强对病毒 RNA 的翻译作用。

HCV 蛋白在胞质的核糖体内翻译的同时即被剪切。首先进行结构蛋白的剪切，包括 core、E1 和 E2，并通过宿主的信号肽酶进行介导，这一过程在内质网内完成。然后进行由病毒编码的蛋白酶介导的非结构蛋白的剪切，包括一系列酶促反应：首先是 NS2 对 NS2/NS3 进行顺式剪切并释放出 NS3，后者对 NS3/NS4 进行顺式剪切；最后剪切并释放出剩余部分即 NS4a、NS4b、NS5a 和 NS5b。NS5a 和 NS5b 均进行磷酸化修饰。core 是胞质蛋白，序列保守，除保护 HCV 的核心结构外，可能还具有促进 HCV 复制等功能。另外，core 可与淋巴毒素 B 受体的胞质内功能域结合并激活细胞的凋亡机制，帮助病毒逃避机体的免疫监视或攻击。E1 和 E2 均定位于内质网并形成异二聚体，对病毒吸附并进入宿主细胞是必需的。E2 具有高变异性，可能与病毒的免疫逃逸有关。此外，E2 可能与细胞内一种由干扰素诱导的蛋白激酶 R 结合，导致对干扰素的耐受。NS2 是一类跨膜蛋白，作用类似金属蛋白酶。除了剪切 NS3 外，还参与 NS5a 的磷酸化。NS3 的结构分为 2 个结构域，N 端的 181 个氨基酸具有蛋白酶活性，C 端的 465 个氨基酸具有螺旋酶及 NTP 酶活性，可解旋 DNA 双链及 DNA-RNA 杂交双链，参与病毒复制。NS4a 是 NS3 的辅助因子，参与其催化反应，而 NS4b 是 NS5a 磷酸化反应中的辅助因子。NS5a 可能通过与双链 RNA 激活的蛋白激酶（PKR）结合使病毒对干扰素产生耐药，NS5b 是 HCV 的核酸复制酶。

（2）丙型肝炎病毒与肝细胞癌　HCV 感染使机体免疫系统做出 HCV 特异性和非特异性反应，导致慢性肝炎损伤，肝细胞发生反复的增殖和修复；肝细胞的存活期和再生周期明显缩短，由正常的平均 100 天变为仅数天。在此过程中伴随发生多种癌前期病变，已发现多个 HCV 蛋白具有这种作用。在此基础上，遗传不稳定性和基因突变的发生频率增加，某些肝细胞最终发生完全的恶变，并逃避机体正常的生长调控和免疫监视机制的限制，经克隆增殖而导致 HCC 的发生。研究指出，HCV 感染后，其多种 HCV 蛋白具有直接致瘤作用，HCV 编码的蛋白可通过影响自身免疫作用致病毒持续感染及肝脏炎症反应，可改变细胞内信号转导、细胞凋亡、细胞膜生理功能，引起氧化应激，影响基因组的稳定性并导致恶性转化。

反应性氧分子家族（reactive oxygen species，ROS）是导致多种肝脏疾病中肝细胞免疫损伤的主要因素。体外细胞转染试验发现，多种 HCV 蛋白可诱导 ROS 的产生。HCV 核心蛋白定位于线粒体并可诱导细胞产生过量的 ROS，并释放细胞色素 C。过量的 ROS 将使肝细胞发生氧化性损伤，而细胞色素 C 的释放通常预示细胞凋亡，但表达核心蛋白的细胞可上调抗氧化和抗凋亡的基因，因而细胞并不发生凋亡。NS5a 蛋白也可诱导细胞内钙离子的释放并促进 ROS 的产生。除了 core 和 NS5a 的直接作用外，HCV 导致的慢性感染中产生的促炎症因子可进一步增加 ROS 的产生。过量的 ROS 激活细胞核因子 JB（nuclear factor JB，NF-JB）和 3 型转录的信号转导和活化分子（signal transducer and activator of transcript ion type 3，STAT-3）。上述几方面的共同作用使肝细胞易发生染色体和基因的损伤。

HCV 是 RNA 病毒，在体内不与宿主染色体进行整合，这与 HBV 的致癌机制明显不同。HBV 基因可整合到染色体上并激活癌基因而致细胞恶性转化，而 HCV 可能通过其编码的病毒蛋白调节细胞多种癌基因和抑癌基因而在 HCC 发病中发挥一定的作用。癌基因的激活是肿瘤形成的主要机制之一，而癌基因激活与抑癌基因失活、信号转导、细胞周期调控及凋亡通路改变等多种因素间存在复杂的相互作用，共同促进细胞的转化。研究发现，HCC 患者中 *myc* 基因和 *ras* 基因均存在高比例的过度表达，因此，HCC 的发生可能与 *C-myc* 和 *N-ras* 的协同作用有关。

在 HCV-HCC 组织样本中发现 *B-catenin* 和 *p53* 等原癌基因和抑癌基因发生突变，提示 HCV 感染使肝细胞发生高频率的突变可能促进恶性转化的发生。高浓度的野生型 P53 蛋白在细胞受损 DNA 修复方面具有重要作用，在肿瘤中常见的 P53 异常主要包括基因突变、P53 与其他蛋白形成复合物或融合蛋白、等位基因缺失等。突变的 *p53* 基因编码的蛋白不能发挥正常的生物学功能，细胞生长调控因而发生异常，促进细胞的转化。此外，HCV 感染与寡克隆性淋巴增殖异常密切相关，并可在 HCV 感染淋巴细胞内检测到特异性染色体易位及发生频率高于正常 5～10 倍的原癌基因突变。对 HCV-HCC 和淋巴瘤的比较发现二者存在相似的高突变频率和突变方式，提示遗传损伤是 HCV 致癌的一种重要机制。

HCV 自感染到发生临床症状往往有着很长的间隔，患者若不经治疗有相当一部分最终会发展为肝细胞癌。HCV 导致肝癌的机制与 HBV 相比也有许多不同，其发生可能跳跃了大量基因突变累积的过程。HCV 蛋白对细胞生长调控的直接作用和炎症反应的间接作用都是可能的致癌机制，但还不清楚何种机制发挥了更大的作用。

6. EB 病毒及其相关肿瘤

1958 年，Burkitt 首先怀疑一种非洲儿童肿瘤可能与病毒感染有关。1964 年，Epstein 等在用电子显微镜观察伯基特淋巴瘤活组织时，在一个细胞株内发现了一种类似病毒的粒子，并且从这个患者的血清中检测出高滴度的 EB 病毒（Epstein-Barr virus，EBV）抗体。随后的伯基特淋巴瘤体内 EB 病毒 DNA 测定和狨猴淋巴瘤试验证实了 EB 病毒是第一个与人类肿瘤发生有明确联系的病毒。目前已知 EBV 与伯基特淋巴瘤、鼻咽癌、霍奇金淋巴瘤、传染性单核细胞增多症等有密切的关系。长期以来，随着人们利用血清学、流行病学、分子生物学等方法对 EBV 的深入研究，其与恶性肿瘤的关系日趋受到重视。

（1）EBV 的生物学特性　EBV 属于 γ 疱疹病毒亚科的成员之一，是人类一种特异性嗜淋巴细胞性疱疹病毒。它主要通过人类的唾液传播，因此，呼吸道是 EB 病毒潜伏的最大场所。在发展中国家感染期较早，3～5 岁已达高峰，80% 以上的 5 岁儿童 EB 病毒血清学阳性。根据血清学调查，我国 3～5 岁儿童的 EB 病毒 VCA-IgG 抗体阳性率达 90% 以上，幼儿感染后多数无明显症状，或引起轻症咽炎和上呼吸道感染；而在发达国家，由于卫生条件较好，只有 40%～50% 的 5 岁儿童的 EB 病毒血清学阳性，其感染常推迟至青年，15～20 岁到高峰。根据调查的结果，世界人口的 90% 以上都存在 EBV 的潜伏感染，或成为 EB 病毒携带者。更重要的是，EBV 感染与越来越多的人类恶性肿瘤有关，应用原位杂交证明了携带高拷贝 EB 病毒除了能转化淋巴细胞外，也能赋予肿瘤细胞一定的生长优势，使其成为优势细胞群，呈现转化特征。

EB 病毒为圆形、直径 180nm，基本结构包括核样物、衣壳和囊膜三部分。核样物为直径 45nm 的致密物，主要有双股线性 DNA，其长度随不同毒株而异，平均为 17.5×10^4 bp，分子量 10^8。衣壳为二十面体立体对称，由 162 个壳微粒组成。EB 病毒在细胞核内装配好的病毒颗粒在穿过核膜时获得病毒的囊膜，通过细胞质中的高尔基体等内膜系统，包裹在细胞的运输小体中，从细胞膜上芽生释放。囊膜由感染细胞的核膜组成，其上有病毒编码的膜糖蛋白，有识别淋巴细胞上的 EB 病毒受体以及与细胞融合等功能。此外，在囊膜与衣壳之间还有一层蛋白被膜。EB 病毒在细胞中的生活周期可分为潜伏期、立即早期、早期、病毒 DNA 复制期和晚期。感染 B 淋巴细胞的大部分病毒都处于潜伏状态，此时病毒的线状 DNA 环化形成游离于细胞染色体外的附加体（episome），其结果导致受感染细胞的转化获得永生化的能力。EB 病毒仅能在 B 淋巴细胞中增殖，可使其转化，能长期传代。

被病毒感染的细胞可产生各种抗原，能刺激机体产生相应的抗体。EB 病毒的抗原成分有 EB 病毒核抗原（EBV-specified nuclear antigens，EBNA），包括 EBNA1、EBNA2、EBNA3A、EBNA4（3B）、EBNA6（3C）和 EBNA5（leader protein，LP）等 6 类。早期抗原（early antigen，EA）分为两类：一类在细胞核和胞质中广泛存在，称为弥散型早期抗原（EA-D）；另一类大部分在核附近的细胞质中，称为局限型早期抗原（EA-R）。EA-D 和 EA-R 都不是由单一的抗原构成的，而是由多种抗原构成的复合物。病毒的晚期抗原主要有组成病毒核衣壳的病毒衣壳抗原（viral capsid antigens，VCA）、淋巴细胞识别病毒靶抗原（viral target antigen LYDMA）和病毒的晚期膜抗原（membrane antigens，MA）。MA 包括潜伏膜蛋白（latentmembrane proteins，LMP1、LMP2A 和 LMP2B），以及编码 *Bam* HIA 片段区的 BARTs 和不翻译为蛋白的小 RNA 分子 EBER（the genome of EBV encodes two Epstein-Barr virus-associated small RNAs）。LMP1 分子大小为 60000～66000，

是由 386 个氨基酸残基组成的跨膜蛋白，包括一个由 24 个氨基酸残基组成的 N 末端、一个与信号转导密切联系的由 200 个氨基酸残基组成的羧基端胞质域以及 6 个跨膜疏水结构域，跨膜区能在胞膜上聚合，这对于 LMP1 发挥其生物学效应具有重要意义。EBER 不具聚腺苷酸尾巴，可分为 EBER1（166bases）及 EBER2（172bases）两种类型。目前，已证明抗 MA 的抗体能中和 EB 病毒，但是体液免疫系统仅能阻止外源性病毒感染，却不能消灭病毒的潜伏感染。处于这种状态下的病毒只表达 10 种左右的病毒蛋白，主要有 EBNA1、EBNA2、EBNA3A、EBNA3B、EBNALP、EBNA3C、LMP1、LMP2A、LMP2B。

（2）EBV 致癌机制及其相关肿瘤

① EBV 的致癌机制。EBV 在肿瘤发生过程中的具体作用机制目前尚不十分清楚，国内外学者主要集中于 EBV 编码蛋白研究。在潜伏感染状态下多数细胞中的病毒基因组处于潜伏状态，此时 EBV 可表达 2 种小核酸 RNA（EBER1 和 EBER2）、6 种核抗原（EBNA1、EBNA2、EBNA3A、EBNA3B、EBNA3C 和 EBNALP）和 3 种潜伏期膜蛋白（LMP1、LMP2A 和 LMP2B）。研究表明，EBNA1 见于所有类型的潜伏性感染，说明 EBNA1 是病毒成功建立潜伏性感染的必要条件，它与病毒基因复制和维持病毒颗粒稳定有关。LMP1 是目前公认为的 EBV 癌蛋白，研究发现，LMP1 可使小鼠成纤维细胞发生转化，转化细胞接种于裸鼠可形成肿瘤。LMP1 有 6 个穿膜功能阈，为 N 末端与 C 末端均在细胞内的独特结构。现在已知，CD40 配体 IL-4 的 B 细胞活化同 EBV 的 B 淋巴细胞活化机制非常相似，即可认作 LMP1 模拟介导 CD40 而形成细胞激活的信号转导系统。LMP1 的 C 末端细胞质内的 2 个区——CTAR1 和 CTAR2 在 LMP1 激活 NF-κB 和 B 细胞永生化上尤为重要，CTAR1 与 TRAF-1、TRAF-2、TRAF-3，CTAR2 与 TRADD 相结合。TRAF 和 TRADD 同为 TNF 受体家族的结合分子，LMP1 可自身凝集，如同配体刺激而使 CD40 凝集于膜上一样，使 TRAF、TRADD 分子之间的结合变为容易。结果导致 CD40 介导的信号传递系统持续活化而引起 B 淋巴细胞激活。因为 CTAR1 与 CTAR2 在淋巴细胞永生化上甚为重要，又被命名为转化效应部位（transformation effector site，TES），而其活性表达上认为 NF-κB 活化当属重要。

EB 病毒感染人体后可引起体液免疫和细胞免疫，却能够逃避机体的免疫监视而长期存活。其可能的机制有：a. EB 病毒基因突变改变了自身抗原性逃避细胞毒 T 细胞（CTL）的识别和攻击；b. EB 病毒编码产生的许多蛋白与机体产生的某些细胞因子和受体蛋白具有同源性和类似功能，比如 BCRF1 与白细胞介素 10（IL-10）、BDLF2 与周期 B1（Cyclin B1）、BHRF1 与 BCL-2、BARF1 与细胞内黏附分子-1 都具有高度的同源性，可以使病毒免受 CTL 的识别和攻击；c. EBNA1 可阻止溶解酶的降解作用，从而减少其衍生的肽类与细胞表面的 MHC I 型抗原结合，阻止 CTL 的活化。通过逃避机体的免疫监视和攻击，EB 病毒可以防止被感染细胞变成免疫系统破坏的目标，还能激活细胞生长调节途径。EB 病毒的基因组隐藏在 B 细胞内，既可以进行循环复制，又可以把病毒 DNA 整合到宿主基因组里面，从而确保病毒随着细胞增殖而传播。受到病毒感染的 B 细胞被诱导产生某种活性的显型，一旦它们的生长得不到有效的抑制，或者获得致癌的变异，就会形成肿瘤。所以当机体感染 EB 病毒若干年以后，一些恶性肿瘤如伯基特淋巴瘤、鼻咽癌及霍奇金病等就有可能发生。这些肿瘤可以开始于受到 EB 病毒感染的细胞株克隆。EB 病毒在这些迟发型恶性肿瘤中的角色很复杂，因为 EB 病毒可以无限制的繁殖，为肿瘤的发生发展提供了有利的平台。而其他因素也可能起到重要的作用，如免疫识别能力下降、B 细胞受到其他病毒感染而刺激增殖、继发性基因畸形或者突变。

② EBV 与鼻咽癌。最新 WHO 肿瘤分类将鼻咽癌分为三型：角化型、非角化型（又分为未分化型和分化型）和基底样鳞状细胞癌。研究证实未分化型鼻咽癌与 EBV 感染有关，而其他类型的鼻咽癌与 EBV 的关系尚存争议。在未分化型鼻咽癌中 EBV 主要感染鼻腔黏膜上皮细胞，其感染模式有两种：CD21 受体介导和 IgA 介导细胞摄入。目前已经证实存在与未分化型鼻咽癌相关的细胞遗传学改变，即位于 3p25 和 3p14 的非随机性缺失，其发生机制尚不明确。研究发现，EBV 编码的病毒 IL-10 水平上升，且与由上皮细胞和 CD4$^+$ 的 T 细胞产生的 IL-1α 和 IL-1β 有关，从而有助于肿瘤生长和逃避免疫监视。

鼻咽癌特异性肿瘤抑制基因的启动子区 CpG 岛高甲基化导致其转录表达下调甚至沉默，丧失肿瘤抑制功能，成为鼻咽癌发病的重要机制。研究显示，在鼻咽癌中 EBNA 和 LMP 中 5′端 CPG 岛是高度甲基化的，这种甲基化不同于一般的沉默抑瘤基因的表达，而是可能在维持 EBV 对鼻咽癌的潜伏感染状态起重要作用。另外，LMP 通过活化 DNA 甲基转移酶而增加 E-cadherin 启动子在 CpG 岛的甲基化水平。众所周知，LMP1 在 EBV 相关鼻咽癌中是表达的，虽然已经明确 LMP1 抑制 E-cadherin 的表达并增加肿瘤细胞的侵袭能力，但是这个潜在的抑制机制仍然不明确。

③ EBV 与伯基特淋巴瘤。伯基特淋巴瘤是一种具有明显侵袭性的淋巴瘤，其原因是第 8 号染色体与第 2、14 号或者 22 号染色体之间发生移位，使癌基因 c-myc（染色体 8）和免疫球蛋白重链（染色体 14）或者轻链基因（染色体 2 或 22）发生融合，导致 c-myc 表达异常。按照 EB 病毒与伯基特淋巴瘤、c-myc 基因转移的关系可以把伯基特淋巴瘤分为两大类型：地方性（有 EB 病毒感染）和非地方性伯基特淋巴瘤（无 EB 病毒感染）。地方性伯基特淋巴瘤最初发生在非洲和巴布亚新几内亚，合并有 EB 病毒感染的患者超过 90%。在小鼠 Akata 伯基特淋巴瘤细胞株的传代培养过程中发现，去掉 EB 病毒，细胞生长就变缓慢，且不能诱导肿瘤的发生。用 EB 病毒再次感染 Akata 细胞之后细胞又回复恶性显型。这个实验强烈支持 EB 病毒在伯基特淋巴瘤中的作用。非地方性伯基特淋巴瘤曾经是一种西方罕见疾病，近年来由于艾滋病（AIDS）的普遍流行，其患病率显著升高。非地方性伯基特淋巴瘤合并 EB 病毒感染在美国是 15%～30%，在巴西约为 85%。地方性和非地方性伯基特淋巴瘤在表现型上存在微妙的差别。前者患者的骨髓较少受累，对化疗较敏感；后者患者体内的瘤组织处于 B 细胞发育的不同阶段。但是伯基特淋巴瘤的表现型差异和 EB 病毒感染是否存在关系目前尚未明确。

EBV 相关伯基特淋巴瘤常常表现出遗传学改变，在 EBV 相关伯基特淋巴瘤中为潜伏 I 型感染，主要表达 EBNA1，在典型的 EBV 潜伏期的伯基特淋巴瘤细胞系中 Cp 和 Wp 都处于甲基化，并且为失活的状态，Qp 对维持非甲基化状态发挥作用，指导 EBNAI 核蛋白的转录。研究发现，伯基特淋巴瘤细胞中 EBNA1 和潜伏膜蛋白编码的 EBV 基因组在 CCGG 序列是高甲基化的。此外，在伯基特淋巴瘤活组织和派生的细胞系检查中检测到 EBNA1，发现这种受限制的病毒基因表达形式是伴随 EBV DNA 的甲基化，并且这种甲基化可以经过去甲基化试剂 5-氮（杂）胞苷处理后被逆转，认为 EBV 基因调控区域的甲基化在调控肿瘤细胞中病毒基因的表达方面起到关键的作用。有研究认为，伯基特淋巴瘤的表观遗传机制和下调细胞凋亡 Bcl-2 家族成员 Bim 有关，EBV 引发了一系列事件，阻遏了肿瘤抑制基因 Bim 在受感染的 B 细胞及其传代细胞的表观遗传学。B 细胞系的程序重排可能帮助理解 EBV 持久性和伯基特淋巴瘤的发病学机制。

④ EBV 与霍奇金淋巴瘤。霍奇金淋巴瘤以 R-S 细胞的增多出现为特征，是 B 细胞淋巴瘤的一种。证据表明 EB 病毒与霍奇金淋巴瘤有关：a. 曾经患传染性单核细胞增多症患者的

霍奇金病的发病风险是健康人群的 4 倍；b. 霍奇金淋巴瘤患者体内的 EB 病毒包膜抗原抗体效价上升；c. R-S 细胞中证实存在单克隆性的 EB 病毒附加体。EB 病毒在霍奇金淋巴瘤中的作用机制尚未完全清楚，病毒编码的 LMP1、LMP2A 和 LMP2B、EBERs 等蛋白质的致癌作用都曾经备受关注，在病毒增殖和免疫逃避过程中出现的 IL-10 所扮演的角色仍存在争议。目前知道，IL-10 可以通过 Th-1 细胞产生的 γ 干扰素（IFN-γ）和 IL-2 介导，抑制细胞毒 T 淋巴细胞的免疫应答反应，而病毒产生的 IL-10 可逃避机体免疫监视。最近有学者发现淋巴瘤患者体内缺乏 EBNA1-特异性 CD4$^+$T 细胞反应，对 EB 病毒存在选择性免疫缺陷而发生 EB 病毒感染。而 EB 病毒也可能通过 Fas 蛋白或者 TRAIL 受体阻止细胞凋亡程序的启动，保护其潜伏感染的 B 细胞在分化过程中不发生凋亡而促进 B 细胞淋巴瘤的发生。

EBV 相关霍奇金淋巴瘤属于潜伏Ⅱ型感染，表达的产物主要有 EBNA1 和 LMP1。EBV 启动子 C 驱动以 CD8 为靶点的细胞毒性 T 细胞病毒蛋白质家族的表达，而这些蛋白在 EBV 相关的霍奇金淋巴瘤中普遍不表达，这些蛋白不表达的一个重要因素是 EBV 相关肿瘤逃避免疫监视。有研究表明，启动子 C 的转录激活是通过抑制上游区域的特殊 CpG 位点甲基化位点与 cbf2 结合，首次直接证明了在霍奇金淋巴瘤和伯基特淋巴瘤中 cbf2 绑定区域的 CpG 位点大部分是甲基化的。通过抑制病毒蛋白抗原的表达，转录控制序列的甲基化可能掩盖了病毒在肿瘤组织的存在，从而逃逸 CD8 介导的细胞毒性 T 细胞的免疫监视作用，促使了肿瘤的发生。

⑤ EBV 与非霍奇金淋巴瘤。有两种类型的非霍奇金淋巴瘤与 EB 病毒感染有关：T/NK 细胞淋巴瘤和血管免疫母细胞淋巴结病。T/NK 细胞非霍奇金淋巴瘤的细胞出现若干个独特的基因表现型特征，包括 T 细胞抗原缺失、NK 细胞标记物 CD56 的表达和 T 细胞受体基因重排的缺失。这种淋巴瘤始终伴随着 EB 病毒感染，且没有地理学分布差异。血管免疫母细胞淋巴结病是一种特殊的 T 细胞淋巴瘤，EB 病毒主要感染 B 淋巴细胞和 B 免疫母细胞，但也会出现在罕见的肿瘤和非肿瘤性新生物中的 T 细胞。在 T 细胞淋巴瘤周边的 B 细胞中也可以观察到 EB 病毒感染的存在。

⑥ EBV 与胃癌。EB 病毒在两型胃癌的感染率各不相同，淋巴上皮瘤样胃癌大于 90％，胃腺癌则在 5％～25％之间，但是这两种类型的胃癌中 EB 病毒所扮演的角色目前尚未明确。有学者在形态学上对淋巴上皮瘤样胃癌和未分化型鼻咽癌进行比较，认为 EB 病毒是从鼻咽部向胃扩展。至于胃腺癌，有研究认为受 EB 病毒感染的 B 淋巴细胞是通过与免疫球蛋白 A 抗体结合而被胃的上皮细胞摄取而进入胃上皮细胞的。EB 病毒在胃腺癌中表现新的潜伏模式——产生 BARF1，一种与人集落刺激因子-1（CSF-1）和细胞间黏附分子-1（ICAM-1）同源的分子，且缺乏 LMP-1 的表达。EB 病毒的致胃癌机制仍然不清楚，研究提示 EB 病毒阳性的胃癌患者体内细胞凋亡时间延迟和细胞分化能力下降。

EBV 相关胃癌是 EBV 感染上皮的单克隆生长，近年来肿瘤相关基因甲基化及其低表达已经被论证，这些异常伴随着 EBV 基因自身的甲基化，暗示了在赘生细胞形成过程中病毒超甲基化的驱动作用，有学者认为 DNA 甲基化可能是从宿主对 EBV 的防御反应开始的，但具体机制有待研究。EBV 相关胃癌属于潜伏Ⅰ型感染，主要表达 EBNA1 和 LMP2A，EBNA1 表达受 Cp、Wp、Qp 和 Fp 4 种启动子调控。有实验证实，Wp 和 Cp 引物序列所含 CpG 位点的甲基化状态可很好地反映启动子的甲基化状态，由此可见，启动子区域 CpG 位点甲基化状态与 *EBV* 基因表达密切相关，并呈反向关系，即 DNA 甲基化一般抑制基因表达；而非甲基化一般与基因的活化相关，EBV 阳性胃癌组织中，EBV 主要潜伏期编码基因启动子区域 CpG 位点甲基化状态与其表达呈负相关。有研究试图阐述 LMP1 活化 DNA 甲基转移酶 1 导致 E-cadherin 的超甲基化和基因的沉默的潜在机制，认为 LMP1 可以通过羧基末端活化 YYD 区域直接增加 dnmt1 的活性，还可以通过 JNK-AP-1 通路活化 P1 启动子。也有人认为在 EBV 相关胃癌中，LMP2A 通过 NF-κB-survivin 信号通路来对抗细胞凋亡刺激物，从而上调细胞生存素基因，生存素是蛋白质家族中最小的成员，是一种凋亡抑制蛋白，对细胞凋亡和细胞裂解起关键作用。随后的研究证实了 LMP2A 通过 STAT3 磷酸化上调 DNA 甲基转移酶 1 引起 *PTEN* 基因的 CpG 岛甲基化，推测 EBV 相关胃癌中 DNA 甲基化可能是由于对外源性 DNA 细胞防御的过度驱动，最终导致了 EBV 相关胃癌的发生。随后有研究通过反转录聚合酶链反应证明 LMP2A 通过 NF-κB-survivin 信号通路在 EBV 相关的胃癌的形成中起重要作用。因此，LMP2A 在宿主胃部细胞的表观学异常和 EBV 相关胃癌的发生发展也起到重要作用。

7. 人类 T 细胞白血病病毒与成人 T 细胞白血病

1980 年，美国人 Gallo 首先从皮肤型 T 细胞淋巴瘤患者（CTCL）中分离出一种 C 型逆转录病毒，称为人类 T 细胞白血病病毒（human T-cell leukemia virus，HTLV），不久后日本学者从 ATL 患者中分离出成人 T 细胞白血病病毒株（ATLV）。通过血清流行病学调查和分子杂交技术等研究证明 HTLV 和 ATLV 是同一种病毒，1983 年，在美国冷泉港的 T 淋巴细胞白血病病毒研讨会上将其命名为 HTLV- I，同时，将 1982 年日本 Kalyanarman 报告的 1 例 T 细胞变异的多毛细胞白血病患者中与 HTLV- I 有血清学交叉反应的病毒命名为 HTLV- II。成人 T 淋巴细胞白血病（adult T-cell leukemia，ATL）是一种少见的恶性淋巴系统增殖性疾病，由 HTLV- I 引起。许多研究表明，HTLV- I 感染者中仅有很少一部分（1%～3%）最终发展为 ATL，且需经过 20～40 年的潜伏期。但在感染之初可能已有细胞性状的改变，故 HTLV- I 对 T 淋巴细胞的转化作用已引起人们的关注。

（1）HTLV 的生物学特性　HTLV 呈球形，直径为 100pm，外层是嵌有病毒糖蛋白的脂膜，内层有病毒结构蛋白层，内有两个 RNA 分子以共价键相连。HTLV 为单股 RNA 病毒，根据基因组及血清学反应可分为 I 型（HTLV- I）和 II 型（HTLV- II），二者有 60%～70% 的核苷酸序列同源。HTLV- I 的前病毒 DNA 包括约 9032 个碱基对，基因组排列依次为 5'-LTR-gag-pro-pol-env-pX-3'。LTR 主要编码区域包括结构基因 *gag*、*pol*、*pro* 和 *env*，调节基因 *tax* 和 *rex* 是在 RNA 剪接参与区域编码的。基因两端与两个长末端重复序列（long terminal repeat，LTR）相连，末端非编码序列包括两个 R 区和一个 5' 端特异的 U5 区及 3' 端特异的 U3 区。*gag* 基因编码产生多型蛋白前体，而后裂解为 p15、p19 和 p24，相应地组成病毒的基质、衣壳和核衣壳的蛋白成分；*pol* 基因编码产生病毒的逆转录酶、蛋白水解酶、RNA 酶 H 和核酸内切酶；*env* 基因编码产物为糖化多型蛋白，包括跨膜糖蛋白 gp21e 和外膜蛋白 gp46，与宿主细胞表面的特异性 CD4 受体结合并诱导机体产生相应的抗体。*pX* 基因主要编码非结构蛋白 p27rex 和 p21x。*tax* 基因以反式作用于病毒 LTR 上的转录起始区，启动病毒复制，同时也活化一些细胞基因的转录，如 *IL-2*、*GM-csf*、*C-sis*、*C-fos* 等，这些基因均与 T 细胞增殖相关。流行病学研究显示，ATL 患者和几乎所有携带者都产生针对 HTLV- I 病毒抗原的抗体，包括病毒核心蛋白 p15、p19、p24 以及病毒外膜蛋白 gp68、gp46 和 gp21。因此，以上基因及蛋白在临床检测中具有重要意义。

（2）HTLV 与成人 T 细胞白血病　ATL 患者的白血病细胞都是单克隆化的 HTLV- I 感染的细胞后代。由于 HTLV- I 是随机整合入细胞染色体的，同时，人的基因组中没有找到与 HTLV- I 同源的癌基因序列，说明 HTLV- I 基因有不同于一般癌基因的作用机制。用反式激活可解释这种作用，病毒的 Tax 和 Rex 蛋白可不受所作用的细胞基因的座位限制而能激活它们并使之表达。

研究证明，在 ATL 中，Tax 在 HTLV-Ⅰ介导的细胞转化中起重要作用。Tax 蛋白由 *tax* 基因编码，*tax* 基因不是癌基因，但其编码产物 Tax 蛋白具有反式激活宿主细胞的相关基因的作用，引起宿主细胞恶性转化，导致宿主细胞无限增殖，最终引起 ATL。Tax 蛋白的分子量为 42000，属核磷酸蛋白，可与位于病毒 LTR U3 区域的 TRE-1 和 TRE-2 相互作用，在病毒和细胞基因的表达过程中发挥反式激活的效应。Tax 通过诱发突变和直接抑制的方式抑制 p16 和 p53 的活性，增强 cyclin D 的表达，来促进细胞周期。而 Tax 增强 p21 的表达则导致负调节。但 p16、p53 和 cyclin D 引起的细胞周期加速超过了激活 p21 的负性作用。这些作用中，Tax 通过诱发突变引起的 p16 和 p53 的抑制能促进 ATL 由慢性型向急性型/淋巴瘤型转变。而 Tax 通过直接的蛋白-蛋白相互作用抑制 p16 和 p53 的表达可能会促进急性型/淋巴瘤型中的细胞增生。

此外，Rex 蛋白由 *rex* 基因编码，分布在感染细胞核内，可调控 HTLV 的表达，与病毒复制密切相关。但并不直接调节 RNA 的转录，主要是在转录后水平调节病毒的表达。Rex 蛋白作用的序列是特异的，即 mRNA 基环结构上的 Rex 反应元件（RRE）。Rex 一方面促进不完全拼接的 *gag*/*pol* 和 *env*mRNA 的表达，从而促进结构蛋白和酶的积累；另一方面却抑制 *tax*/*rex* mRNA 的表达，其重要作用就是使该病毒在体内处于潜伏期状态。另外，Rex 对转录 mRNA 的 3′端多聚腺苷酸信号的处理及切除信号也起重要作用。

我国的 HTLV 人群感染率较低，但是近年来随着国内调查研究的开展，陆续在北京、广西、江西、新疆、柳州、合肥和四川等 10 多个省区市发现了 HTLV 的感染病例，并且发现在沿海的福建和广东某些地区有局部小流行。至今 HTLV 仍严重威胁着人类健康，虽然 HTLV 的传播已经引起越来越多学者的关注，但 HTLV 的致病机理和一些新发现的编码蛋白的生物学功能等问题都不十分清楚，有待于进一步深入研究。

二、 幽门螺杆菌

幽门螺杆菌（*Helicobacter pylori*，Hp）是由 Mashall 和 Warren 于 1983 年首次从人体胃窦黏膜活检标本中分离培养成功的。Hp 是一种微需氧革兰氏染色阴性的、呈 S 形或弧形弯曲的细菌，它可以持续性、特异性地自然定植于人胃黏膜或食管的胃黏膜化生区，大量研究表明，Hp 是慢性胃炎、十二指肠溃疡的独立致病因子，它与胃癌的发生有着密切的关系。国际癌症研究机构（IARC）早在 1994 年就已经将 Hp 列为人类第一类致癌因子。目前普遍认为从 Hp 感染到胃癌的发生是一个长期感染和炎症反应的过程。在长期 Hp 感染所致的慢性活动性炎症过程中，通过一系列致病因子（如尿素酶、空泡毒素、毒素相关基因蛋白、炎症介质、反应氧代谢产物等）直接或间接的攻击作用，引起了胃黏膜上皮细胞增殖过度、凋亡异常以及一系列组织病理学变化，从而最终导致了胃癌的发生。

据报道，在发达国家 40% 的成人感染 Hp，发展中国家成人 Hp 感染率高达 90%。在胃癌高发区，人群 Hp 感染率较高，如我国为胃癌高发国家，其 Hp 感染率为 60%～80%，而在美国，其人群 Hp 感染率只有 30%。调查中显示，Hp 和胃癌具有共同的流行病学特点，二者都随年龄的增加而增加；Hp 感染率与胃癌死亡率呈明显正相关。在胃癌高发区，Hp 感染出现较早，如在我国，10 岁以下儿童 Hp 感染率已达 50%，而发达国家的 Hp 感染年龄多在成年以后。Farag 等对非洲人群 Hp 的流行病学做了研究，他们以 ¹³C 尿素呼气试验为诊断标准，对产前检查的孕妇做了测试，同时将环境因素、饮食习惯、人体测量学、人口统计学等多个变量作为共变因素，结果 Hp 的感染率低，为 17.5%，研究显示，Hp 的感染率可能与地域有明显的相关性。

1. 幽门螺杆菌的生物学特性

（1）概述　Hp 是专性微需氧菌，耐酸，在强酸的环境下可存活，并可借助自身特有的鞭毛在黏稠液体中快速游动，在胃黏膜上皮细胞的表面，还能借助于多种黏附因子与特异性受体牢固结合，因此，Hp 能够长期寄居胃黏膜上皮细胞，Hp 能自由地穿梭于黏稠的黏液层，并能够长期寄居胃黏膜深层，从而引起一系列炎症，引起疾病。Hp 能够分泌多种酶，包括尿素酶、热休克蛋白、P 型三磷酸腺苷酶等，Hp 还可以影响胃酸的形成，能够分泌抑制胃酸的蛋白，同时，还能够分泌多种毒素，包括空泡细胞毒素（VacA）和细胞毒素相关蛋白（CagA）。通过对幽门螺杆菌毒力基因型菌株的研究表明，根据 Hp 有无 *CagA* 基因将其分为两型，根据有无毒性分为两种基因：有 *CagA* 基因，表达 CagA 蛋白，具有毒素活性；无 *CagA* 基因，不表达 CagA 蛋白，具无毒素活性。

参与 Hp 致病的因子很多，按其致病机理及特点可分成 4 类：①与 Hp 定植有关的致病因子；②以损伤胃黏膜为主的致病因子；③与炎症和免疫损伤有关的致病因子；④其他致病因子。Hp 在胃黏膜的定植是感染致病的前提。Hp 在胃内定植并确立感染的基本特性共有 4 种：尿素酶活性、鞭毛的动力、特定的形状及黏附素。尿素酶分解尿素产氨，降低菌体微环境的酸度，而螺旋形的菌体形态以及 Hp 的鞭毛动力使其快速穿过黏液层移动到相对中性的胃黏膜表面，通过受体特异性的黏附素直接与黏膜上皮细胞结合。Hp 黏附于胃黏膜后，刺激上皮细胞产生 IL-8，并趋化单核细胞和多形核白细胞，引起急性炎症。同时，Hp 密切接触于上皮细胞，诱导机体细胞和体液免疫，参与疾病的发展。

（2）细菌动力与形态　有鞘的鞭毛是 Hp 介导感染宿主的毒力因子之一，低动力菌株在宿主的定植及生存能力显著低于高动力菌株。悉生乳猪动物模型研究表明，菌株动力性与其在宿主的感染率成正比，动力最强的菌株感染率可达 100%，而动力最差的菌株感染率仅为 17%，无鞭毛菌株或鞭毛突变株由于不能定居在胃黏膜，因而失去了致病力。鞭毛由 A 和 B 两个亚单位组成，分别由鞭毛基因 *flaA* 和 *flaB* 编码。鞭毛蛋白 FlaB 含量比较少，位于鞭毛的基底部，含量丰富的 FlaA 位于外围。*flaB* 基因缺失的菌株鞭毛结构正常，保留部分功能，细菌动力大概为野生株的 60%；*flaA* 基因缺失的菌株鞭毛变短，只能轻微移动；*flaA*、*flaB* 基因均缺失的菌株没有鞭毛，也不具有动力。研究发现，虽然敲除 *flaA* 或 *flaB* 的突变株与野生株相比，最初的定植水平非常低，但却可以长期感染，而且细菌数目相当多，这可能提示，细菌动力对于初始定植的作用远大于长期感染。另外，有研究表明，Hp 具有一种可以裂解黏蛋白低聚物结构的酶活性，从而协助细菌自由地穿过黏液层。很多研究涉及细菌动力程度与炎症因子水平及疾病严重程度的关系。有研究表明，鞭毛的运动性越强，刺激外周血和胃黏膜淋巴细胞分泌 IL-8 的能力越强，IL-8 是中性粒细胞的强烈激活剂，被激活的中性粒细胞会释放反应性的氧代谢产物和蛋白溶解酶，产生急性炎症反应。分离自残胃炎的 Hp 动力明显低于分离自慢性胃炎、消化性溃疡以及胃癌的菌株，这提示胃部疾病的类型和疾病分期会对高动力的菌株产生选择性压力。Hp 的形状与动力的作用一样重要，黏液层由一个规则的多糖网络构成，螺旋形的形状可以使之顺利穿过黏液层的网络结构。Hp 的形状和动力可能是其能够定植于胃内，而其他细菌则不可以定植的首要原因。

（3）黏附素　在胃内定植是 Hp 致病的前提，而黏附则是定植的关键。目前多数学者认为 Hp 可以在同一宿主存活数十年的原因之一是可以通过许多受体特异性的黏附素直接与黏蛋白、宿主细胞及细胞外基质结合；Hp 若不能黏附于胃黏膜，就会因表面上皮细胞和黏液层的脱落而被快速清除。Hp 与胃上皮细胞间的黏附力极强，可导致被吸附的细胞表面变形、微绒毛消失、细胞骨架改变，这种黏附作用具有组织特异性、宿主特异性和明显的部位特异性。

胃活检观察到大约有90%以上的Hp存在于胃黏液层，只有小部分定植于胃黏膜上皮表面。由于Hp有向高浓度尿素酶及重碳酸氢盐区域移动的化学趋向性，Hp必然通过主动的或被动的途径与胃黏膜上皮表面的黏液层接触。Hp与黏蛋白接触后，菌株与黏蛋白发生特异性的相互作用，与黏蛋白的唾液酸结合是大多数Hp菌株的共性。Hp至少包含6种可与唾液酸结合的黏附素，其中3种基因已被鉴定（hpaA、nap、sapA）。HpaA是一种可以与N-乙酰神经氨酰-(A-2, 3)-乳糖结合的血凝素（NLBH），几乎所有的Hp均含有编码NLBH的基因hpaA，hpaA基因同其他多数Hp基因一样，具有限制性片段长度多态性的特性，但是HpaA蛋白却具有十分保守的唾液酸乳糖结合域[14]，研究报道用3-唾液酰乳糖成功清除了部分恒河猴的Hp。HpaA的活性在长期的传代过程中会丢失。

另一种黏附素BabA特异性的与黏蛋白MUC5AC的Lewis B抗原结合，研究表明，所有的Hp菌株在酸性的环境下都可以与黏蛋白MUC5AC结合，只有BabA2阳性的菌株可以在中性的环境下与黏蛋白MUC5AC和MUC1结合。电镜下可见Hp和黏蛋白多呈规则的螺旋形黏附，并非所有的Hp均包含所有可与唾液酸结合的黏附素，这导致了Hp的菌株变异性。由宿主的遗传特性决定的黏蛋白类型与其他黏蛋白相比可能更有利于Hp的黏附。不同Hp菌株表达的BabA具有氨基酸的多态性，其表达受人群中受体类型的调节，不同菌株BabA表达的异质性可能影响Hp感染者的临床结局。欧洲的研究表明，BabA2阳性菌株所引起的消化性溃疡及胃癌的发生率均明显提高，而BabA2阴性菌株多引起没有严重并发症的胃炎。BabA2阳性菌株其他致病基因vacAs1和cagA往往也是阳性的，cagA、vacAs1、babA2三者均为阳性的菌株导致消化性溃疡及胃癌的风险进一步增加。但是日本的研究并未发现BabA2与cagA基因型以及BabA2基因型与临床疾病之间的关系。也就是说，欧洲人群细菌基因型和表型之间的关系并不适用于亚洲人群，这也进一步提示高致病性Hp所致的临床结局受到环境和/或宿主的调节。

此外，Mahdavi等在BabA阴性的Hp菌株发现了一种新的黏附素SabA，由JH P662（H P0725）编码，属于Hp外膜蛋白的Hop家族，它的受体是sLex。Hp长期感染导致胃黏膜显著的炎症性改变，伴随发生的是正常的Lewis抗原被唾液酸化的神经节苷脂质糖类slex代替，故认为SabA增强Hp对发生炎症改变的胃组织的黏附，从而在Hp的慢性感染中发挥重要的作用。SabA阳性状态与胃溃疡、肠上皮化生、胃体萎缩相关，而SabA阴性状态则与十二指肠溃疡以及中性粒细胞浸润相关。SabA的表达具有开关调控，其表达水平与胃的泌酸能力呈负相关。尽管黏附于胃黏膜有利于获得营养物质以及效应分子的传递，但Hp的这种自动调节黏附的能力有利于其避开宿主防御能力最强的位点。SabA受体的最小组成结构为2，3交联的唾液酰乳糖，近期的研究表明，SabA可与中性粒细胞表面唾液酸化的受体结合，并通过G蛋白耦联信号通路，介导胃黏膜上皮细胞发生氧化损伤。

Hp与基质蛋白的结合对于其黏附于宿主细胞间的连接部位及破坏细菌定植处的基底膜至关重要。据报道，Hp可以结合于层粘连蛋白、Ⅳ型胶原、玻连蛋白、硫酸乙酰肝素蛋白聚糖。Hp至少含有3种可以和上皮细胞基底膜层粘连蛋白结合的黏附素（脂多糖、铁蛋白、一种25000的蛋白）。Hp不同的黏附素具有不同的功能，在经口感染的途径中，Hp到达胃内黏附于唾液腺黏蛋白，那些表达受体的胃黏蛋白在细菌动力及趋化信号的协助下，可以使细菌从胃腔移动至胃黏液层，有些细菌甚至与胃黏膜细胞表面接触。NLBH和/或LewisB特异性的黏附素都可以启动Hp在胃黏膜表面的初始定植，取决于最初与哪类宿主细胞接触。紧接着，Hp 根据与之接触的宿主细胞的不同，表达的黏附素随之发生调整，胃黏膜相应发生病理性改变，受体表位暴露，研究证实上述过程发生于慢性萎缩性胃炎，这种情形下的组织损伤被认为是细胞外基质成分层粘连蛋白、Ⅳ型胶原、玻连蛋白暴露导致的溃疡形成。

（4）尿素酶　Hp 合成的尿素酶量很大，约占菌体总蛋白的 10%，而且几乎所有的 Hp 均含有尿素酶，在目前所知能产生尿素酶的细菌中，Hp 的尿素酶活力最大。尿素酶可水解代谢废物尿素，释放氨和二氧化碳，氨的产生导致细菌微环境中 pH 增高、酸度降低，使细菌能够顺利穿过胃黏液层到达黏膜表面，从而达到定植和损伤胃黏膜的目的。多项研究表明，尿素酶对于 Hp 的初始定植是必需的，抗溃疡药依卡倍特干扰 Hp 定植的机制之一即抑制尿素酶的活性。Hp 生物被膜的形成被认为是参与定植的重要因素，尿素酶阳性的活检标本，完整的生物被膜几乎覆盖于所有黏膜的表面，而阴性的标本，生物被膜的黏膜覆盖面小于 2%。

2. 幽门螺杆菌与胃癌

（1）Hp 毒力因子与致癌物的形成　Hp 是一种基因异质性生物，具有多种毒力因子，其中细胞毒相关抗原（CagA）和空泡细胞毒素（VacA）为主要的毒力因子。CagA 能导致胃黏膜的损伤并引起严重的炎症反应，炎症时的 IL-1α、IL-2β 和 IL28 等炎症因子的产生进一步加重了上皮细胞损伤。研究表明，Hp 特别是 CagA$^+$ H. pylori 与远端胃癌的发生有关。采用重组的 CagA 片段，可以在体外诱导胃黏膜上皮细胞异型增生，甚至有学者认为检测胃黏膜 CagA$^+$ H. pylori 可以预测胃癌的发生。VacA 则通过干扰胃黏膜细胞生长因子的调节机制来抑制细胞的修复，影响上皮的愈合，以致逐渐出现黏膜萎缩、肠上皮化生和异型增生，最终导致胃癌的发生。同时，亦有报道，CagA 和 VacA 与胃癌的发生无关，人群中 CagA 和 VacA 的阳性率很高，但胃癌的发生率却很低，这可能与 CagA 和 VacA 基因型的地区差异有关，即某些亚型的 CagA 和 VacA 与胃癌的发生有关，而另一些亚型并不导致胃癌的发生。

（2）DNA 损伤与癌基因激活　癌基因是染色体上存在的基因片段，在正常情况下处于关闭状态不表达，但在某些因子的作用下可被激活而表现为肿瘤形成。抑癌基因是与癌基因相对应的一些能抑制肿瘤生长的基因。在胃癌的形成中，胃黏膜上皮细胞 DNA 的损伤与修复、癌基因、抑癌基因、细胞周期调节因子和细胞黏附分子的改变与正常细胞转变为癌细胞的多级步骤有关。有人对 CagA$^+$ Hp 对抑癌基因的突变情况做了研究。在 CagA$^+$ Hp 感染的胃癌患者中 29.17% 有 $p53$ 修饰改变，而在 CagA$^-$ Hp 感染的胃癌患者中仅 11.1% 有 $p53$ 修饰改变。$p53$ 修饰改变在 CagA$^+$ 组更常见。bax 基因突变见于 29.4% 的患者，与 CagA 血清阳性、疾病分期和组织分型无关。说明 CagA$^+$ Hp 感染在胃癌患者 $p53$ 突变中起重要作用。Hp 感染患者后可能一方面有 DNA 的损伤修复，另一方面又有癌基因的激活和抑癌基因的突变，在此过程中 Hp 可能作为促进剂，其中 CagA$^+$ Hp 在胃癌的发生发展中可能起更重要的作用，所以，根除 Hp 可以抑制胃黏膜上皮细胞癌变的可能。

（3）细胞凋亡与增殖　胃上皮细胞的凋亡虽然是胃黏膜上皮细胞的一个正常生理现象，但在凋亡与增殖的平衡中，凋亡可调节细胞周期的变化。正常胃黏膜腺细胞区（增殖细胞区）很难见到细胞凋亡，但在萎缩性胃炎中，增殖细胞区明显减少，并且出现相对大量的凋亡细胞；在异型增生区，凋亡细胞比率较胃癌黏膜高，而在胃癌区增殖细胞较异型增生明显增多。Hp 感染诱导的上皮细胞凋亡在根除 Hp 感染后可恢复正常。Hp 产生的大量分子，如脂多糖、氯单胺和 NO 可直接诱导凋亡，而且 Hp 刺激宿主 Th1 细胞产生的 TNF-α、

IFN-γ 亦可明显增加胃上皮细胞的凋亡。以上均说明在 Hp 感染时，胃黏膜上皮细胞的增殖明显增加，Hp 感染根除后可降至正常；但在癌前病变中，细胞的凋亡和增殖均增加，且以细胞的增殖为主，Hp 感染诱导的凋亡此时不再是细胞依赖性的。这可能是因为凋亡相关基因修饰和突变的出现使细胞增殖和凋亡之间失去了平衡，或 Hp 感染诱发的凋亡和增殖调节失调使凋亡的水平下降，随之引发了细胞的过度增殖。有人对 CagA$^+$ 和 CagA$^-$ Hp 菌株对胃上皮细胞的增殖和凋亡的影响做了研究，发现 CagA$^+$ 菌株致细胞增殖效应较强，而诱导凋亡作用相对较弱，提示 CagA$^+$ 菌株对细胞增殖作用较强。CagA$^+$ 菌株和 CagA$^-$ 菌株诱导 ERK 活性和对原癌基因 *c-fos*、*c-jun* 激活的差异也证明此观点。

（4）端粒酶　萎缩性胃炎随肠化生进展端粒酶活性表达增加，胃癌组织中端粒酶活性表达最高，阳性率达 88% 以上，在胃癌患者的非癌胃黏膜中端粒酶活性的表达与肠化生程度、Hp 感染强度呈平行关系，且感染的 Hp 多为 Hp 细胞毒素相关基因 A 阳性菌株，而慢性浅表性胃炎感染的 Hp 多为 Hp 细胞毒素相关基因 A 阴性菌株。因此，Hp 细胞毒素相关基因 A 阳性的 Hp 感染可能是端粒酶重新激活的一个启动信号。已证实 Hp 感染的程度与人端粒酶 RNA 和端粒酶活性一致。端粒酶活化在早期胃癌形成中起重要作用。人端粒酶 RNA 的表达在癌前病变及肿瘤早期表达增加，而端粒酶活性仅在肿瘤晚期增加。Hp 所致的慢性炎症和再生过程可能通过影响干细胞而刺激人端粒酶 RNA 的表达增加，从而增加非癌变胃黏膜端粒酶活性，进而促进胃黏膜癌变。

（5）亚硝酸盐和亚硝基化合物　胃内抗坏血酸能阻止胃癌的产生，而 Hp 阳性者胃液内抗坏血酸浓度显著低于 Hp 阴性者。因胃内抗坏血酸能抑制硝酸盐-亚硝酸盐-亚硝基化合物的形成过程，且 Hp 感染后一氧化氮增加，一氧化氮与氧作用产生的氮氧产物具转化亚硝酸盐形成亚硝基化合物的能力，故 Hp 感染后所致的低胃酸导致细菌过度生长，产硝酸盐菌可转化硝酸盐为亚硝酸盐，进而使胃内亚硝酸盐及亚硝基化合物集聚，最终诱导癌变的发生。

胃癌的发生是一个多因素、多阶段、多基因变异的复杂过程，已证实 Hp 感染在胃癌发生中具有重要作用。随着研究的深入将进一步从细胞代谢及分子生物学方面提供 Hp 感染与胃癌的发病机制，为攻克 Hp 引起胃癌奠定基础。

三、黄曲霉毒素

原发性肝癌为我国常见的恶性肿瘤之一，死亡率高，在恶性肿瘤死亡顺位中仅次于胃癌和食管癌而居第三位，在部分地区的农村则占第二位，仅次于胃癌。我国每年约 11 万人死于肝癌，占全世界肝癌死亡人数的 45%。近几十年来全世界肝癌发病率、死亡率呈上升趋势。肝癌流行病学研究表明，乙型肝炎病毒（HBV）的慢性感染和黄曲霉毒素（aflatoxin，AFT）的长期暴露，特别是黄曲霉毒素 B$_1$（aflatoxin B$_1$，AFB$_1$）的暴露是肝癌发病的两个最主要的因素，而两者在致肝癌发生过程中又有明显的协同作用。1960 年英国发生火鸡事件之后，从发霉的花生饼中分离出了黄曲霉及其产生的黄曲霉毒素。1961 年有研究发现用污染黄曲霉毒素的饲料喂养大鼠 30 周后发生了原发性肝癌，之后黄曲霉毒素引起了全世界普遍的重视。在中国，特别是肝癌高发区，也进行了大量的研究。虽然黄曲霉毒素 B$_1$ 的致癌机制由于缺乏直接的证据而一直不能充分肯定，但是黄曲霉毒素的普遍污染是肝癌的可能危险因素已得到了广泛承认。

1. 黄曲霉毒素

黄曲霉毒素（AFT）主要由黄曲霉和寄生曲霉产生，为迄今发现的各种真菌毒素中最稳定的一种，其基本结构中都含有二呋喃环和双香豆素，根据其细微结构的不同可分为 B_1、B_2、G_1、G_2、M_1、M_2 等多种，其中 AFB_1 的毒性最强，且具有强烈的致癌性，主要诱发肝癌。AFB_1 广泛存在于粮油食品中，一般以热带和亚热带地区的食品污染严重，尤其是花生、花生油和玉米的污染最为严重。AFB_1 对食物和食物原料的污染是一个普遍的问题，且加热到 200℃ 才能完全被破坏。在东南亚、印度、美国和我国南方（广西扶绥县、江苏启东市等）都有很多肝病高发区，因为这些地区潮湿的气候条件适宜于霉菌的生长和毒素的产生，食物中 AFB_1 的含量高，长期暴露是普遍存在的。

AFB_1 本身并不致癌，体内的生物活化过程是其致癌的必要条件，AFB_1 进入人体后经细胞色素 P450（CYP450）一部分生成 AFM_1、AFP_1，经尿中或乳汁中排泄掉；另一部分代谢活化生成 exo-AFB_1-8,9-环氧化物（AFBX），AFBX 与 DNA 结合形成 AFB_1-N^7-GUN，此加合物代表了 AFB_1 致基因毒性的前体。AFB_1-N^7-GUN 加合物通常只有 8h 的半衰期，故尿中 AFB_1-N^7-GUN 检测被认为是近期 AFB_1 暴露的生物标志物，AFBX 除形成 DNA 加合物外，还通过与谷胱甘肽转硫酶（GSH）结合作用形成 AFB_1-硫醇尿酸（AFB_1-NAC），或者通过水解作用生成 AFB_1-alb 加合物，两者都被认为是 AFB_1 暴露的生物标志物。AFB_1-alb 加合物与致癌机制无关，也不被修复，但是能够将 AFB_1 积累下来直到清蛋白衰竭掉，清蛋白的半衰期为 2～3 周，故 AFB_1-alb 加合物是一个较长时间累计、多重暴露的评估指标。综上可知，AFB_1-DNA 加合物及 AFB_1-alb 加合物均可反映 AFB_1 终致癌物与细胞靶分子（DNA 及蛋白）的相互作用，它们是靶分子受损后的直接产物及替代产物，可作为致肝癌生物标志物。其中，DNA 加合物既可作为接触性生物标志物（exposure biomarker）反映化学致癌物的接触浓度，也可作为效应标志物（effect biomarker）反映化学致癌物到达靶器官的效应剂量。应用 DNA 加合物来监测和评价人们在日常环境中接触的大量具有遗传毒性的化学致癌物具有重要意义。但是，DNA 加合物也有其局限性，用其评价化学致癌物时要考虑 DNA 加合物的本底值、DNA 加合物体内的修复机制和靶组织标本的不易取得性。与此同时，由于血清 AFB_1-alb 加合物的形成与尿中 AFB_1-N^7-GUN 的排出量也存在高度相关性，动物模型也证明 AFB_1-alb 加合物与 AFB_1-DNA 加合物存在相关性，且其具有较长的半衰期和血清标本的易采集性。因此，AFB_1-alb 加合物用于肝癌的危险性评价和预防措施更具优势。

2. 黄曲霉毒素与肝癌

黄曲霉毒素主要通过致癌、致畸、致突变和免疫抑制等对动物造成影响，影响的主要靶器官是肝脏，可引起肝脏出血、脂肪变性、胆管增生等，并可导致肝癌的发生。研究显示，AFB_1 进入体内后由于具有亲肝性，首先在肝细胞内聚积，随后在细胞色素 P450 系统的作用下转变为 8,9-环氧 AFB_1（AFB_1-8,9-epoxide，AFBO），催化这一代谢的关键酶为细胞色素 P450，该酶正好主要存在于肝细胞内。虽其代谢产物 AFBO 在水中性质极不稳定，但因其分子结构中含有惰性质子，故也易于为研究者所掌控。AFBO 可分为两种空间构象不同的异构体：即外 AFBO（exo-AFBO）和内 AFBO（intro-AFBO）。不过，目前认为只有主要在 P450 3A4 作用下形成的 exo-AFBO 才是具有基因毒性和致癌性的 AFB_1 代谢产物。exo-AFBO 能自发的和核酸及蛋白质等生物大分子结合形成相应加合物，由于肝细胞中 P450 3A4 量最多和活性最高，因此，AFB_1-DNA 加合物主要存在于肝细胞内。理论上这种加合物也存在于诸如肠道上皮细胞及肺组织中，但含 AFB_1-DNA 加合物的肠道上皮细胞极易脱落，不利于其发挥基因毒性和致癌性，而肺组织中因 P450 3A4 含量极低，关于 AFB_1-

DNA 加合物在此作用的报道并不多。AFB$_1$ 和 DNA 共价结合后除部分在诸如谷胱甘肽硫转移酶等体内二期解毒酶作用下转为无毒物排出体外，由于分子内电子场的改变，可自发形成其他 DNA 加合物，导致 DNA 损伤。

AFB$_1$-N^7-GUA 有很强的生物学效应，它带正电荷的咪唑环能促进自身脱嘌呤，产生无嘌呤嘧啶位点（apurinic site，AP 位点）；或打开咪唑环形成在化学、生物学上更为稳定的 AFB$_1$ 甲酰胺加合物（aflatox in B$_1$ form amidopyrimidine adduct，AFB$_1$-FAPY）。在暴露于 AFB$_1$ 之后几周内 AFB$_1$-FAPY 可以达到最高浓度，且在体内持续时间较长。AFB$_1$-N^7-GUA、带有 AP 位点的加合物、AFB$_1$-FAPY 可能是 AFB$_1$ 在体内发挥毒性作用的 3 种主要形式，其他 AFB$_1$ 代谢产物水平要低于这 3 种物质。目前 AFB$_1$ 及其代谢产物致癌的分子机制主要集中在癌基因的激活与抑癌基因的失活上。有研究提示 AFB$_1$ 及其代谢产物在肝癌发生和演进过程中引起了癌基因（如 ras、c-fos）及抑癌基因（如 p53、Survivin）表达的改变。

ras 是 20 世纪 70 年代发现的一组癌基因超家族，编码 P21 蛋白，在细胞内信号传递和细胞增殖过程中起着关键和核心作用。在人类的多种肿瘤中已发现突变的 ras 癌基因存在，有研究表明，在肝癌形成早期，AFB$_1$ 诱发肝组织 ras 癌基因突变，主要发生在 12 位、13 位密码子的 GG 位置，其中多数为 G∶C 与 T∶A 的颠换。ras 癌基因突变引起 P21 表达增加，而 P21 表达阳性的动物肝癌发生率明显高于隐性对照。这些结果提示 ras 癌基因可能参与了肝癌的发生发展过程。c-fos 是与增殖激活有关的癌基因，黄曲霉毒素可引起树鼩肝组织 c-fos 过度表达，促进了肝癌的发生和演进，且与 HBV 感染并无明显的协同作用。

p53 抑癌基因是细胞繁殖的负调控基因，与人类肿瘤的相关性很高，在黄曲霉毒素致肝癌过程中起着极其重要的作用。野生型（wild type）p53 能够辅助 DNA 进行修复或者引起突变、细胞凋亡，以防止细胞发生癌变。野生型 p53 在细胞中易水解，半衰期较短（为 6～20min），所以正常情况下在细胞中的含量较低。突变型（mutant type）p53 基因不仅失去抑癌活性，还获得癌基因的性质，同时抑制细胞凋亡，引起细胞恶性转化，导致细胞异常克隆扩增，最后形成肿瘤。有研究表明 AFB$_1$ 及其代谢产物可导致 p53 基因 CpG 位点甲基化，使 p53 对突变的敏感性增强，引起 p53 突变率升高，而大多数突变为第 249 位密码子（AGG）第三个碱基 G∶C/T∶A 的颠换。在黄曲霉毒素高污染地，已经检测到这种类型的突变，而在黄曲霉毒素低污染地，这种突变却很少发生。p53 第 249 位密码子（AGG）位于高度进化保守区内，发生突变时就会丧失与特异的 DNA 片段结合的能力，无法促进下游相连的报告基因的表达，影响 P53 蛋白的空间构象。p53 基因的突变不仅可以导致所编码的 P53 蛋白构象改变而增强稳定性，还可以与一些癌基因蛋白形成稳定复合物，使得半衰期延长（为 20～40h），在细胞核内聚集，产生过度表达。

Survivin 是近年来发现的凋亡蛋白抑制因子（inhibitor of apoptosis proteins，IAP）家族成员，参与细胞增生、分裂及细胞凋亡，在许多肿瘤组织内存在不同程度的表达。有研究提示 Survivin 也参与黄曲霉素 B$_1$ 高污染地区肝癌的发生，且动物实验提示 Survivin 可能通过抑制细胞凋亡、促进细胞增殖及恶性转化等途径引起肝癌的发生。

此外，AFB$_1$ 及其代谢产物致肝癌机制还可能与 P16（细胞周期素依赖性激酶抑制蛋白）、RASSF1A（ras 基因相关领域家族基因）及 MGMT（O^6-甲基鸟嘌呤-DNA 甲基转移酶）等基因启动子超甲基化相关。

大量研究结果表明 HBV 和 AFB$_1$ 有协同致肝癌作用。其实 HBV 病毒本身不引起 DNA 的损伤，也不会导致肝细胞癌变，而 AFB$_1$-DNA 加合物也可通过 DNA 修复系统使受损的

DNA 获得修复，从而降低 AFB₁ 引起的致癌效应。但是 HBx 蛋白存在时，它影响宿主 DNA 修复系统和药物代谢酶系统，抑制细胞对受损 DNA 的修复能力，这使得受损 DNA 在体内大量累积，增加了机体对外来化合物的敏感性。一旦 AFB₁ 及其代谢产物攻击 DNA 时，病毒造成的潜在缺陷使机体抵御外来侵略的能力降低，最终引起肝癌发生率增加。受 HBV 和 AFB₁ 双重攻击的 HBx 转基因小鼠肝组织的 DNA 修复基因及药物代谢酶基因表达水平明显降低，这提示 HBV 与 AFB₁ 协同致癌的分子机制很可能与二者协同影响了 DNA 修复系统和药物代谢酶系统有关。此外，HBx 基因的整合及 AFB₁ 的攻击还影响了细胞色素 P450（CYP）代谢酶基因的表达，使细胞色素 P450 酶表达水平下降，这也可能会增加 AFB₁ 及其代谢产物的致癌效应。动物实验提示 AFB₁ 有利于 HBxAg 的表达及 HBVDNA 在宿主肝细胞的整合，从而使得肝细胞更易蓄积 HBxAg，这也可能是 HBV 与 AFB₁ 协同致肝癌作用的机制之一。此外，HBV 还可能协调 AFB₁ 导致 *p53* 基因突变及 *p21* 的过量表达，从而参与肝癌发生发展过程。

肝癌的发生和演进是多因素、多基因、多阶段、多途径的复杂过程，是遗传与环境因素相互作用的结果。AFB₁ 致癌机制的研究已经取得了较大的进展，AFB₁ 及其代谢产物可能通过影响 *ras*、*c-fos* 癌基因及 *p53*、*Survivin* 抑癌基因的表达等多种途径引起肝癌发生。但由于缺乏直接的相关证据，AFB₁ 致癌机制仍未能明确阐明。同时，AFB₁ 可能与 HBV 协同影响 DNA 修复系统和药物代谢酶系统及改变 CYP 代谢酶基因的表达，从而增加了 AFB₁ 的致肝癌效应。也有研究表明 AFB₁ 与微囊藻毒素可以协同致癌。此外，肝癌的发生也可能与其他多种因素（遗传因素，过量饮酒等）联合引起肝癌发生。AFB₁ 明确的致癌机制有待进一步研究。

四、寄生虫

寄生虫病与肿瘤是世界上严重危害人类健康的两类疾病。关于寄生虫病与肿瘤的关系，自从 1898 年日本金森首先报道血吸虫病合并直肠癌以来，国内外有关血吸虫病并发结直肠癌（包括结肠癌及直肠癌）病例与血吸虫病流行区的直肠癌发病率与死亡率较高的调查已屡见报道。如在我国血吸虫病高度流行的浙江省嘉善县，结直肠癌的发病率高达 44.2 例/10 万，而吉林省仅为 2.7 例/10 万。浙江省嘉善县结直肠癌世界调整死亡率男女性别分别为 33.27 例/10 万和 32.40 例/10 万，比世界上结直肠癌死亡率最高的新西兰还高。在日本，结直肠癌死亡率也以血吸虫病高度流行区的山梨县和久留米县为最高。埃及血吸虫病主要分布于非洲与东地中海，而以埃及的埃及血吸虫病合并膀胱癌的感染率为最高。生化研究显示，埃及血吸虫病患者尿中的挥发性与非挥发性亚硝胺含量分别比非血吸虫病患者高 10 倍与 2～4 倍。进一步研究测定埃及血吸虫病膀胱癌患者膀胱标本的 DNA 损伤，发现其 DNA 甲基损伤后生成的 O^6-甲基脱氧鸟苷（O^6-MedG）量显著高于非血吸虫病膀胱癌埃及患者与非膀胱癌患者，表明血吸虫病膀胱癌患者靶组织已出现癌前变化，而此种由于 DNA 甲基损伤后形成的修饰碱基与癌的发生发展有着密切的关系。1994 年，世界卫生组织国际癌症研究机构已将埃及血吸虫感染与麝猫后睾吸虫感染评定为确认人类致癌物（Group 1），将华支睾吸虫感染评定为对人很可能致癌（Group 2A），将日本血吸虫感染评定为对人可能致癌（Group 2B）。我国寄生虫病分布广泛，寄生虫种类各异，一种寄生虫可以有致癌促癌作用，另一种则未必有，而各种肿瘤的病因与发病机制也不尽相同。

1. 炎症反应与细胞增生

血吸虫病是以宿主对血吸虫虫卵的炎症反应与增殖反应为病理基础，如肠黏膜与膀胱黏膜分别在日本血吸虫虫卵与埃及血吸虫虫卵的刺激下发生脱落、炎症与增生。早已有研究认为肠血吸虫病的慢性炎症与上皮增生是发展为结直肠癌的一个间接因素，并强调在免疫功能降低和亚硝胺等致癌物的协同作用下发生结直肠癌。Rosin 等认为埃及血吸虫病可作为研究炎症反应与细胞增生在肿瘤发生中的作用的模型。人体亚硝胺有两个来源，即外源（如饮食）摄入的与内源合成的。内源的又包括被病灶的炎症细胞与吞噬细胞转化的与被体内细菌转化而成的。研究表明，两组血吸虫病患者尿中的硝酸盐、亚硝酸盐、挥发性亚硝胺与非挥发性亚硝胺含量均显著高于两组健康人。在血吸虫病流行地区，由于患者反复感染，血吸虫虫卵在局部不断沉积，形成黏膜及黏膜下层的炎症、损害与组织增生，加上膀胱上皮黏膜长期暴露于致癌物亚硝胺，这就为埃及血吸虫病并发膀胱癌创造了环境条件。

2. DNA 甲基化损伤及其修复功能降低

DNA 的甲基化状态是调节基因表达的重要因素，DNA 损伤后，其甲基化水平降低，碱基配对功能改变，最常见的 DNA 损伤是使鸟嘌呤的 O^6 位甲基化，形成 O^6-甲基鸟嘌呤（O^6-MedG），但细胞中有一种酶即 O^6-甲基鸟嘌呤-DNA 甲基转移酶（O^6-MedG-AT），能将甲基从鸟嘌呤的 O^6 位上转移到同一蛋白的半胱氨酸残基上，使鸟嘌呤得以复整，从而修复已损伤的 DNA。研究证明单独感染血吸虫可以引起鼠肝 DNA 发生类似烷化剂所致的甲基化损伤。有研究测定 55 例埃及血吸虫病合并膀胱癌患者、5 例非血吸虫病膀胱癌患者及 8 例正常人的膀胱黏膜提取液的 O^6-甲基鸟嘌呤-DNA 甲基转移酶活力，结果证明埃及血吸虫病合并膀胱癌患者的酶活力较正常人低，提示患者的酶活力即修复甲基损伤的能力已降低。

3. 基因改变

$p53$ 基因是迄今发现与人类多种肿瘤相关性最高的基因，约 50% 的人类肿瘤都有 p 基因失活、缺失或其产物的异常表达。Warren 等对 92 例埃及血吸虫病合并膀胱癌患者（53 例鳞状细胞膀胱癌、23 例移行上皮细胞膀胱癌、13 例腺癌、3 例其他类型膀胱癌）取膀胱癌标本，测 $p53$ 突变，结果发现 30 例突变（17 例鳞状细胞膀胱癌、8 例移行上皮细胞膀胱癌、4 例腺癌、1 例其他类型膀胱癌），16 例为碱基对置换，2 例为碱基丢失，1 例为碱基插入，2 例同时出现各种突变。Chaudhary 等用组织免疫化学法分析 22 例埃及血吸虫病合并膀胱癌患者膀胱癌及癌旁组织标本，以鼻咽癌及结直肠癌作阳性对照，以正常兔血清作阴性对照，观察 P53 与 bcl-2 蛋白的表达情况。结果表明 22 例（11 例为移行上皮细胞癌、10 例为鳞状细胞癌、1 例为腺癌）中，$p53$ 在 16 例（9 例移行上皮细胞癌、7 例鳞状细胞癌）表达阳性，阳性率为 75%；bcl-2 在 7 例（4 例移行上皮细胞癌、3 例鳞状细胞癌）表达阳性，阳性率为 32%；$p53$ 与 bcl-2 同时高表达者出现于 2 例移行上皮细胞与 1 例鳞状细胞癌。以上结果表明突变型抑癌基因 $p53$ 与致癌基因 bcl-2 的协同或分别表达导致细胞增殖失控以致癌变。Kamel 等也用免疫细胞化学法证明 31 例埃及血吸虫病合并膀胱癌患者中，$p53$ 的突变率为 55%。Habuchi 等（1993）报道 7 例埃及血吸虫病合并膀胱癌患者中，$p53$ 突变率为 86%。

4. 引起染色体异常

大多数肿瘤都存在染色体的遗传学改变。Rosin 等与 Anwar 等（1993）两次在埃及血吸虫病高发区先后进行两次试验，用微核试验测定尿中脱落的膀胱上皮细胞的微核发生频率作为观察上皮细胞内染色体断裂的定量指标。结果发现埃及血吸虫病患者的两次微核发生频率分为对照组的微核发生频率的 8 倍及 6.1 倍。经给予单剂量吡喹酮（40mg/kg）治疗后，埃及血吸虫病患者的尿卵计数及微核发生频率均显著降低，表明血吸虫感染与膀胱上皮细胞的染色体断裂增加直接相关，而吡喹酮治疗具有降低膀胱癌变的作用。

5. 引起免疫抑制

人与动物感染寄生虫后，机体的细胞与体液免疫功能受到寄生虫抗原作用后出现抑制。表现为：①自然杀伤细胞活性、红细胞及中性粒细胞吞噬功能降低。研究报道 42 例巨脾型晚期血吸虫病患者的外周血自然杀伤细胞活性、红细胞 C_{3b} 受体花环率及中性粒细胞吞噬指数均明显低于正常人，据此认为会影响患者清除病原及杀伤肿瘤细胞的能力，并可能与晚期血吸虫病患者易并发感染、结肠癌与原发性肝癌有关。Gasti 等也报道曼氏血吸虫病与埃及血吸虫病患者的自然杀伤细胞活性均较正常人降低。②激活抑制性 T 细胞与抑制性巨噬细胞，感染热带利什曼原虫的小鼠中抑制性 T 细胞的免疫抑制作用可以降低宿主的细胞免疫力；在曼氏血吸虫病，辅助性 T 细胞的活力受到抑制，宿主对羊红细胞或破伤风类毒素的抗体应答均降低，小鼠对可溶性虫卵抗原的足垫反应以及淋巴细胞对植物血凝素或刀豆素蛋白 A 刺激的增殖反应均减弱，表明 T 细胞免疫受到影响。③T 细胞及其亚群的变化。就观察到小鼠感染卫氏并殖吸虫后脾细胞中 Th 数减少，对 ConA 诱导脾 T 细胞增殖反应受抑制。Nam 等（1995）报道弓形虫感染后，可使宿主鼠的 T 细胞及 T 细胞亚群受到抑制。陈名刚等的研究提示急性及晚期血吸虫病患者的 T 细胞免疫功能被显著抑制。④多克隆 B 细胞激活。不少寄生虫的抗原对 B 细胞具有丝分裂原（mitogen）的作用，促进多克隆 B 细胞增生，血中非特异免疫球蛋白的浓度增高，出现高球蛋白血症。非洲锥虫病患者血中 IgM 以及内脏利什曼病患者与疟疾患者血中 IgG、IgM 浓度的增高均与多克隆 B 细胞激活有关。这种现象的持续存在可导致 B 细胞功能缺陷或对抗原起反应的 B 细胞的耗竭，从而抑制宿主机体对各种病原体的免疫应答，出现继发性免疫缺陷。⑤消耗补体。在特异和非特异免疫中，补体具重要作用；细粒棘球绦虫囊液能结合补体，从而保护头节免受补体介导的溶解作用。

（李纪强　黄东兰　阳　帆）

第七章
环境致癌物生物标志物及检测技术

随着进入环境的化学物质种类和数量的增加，人类健康受到越来越多的威胁。对这些化学物质的生物效应、环境影响和生态风险进行评价已成为环境科学一个重要的研究内容。传统的生物检测方法和技术所采用的各种指标大多数指示环境因子在个体、种群、群落和生态系统水平上的影响，虽然具有较高的生态相关性并可以反映污染物对生态系统的整体影响，但个体差异较大、耗时长，不能阐明作用机理，外推不确定，阐明的是后期效应，缺乏预警价值。作为指示污染物危害效应的早期生物信号，生物标志物在早期预测和预报个体水平和个体水平以上的效应，反映生物体从健康到疾病这一连续谱上的确切位置，掌握污染物危害发生前生物标志物的情况就可以制订预防性的管理措施，及时避免或减轻环境污染的危害。

许多流行病学研究显示癌症的危险性与暴露化学物质有关。国际癌症研究机构（International Agency for Research on Cancer，IARC）将致癌物分为遗传毒性化合物和非遗传毒性化合物两大类。遗传毒性致癌物可与脱氧核糖核酸（deoxyribonucleic acid，DNA）共价结合，造成基因突变或染色体变异而直接致癌。非遗传毒性致癌物则通过间接途径（如改变酶的水平或引导细胞增殖）致癌，本章仅限于阐述遗传毒性致癌物的危险度评价。

第一节　生物标志物概述

一、　生物标志物的定义

环境致癌物相关生物标志物是生物体受到环境致癌物影响过程中，在不同水平（分子、细胞、个体等）上因受环境污染物影响而异常化的信号指标。

二、　生物标志物分类：暴露标志物、效应标志物、易感标志物

一般根据个体从暴露到临床疾病发生的过程的进行把生物标志物分为暴露标志物、效应标志物和易感性标志物。暴露标志物主要测定体内某些外来化合物，或检测该化学物质与体内内源性物质相互作用的产物，或与暴露有关的其他指标。效应标记物测定生物机体中某一内源性成分，指示机体功能所发生的改变，可进一步分为防护性响应标志物和非防护性响应标志物。易感性生物标志物指示个体之间机体对环境因素影响相关的响应差异，与个体免疫功能差异和靶器官有关。

暴露标志物是反映外来化学物在生物体内的存在即相互作用的指标。效应标志物是反映疾病、疾病前期改变及疾病发生发展过程的指标。易感标志物是反映机体对环境因子反应的

个体或群体差异指标。

三、 环境致癌物生物标志物监测的意义

监测人体对环境致癌物的暴露有以下意义：确定暴露上限，筛选高危人群，建立剂量-效应关系，评价癌症的危险性。传统的暴露监测是在大气环境中进行的，这种环境监测方法（environmental monitoring，EM）忽略了个体在化学物吸收、代谢、生物有效性（bioavailability）、排泄及分布上的差异。生物监测（biological monitoring，BM）可以更准确地估计个体内暴露剂量，它使用体液（血液或尿液）或呼出气样品，检测某一化合物或者混合物代表组分的原型或其代谢产物。但生物监测仍有其局限性，不能代表靶组织的效应水平。因此，生物效应监测（biological effect monitoring，BEM）更适宜于终点健康危险度评价。上述各种监测手段与癌症发生阶段的关系见图 7-1。

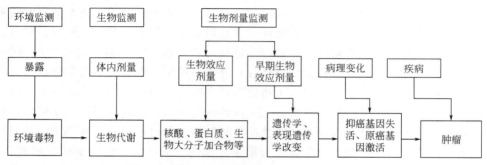

图 7-1　各种监测手段与癌症发生阶段的关系

第二节　生物标志物检测技术

一、 环境致癌物易感标志物检测技术

对于不存在某单一基因位点经典的孟德尔显性或隐性遗传模式的疾病，称为复杂性疾病，肿瘤是常见的类型之一。人类基因组计划研究成果为认识和探讨疾病遗传易感性因素奠定了坚实的基础。现已知道，每个人的基因都是一样的，但在序列上有极小的遗传变异如单核苷酸多态性（single nucleotide polymorphism，SNP），正是基因的这些功能性序列变异决定了个体对某些疾病的遗传易感性。肿瘤是一种复杂的慢性疾病，其发生和发展是致癌物代谢激活和灭活、DNA 损伤与修复和细胞增殖与凋亡等一系列因素综合作用的结果。环境致癌物易感标志物主要有：代谢酶的多态性，DNA 修复基因多态性，氧化应激基因多态性，解毒酶多态性[1~3]。

目前的环境致癌物易感性标志物检测技术主要包括以下几种。

1. 限制性片段长度多态性分析技术（PCR-RFLP 方法）

1980 年著名的人类遗传学家 Bostein 首先提出了限制性片段长度多态性（restriction fragment length polymorphism，RFLP）技术，它是第一代 DNA 分子标记技术。Donis-Keller 利用此技术于 1987 年构建成第一张人的遗传图谱。RFLP 已被广泛用于基因组遗传图谱构建、基因定位以及生物进化和分类的研究。RFLP 是根据不同个体基因组的限制性内

切酶的酶切位点碱基发生突变，或酶切位点之间发生了碱基的插入、缺失，导致酶切片段大小发生了变化，这种变化可以通过特定探针杂交进行检测，从而可比较不同个体的 DNA 水平的差异（即多态性），多个探针的比较可以确立生物的进化和分类关系。常用的限制性内切酶一般是 $Hind$Ⅲ、BamHⅠ、EcoRⅠ、EcoRV、XbaⅠ等。该技术是利用限制性内切酶能识别 DNA 分子的特异序列，并在特定序列处切开 DNA 分子，即产生限制性片段的特性，对于不同种群的生物个体而言，它们的 DNA 序列存在差别。如果这种差别刚好发生在内切酶的酶切位点，并使内切酶识别序列变成了不能识别序列或是这种差别使本来不是内切酶识别位点的 DNA 序列变成了内切酶识别位点。这样就导致了用限制性内切酶酶切该 DNA 序列时，就会少一个或多一个酶切位点，结果产生少一个或多一个的酶切片段。这样就形成了用同一种限制性内切酶切割不同物种 DNA 序列时，产生不同长度大小、不同数量的限制性酶切片段。该技术应用的前提是 SNP 的位点必须含有该限制性内切酶的识别位点，它是 SNP 筛查中最经典的方法之一。限制性片段多态性示意图见图 7-2。

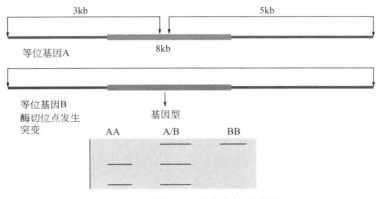

图 7-2　限制性片段多态性示意图

箭头表示酶切位点

2. 单链构象多态性（SSCP）

单链构象多态性（single strand conformation polymorphism，SSCP）分析是利用 DNA 或 RNA 单链构象具有多态性的特点，结合 PCR 技术进行基因检测的一种分析技术，称为 PCR-SSCP 技术，用以分析微生物的遗传学特征和基因突变。由于毛细血管电泳技术能在数十分钟内将 PCR 扩增片段分离出双链及单链峰，仅有一个碱基差异的两条 DNA 也能得到较好的分离，说明毛细血管电泳技术用于 PCR-CE-SSCP 是一种快速、有效的筛选基因点突变的方法。

聚合酶链反应-单链构象多态性分析（single strand conformation polymorphism analysis of polymerase chain reaction products，PCR-SSCP）是近年来发展起来的一种基因分析方法。PCR-SSCP 分析的基本程序为：首先，PCR 扩增特定靶序列，然后将扩增产物变性为单链，进行非变性聚丙烯酰胺凝胶电泳。在不含变性剂的中性聚丙烯酰胺凝胶中电泳时，DNA 单链的迁移率除与 DNA 链的长短有关外，更主要的是取决于 DNA 单链所形成的构象。在非变性条件下，DNA 单链可自身折叠形成具有一定空间结构的构象。这种构象由 DNA 单链碱基决定，其稳定性靠分子内局部顺序的相互作用（主要为氢键）来维持。相同长度的 DNA 单链其顺序不同，甚至单个碱基不同，所形成的构象不同，电泳迁移率也不同。PCR 产物变性后，单链产物经中性聚丙烯酰胺凝胶电泳，把 DNA 中含单碱基置换，或数个碱基插入或缺失等改变时，因迁移率变化会出现泳动变位，从而可将变异 DNA 与正常 DNA 区分开。由此可见，PCR-SSCP 分析技术是一种 DNA 单链凝胶电泳技术，它根据形成不同构象的等长 DNA 单链在中性聚丙烯酰胺凝胶中的电泳迁移率变化来检测基因变异。由于该方法简单快速，因而被广泛应用于未知基因突变的检测。这种方法的弊端在于不能确定突变类型和具体位置。

3. 变性梯度凝胶电泳（DGGE）

变性梯度凝胶电泳（denatured gradient gel electrophoresis，DGGE）最初是 Lerman 等于 20 世纪 80 年代初期发明的，起初主要用来检测 DNA 片段中的点突变。Muyzer 等在 1993 年首次将其应用于微生物群落结构研究。后来又发展出其衍生技术，温度梯度凝胶电泳（temperature gradient gel electrophoresis，TGGE）。此后十年间，该技术被广泛用于微生物分子生态学研究的各个领域，目前已经发展成为研究微生物群落结构的主要分子生物学方法之一。

双链 DNA 分子在一般的聚丙烯酰胺凝胶电泳时，其迁移行为取决于其分子大小和电荷。不同长度的 DNA 片段能够被区分开，但同样长度的 DNA 片段在胶中的迁移行为一样，因此不能被区分。DGGE/TGGE 技术在一般的聚丙烯酰胺凝胶基础上加入了变性剂（尿素和甲酰胺）梯度，从而能够把同样长度但序列不同的 DNA 片段区分开来。其原理是利用长度相同的双链 DNA 片段解链温度不同的原理，通过梯度变性凝胶将 DNA 片段分开的电泳技术。电泳开始时，DNA 在凝胶中的迁移速率仅与分子大小有关，而一旦 DNA 泳动到某一点时，即到达该 DNA 变性浓度位置时，使得 DNA 双链开始分开，从而大大降低了迁移速率。当迁移阻力与电场力平衡时，DNA 片段在凝胶中基本停止迁移。由于不同的 DNA 片段的碱基组成有差异，使得其变性条件产生差异，从而在凝胶上形成不同的条带。见图 7-3。

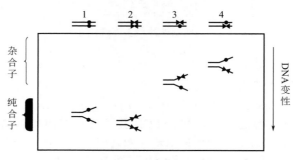

图 7-3　DGGE/TGGE 技术

4. 等位基因特异 PCR（AS-PCR）

根据 SNP 位点设计特异引物，其中一条链（特异链）的 3′末端与 SNP 位点的碱基互补（或相同），另一条链（普通链）按常规方法进行设计，因此，AS-PCR 技术是一种基于 SNP 的 PCR 标记。因为特异引物在一种基因型中有扩增产物，在另一种基因型中没有扩增产物，用凝胶电泳就能够很容易地分辨出扩增产物的有无，从而确定基因型的 SNP。见图 7-4。

5. 直接测序法（Sanger 测序）

通过对不同个体同一基因或基因片段进行测序和序列比较，以确定所研究的碱基是否变异，其检出率可达 100%。可以得到 SNP 的类型及其准确位置等 SNP 分型所需要的重要参数。Sanger 测序法就是利用一种 DNA 聚合酶来延伸结合在待定序列模板上的引物。直到掺入一种链终止核苷酸为止。每一次序列测定由一套四个单独的反应构成，每个反应含有所有

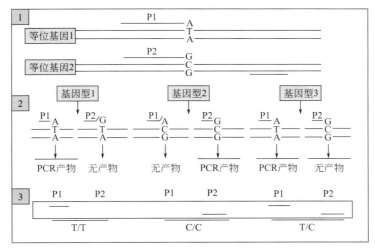

图 7-4　等位基因特异 PCR

四种脱氧核苷酸三磷酸（dNTP），并混入限量的一种不同的双脱氧核苷三磷酸（ddNTP）。由于 ddNTP 缺乏延伸所需要的 3-OH 基团，使延长的寡聚核苷酸选择性地在 G、A、T 或 C 处终止。终止点由反应中相应的双脱氧而定。每一种 dNTPs 和 ddNTPs 的相对浓度可以调整，使反应得到一组长几百至几千碱基的链终止产物。它们具有共同的起始点，但终止在不同的核苷酸上，可通过高分辨率变性凝胶电泳分离大小不同的片段，凝胶处理后可用 X 光胶片放射自显影或非同位素标记进行检测。

6. 高分辨熔解曲线（HRM， high resolutionmelting analysis）

HRM 的主要原理是根据 DNA 序列的长度、GC 含量以及碱基互补性差异，应用高分辨率的熔解曲线对样品进行分析，其极高的温度均一性和温度分辨率使分辨精度可以达到对单个碱基差异的区分。同许多荧光 PCR 技术一样，HRM 是利用了特定的染料可以插入 DNA 双链中的特性，通过实时监测升温过程中双链 DNA 荧光染料与 PCR 扩增产物的结合情况记录高分辨率熔解曲线，从而对样品进行检测。如在 SNP 的检测中，SNP 位点由于不匹配，双链 DNA 在升温过程中会先解开，荧光染料从局部解链的 DNA 分子上释放，从荧光强度与时间曲线上就可以判断是否存在 SNP，而且不同 SNP 位点、杂合子与否等都会影响熔解曲线的峰形，因此，HRM 分析能够有效区分不同 SNP 位点与不同基因型。

7. SNP 高通量的检测方法

另一大类检测方法是近些年来发展起来的，高通量、自动化程度较高的检测 SNP 的方法，较为常用的有二代测序技术（next generation sequencing，NGS）、基因芯片技术、MALDI-TOF-MS 检测、变性高效液相色谱（DHPLC）等。

（1）二代测序技术（next generation sequencing，NGS）　二代测序技术的核心思想是边合成边测序（sequencing by synthesis），即通过捕捉新合成的末端的标记来确定 DNA 的序列，现有的技术平台主要包括 Roche/454 FLX、Illumina/Solexa Genome Analyzer 和 Applied Biosystems SOLID system。在 Sanger 等测序方法的基础上，通过技术创新，用不同颜色的荧光标记四种不同的 dNTP，当 DNA 聚合酶合成互补链时，每添加一种 dNTP 就会释放出不同的荧光，根据捕捉的荧光信号并经过特定的计算机软件处理，从而获得待测 DNA 的序列信息。

二代测序的基本流程如下。

a. 测序文库的构建（library construction）。首先准备基因组 DNA（虽然测序公司要求样品量要达到 200ng，但是 Gnome Analyzer 系统所需的样品量可低至 100ng，能应用在很多样品有限的实验中），然后将 DNA 随机片段化成几百碱基或更短的小片段，并在两头加上特定的接头（adaptor）。如果是转录组测序，则文库的构建要相对麻烦些，RNA 片段化之后须反转成 cDNA，然后加上接头，或者先将 RNA 反转成 cDNA，然后再片段化并加上接头。片段的大小（insertsize）对于后面的数据分析有影响，可根据需要来选择。对于基因组测序来说，通常会选择几种不同的 insertsize，以便在组装（assembly）的时候获得更多的信息。

b. 锚定桥接（surface attachment and bridge amplification）。Solexa 测序的反应在叫做 flow cell 的玻璃管中进行，flow cell 又被细分成 8 个 lane，每个 lane 的内表面有无数的被固定的单链接头。上述步骤得到的带接头的 DNA 片段变性成单链后与测序通道上的接头引物结合形成桥状结构，以供后续的预扩增使用。

c. 预扩增（denaturation and complete amplification）。添加未标记的 dNTP 和普通 Taq 酶进行固相桥式 PCR 扩增，单链桥型待测片段被扩增成为双链桥型片段。通过变性，释放出互补的单链，锚定到附近的固相表面。通过不断循环，将会在 flow cell 的固相表面上获得上百万条成簇分布的双链待测片段。

d. 单碱基延伸测序（single base extension and sequencing）。在测序的 flow cell 中加入四种荧光标记的 dNTP、DNA 聚合酶以及接头引物进行扩增，在每一个测序簇延伸互补链时，每加入一个被荧光标记的 dNTP 就能释放出相对应的荧光，测序仪通过捕获荧光信号，并通过计算机软件将光信号转化为测序峰，从而获得待测片段的序列信息。从荧光信号获取待测片段的序列信息的过程叫做 base calling，Illumina 公司 base calling 所用的软件是 Illumina's Genome Analyzer Sequencing Control Software and Pipeline Analysis Software。读长会受到多个引起信号衰减的因素所影响，如荧光标记的不完全切割。随着读长的增加，错误率也会随之上升。

e. 数据分析（data analyzing）。这一步严格来讲不能算作测序操作流程的一部分，但是只有通过这一步前面的工作才显得有意义。测序得到的原始数据是长度只有几十个碱基的序列，要通过生物信息学工具将这些短的序列组装成长的 contigs 甚至是整个基因组的框架，或者把这些序列比对到已有的基因组或者相近物种的基因组序列上，并进一步分析得到有生物学意义的结果。

（2）基因芯片技术（gene chips）　基因芯片技术是将具有特定碱基序列的探针固定在特殊的载体上，待测基因经提取、荧光标记后，与固定好的探针进行杂交，最后根据荧光的强度和种类测出待测序列的碱基类别。基因芯片具有信息量大和自动化程度高的突出优点。但它也存在若干问题：芯片造价高昂，所需设备贵重，不利于普及应用。

基因芯片（又称 DNA 芯片、生物芯片）系指将大量（通常每平方厘米点阵密度高于 400）探针分子固定于支持物上后与标记的样品分子进行杂交，通过检测每个探针分子的杂交信号强度进而获取样品分子的数量和序列信息。通俗地说，就是通过微加工技术，将数以万计乃至百万计的特定序列的探针有规律地排列固定在 $2cm^2$ 的硅片、玻片等支持物上，构成的一个二维 DNA 探针阵列，与计算机的电子芯片十分相似，所以被称为基因芯片。基因芯片又称为 DNA 微阵列（DNA microarray），可分为三种主要类型：①固定在聚合物基片（尼龙膜、硝酸纤维膜等）表面上的核酸探针或 cDNA 片段，通常用同位素标记的靶基因与其杂交，通过放射显影技术进行检测。这种方法的优点是所需检测设备与目前分子生物学所用的放射显影技术相一致，相对比较成熟。但芯片上的探针密度不高，样品和试剂的需求量大，定量检测存在较多问题。②用点样法固定在玻璃板上的 DNA 探针阵列，通过与荧光标记的靶基因杂交进行检测。这种方法点阵密度可有较大的提高，各个探针在表面上的结合量也比较一致，但在标准化和批量化生产方面仍有不易克服的困难。③在玻璃等硬质表面上直接合成的寡核苷酸探针阵列，与荧光标记的靶基因杂交进行检测。该方法把微电子光刻技术与 DNA 化学合成技术相结合，可以使基因芯片的探针密度大大提高，减少试剂的用量，实现标准化和批量化大规模生产，有着十分重要的发展潜力。

生物芯片技术主要包括四个基本要点：芯片方阵的构建、样品的制备、生物分子反应和信号的检测。①芯片制备：先将玻璃片或硅片进行表面处理，然后使 DNA 片段或蛋白质分子按顺序排列在芯片上。②样品制备：生物样品往往是非常复杂的生物分子混合体，除少数特殊样品外，一般不能直接与芯片反应。可将样品进行生物处理，获取其中的蛋白质或DNA、RNA，并且加以标记，以提高检测的灵敏度。③生物分子反应：芯片上的生物分子之间的反应是芯片检测的关键一步。通过选择合适的反应条件使生物分子间的反应处于最佳状况中，减少生物分子之间的错配比率。④芯片信号检测：常用的芯片信号检测方法是将芯片置入芯片扫描仪中，通过扫描以获得有关生物信息。

（3）基质辅助激光解吸电离飞行时间质谱（MALDI-TOF-MS）　质谱（mass spectrometry）分析对质量的灵敏度特别高，很容易将仅含有一个不同碱基的两段基因序列区别开。质谱检测无需荧光标记，样品来源可以是 PCR 产物、引物延伸反应、等位基因特异终止、入侵者酶切产物等，通过质谱可直接检测样品或探针的不同质量，推导出样品的 SNP，可用于 SNP 的发现和已知 SNP 的分型。已经建立了检测 SNP 的质谱方法并进行了优化，引物延伸结合飞行时间质谱法（time-of-flight mass spectrometry，TOF-MS）的准确率达 100%。

（4）变性高效液相色谱（DHPLC）　变性高效液相色谱（denaturing high performance liquid chromatography，DHPLC）是一项在单链构象多态性（SSCP）和变性梯度凝胶电泳（DGGE）基础上发展起来的新的杂合双链突变检测技术，可自动检测单碱基替代及小片段核苷酸的插入或缺失。其原理为目标核酸片段 PCR 扩增，部分加热变性后，含有突变碱基的 DNA 序列由于错配碱基与正常碱基不能配对而形成异源双链。因包含错配碱基的杂合异源双链区比完全配对的同源配对区和固定相的亲和力弱，更易被从分离柱上洗脱下来，从而达到分离的目的。SNP 的有无最终表现为色谱峰的峰形或数目差异，依据此现象可很容易地从色谱图中判断出突变的碱基。使用高效液相色谱检测 SNP 具有检测效率高、便于自动化的优点，对未知 SNP 的准确率可达 95% 以上。但 DHPLC 检测对所用试剂和环境要求较高，容易产生误差，不能检测出纯合突变。

二、 环境致癌物效应标志物检测技术

国际癌症研究机构（international agency for research on cancer，IARC）将致癌物分为遗传毒性化合物和非遗传毒性化合物两大类。遗传毒性致癌物可与脱氧核糖核酸（deoxyribonucleic acid，DNA）共价结合，造成基因突变或染色体变异而直接致癌。非遗传毒性致癌物则通过间接途径（如改变酶的水平或引导细胞增殖）致癌。为了更早、更有效地检测遗传毒性致癌物引起的机体效应，最为常见且应用广泛的效应标志物是效应分子生物标志物（molecular biomarker of effect），它是指机体内可测定的生理、生化和其他方面分子水平的

改变。在准确敏感地评价早期低水平的损害方面具有特别的优势，可用于评价外来化学物的危险度和所采取的预防措施的效果。常用的致癌物遗传分子效应标志物包括 DNA 加合物，染色体改变，原癌基因和抑癌基因突变，DNA 甲基化改变。

目前的环境致癌物效应标志物检测技术主要包括以下几种。

1. DNA 加合物的检测技术

（1）^{32}P 后标记法　Randerath 等在 1981 年首先提出了用 ^{32}P 后标记检测 DNA 加合物，随着科技的进步，该方法不断得到改进。为了提高检测的灵敏度，科学家发展了两种改良的 ^{32}P 后标记法。一种是核酸酶 P1 增强型的 ^{32}P 后标记法。这种方法通过除去正常单核苷酸的 3'-磷酸，选择性标记含加合物的单核苷酸，不但提高了多维薄层色谱的分离效率，而且还提高了加合物的选择性，并显著提高灵敏度（3～4 个数量级）。另外一种改良方法是利用某些 DNA 加合物的强疏水性，通过丁醇萃取选择性地富集单核苷酸加合物。改良后的 ^{32}P 后标记法虽然提高了检测的灵敏度，以及减少了样品的用量，但是仍然存在烦琐、耗时、难以准确定量等缺点。由于使用放射性标记，这种方法仅适用于具有适当放射性安全设施和训练的实验室。该方法不能提供加合物的结构信息。如果需要准确测定或识别某一种加合物，首先需要制得该加合物的放射性标准品，确定其在薄层色谱或液相色谱上的迁移位置。此外，对于复杂暴露的检测，该方法的特异性较差。

（2）免疫分析法　免疫法是利用抗体的特异性识别能力，选择性地结合特定的 DNA 加合物，并将这种结合转换为可检测的信号。该方法测定 DNA 加合物的灵敏度可达 1～10 个加合物/10^8 核苷酸水平，所需 DNA 量为 25～50μg。免疫法测定 DNA 加合物时，无需采用 DNA 酶解，但可能存在交叉反应。

（3）免疫毛细管电泳-激光诱导荧光法　该方法是在免疫分析方法（immunoassay，IA）和毛细管电泳（capillary electrophoresis，CE）的基础上发展而来的。免疫分析方法是利用抗原和抗体的特异性反应来检测样品中的抗原或抗体。毛细管电泳是 20 世纪 80 年代初新发展的一种分离手段，它具有高效快速、只需少量样品、便于自动化等优点，如果配以激光诱导荧光检测器（laser induced fluorescence，LIF），则能使得分析的灵敏度大大提高。

（4）气相/液相色谱串联质谱法　质谱技术最早在 DNA 加合物分析方面的应用主要限于对未知 DNA 加合物的结构鉴定或者已知的 DNA 加合物标准品的结构确认。随着接口技术的出现和发展，气相色谱-质谱（GC-MS）和液相色谱-质谱（LC-MS）的联用技术开始应用于 DNA 加合物的定性和定量分析。采用 GC-MS 分析时，首先需要将待测加合物进行三甲基硅烷化（trime-thylsilylation），转变为可挥发的待测物，经 GC 分离后通过电子轰击电离（electron ionization，EI）或化学电离（chemical ionization，CI），实现离子化，然后被联用的质谱所检测。

2. 基因突变的检测方法

（1）直接测序法

① 一代测序（Sanger 测序）法。就是利用一种 DNA 聚合酶来延伸结合在待定序列模板上的引物，直到掺入一种链终止核苷酸为止。每一次序列测定由一套四个单独的反应构成，每个反应含有所有四种脱氧核苷酸三磷酸（dNTP），并混入限量的一种不同的双脱氧核苷三磷酸（ddNTP）。由于 ddNTP 缺乏延伸所需要的 3-OH 基团，使延长的寡聚核苷酸选择性地在 G、A、T 或 C 处终止。终止点由反应中相应的双脱氧而定。每一种 dNTPs 和 ddNTPs 的相对浓度可以调整，使反应得到一组长几百至几千碱基的链终止产物。它们具有

共同的起始点，但终止在不同的核苷酸上，可通过高分辨率变性凝胶电泳分离大小不同的片段，凝胶处理后可用 X 光胶片放射自显影或非同位素标记进行检测。

② 二代测序法。二代测序技术的核心思想是边合成边测序（sequencing by synthesis），即通过捕捉新合成的末端的标记来确定 DNA 的序列，现有的技术平台主要包括 Roche/454 FLX、Illumina/Solexa Genome Analyzer 和 Applied Biosystems SOLID system。在 Sanger 等测序方法的基础上，通过技术创新，用不同颜色的荧光标记四种不同的 dNTP，当 DNA 聚合酶合成互补链时，每添加一种 dNTP 就会释放出不同的荧光，根据捕捉的荧光信号并经过特定的计算机软件处理，从而获得待测 DNA 的序列信息（二代测序具体流程可参考本节"一、环境致癌物易感标志物检测技术"）。二代测序的应用非常广泛，主要有全基因组测序、全表观组测序、全外显子测序，还可以根据需求个体化定制测序。

（2）其他　基因芯片法，高分辨率熔解曲线法等（参考本节"一、环境致癌物易感标志物检测技术"）。

3. DNA 甲基化检测方法

（1）甲基化特异性 PCR（methylation-specific PCR，MS-PCR）　甲基化特异性是一种特异位点甲基化检测技术。其基本原理是用亚硫酸氢钠处理基因组 DNA，未甲基化的胞嘧啶变成尿嘧啶，而甲基化的胞嘧啶不变。因此，从理论上讲，用不同的引物做 PCR，即可检测出这种差异，从而确定基因有无 CpG 岛甲基化。根据目的基因修饰前后的改变，就可以相应设计 M 和 U 引物，有时我们需要设计两轮引物。扩增产物用 DNA 琼脂糖凝胶电泳，凝胶扫描观察分析结果。这种方法灵敏度高，无需特殊仪器，因此经济实用，是目前应用最为广泛的检测方法。不过也存在一定的局限性，预先需要知道待测片段的 DNA 序列，引物的设计非常重要。另外，亚硫酸氢盐修饰也十分关键，若处理不完全则可能导致假阳性的出现。

（2）结合重亚硫酸盐的限制性内切酶法　这种方法对标本 DNA 进行重亚硫酸盐处理及 PCR 扩增，随后用限制性内切酶对转化后 PCR 产物切割的特性以识别原标本 DNA 的甲基化状况。重亚硫酸盐处理 DNA 后进行 PCR 扩增，用限制性内切酶识别转化后序列中的酶切位点（可以通过引入酶切位点的方法实行对所有甲基化位点进行酶切鉴定），消化产物电泳分离，与完全非甲基化阴性对照组比较，得出序列中特异位点甲基化水平。

（3）亚硫酸氢盐修饰后测序法（bisulfite sequencing PCR，BSP）　用亚硫酸氢盐处理基因组 DNA，则未发生甲基化的胞嘧啶被转化为尿嘧啶，而甲基化的胞嘧啶不变。随后设计 BSP 引物进行 PCR，在扩增过程中尿嘧啶全部转化为胸腺嘧啶，最后对 PCR 产物进行测序就可以判断 CpG 位点是否发生甲基化，称为 BSP-直接测序法。将 PCR 产物克隆至载体后进行测序，可以提高测序成功率，这种方法称为 BSP-克隆测序法。

（4）Methylight　先用重亚硫酸盐处理待测 DNA 片段。设计一个能与待测位点区互补的探针，探针的 5′端连接报告荧光，3′端连接猝灭荧光，随后进行实时定量 PCR。如果探针能够与 DNA 杂交，则在 PCR 用引物延伸时，TaqDNA 聚合酶 5′到 3′端的外切酶活性会将探针序列上 5′端的报告荧光切下，猝灭荧光不再能对报告荧光进行抑制，这样报告荧光发光，测定每个循环报告荧光的强度即可得到该位点的甲基化情况及水平；同理，若标记的探针未能与 DNA 杂交，则引物延伸不能跳过未甲基化位点，报告荧光不被切下，不发光。同样的方法也可对引物进行荧光标记，并通过不同标记的组合，检测多个位点的甲基化水平。

DNA 甲基化高通量分析：基因芯片法，二代测序法，质谱法等。

小结：本章介绍了环境致癌物监测的重要意义，由于环境致癌物类别的多样性，代谢的复杂性，在人体中监测其暴露标志物困难非常大。所以本章针对环境致癌物的易感标志物及效应标志物及相关监测技术进行概述，由于分子生物学技术及交叉学科发展飞速，本章内容难免有遗漏，感兴趣的读者可以自己拓展阅读。

（李许锋）

第八章
环境致癌物的零级预防

"零级预防"是指以政府为主体，多部门参与，通过制定法规、政策或指南并采取措施，防止可能引发公共卫生事件的各种不良因素的出现。这里"各种不良因素"可以指生物学或自然生态环境的危险因素，也可以指与经济、社会、政策、行为等有关的不利于国民健康的因素。所谓"防止"有两层含义，"防"是指预防或避免不良因素的产生，"止"是指当不良因素产生后，控制其进一步扩增和发展。因此，"零级预防"是在最早期对产生健康和公共问题的危险因素的预防，是真正意义的预防的第一道关口。其核心是通过制定科学的政策、立法和有效的实施，改变危险因素赖以产生和发展的自然和社会环境，从而避免或限制这些因素的发生。

第一节 环境污染的挑战与零级预防的意义

环境致癌物的严重污染，是世界各国环境污染预防和治理所面对的巨大挑战。20世纪全世界发生的标志性的十大环境污染事件，极大地促进了世界环境污染预防和治理的进程。①1930年12月1～5日，比利时马斯河谷烟雾事件：马斯河谷工业区排放的SO_2和粉末不易扩散，造成几千人患病。②1946年，洛杉矶光化学烟雾事件：洛杉矶市汽车漏油及尾气排放的石油烃、CO、NO_2和铅烟等在阳光（紫外线）作用下，发生光化学烟雾，死亡约400人。③1948年10月26～31日，美国多诺拉烟雾事件：宾夕法尼亚州多诺拉镇工厂排出的SO_2和粉末不易扩散，当地居民5911人患病。④1956～1960年，日本水俣事件：九州水俣县石油化工厂向河里排放汞废水，饮河水的1万人受害。⑤1952年12月3～9日，伦敦烟雾事件：潮湿有雾的空气在城市上空停滞不动，同时又有大量烟煤气及灰尘喷入其中，有8000多人死于呼吸疾病。⑥1955～1972年，日本富山骨痛病事件：富山县神通川流域因锌、铜冶炼厂排放出的含镉废水污染水体，居民误食后中毒。⑦1961年，日本四日市哮喘事件：四日市工厂向大气排放大量SO_2和有毒金属粉末，形成硫酸烟雾。烟雾吸入肺部，造成哮喘病发作，患者达817人。⑧1968年3月，日本米糠油事件：北九州市爱知县一带一家食用油工厂生产米糠油时用多氯联苯作脱臭工艺中的热载体，毒物混入米糠油。居民食用中毒，患者达13000人。⑨1984年12月3日，印度博帕尔事件：博帕尔市一家农药厂毒气罐泄漏，到1987年底，已死亡2850人，有10多万人终身残疾，20多万人中毒，受害面积$40km^2$。⑩1984年4月26日，苏联切尔诺贝利核电站事件：基辅市郊的切尔诺贝利核电站反应堆爆炸，土地、河流、大气、农作物和其他生物受到核辐射污染。这些重大环境污染事件的发生及处理，极大地促进了国际环境污染防护的重大变革，也为公共卫生和环境医学的研究提出了新的挑战，并提出环境污染的防控政府的作用是第一位的，并不断有环境医学零级预防的观念被提出。

1. 美国环境治理《超级基金法》的诞生

1978年，美国爆发了最具标志性的环境保护事件——拉夫运河（Love Canal，又名爱之河）污染事件，并直接推动诞生了《超级基金法》。19世纪末期，美国企业家威廉·拉夫打算在纽约州投资开凿同名运河，将尼亚加拉河上下游的伊利湖和安大略湖连接起来，利用尼亚加拉瀑布蕴藏的丰富水力资源发电。但因经济危机，运河开凿了不到2km长、15m宽的一段就搁浅了。1942年，西方石油公司的子公司——胡克电化学公司买下运河。在1942～1953年的11年里，公司在此填埋了200种化学废物，包括各种酸、碱和氯化物、DDT杀虫剂、复合溶剂、电路板和重金属，总计超过两万吨。干涸的运河填满化学废物后，胡克公司在污染废料表面进行了黏土封顶处理，又加盖了水泥，运河成了一块平整的荒地。1953年，胡克公司把荒地卖给了尼亚加拉瀑布区教育委员会，并附上了关于有毒物质的警告说明。19世纪50年代后期，纽约市政府在这片土地上开发房地产，建起了大量的住宅，拉夫地区的工薪阶层逐渐在这里"生根发芽"。尼亚加拉瀑布区教育委员会在此建立了两所学校；至1978年，这里有800套单亲家庭住房，240套工薪族公寓以及在第99街学校上学的400多个孩子。

20世纪70年代，拉夫地区连年多雨，地下水位上升，埋藏的化学废物开始渗透出来污染环境。从1977年开始，这个地区不断发生各种怪事，树木枯萎，宠物死亡，孕妇流产、怀死胎，新生儿畸形、缺陷，儿童夭折，儿童畸形，癫痫，直肠出血等频频发生。罗伊斯·吉布斯（Lois Marie Gibbs）是一名普通的妇女，她5岁大的儿子麦克患有肝病、癫痫、哮喘和免疫系统紊乱症。一份由癌症女科学家贝弗里出具的健康调查显示，1974～1978年之间出生的当地孩子，其中56％有生育缺陷。自从搬进了拉夫运河，妇女流产率增加了300％，泌尿系统疾病增加了300％，儿童患病率明显偏高。州卫生局调查结果：当地居民的出生残障、流产、癌症和基因性疾病比率超高，1979年，17位怀孕妇女只有2位正常分娩，4人流产，2个死胎，9个新生儿有生理缺陷。年复一年，一个又一个家庭出现流产、死胎和新生儿畸形、泌尿系统疾病，许多成年人体内也查出各种肿瘤。

1978年春天，记者布朗报道拉夫运河污染事件，成为美国头条新闻。罗伊斯·吉布斯带头成立了拉夫运河业主协会，让美国民众了解污染问题对拉夫运河居民造成的伤害，唤起纽约政府的重视。纽约州卫生局不得不采取行动，对239户家庭进行检测，发现了大量的危险化学物质。1978年8月2日，纽约州卫生局发表声明，宣布拉夫运河处于紧急状态，命令关闭第99街小学，建议孕妇和两岁以下的小孩撤离，并委任机构马上执行清理计划。8月7日，凯里州长同意疏散239个家庭。考虑到安置费用难以承受，政府拒绝对周边660户居民进行疏散。拉夫运河业主协会四处演说，激起全美民众的关注。迫于全美民意压力，美国总统卡特颁布了紧急令，联邦和州政府负责对拉夫运河小区660户人家实施暂时性搬迁。1978年10月，垃圾场开始清理，在污染物表面铺埋一层黏土，防止污染物进一步泄漏。1980年10月1日，卡特总统访问了尼亚加拉大瀑布区，创立了"超级备用金"，这是联邦资金在美国历史上第一次被用于清理泄漏的化学物质和有毒垃圾场。拉夫运河社区居民起诉排放化学废料的胡克公司。因为当时没有相应的法律规定，胡克公司在多年前就已经将运河转让，并附上了当时卖荒地时有毒物质的警告书，此警告书成为胡克公司逃避污染责任的借口，诉讼屡诉屡败。后来，美国环境保护署将肇事方的母公司西方石油公司告上法庭，官司纠结多年。1995 年，西方石油公司同意支付 1.29 亿美元建立赔偿金。

30 多年以来，纽约州政府支付受害居民经济损失和健康损失费 30 亿美元，花费 4 亿多美元处置有毒废物。至今还有 3 个家庭在向尼亚加拉市政府、西方石油公司索要赔偿 1.13 亿美元。控诉方表示，当地居民仍遭受"新生儿先天缺陷、染色体异常、骨髓异常、心脏病、呼吸系统疾病、体温异常偏高、皮肤病、行为异常、学习能力缺失以及牙齿脱落"等问题的困扰。

拉夫运河污染事件对当地居民的健康危害令人触目惊心。污染事件的严重程度，涉及当地居民的广泛和长久的持续时间，美国政府承担的几十亿美元的沉重财政压力，全美民众的关注，迫使国会在 1980 年后半年加速了立法进程，并最终出台了《综合环境反应、赔偿和责任法》（Comprehensive Environmental Response, Compensation, and Liability Act, CERCLA）。这个法规规定联邦政府设立专门的"超级基金"，所以常被称为《超级基金法》。

《超级基金法》规定对美国国内所有相关污染企业进行征税，所得税款将用于清除剧毒废料场带来的环境威胁。《超级基金法》还规定大型企业必须为历史遗留的环境污染、损害和修复承担全责。新法规突破"法不溯及既往原则"，授权美国环境保护署无限期对污染企业进行追责，任何企业对环保问题造成的责任，可以无限期追溯。此外，《超级基金法》规定连带责任。无论这块土地现在与过去的主人是谁，所有为该企业运输污染物的公司，所有为该企业提供能源的供应商，都有可能承担清除污染后果的连带责任，都有可能被追责。原告可选择其中一个或数个实力雄厚的潜在责任人提起追偿诉讼。还有，即使企业的行为在当时并未违反环保法，只要违反了最新环保法标准，同样会被追究。最后，《超级基金法》规定对企业的罚金最高可达到污染清理费的三倍。在潜在责任人不能确定、无力或拒绝承担清理费用时，可动用法律新设的超级基金支付清理费用。美国《超级基金法》是历史上前所未有的最严厉的环保法，让污染环境的企业无处可逃。罗伊斯•吉布斯带头成立的拉夫运河业主协会团结一致，在跨国公司和政府的压力前没有退缩，唤起美国民众的环保意识，避免美国其他地方重蹈覆辙，直接推动诞生了《超级基金法》。罗伊斯•吉布斯被誉为"超级基金之母"。

《超级基金法》为全美污染场地建立了"国家优先名录"（NPL），并定期更新。利用场地调查信息，当危险等级分值超过 28.5 分时，污染场地被列入优先名录。当修复场地稳定达标后，予以删除。《超级基金法》实施 30 多年，成效显而易见：总花费超过 650 亿美元，清理污染一亿多立方米；1158 块场地完成修复工程，占累计列入国家优先治理名录场地的 68.1%；为数百万人提供了洁净的饮用水源；通过棕地（多指存在一定程度污染或环境问题的工业用地）开发创造的就业岗位超过 16 万个。"拉夫"事件是美国历史上不堪回首的一笔，《超级基金法》的宗旨不在于惩罚和追责，而是规避灾难的再次发生。

2. 保护莱茵河委员会（ICPR）的一致行动

著名的国际河流莱茵河发源于瑞士境内的阿尔卑斯山，流经法国、德国等九个国家，最后于荷兰汇入北海，该河流域面积为 15 万平方公里，人口约 5000 万，其中 2000 万人的饮用水取自莱茵河。瑞士是一个高度发达的资本主义国家，人均 GDP 一直居于世界前列，步入 20 世纪以来，随着工业社会的发展，莱茵河一度成了欧洲沿岸国家最大的下水道，造成了莱茵河的严重污染。

1986 年 11 月 1 日深夜，位于莱茵河畔的瑞士巴塞市的桑多兹化工厂失火，导致装有 1250t 剧毒农药的钢罐爆炸，硫、磷、汞有害物质随着大量的灭火剂和水流入莱茵河。桑多兹公司事后承认，共有 1246t 各种化学品被扑火用水冲入莱茵河，其中包括 824t 杀虫剂、71t 除草剂、39t 除菌剂、12t 汞和 4t 溶剂。事故导致下游 150km 内，60 多万条鱼被毒死，其中莱茵河的鳗鱼几近灭绝；500km 以内河岸两侧的井水不能饮用，靠近河边的自来水公司关闭，啤酒厂停产；给当地居民的生活带来了不便，给健康带来了极大的威胁。

随着莱茵河流域内人口的增加和工业的发展，莱茵河的水质日益下降，第二次世界大战以后，莱茵河沿岸国家的工业急剧发展，但环境管理工作却相对滞后，造成环境污染不断蔓延。来自上游的泥沙大量聚集在鹿特丹港口，当地政府不得不用船将其运走，而这需要大量的资金投入。面对财政和生态的压力，在荷兰的倡议下，莱茵河流经的 5 个主要国家——瑞士、德国、法国、卢森堡、荷兰，成立了"保护莱茵河委员会"（ICPR）。虽然在该委员会成立初期成效不大，但是随着各国对环境的重视，对莱茵河流域经过一系列整治，使得水质取得一定程度的改善。

然而这一系列的成效在剧毒物质污染莱茵河事件后付之一炬，使得刚刚"苏醒"的莱茵河再度陷入"昏迷"。事件发生以后各国政府高度关注，并授权 ICPR 制订进一步的行动计划。1987 年 10 月 1 日，ICPR 各成员国部长会议正式通过"莱茵河"行动计划，作为治理莱茵河的长期纲领。该计划的主要目标包括污染控制和生态环境的改善等部分，具体包括：①在 2000 年底之前，高档洄游鱼类应在莱茵河重现，而作为莱茵河最著名的品种——鲑鱼的重现应是一个标记；②改善水质，使莱茵河只需要采用简单的净化技术，就可以作为公共给水；③减少对泥沙的污染，使泥沙不仅可用于陆上，而且入海后对水环境不 致产生负影响。同时，ICPR 明确了 1995 年要实现的目标：①与 1985 年相比，排入莱茵河的主要有毒物质要削减 50%；②工厂的安全规范要更严谨；③安装必要的污染物排放监控系统；④必须将环境条件恢复到适合莱茵河典型植物和动物生存，拦河大坝必须建有过鱼通道，上游支流区域恢复鱼类产卵场，以满足鱼类特别是洄游鱼类的需要。

为了实现上述目标，每个国家都采取了相应的措施，如放养鱼苗，增加适合鱼类生存的栖息地，为缺水地区补水，鱼类监测监控，拆除支流上的大坝或设置鱼道等。面对污染事故引起了多边反应：事故发生后，瑞士的桑多斯化学公司迫于公众压力，捐赠了 500 万瑞士法郎来清除污染和改善水生动物的生活环境；在事故应急处理方面，各国联合开发了方便快捷的计算机决策支持系统模型，可以在事故发生后，立即预测整条莱茵河污染物的浓度以及到达时间、位置，以便立即启动相应的应急措施，防止和减轻污染带来的损失；ICPR 提出了法律性文件《污染事故预防和工厂安全》，以后又提出了一些技术要求，包括防止泄漏的安全要求、有害物质防倾覆技术要求、管道安全技术要求等；瑞士还起草了《有关重大事故的联邦法令》并于 1991 年正式颁布执行；在德国，联邦政府和各州政府也建立健全了防止水域污染的法律法规，并采用国家投资、企业集资和提高水费等方法，筹集到一大笔资金来建立城市污水处理中心及净水设施；此外，联合国欧洲经济委员会等组织也制定了一些相应的法律文件，如 1992 年的《工业事故越界影响公约》。到 1995 年，对行动计划的执行进行了检验。检查报告指出：工业生产的环境安全标准已经被严格执行，森林植被和湿地得到恢复，建立了完善的监测系统，为使鲑鱼及其他动物群落重返莱茵河，完成了一批新型鱼道建筑物的工程计划。到 2000 年莱茵河全面实现了预定目标，沿河森林茂密、湿地发育、水质清澈洁净。鲑鱼已经从河口洄游到上游——瑞士一带产卵，鱼类、鸟类和两栖动物重返莱茵河。莱茵河整治经验是，水环境改善的目标不是简单用若干水质指标来衡量，而是将目标确定为恢复一个完整的流域生态系统。这种目标建立在这样的理念基础之上：洁净的河流应该是一个健全生态系统的骨干。

3. 切尔诺贝利核电站核泄漏事件为世界核防护敲响了警钟

切尔诺贝利核电站位于乌克兰北部，距基辅以北 130km，它是苏联时期在乌克兰境内修建的第一座核电站。切尔诺贝利曾经被认为是最安全、最可靠的核电站。1986 年，一声巨响彻底打破了这一神话。由于操作人员违反规章制度，核电站的第 4 号核反应堆在进行半烘烤实验中突然失火，引起爆炸，其辐射量相当于 400 颗美国投在日本的原子弹。爆炸使机组被完全损坏，8t 多强辐射物质泄漏，尘埃随风飘散，致使俄罗斯、白俄罗斯和乌克兰许多地区遭到核辐射的污染，大约 1650km² 的土地被辐射。后续的爆炸引发了大火并散发出大量高辐射物质到大气层中，涵盖了大面积区域。外泄的辐射尘随着大气飘散到苏联的西部地区、东欧地区、北欧的斯堪的纳维亚半岛。乌克兰、白俄罗斯、俄罗斯受污染最为严重，由于风向的关系，据估计，约有 60% 的放射性物质落在白俄罗斯的土地上。但根据 2006 年的 TORCH（The Other Report on Chernobyl）报告指出，半数的辐射尘都落在上述的三个地区以外。

2005 年一份国际原子能机构的报告认为，直到当时有 56 人丧生，47 名核电站工人及 9 名儿童患上甲状腺癌，并估计大约 4000 人最终将会因这次意外所带来的疾病而死亡。对于国际原子能机构的结论，其他组织却有着大相径庭的调查结果。在结论和观点相反的调查中，以环境保护组织绿色和平组织的结果最令人震惊。该组织于 2006 年 4 月 18 日发表报告称，切尔诺贝利核事故导致 27 万人患癌，因此而死亡的人数达 9.3 万。与此同时，英国两名研究人员的一项研究表明，切尔诺贝利核事故的长期影响可能导致另外 6.6 万人死于癌症。也就是说，除了国际原子能机构承认的死亡数外，还有 6.6 万人死于辐射所致的癌症，仅这个数字就是国际原子能机构所承认的死亡数的 15 倍还多。专家称消除切尔诺贝利核泄漏事故后遗症需 800 年，而反应堆核心下方的辐射自然分化要几百万年；27 万人因切尔诺贝利核泄漏事故患上癌症，全球共有 20 亿人口受切尔诺贝利事故影响。

虽然已过去多年，但切尔诺贝利核事故带来的噩梦远没有结束。首先，切尔诺贝利核电站依然存在安全隐患，目前，"石棺"下还封存着约 200t 核原料。近年来，"石棺"顶部发生倾斜，表面出现裂缝，甚至有崩塌的危险。更危险的是坚固的外壳挡不住地下水的渗透，反应堆内的核物质随着地下水继续污染周围地区，危及乌克兰的饮用水源，因此，这座"石棺"被俄媒体称作"延时引爆的地雷"。更可怕的是，核事故给人们造成的心理阴影难以消除。如今，任何与核有关的话题仍会触动乌克兰民众敏感的神经，需不需要发展核电，核电安全如何保障，核废料如何处理等在乌社会引起广泛争议。为摆脱在核电领域对俄罗斯的依赖，乌克兰政府决定与美国公司合作修建核废料储藏库，结果引发很多民众的恐慌。一位当地学者就曾对记者说，他很担心兴建核储藏库会增加乌克兰的核污染威胁。

在白俄罗斯受灾严重的戈梅利州，父母纷纷把儿女送往明斯克上大学或中专，希望他们毕业后不要再回家乡。白俄罗斯人甚至已到了谈"核"色变的程度。邻国立陶宛去年提出要在与白俄罗斯接壤的地方建造一个核废料储存场，结果引起白俄罗斯各界的强烈抗议。反对者认为"任何新的核事故都将使白俄罗斯走向毁灭"。在俄罗斯，谈到切尔诺贝利时许多人都还心有余悸。一位俄罗斯人感慨地说："核泄漏事故将深深刻在俄罗斯人的记忆中，永远无法抹去。"

30 多年来，各受灾国都做出了巨大的努力。乌克兰 20 年内已投入 150 亿美元用于救灾工作。白俄罗斯政府建立了覆盖全国的核辐射监测网，在未受污染的地区为动迁居民新建了 239 个配有完善生活设施的村庄。受严重污染的 1000 多平方公里土地被划为核生态自然保护区，不许人居住，只能开展核生态研究。

4. 日本政府的环境污染治理为世界提供了经验

日本同样经历了只专注发展经济而忽视环保的时代，20世纪60～70年代，日本发生了三次重大环境污染事件。①骨痛病事件：富山神东川排放的废水中含有金属镉，农民引河水灌溉，废水中的镉转到土壤和稻谷中，既饮用了含镉的水，还食用了含镉的米，镉进入体内后产生蓄积，最终导致骨痛病。②四日市哮喘事件：四日市石油冶炼和工业燃油排放有毒气体和有毒铝、锰、钴等重金属粉尘，当地人吸入肺部，造成哮喘病发生增加。③日本米糠油事件：北九州市爱知县一带，一家食用油工厂生产米糠油时用多氯联苯作脱臭工艺中的热载体，毒物混入米糠油，造成居民食用中毒。

由于环境污染事件频发，以此为契机，日本政府加大了环境保护力度，特别重视环境立法工作，强调依法治理环境问题。1967年公布的《公害对策基本法》，首先对公害进行了定义，是指由于工业或人类其他活动所造成的相当范围的大气污染、水质污染（包括水质、水的其他情况以及江河湖海及其他水域的水底状况）、土壤污染、噪声、振动、地面沉降（矿井钻掘所造成的下陷除外）和恶臭气味，以致危害人体健康和生活环境的状况。随后它规定了环境标准、国家对策（关于排放的控制，关于土地利用及设置设施的控制，关于促进防治公害设施的修建、监视和测定等制度的建立、考察与调查的进行，关于促进科学技术的发展，关于普及知识与交流情报，关于地区发展计划中对防治公害的考虑，关于自然环境的保护等）、地方政府应采取的措施，特定地区的防治公害（制订防治公害计划，执行防治公害计划）、处理公害纠纷的损害救济等；还有相关费用负担和财政措施，规定了造成公害企业的费用负担，对地方政府的财政措施，对企业的资助，以及公害对策会议和公害对策审议会部分，规定了机构、职权、组成以及其他事宜等。《公害对策基本法》针对工业界制定污染物排放控制标准，是实施与污染对策有关的综合政策，特别是对工业污染及工矿企业等污染源的控制倾注了很大力量。在此基础上制定了《公共水域水质保全法》《工厂排污规制法》《烟尘排放规制法》《大气污染防治法》《噪声规制法》《水质污染防治法》《海洋污染防治法》《恶臭防治法》和《自然环境保护法》等一系列法律法规，正式拉开了环保序幕。而后随着环境问题转向城市生活型污染以及全球环境问题，不仅是城市生活型的大气污染和水质污染问题，还有其他领域，如废弃物、化学物质引起的对环境损害的风险问题、自然及生态系统的保护问题、生物多样性和全球变暖等问题的出现，日本颁布了《环境基本法》，其要求在"循环""共生""参与"及"国际合作"四项原则下，使社会经济活动最大限度地减少对环境造成的负荷，使得环境保护得到进一步发展。

日本成功走出了20世纪60～70年代环境的严重污染，许多方面值得世界各国借鉴。首先是政府加强规划研究，明确防治重点；其次，强调市场在防治环境问题中的作用，通过奖惩方式引导企业自觉形成环保意识；最后，通过大力弘扬健康、积极的消费理念和生活方式，让广大民众同样参与到环保中。

第二节　法律体系

环境致癌物是环境污染治理所面对的巨大挑战，环境污染的零级预防则是指政府各部门通过制定并执行法规、政策、国家标准、指南等，行使自身的政府职能，预防环境中人工致癌物的产生，持续检测各种环境致癌物在环境中的浓度，并在发生环境致癌物造成的污染事件后及时反应，最大程度上减少环境致癌物对公众环境和国民健康造成的危害。

环境致癌物的零级预防与一级、二级、三级预防不同，是真正意义上的从根源上控制环境致癌物的产生、排放，以达到对公众健康的最大保护。环境致癌物的零级预防也可以看作是整个四级预防体系中最为重要的一环，也是参与组织、投入社会资源和受益人口最多的一环。零级预防的主体是政府。政府不仅作为国家公共行政权力的象征、承载体和实际行为体，代表着全体人民行使宪法所赋予的公共决策的权力，并且拥有以国家武装力量作为坚强后盾的强制执行力，在关乎全体人民健康的环境致癌物零级预防中是最关键的不可或缺的主力军。政府各部门通过制定并执行环境致癌物相关的法规、政策、国家标准、指南等，行使自身的政府职能，积极参与到环境致癌物的零级预防中来，是政府不容推卸的责任。

法律、法规是由国家立法机关制定的，以国家强制为保障实施的行为规范。国家立法机关通过制定环境致癌物相关的法律法规，不仅为政府相关部门及企、事业单位和个人的行为提供行为规范，并对各种危害环境及人民健康的违法行为明确规定了处罚办法，为执法部门的执法行为提供了法律依据。当然，处罚并不是目的，当危害行为已经发生后，对责任人的处罚已经无法改变危害行为产生的后果，国家立法机关制定环境致癌物相关法律、法规的主要目的在于提高全体人民的法律意识和环保意识，并指导政府部门及社会组织做好环境致癌物零级预防的工作。

1. 美国环境污染治理的法律体系

美国防治大气污染的进程，是通过制定法律、建立监管机构、提高技术水平、采用经济激励、调动公众参与等措施逐步改善的。美国大气污染防治的法律法规包括联邦、州、地区、地方政府四个层次，每一层次的法律法规都明确规定了各级政府在治理空气上的权限和职责，各有侧重，层层衔接，不断形成了一套完整、全面、适用于环境污染治理的法律体系。

1899 年《垃圾法》，1910 年《联邦杀虫剂法》，1924 年《防止河流油污染法》，1938 年《联邦食品、药品和化妆品法》，1947 年《联邦杀虫剂、灭菌剂及灭鼠剂法》，1948 年《联邦水污染控制法》，1954 年《原子能法》，1955 年《联邦大气污染控制法》，1960 年《联邦有害物质法》《空气污染控制法》，1963 年《清洁空气法》，1965 年《机动车空气污染控制法》《鱼类和野生生物协调法》，1967 年《空气质量法》，1968 年《自然和风景河流法》，此外，还多次修改了《水污染防治法》和《大气污染防治法》。到 1969 年，美国颁布了《国家环境政策法》，环境政策和立法从防治污染转变为保护整个生态环境。1970 年颁布了《环境质量改善法》《美国环境教育法》《清洁空气法》，1972 年《海岸带管理法》《海洋哺乳动物保护法》《海洋保护研究及禁渔区法》《联邦环境杀虫剂控制法》《噪声控制法》，1973 年《濒危物种法》，1974 年《安全饮用水法》，1975 年《有毒物质运输法》，1976 年《联邦土地政策及管理法》《资源保护与回收法》和《有毒物质控制法》。进入 20 世纪 80 年代后，美国进一步加强了酸、能源、资源和废弃物处置方面的立法，制定了《酸雨法》《机动车燃料效益法》《生物量及酒精燃料法》《固体废物处置法》《超级基金法》和《核废弃物政策法》。到目前为止，美国联邦政府已经制定了几十个环境法律，上千个环境保护条例，形成了一个庞杂和完善的环境法体系，美国是一个联邦制国家，各州也有自己的环境法，并具有重要作用。联邦大气污染控制法规《空气污染控制法》是一项全国性的立法，具有广泛的约束力，由联邦政府制定空气质量标准，制定车辆的认证、检测、减排配件应用、燃料生产标准等多项制度。该法案是环境保护署开展行政管理的依据，赋予了环境保护署对污染大气的行为提起民事和刑事诉讼的权利。

美国环境保护署（EPA）通过制定全国的环保法规，提供资金和技术支持等，致力于环境问题的改善。每个州和地区按照环境保护署法律政策的规定，都有清洁空气的标准，定期提交空气质量"达标"的详细实施计划。如果有州政府没有完成计划，环境保护署将采取强制性措施，确保空气质量达标。美国在大气污染防治过程中，最有特色的是利用市场经济手段控制污染排放，建立了排污权交易体系，排污权交易市场应运而生，逐步建立起以气泡、补偿、银行、容量节余为核心内容的排污权交易体系。同时提高技术水平，提高大气污染监测标准。自 1997 年开始，美国开始将颗粒物细分为细颗粒物和粗颗粒物分别监测。因为 $PM_{2.5}$ 属于可吸入肺的颗粒物，对人体健康的影响很大，美国于 2006 年还更新了 $PM_{2.5}$ 含量的新标准，由先前的 $65\mu g/m^3$ 下降为 $35\mu g/m^3$。

2. 欧洲的环境保护法律法规

在世界范围内，英国在环境治理方面为世界提供了值得借鉴的立法经验，早在 1821 年关于蒸汽机和水车头的法律就包含了防治大气污染的规定。1847 年自来水厂供水法也有关于保护水质的规定。1848 年制定了《公共卫生法》，1863 年制定了《制碱法》，1876 年颁布了《河流污染防治法》。1906 年的《制碱等工厂管理法》，1907 年的《公共卫生（食品）法》，1926 年的《公共卫生（消烟）法》，1932 年的《城镇与国家规划法》，1946 年的《原子能法》。1952 年 12 月，"伦敦烟雾事件"，一场毒雾夺走了超过 1.2 万人的生命，英国加强了对环境污染的控制，1957 年颁布《煤矿开采法》，1960 年《清洁河流法》和《噪声控制法》，1963 年《水资源法》，1968 年《清洁大气法》，1965 年《核设施安装法》，1967 年《森林法》，1968 年《乡村法》，1971 年《油污染控制法》，1972 年《天然气法》，1973 年《水法》，1974 年《海洋倾废法》和《污染控制法》，1980 年《天然气法》《公路法》和《食品与环境保护法》。1982 年颁布的刑法，增加了对危害环境的犯罪行为实行刑事制裁的规定。

20 世纪 90 年代末，英国通过立法成立环境署，形成专门统一治理环境的管理机构，将土地、空气和水资源的管制纳入统一的治理轨道。1994 年在全球第一个制定了可持续发展战略，是世界上第一个提出了《SEA 指令》导则的国家。英国环境保护法规内容非常丰富，相继颁布有《有毒废物处置法》《水资源法案》《自来水工业法案》《清洁大气法案》《污染预防法》，以及《河流法》《废弃物管理法》等。英国的环境治理为我们提供了借鉴经验。

法国是世界上能源结构相对合理的国家之一，为了治理巴黎等城市的大气污染问题，一方面，法国中央政府在国家层面出台了一批法律法规及行动计划；另一方面，巴黎地方政府则根据当地的实际特点实施了一些个性化的治理措施。1996 年出台了《防止大气污染法案》，2010 年颁布了《空气质量法令》，规定 $PM_{2.5}$ 和 PM_{10} 浓度上限，可吸入颗粒物 1 年内超标天数不得多于 35 天。2005 年通过了《能源政策法》，2007 年推出"环境问题协商会议"。2011 年法国中央政府出台了"颗粒减排计划"，力争到 2015 年使可吸入颗粒物（$PM_{2.5}$）在 2010 年的基础上再减少 30%。截止到 2012 年底，该计划已有 40% 的措施已实施，另有 50% 的措施正在实施过程中。

德国大约有 8000 部联邦和各州的环境法律，并且还有欧盟 400 多部法规在德国执行，政府有 50 万人在管理环保法律。1972 年的《垃圾处理法》，1974 年的《控制大气排放法》《联邦污染防治法》，1976 年的《控制水污染防治法》，1979 年的《关于远距离跨境空气污染的日内瓦条约》，1983 年的《控制燃烧污染法》和保护海洋在内的水域《废水征税法》，1986 年建立了联邦及各州的环保局，接着在 1994 年把环保责任写入国家基本大法（德国的环境法主要由公法、行政法和行政诉讼构成）。1999 年签署《哥德堡协议》。德国的环境保护法内容庞杂，一共约有 9000 个相关文本。德国环境法的法律既有国内法的规定，也有国际法特别是欧盟法的规定，德国作为欧盟的成员国，欧洲的法律有的可以直接适用，有的转化适用，公众知情权、参与权、参加听证会议权等权利均来自欧盟法，德国依托欧盟法的体系建立了德国环境法体系，体现了可持续发展原则、污染者负担原则和合作原则，主要内容包括水利法、垃圾法、土壤保护法、环境信息法等。德国企业界的环保意识不断提高，在欧盟已有 3000 多家企业取得了 ISO 14000 环境管理标准认证，其中德国就占到了 2/3。通过这些法律规范及标准，确保德国的环境污染限制到最低程度，促进环境和社会的可持续发展。

欧盟负责环境保护管理的部门是环境总司。环境总司下设 6 个司，其职责包括提出欧盟高水平的环境保护政策，监督各成员国实施环保法规，调查处理公民或非政府机构的投诉，代表欧盟参加环保领域国际会议，为欧盟环保项目提供财政支持等。1972 年前，欧共体环境政策主要以《罗马条约》为基础，1973 年，欧共体以《欧共体理事会以及理事会中成员国政府代表会议的宣言》的形式通过了《欧共体第一个环境行动计划》，由此促成了共同体统一环境政策的形成与发展。1992 年欧盟缔结了《欧洲联盟条约》，即《马斯特利赫特条约》。1993 年生效的《马斯特里赫特条约》使环境政策在欧盟中的法律地位得到进一步加强。第一次在核心条文中明确将环境保护列为共同体的宗旨和活动之一，并规定了共同体环境政策的四大目标，即：①维护、保护和改进环境质量；②保护人类健康；③谨慎和合理地使用自然资源；④在国际上促进应对区域或全球性环境问题的措施。条约同时规定"共同体政策必须结合有关环保要求来制定和实施"，使高水平的环境保护作为欧盟制定各项政策必须考虑的一条重要原则，并在废弃物管理、噪声污染、化学品污染、水污染、空气污染、保护自然和生态环境、预防和治理环境灾害等方面制定一系列环境政策。欧盟成员国在 1973～2011 年间通过六个环境行动计划推动环境治理进程：第一个环境行动计划欧盟明确指出了其环境政策的目标，即提高生活质量、改善环境和人类的生存条件；第二个环境行动计划基本上是第一个行动计划的延续和扩大，对噪声污染也提出了更广泛、更具体的措施；第三个环境行动计划欧盟对原有的环境政策进行了变革，明确强调了加强环境政策预防性特征的重要性；第四个环境行动计划强调了环境保护与其他政策（如就业、农业、运输、发展等）的综合必要性，提出全球合作的必要性；第五个环境行动计划以可持续发展为中心，其目标不再是简单的环保，而是在不损害环境和过度消耗自然资源的条件下追求适度的增长，这种增长不应破坏经济社会的发展和对环境资源需求之间的平衡；第六个环境行动计划命名为"环境 21，我们的未来，我们的选择"，计划着重保护自然和生物的多样性、环境和健康、可持续的自然资源利用与废物管理为四个优先领域。

3. 中国环境污染的预防和治理已经形成完整的法律体系

中国政府对环境污染的预防和治理充分反映了政府的一系列运行职能：决策、立法、组织、协调、控制和监督。政府在制定各项法律法规、政策、标准、计划、项目时将其对环境污染零级预防的影响考虑在内，将环境污染零级预防的要求纳入政府决策、规划和管理的各个环节，体现在政府施政的各个方面。这就要求各级政府部门应该对环境污染的重要性要有充分的认识，在做出重大决策的时候充分听取社会各界，特别是环境致癌物零级预防方面专家的意见，以达到科学决策的目的。中国的环境立法相对西方国家起步较晚，1979 年将环境立法纳入全国人大议事议程。通过了环境保护法，1982 年宪法做出"国家保护和改善生活环境和生态环境，防治污染和其他公害"的规定。我国目前已经制定的环境污染治理相关的法律、法规包括《中华人民共和国环境保护法》《中华人民共和国水污染防治法》《中华人民共和国食品安全法》《中华人民共和国大气污染防治法》《中华人民共和国海洋环境保护法》《中华人民共和国放射性污染防治法》《中华人民共和国药品管理法》《中华人民共和国传染病防治法》《中华人民共和国农药管理条例》《中华人民共和国土地管理法》等，不断完善环境污染相关的法律体系，更好地指导环境致癌物的预防工作。

目前中国已经颁布环境保护法律 10 件，资源保护法律 20 件，环保行政法规 25 件。地方性环保法规和规章 700 余件，环保规章数百件，环境标准 1000 余项。签署《生物多样性公约》等多边国际环境条约 50 余件。同时，中国环境保护 37 项行政许可，对项目建设环境的管理，对放射性同位素、射线装置、核设施、核安全设备等的监管，对污染物排放、危险废物的处置等覆盖了环保行政管理的重要领域。

中国环境保护立法主要基于三大原则：预防为主、防治结合政策；谁污染、谁治理政策；强化环境管理政策。自 20 世纪 80 年代开始，陆续对污染物及有害物质的容许含量做出规定，建立了国家环境质量标准，如大气环境质量标准、城市区域环境噪声标准、海水水质标准、地面水环境质量标准、地下水质量标准、保护农作物的大气污染物最高允许浓度、机场周围飞机噪声环境标准、渔业水质标准、农田灌溉水质标准等。多年来从中央到地方不断出台不同行业环境污染物排放标准，控制环境污染的源头。例如：杂环类农药工业水污染物排放标准，化学合成类制药工业水污染物排放标准，电镀污染物排放标准，制浆造纸工业水污染物排放标准，羽绒工业水污染物排放标准，合成革与人造革工业污染物排放标准，发酵类制药工业水污染物排放标准，提取类制药工业水污染物排放标准，中药类制药工业水污染物排放标准，生物工程类制药工业水污染物排放标准，煤炭工业污染物排放标准，皂素工业水污染物排放标准，医疗机构水污染物排放标准，啤酒工业污染物排放标准，柠檬酸工业污染物排放标准，味精工业污染物排放标准，兵器工业水污染物排放标准，城镇污水处理厂污染物排放标准，合成氨工业水污染物排放标准，混装制剂类制药工业水污染物排放标准，制糖工业水污染物排放标准，纺织染整工业水污染物排放标准，烧碱、聚氯乙烯工业水污染物排放标准，钢铁工业水污染物排放标准，肉类加工工业水污染物排放标准，海洋石油开发工业含油污水排放标准，船舶工业污染物排放标准，船舶污染物排放标准等。

每一项环境保护标准都对污染物排放、监测规范、方法标准做了明确规定。例如对水质环境污染物的监测技术方法进行统一规范，例如，水质多环芳烃的测定（液液萃取和固相萃取高效液相色谱法），水质氰化物的测定（容量法和分光光度法），水质铜的测定（二乙基二硫代氨基甲酸钠分光光度法），水质铜的测定（2,9-二甲基-1,10-菲啰啉分光光度法），水质氟化物的测定（茜素磺酸锆目视比色法），水质氟化物的测定（氟试剂分光光度法），水质银的测定（镉试剂 2B 分光光度法），水质二噁英类的测定（同位素稀释高分辨气相色谱-高分辨质谱法），水质汞的测定（冷原子荧光法），水质硫酸盐的测定（铬酸钡分光光度法），水质氯化物的测定（硝酸汞滴定法），水质锰的测定（甲醛肟分光光度法），水质铁的测定（邻菲啰啉分光光度法），水质硝酸盐氮的测定（紫外分光光度法），水质粪大肠菌群的测定（多管发酵法和滤膜法），水质化学需氧量的测定（快速消解分光光度法），水质氨氮的测定（气相分子吸收光谱法），水质凯氏氮的测定（气相分子吸收光谱法），水质亚硝酸盐氮的测定（气相分子吸收光谱法），水质六种特定多环芳烃的测定（高效液相色谱法）。

为明确各级政府职能部门的责任，对环境污染的监管形成一整套监测和报告制度，例如，环境监测报告制度、农业环境监测报告制度、环境监测办事制度、环境监测工作制度规定、环境监测办事制度规定等。将环境污染控制在初始状态，让污染事件不发生是零级预防的目标，中国各级政府为此出台了各种控制、监管环境污染的方法，2000 年以来各级政府不断出台管理办法。例如：上海市医疗废物处理环境污染防治规定，上海市饮食服务业环境污染防治管理办法，北京市通州区人民政府关于通州区控制大气环境污染第十一阶段措施，山东省防治环境污染设施监督管理办法，山东省环境污染行政责任追究办法，河北省环境污染防治监督管理办法，苏州市餐饮业环境污染防治管理办法，浙江省环境污染监督管理办法，四川省环境污染事故行政责任追究办法，昆明市餐饮业环境污染防治管理办法，江西省环境污染防治条例，西宁市居民居住环境污染防治办法，萍乡市饮食娱乐服务业环境污染防治办法，福建省环境污染防治专项资金管理暂行办法，本溪市环境污染防治设施管理办法等。

政府加强了对环境污染事件的惩罚力度。最高人民法院、最高人民检察院关于办理环境污染刑事案件适用法律 2013 年开始生效，规定了"破坏环境资源保护罪"和"环境污染责任"，最高人民法院和最高人民检察院还分别做出了关于惩治环境犯罪法律适用的司法解释。政府加强了对环境污染重大事件进行行政问责和通报。

中国政府将重大环境污染的治理纳入国家中长期发展规划，并要求各级人民政府的环境保护行政主管部门、卫生行政主管部门、国家海洋行政主管部门、港务监督、渔政、渔港监督、军队环境保护部门和各级公安、交通、铁道、民航管理部门、土地、矿产、林业、农业、水行政主管部门，各自行使自己的职责，为切实解决突出的环境问题而相互协作。国家"十二五"规划提出明确的环境污染预防和治理目标，要求在改善水资源环境方面重点推进淮河干流、海河流域、辽河流域、三峡库区及其上游、松花江流域、黄河中上游、太湖流域、南水北调中线丹江口库区、长江中下游、珠江流域的污染防治力度，实现水质稳定并有所好转。将西南诸河、西北内陆诸河、东南诸河、鄱阳湖、洞庭湖、洪泽湖、抚仙湖、梁子湖、博斯腾湖、艾比湖、微山湖、青海湖和洱海等作为保障和提升水生态安全的重点地区，落实水污染防治和水生态安全保障措施。加强对黑龙江、乌苏里江等河流的环境监管和污染防治力度。综合防控海洋环境污染和生态破坏，近岸海域水质总体保持稳定，长江、黄河、珠江等河口和渤海等重点海湾的水质有所改善。"十二五"期间要实施多种大气污染物综合控制，完善重点行业污染物排放标准，严格污染源监管，减少含汞、铅和二噁英等有毒有害废气排放，实行城市空气质量分级管理。对土壤环境的保护，完善土壤环境质量标准，制定农产品产地土壤环境保护监督管理办法和技术规范。研究建立建设项目用地土壤环境质量评估与备案制度及污染土壤调查、评估和修复制度，明确治理、修复的责任主体和要求。国家重金属污染综合防治"十二五"规划明确指出我国部分地区环境中重金属超标。全国一些地区土壤存在不同程度的重金属污染，主要污染物是汞、铅、砷，其次为铬、镉、铜、锌、锰、铊等。明确指出重金属元素具有较强的迁移、富集和隐藏性，可经空气、水、食物链等途径进入人体，生物毒性显著，易引发慢性中毒，具有致癌、致畸及致突变作用，对免疫系统有一定影响，威胁人体健康和食品安全。国家重点防控的重金属污染物是铅（Pb）、汞（Hg）、镉（Cd）、铬（Cr）和类金属砷（As）等，兼顾镍（Ni）、铜（Cu）、锌（Zn）、银（Ag）、钒（V）、锰（Mn）、钴（Co）、铊（Tl）、锑（Sb）等其他重金属污染物。"十二五"期间重点区域重点重金属污染物排放量比 2007 年减少 15%，环境质量有所好转，湘江等流域、区域治理取得明显进展；非重点区域重点重金属污染物排放量不超过 2007 年水平，重金属污染得到有效控制。

第三节　行政监管

有效的政府行政监管是环境污染预防和治理的重要途径，世界在预防和治理监管过程中，不但需要完善的法律、法规和行政依据，而且必须制定环境污染物监管的科学计量标准，做到对环境中各种环境致癌物的含量进行实时的监测，对企业排放的废水、废气、固体废弃物等其中的环境致癌物含量进行测定，对不符合标准的要及时治理并追究相关责任单位和个人的法律责任。按照符合社会道德法律、规范标准，引导、监督社会各个生产生活环节中环境致癌物的预防工作。为此各国政府行政主管部门都对环境中致癌物质的分布、含量设立监管标准。

环境监测是指运用物理、化学、生物等现代科学技术方法，间断或连续地对环境化学污染、物理污染、生物污染等因素进行现场的监测和测定，做出正确的环境质量评价。随着工业和科学的发展，环境监测的内容也由工业污染源的监测，逐步发展到对大环境的监测，即监测对象不仅是影响环境质量的污染因子，还包括对生物、生态变化的监测。对环境污染物的监测往往不只是测定其成分和含量，而且需要进行形态、结构和分布规律的监测。对物理污染因素（如噪声、振动、热、光、电磁辐射和放射性等）和生物污染因素也应进行监测。环境监测的目的是准确、及时、全面地反映环境质量现状及发展趋势，为环境管理、污染源控制、环境规划等提供科学依据。具体归纳为：①根据环境质量标准评价环境质量；②根据污染分布情况，追踪寻找污染源，为实现监督管理、控制污染提供依据；③收集本底数据，积累长期监测资料，为研究环境容量、实施总量控制和目标管理、预测预报环境质量提供基础数据；④为保护人类健康、保护环境，合理使用自然资源，制定环境法规、标准、规划等服务。

美国国家环境保护署（U. S. Environmental Protection Agency，USEPA）（简称为环保署）的具体职责是根据国会颁布的环境法律制定和执行环境法规，从事或赞助环境研究及环保项目，加强环境教育以培养公众的环保意识和责任感。在美国的环境科学、研究、教育和评估方面具有领导地位。20 世纪 70 年代 USEPA 开始组建及运行州和地方空气监测网络（state and local air monitoring stations，SLAMS）以及国家空气监测网络（national air monitoring stations，NAMS），用于监测环境空气质量标准中的指标污染物，评估空气质量是否达到国家环境空气质量标准（National Ambient Air Quality Standard，NAAQS）。目前，SLAMS 发展到 4000 多个监测点位，已成功覆盖全国，并设立了美国当前和未来的空气检测战略目标。

中国环境监测总站成立于 1980 年，是全国环境监测的技术中心、网络中心、数据中心、质控中心和培训中心，主要职能是承担国家环境监测任务，引领环境监测技术发展，为国家环境管理与决策提供监测信息、监测报告及技术支持，对全国环境监测工作进行技术指导。具体职能是：承担全国环境质量综合分析与评价工作；承担国家环境监测网络技术支持工作；承担全国环境监测技术体系建设；承担国家环境监测任务；承担全国环境监测质量保证与质量控制的技术支持工作；负责全国环境应急监测的技术指导；承担全国环境统计的技术工作；承担全国环境监测专业技术培训；开展国际环境监测技术交流与合作。

1. 美国与中国生活饮用水中可能致癌物监管标准

生活饮用水中可能含有已被证明有致癌作用或极有可能有致癌作用的污染物及其来源、美国和中国卫生标准中所限定阈值见表 8-1。具体详见 GB 5749—2006《生活饮用水卫生标准》。

表 8-1 美国与中国生活饮用水中可能致癌物监管标准①

环境致癌物	IARC 分类	美国环保署饮用水标准	中国饮用水卫生标准（GB 5749—2006）	污染物来源
苯	1	0.005	0.01	某些食物、气体、药物、农药、油漆和塑料工业

环境致癌物	IARC 分类	美国环保署饮用水标准	中国饮用水卫生标准（GB 5749—2006）	污染物来源
四氯化碳	2B	0.005	0.002	溶剂及其降解物
间二氯苯	2B	0.075	—	室内除味剂、卫生球
1,2-二氯乙烷	2B	0.005	0.03	含铅汽油、烟熏消毒剂
1,2-二氯乙烯	NR[②]	0.007	0.03	塑料、染料、香水、油漆
三氯乙烯	2A	0.005	0.07	纺织品、黏合剂、金属油污清除剂
锑	2B	0.006	—	阻燃剂、陶瓷、电子行业、烟火、焊接
石棉（>10μm）	1	7[③]	—	自然沉积、石棉凝土管道
铍	1	0.004	—	电子、航空、国防工业
镉	1	0.005	0.005	电镀水管腐蚀、自然沉积、电池、油漆
铬	1	0.1	0.05	自然沉积、采矿、电镀
硝酸盐	NR	10	10	动物垃圾、化肥、自然沉积、防腐水箱、污水
亚硝酸盐	NR	1	—	动物垃圾、化肥、自然沉积、防腐水箱、污水
丙烯酰胺	2A	TT[④]	0.005	污水和废水处理中使用了絮凝剂
甲草胺	NR	0.002	—	庄稼除草剂
氯丹	2B	0.002	—	杀白蚁剂
二溴一氯丙烷	2B	0.002	—	烟熏消毒剂
二氯甲烷	2B	0.005	0.02	油漆、金属油污清洗剂、火箭推进剂、萃取剂
二噁英	1	0.00000003	—	化工生产副产物、除草剂
3-氯-1,2-环氧丙烷	2A	TT	—	水处理试剂、环氧树脂、涂料
二溴乙烯	2A	0.00005	—	含铅汽油添加剂、烟熏消毒剂
七氯	2B	0.0004	0.0004	杀白蚁剂
环氧化氯	NR	0.0002	—	七氯
六氯代苯	2B	0.001	0.01	农药生产副产品
PAHs	2A	0.0002	—	煤焦油涂料、燃烧有机物、火山爆发、化石燃料
多氯联苯	2A	0.0005	—	冷却油、塑化剂
苯二酸盐	2B	0.006	—	PVC 及其他塑料
西玛津	NR	0.004	—	除草剂
四氯乙烯	2A	0.005	0.04	化学干洗剂和其他溶剂
α 射线	NR	15[⑤]	—	自然界放射性物质衰减
砷	1	0.05	0.01	自然界沉积物、冶炼厂、玻璃、电子废物、果树
β 射线	NR	4[⑥]	—	自然界或人工制造放射性物质
综合放射性镭（226/228）	NR	5[⑦]	—	自然界沉积物
总三卤甲烷	NR	0.1	1	饮用水消毒副产物

① 除特殊注明以外，所有浓度单位均为 mg/L。

② NR 为国际癌症研究会目前尚未对其致癌性进行分类。

③ 石棉浓度单位为每升百万根纤维。

④ TT 即该污染物需特殊处理。

⑤ α 射线的剂量单位为 pci/L。

⑥ β 射线的单位为 mrem/a。

⑦ 放射性镭的单位为 pci/L。

美国国家环境保护署针对饮用水中的重金属及潜在的健康影响报告显示，USEPA 制订了公共用水系统提供的水中具体污染物的控制量限值，而且为了保护公共健康特别注明可能的污染物来源及长期低剂量暴露对公共健康可能产生的影响。如表 8-2 所示。

表 8-2　USEPA 规定的公共用水中污染物控制量限值及低剂量暴露影响

污染物	MCLG/(mg/L)	MCL 或 TT/(mg/L)	长期暴露在 MCL 水平以上的潜在健康影响(除非指定短期)	饮用水的污染源
锑	0.006	0.006	血胆固醇增加;血糖降低	炼油厂的排放物;阻燃剂;陶瓷;电子;焊料
砷	0	0.010(截至 01/23/06)	皮肤损伤或循环系统的问题,会增加患癌的风险	自然沉积物腐烂;果园的径流,玻璃和电子生产废物的径流
石棉(纤维＞10μm)	7 百万纤维—L(MFL)	7MFL	增加产生良性肠息肉的风险	水源中的石棉水泥腐烂;自然沉积物腐烂
钡	2	2	血压增加	钻孔废物的排放物;金属精炼厂的排放物;自然沉积物腐烂
铍	0.004	0.004	肠损伤	金属精炼厂和烧煤厂的排放物;电子、航空和国防行业的排放物
镉	0.005	0.005	肾脏损害	镀锌管腐蚀;自然沉积物腐烂;金属精炼厂的排放物;废旧电池和油漆的径流
铬(总量)	0.1	0.1	变应性皮炎	钢厂和制浆厂的排放物;自然沉积物腐烂
铜线	1.3	TT:干预水平＝1.3	短期暴露:胃肠痛长期暴露:肝脏或肾损害如果水中的含铜量超过干预水平,那么患有威尔逊病的人应该咨询他们的个人医生	家庭水管系统腐蚀;自然沉积物腐烂
氰化物(自由氰化物)	0.2	0.2	神经损伤或甲状腺问题	钢厂/金属精炼厂的排放物;塑料厂和废料场的排放物
氟化物	4.0	4.0	骨疾病(骨头疼和柔软);儿童长出斑釉牙	促进牙齿强健的水添加剂;自然沉积物腐烂;废料场和铝厂的排放物
铅	0	TT:干预水平＝0.015	孕妇和儿童:身体或精神成长延迟,儿童的注意力和学习力有缺陷;成人:肾脏问题,高血压	家庭水管系统腐蚀;自然沉积物腐烂
汞(无机)	0.002	0.002	肾脏损害	自然沉积物腐烂;精炼厂和工厂的排放物;填埋区和农田的径流
硝酸盐(测量氮气)	10	10	饮用含氮水平超过 MCL 的饮用水超过六个月的孕妇会患有严重的疾病,若未及时治疗,就会死亡。症状包括呼吸短促和蓝眼婴儿综合征	废料使用的径流;化粪池、下水道泄漏;自然沉积物腐烂
亚硝酸盐(测量氮气)	1	1	饮用含氮水平超过 MCL 的饮用水超过六个月的孕妇会患有严重的疾病,若未及时治疗,就会死亡。症状包括呼吸短促和蓝眼婴儿综合征	废料使用的径流;化粪池、下水道泄漏;自然沉积物腐烂

污染物	MCLG/(mg/L)	MCL 或 TT/(mg/L)	长期暴露在 MCL 水平以上的潜在健康影响(除非指定短期)	饮用水的污染源
硒	0.05	0.05	掉发或指甲;手指或脚趾麻木;循环系统的问题	炼油厂的排放物;自然沉积物腐烂;矿山排放物
铊	0.0005	0.002	掉发;血液变化;肾脏、肠或肝脏问题	矿物加工现场的沥滤;电子、玻璃和药厂的排放物

2006 年中国出台新的生活饮用水卫生标准,新的标准在分析项目更加严格,增加了检测毒理指标,重金属检测标准多数采用了 WHO 及美国和欧盟标准,增加了铬的检测指标。部分指标较 WHO、欧盟、俄罗斯及美国更加严格。见表 8-3。

表 8-3　各国饮用水卫生标准　　　　　　　　单位:μg/mL

标号	元素	GB 5749—2006	WHO 标准	USEPA	欧盟标准 8B/83/EC	俄罗斯标准
1	As 砷	0.01	0.01	0.01	0.01	0.05
2	Cd 镉	0.005	0.005	0.005	0.005	0.001
3	Cr 铬	0.05	—	—	—	0.05
4	Pb 铅	0.01	0.01	0.015	0.01	0.03
5	Hg 汞	0.001	0.001		0.001	0.0005
6	Se 硒	0.01	0.01	0.05	0.01	0.01
7	Al 铝	0.2		0.2	0.2	0.5
8	Fe 铁	0.3	—	—	0.2	0.3
9	Mn 锰	0.1	0.5	0.05	0.05	0.1
10	Cu 铜	1	2	13	2	1.0
11	Zn 锌	1		5		5.0
12	Sb 锑	0.005	0.005	0.005	0.005	—
13	Ba 钡	0.7	0.7	2		0.1
14	Be 铍	0.002	—	0.004		0.0002
15	B 硼	0.5	0.5	—	1	0.5
16	Mo 钼	0.07	0.07			0.25
17	Ni 镍	0.02	0.02		0.02	0.1
18	Ag 银	0.05	—	0.1		—
19	Tl 铊	0.0001	—	0.002		—
20	Na 钠	200			200	—
21	U 铀	—	0.002	0.03		—
22	Sr 锶	—				7.0

2. 食物中的重金属致癌物质限量及安全标准

(1)国家食品安全标准中的污染物限量　《食品安全国家标准　食品中污染物限量》(GB 2762—2017)规定了食品中铅、镉、汞、砷、锡、镍、铬、亚硝酸盐、硝酸盐、苯并[a]芘、N-二甲基亚硝胺、多氯联苯、3-氯-1,2-丙二醇的限量指标。食品污染来源于食品从生产、加工、包装、储存、运输、销售直至食用等全部过程。除农药残留、兽药残留、生物毒素和放射性物质以外，国家对重金属的污染物有特别的安全标准，规定了污染物在食品原料和/或食品成品可食用部分中允许的最大含量水平。

① 铅

a. 食品中铅限量指标见表 8-4。

表 8-4　食品中铅限量指标

食品类别（名称）	限量（以 Pb 计）/（mg/kg）
谷物及其制品①［麦片、面筋、八宝粥罐头、带馅（料）面米制品除外］	0.2
麦片、面筋、八宝粥罐头、带馅（料）面米制品	0.5
蔬菜及其制品	
新鲜蔬菜（芸薹类蔬菜、叶菜蔬菜、豆类蔬菜、薯类除外）	0.1
芸薹类蔬菜、叶菜蔬菜	0.3
豆类蔬菜、薯类	0.2
蔬菜制品	1.0
水果及其制品	
新鲜水果（浆果和其他小粒水果除外）	0.1
浆果和其他小粒水果	0.2
水果制品	1.0
食用菌及其制品	1.0
豆类及其制品	
豆类	0.2
豆类制品（豆浆除外）	0.5
豆浆	0.05
藻类及其制品（螺旋藻及其制品除外）	1.0（干重计）
坚果及籽类（咖啡豆除外）	0.2
咖啡豆	0.5
肉及肉制品	
肉类（畜禽内脏除外）	0.2
畜禽内脏	0.5
肉制品	0.5
水产动物及其制品	
鲜、冻水产动物（鱼类、甲壳类、双壳类除外）	1.0（去除内脏）
鱼类、甲壳类	0.5
双壳类	1.5
水产制品（海蜇制品除外）	1.0
海蜇制品	2.0
乳及乳制品	
生乳、巴氏杀菌乳、灭菌乳、发酵乳、调制乳	0.05
乳粉、非脱盐乳清粉	0.5
其他乳制品	0.3
蛋及蛋制品（皮蛋、皮蛋肠除外）	0.2
皮蛋、皮蛋肠	0.5
油脂及其制品	0.1
调味品（食用盐、香辛料类除外）	1.0
食用盐	2.0
香辛料类	3.0
食糖及淀粉糖	0.5
淀粉及淀粉制品	
食用淀粉	0.2

食品类别(名称)	限量(以 Pb 计)/(mg/kg)
淀粉制品	0.5
焙烤食品	0.5
饮料类	
包装饮用水	0.01mg/L
果蔬汁类[浓缩果蔬汁(浆)除外]	0.05mg/L
浓缩果蔬汁(浆)	0.5mg/L
蛋白饮料类(含乳饮料除外)	0.3mg/L
含乳饮料	0.05mg/L
碳酸饮料类、茶饮料类	0.3mg/L
固体饮料类	1.0
其他饮料类	0.3mg/L
酒类(蒸馏酒、黄酒除外)	0.2
蒸馏酒、黄酒	0.5
可可制品、巧克力和巧克力制品以及糖果	0.5
冷冻饮品	0.3
特殊膳食用食品	
婴幼儿配方食品(液态产品除外)	0.15(以粉状产品计)
液态产品	0.02(以即食状态计)
婴幼儿辅助食品	
婴幼儿谷类辅助食品(添加鱼类、肝类、蔬菜类的产品除外)	0.2
添加鱼类、肝类、蔬菜类的产品	0.3
婴幼儿罐装辅助食品(以水产及动物肝脏为原料的产品除外)	0.25
以水产及动物肝脏为原料的产品	0.3
其他类	
果冻	0.5
膨化食品	0.5
茶叶	5.0
干菊花	5.0
苦丁茶	2.0
蜂产品	
蜂蜜	1.0
花粉	0.5

① 稻谷以糙米计。

b. 检验方法：按 GB 5009.12 规定的方法测定。

② 镉

a. 食品中镉限量指标见表 8-5。

表 8-5　食品中镉限量指标

食品类别(名称)	限量(以 Cd 计)/(mg/kg)
谷物及其制品	
谷物(稻谷①除外)	0.1
谷物碾磨加工品(糙米、大米除外)	0.1
稻谷①、糙米、大米	0.2
蔬菜及其制品	
新鲜蔬菜(叶菜蔬菜、豆类蔬菜、块根和块茎蔬菜、茎类蔬菜除外)	0.05
叶菜蔬菜	0.2

食品类别（名称）	限量（以 Cd 计）/（mg/kg）
豆类蔬菜、块根和块茎蔬菜、茎类蔬菜（芹菜除外）	0.1
芹菜	0.2
水果及其制品	
新鲜水果	0.05
食用菌及其制品	
新鲜食用菌（香菇和姬松茸除外）	0.2
香菇	0.5
食用菌制品（姬松茸制品除外）	0.5
豆类及其制品	
豆类	0.2
坚果及籽类	
花生	0.5
肉及肉制品	
肉类（畜禽内脏除外）	0.1
畜禽肝脏	0.5
畜禽肾脏	1.0
肉制品（肝脏制品、肾脏制品除外）	0.1
肝脏制品	0.5
肾脏制品	1.0
水产动物及其制品	
鲜、冻水产动物	
鱼类	0.1
甲壳类	0.5
双壳类、腹足类、头足类、棘皮类	2.0（去除内脏）
水产制品	
鱼类罐头（凤尾鱼、旗鱼罐头除外）	0.2
凤尾鱼、旗鱼罐头	0.3
其他鱼类制品（凤尾鱼、旗鱼制品除外）	0.1
凤尾鱼、旗鱼制品	0.3
蛋及蛋制品	0.05
调味品	
食用盐	0.5
鱼类调味品	0.1
饮料类	
包装饮用水（矿泉水除外）	0.005mg/L
矿泉水	0.003mg/L

① 稻谷以糙米计。

b. 检验方法：按 GB 5009.15 规定的方法测定。

③ 汞

a. 食品中汞限量指标见表 8-6。

表 8-6　食品中汞限量指标

食品类别（名称）	限量（以 Hg 计）/（mg/kg）	
	总汞	甲基汞①
水产动物及其制品（肉食性鱼类及其制品除外）	—	0.5
肉食性鱼类及其制品	—	1.0
谷物及其制品		
稻谷②、糙米、大米、玉米、玉米面（渣、片）、小麦、小麦粉	0.02	—

食品类别（名称）	限量（以 Hg 计）/(mg/kg)	
	总汞	甲基汞①
蔬菜及其制品		
新鲜蔬菜	0.01	—
食用菌及其制品	0.1	—
肉及肉制品		
肉类	0.05	—
乳及乳制品		
生乳、巴氏杀菌乳、灭菌乳、调制乳、发酵乳	0.01	—
蛋及蛋制品		
鲜蛋	0.05	—
调味品		
食用盐	0.1	—
饮料类		
矿泉水	0.001mg/L	—
特殊膳食用食品		
婴幼儿罐装辅助食品	0.02	—

① 水产动物及其制品可先测定总汞，当总汞水平不超过甲基汞限量值时，不必测定甲基汞；否则，需再测定甲基汞。

② 稻谷以糙米计。

　　b. 检验方法：按 GB 5009.17 规定的方法测定。

　　④ 砷

　　a. 食品中砷限量指标见表8-7。

表 8-7　食品中砷限量指标

食品类别（名称）	限量（以 As 计）/(mg/kg)	
	总砷	无机砷
谷物及其制品		
谷物（稻谷①除外）	0.5	—
谷物碾磨加工品（糙米、大米除外）	0.5	—
稻谷①、糙米、大米	—	0.2
水产动物及其制品（鱼类及其制品除外）	—	0.5
鱼类及其制品	—	0.1
蔬菜及其制品		
新鲜蔬菜	0.5	—
食用菌及其制品	0.5	—
肉及肉制品	0.5	—
乳及乳制品		
生乳、巴氏杀菌乳、灭菌乳、调制乳、发酵乳	0.1	—
乳粉	0.5	—
油脂及其制品	0.1	—
调味品（水产调味品、藻类调味品和香辛料类除外）	0.5	—
水产调味品（鱼类调味品除外）	—	0.5
鱼类调味品	—	0.1
食糖及淀粉糖	0.5	—
饮料类		
包装饮用水	0.01mg/L	—
可可制品、巧克力和巧克力制品以及糖果		
可可制品、巧克力和巧克力制品	0.5	—
特殊膳食用食品		

食品类别（名称）	限量（以 As 计）/（mg/kg）	
	总砷	无机砷
婴幼儿谷类辅助食品（添加藻类的产品除外）	—	0.2
添加藻类的产品	—	0.3
婴幼儿罐装辅助食品（以水产及动物肝脏为原料的产品除外）	—	0.1
以水产及动物肝脏为原料的产品	—	0.3

① 稻谷以糙米计。

b. 检验方法：按 GB 5009.11 规定的方法测定。

⑤ 锡

a. 食品中锡限量指标见表 8-8。

表 8-8　食品中锡限量指标

食品类别（名称）	限量（以 Sn 计）/（mg/kg）
食品（饮料类、婴幼儿配方食品、婴幼儿辅助食品除外）①	250
饮料类	150
婴幼儿配方食品、婴幼儿辅助食品	50

① 仅限于采用镀锡薄板容器包装的食品。

b. 检验方法：按 GB 5009.16 规定的方法测定。

⑥ 镍

a. 食品中镍限量指标见表 8-9。

表 8-9　食品中镍限量指标

食品类别（名称）	限量（以 Ni 计）/（mg/kg）
油脂及其制品	
氢化植物油及氢化植物油为主的产品	1.0

b. 检验方法：按 GB/T 5009.138 规定的方法测定。

⑦ 铬

a. 食品中铬限量指标见表 8-10。

表 8-10　食品中铬限量指标

食品类别（名称）	限量（以 Cr 计）/（mg/kg）
谷物及其制品	
谷物①	1.0
谷物碾磨加工品	1.0
蔬菜及其制品	
新鲜蔬菜	0.5
豆类及其制品	
豆类	1.0
肉及肉制品	1.0
水产动物及其制品	2.0
乳及乳制品	
生乳、巴氏杀菌乳、灭菌乳、调制乳	0.3
发酵乳、乳粉	2.0

①：稻谷以糙米计。

b. 检验方法：按 GB 5009.123 规定的方法测定。

⑧ 亚硝酸盐、硝酸盐

a. 食品中亚硝酸盐、硝酸盐限量指标见表 8-11。

表 8-11　食品中亚硝酸盐、硝酸盐限量指标

食品类别(名称)	限量/(mg/kg)	
	亚硝酸盐	硝酸盐
蔬菜及其制品		
腌渍蔬菜	20	—
乳及乳制品		
生乳	0.4	—
乳粉	2.0	—
饮料类		
包装饮用水(矿泉水除外)	0.005mg/L(以 NO_2^- 计)	—
矿泉水	0.1mg/L(以 NO_2^- 计)	45mg/L(以 NO_3^- 计)
特殊膳食用食品		
婴幼儿配方食品		
婴儿配方食品	2.0[①](以粉状产品计)	100(以粉状产品计)
较大婴儿和幼儿配方食品	2.0[①](以粉状产品计)	100[②](以粉状产品计)
特殊医学用途婴儿配方食品	2.0(以粉状产品计)	100(以粉状产品计)
婴幼儿辅助食品		
婴幼儿谷类辅助食品	2.0[③]	100[②]
婴幼儿罐装辅助食品	4.0[③]	200[②]

① 仅适用于乳基产品。

② 不适合于添加蔬菜和水果的产品。

③ 不适合于添加豆类的产品。

b. 检验方法：饮料类按 GB 8538 规定的方法测定，其他食品按 GB 5009.33 规定的方法测定。

⑨ 苯并 [a] 芘

a. 食品中苯并 [a] 芘限量指标见表 8-12。

表 8-12　食品中苯并 [a] 芘限量指标

食品类别(名称)	限量/(μg/kg)
谷物及其制品	
稻谷[①]、糙米、大米、小麦、小麦粉、玉米、玉米面(渣、片)	5.0
肉及肉制品	
熏、烧、烤肉类	5.0
水产动物及其制品	
熏、烤水产品	5.0
油脂及其制品	1

① 稻谷以糙米计。

b. 检验方法：按 GB/T 5009.27 规定的方法测定。

⑩ N-二甲基亚硝胺

a. 食品中 N-二甲基亚硝胺限量指标见表 8-13。

表 8-13　食品中 N-二甲基亚硝胺限量指标

食品类别(名称)	限量/(μg/kg)
肉及肉制品	
肉制品(肉类罐头除外)	3.0
水产动物及其制品	
水产制品(水产品罐头除外)	4.0

b. 检验方法：按 GB/T 5009.26 规定的方法测定。

⑪ 多氯联苯

a. 食品中多氯联苯限量指标见表 8-14。

表 8-14　食品中多氯联苯限量指标

食品类别(名称)	限量[①]/(mg/kg)
水产动物及其制品	0.5

[①] 多氯联苯以 PCB28、PCB52、PCB101、PCB118、PCB138、PCB153 和 PCB180 总和计。

b. 检验方法：按 GB 5009.190 规定的方法测定。

⑫ 3-氯-1,2-丙二醇

a. 食品中 3-氯-1,2-丙二醇限量指标见表 8-15。

表 8-15　食品中 3-氯-1,2-丙二醇限量指标

食品类别(名称)	限量/(mg/kg)
调味品[①]	
液态调味品	0.4
固态调味品	1.0

[①] 仅限于添加酸水解植物蛋白的产品。

b. 检验方法：按 GB/T 5009.191 规定的方法测定。

（2）国际食品法典委员会（CAC）重金属限量规定　国际食品法典委员会（CAC）关于食品中重金属限量的规定主要集中在《食品和饲料中污染物和毒素通用标准》（CODEX STAN 193—1995）。该标准自发布以后经过多次修订，最新的一次修订为 2013 年。CAC 对食品中重金属限量的具体规定如表 8-16 所示。

表 8-16　CAC 对食品中重金属限量的具体规定

重金属	食品类型	限量
铅	各种(亚)热带水果,不可食用的皮	0.1mg/kg
	浆果及其他小水果	0.2mg/kg
	柑橘类水果	0.1mg/kg
	仁果	0.1mg/kg
	坚果	0.1mg/kg
	甘蓝类蔬菜	0.3mg/kg
	鳞茎蔬菜	0.1mg/kg
	果菜类,葫芦科	0.1mg/kg
	果菜类,葫芦科除外	0.1mg/kg
	叶菜类	0.3mg/kg
	豆荚蔬菜	0.2mg/kg
	豆荚	0.2mg/kg
	根茎及块茎蔬菜	0.1mg/kg
	罐装的果实鸡尾酒	1.0mg/kg
	罐装的柚子	1.0mg/kg
	罐装的中国柑橘	1.0mg/kg
	罐装的芒果	1.0mg/kg
	罐装的菠萝	1.0mg/kg
	罐装的悬钩子	1.0mg/kg
	罐装的草莓	1.0mg/kg
	罐装的热带水果沙拉	1.0mg/kg
	果酱(水果罐头)和果冻	1.0mg/kg
	芒果酱	1.0mg/kg
	食用橄榄	1.0mg/kg
	罐装的芦笋	1.0mg/kg

重金属	食品类型	限量
铅	罐装的胡萝卜	1.0mg/kg
	罐装的绿豆和荚豆	1.0mg/kg
	罐装的绿豌豆	1.0mg/kg
	罐装的成熟加工豌豆	1.0mg/kg
	罐装的蘑菇	1.0mg/kg
	罐装棕榈芯	1.0mg/kg
	罐装甜玉米	1.0mg/kg
	罐装番茄	1.0mg/kg
	腌渍黄瓜	1.0mg/kg
	加工浓缩番茄酱	1.5mg/kg
	果汁	0.05mg/kg
	谷物,不包括荞麦和藜	0.2mg/kg
	罐装栗子和罐装栗子汤	1.0mg/kg
	牛、猪和羊肉	0.1mg/kg
	家禽肉	0.1mg/kg
	牛,可食用内脏	0.5mg/kg
	猪,可食用内脏	0.5mg/kg
	家禽,可食用内脏	0.5mg/kg
	可食用脂肪和油	0.1mg/kg
	鱼	0.3mg/kg
	人造黄油	0.1mg/kg
	人造奶油	0.1mg/kg
	指定的动物脂肪	0.1mg/kg
	精制橄榄油	0.1mg/kg
	未加工的橄榄油	0.1mg/kg
	橄榄,残留油	0.1mg/kg
	家禽脂肪	0.1mg/kg
	蔬菜油,未加工的	0.1mg/kg
	蔬菜油,可食用的	0.1mg/kg
	奶	0.02mg/kg
	二级奶产品	0.02mg/kg
	天然矿泉水	0.01mg/kg
	婴儿食品	0.02mg/kg
	食用级的盐	2.0mg/kg
	酒	0.2mg/kg
汞	天然矿泉水	0.001mg/kg
	食用级的盐	0.1mg/kg
甲基汞	鱼	0.5mg/kg
	肉食性鱼	1.0mg/kg
砷	可食用的脂肪和油	0.1mg/kg
	人造黄油	0.1mg/kg
	人造奶油	0.1mg/kg
	指定的动物脂肪	0.1mg/kg
	精制橄榄油	0.1mg/kg
	未加工的橄榄油	0.1mg/kg
	橄榄,残留油	0.1mg/kg
	未加工的蔬菜油	0.1mg/kg
	可食用的蔬菜油	0.1mg/kg
	天然矿泉水	0.01mg/kg
	食用级的盐	0.5mg/kg

重金属	食品类型	限量
镉	甘蓝类蔬菜	0.05mg/kg
	鳞茎类蔬菜	0.05mg/kg
	果菜类蔬菜,瓜类	0.05mg/kg
	果菜类蔬菜,除了瓜类	0.05mg/kg
	叶菜类	0.2mg/kg
	豆类蔬菜	0.1mg/kg
	马铃薯	0.1mg/kg
	豆荚	0.1mg/kg
	根茎及块茎蔬菜	0.1mg/kg
	茎秆蔬菜	0.1mg/kg
	谷物,不包括荞麦和藜	0.1mg/kg
	大米,脱皮的	0.4mg/kg
	小麦	0.2mg/kg
	海水双壳类软体动物	2.0mg/kg
	头足类动物	2.0mg/kg
	天然矿泉水	0.003mg/kg
	食用级的盐	0.5mg/kg
锡	罐装食品(不包括饮料)	250mg/kg
	罐装饮料	150mg/kg
	罐装柑橘类水果	250mg/kg
	果酱、果冻和果泥	250mg/kg
	罐装核果	250mg/kg
	罐装蔬菜	250mg/kg
	罐装果酒	250mg/kg
	罐装芒果	250mg/kg
	罐装菠萝	250mg/kg
	罐装悬钩子	250mg/kg
	罐装草莓	200mg/kg
	罐装热带水果沙拉	250mg/kg
	芒果酱	250mg/kg
	食用橄榄	200mg/kg
	罐装蘑菇	250mg/kg
	罐装番茄	250mg/kg
	腌黄瓜	250mg/kg
	加工浓缩番茄酱	250mg/kg
	罐装的栗子和栗子汤	250mg/kg
	烹饪用的猪排(镀锡容器中)	200mg/kg
	烹饪用的猪排	50mg/kg
	烹饪用的火腿(镀锡容器中)	200mg/kg
	烹饪用的火腿	50mg/kg
	烹饪用的猪前尖肉(镀锡容器中)	200mg/kg
	烹饪用的猪前尖肉	50mg/kg
	腌渍牛肉(镀锡容器中)	200mg/kg
	腌渍牛肉	50mg/kg
	午餐肉(镀锡容器中)	200mg/kg
	午餐肉	50mg/kg

（3）中国食品中重金属的限量标准　GB 2762—2017 对食品中铅、镉、汞、砷、锡、镍、铬的限量做出了规定。中国食品中重金属的限量标准具体如表 8-17 所示。

表 8-17　中国食品中重金属的限量标准

重金属	食品类别(名称)	限量/(mg/kg)
铅	谷物及其制品[麦片、面筋、八宝粥罐头、带馅(料)面米制品除外]	0.2
	麦片、面筋、八宝粥罐头、带馅(料)面米制品	0.5
	新鲜蔬菜(芸薹类蔬菜、叶菜蔬菜、豆类蔬菜、薯类除外)	0.1
	芸薹类蔬菜、叶菜蔬菜	0.3
	豆类蔬菜、薯类	0.2
	蔬菜制品	1.0
	新鲜水果(浆果和其他小粒水果除外)	0.1
	浆果和其他小粒水果	0.2
	水果制品	1.0
	食用菌及其制品	1.0
	豆类	0.2
	豆类制品(豆浆除外)	0.5
	豆浆	0.05
	藻类及其制品(螺旋藻及其制品除外)	1.0(干重计)
	坚果及籽类(咖啡豆除外)	0.2
	咖啡豆	0.5
	肉类(畜禽内脏除外)	0.2
	畜禽内脏	0.5
	肉制品	0.5
	鲜、冻水产动物(鱼类、甲壳类、双壳类除外)	1.0(去除内脏)
	鱼类、甲壳类	0.5
	双壳类	1.5
	水产制品(海蜇制品除外)	1.0
	海蜇制品	2.0
	生乳、巴氏杀菌乳、灭菌乳、发酵乳、调制乳	0.05
	乳粉、非脱盐乳清粉	0.5
	其他乳制品	0.3
	蛋及蛋制品(皮蛋、皮蛋肠除外)	0.2
	皮蛋、皮蛋肠	0.5
	油脂及其制品	0.1
	调味品(食用盐、香辛料类除外)	1.0
	食用盐	2.0
	香辛料类	3.0
	食糖及淀粉糖	0.5
	食用淀粉	0.2
	淀粉制品	0.5
	焙烤食品	0.5
	包装饮用水	0.01mg/L
	果蔬汁类[浓缩果蔬汁(浆)除外]	0.05mg/L
	浓缩果蔬汁(浆)	0.5mg/L
	蛋白饮料类(含乳饮料除外)	0.3mg/L
	含乳饮料	0.05mg/L
	碳酸饮料类、茶饮料类	0.3mg/L
	固体饮料类	1.0
	其他饮料类	0.3mg/L
	酒类(蒸馏酒、黄酒除外)	0.2
	蒸馏酒、黄酒	0.5
	可可制品、巧克力和巧克力制品以及糖果	0.5
	冷冻饮品	0.3
	婴幼儿配方食品(液态产品除外)	0.15(以粉状产品计)

重金属	食品类别(名称)	限量/(mg/kg)
铅	液态产品	0.02(以即食状态计)
	婴幼儿谷类辅助食品(添加鱼类、肝类、蔬菜类的产品除外)	0.2
	添加鱼类、肝类、蔬菜类的产品	0.3
	婴幼儿罐装辅助食品(以水产及动物肝脏为原料的产品除外)	0.25
	以水产及动物肝脏为原料的产品	0.3
	果冻	0.5
	膨化食品	0.5
	茶叶	5.0
	干菊花	5.0
	苦丁茶	2.0
	蜂蜜	1.0
	花粉	0.5
镉	谷物(稻谷除外)	0.1
	谷物碾磨加工品(糙米、大米除外)	0.1
	稻谷、糙米、大米	0.2
	新鲜蔬菜(叶菜蔬菜、豆类蔬菜、块根和块茎蔬菜、茎类蔬菜除外)	0.05
	叶菜蔬菜	0.2
	豆类蔬菜、块根和块茎蔬菜、茎类蔬菜(芹菜除外)	0.1
	芹菜	0.2
	新鲜水果	0.05
	新鲜食用菌(香菇和姬松茸除外)	0.2
	香菇	0.5
	食用菌制品(姬松茸制品除外)	0.5
	豆类	0.2
	花生	0.5
	肉类(畜禽内脏除外)	0.1
	畜禽肝脏	0.5
	畜禽肾脏	1.0
	肉制品(肝脏制品、肾脏制品除外)	0.1
	肝脏制品	0.5
	肾脏制品	1.0
	鱼类	0.1
	甲壳类	0.5
	双壳类、腹足类、头足类、棘皮类	2.0(去除内脏)
	鱼类罐头(凤尾鱼、旗鱼罐头除外)	0.2
	凤尾鱼、旗鱼罐头	0.3
	其他鱼类制品(凤尾鱼、旗鱼制品除外)	0.1
	凤尾鱼、旗鱼制品	0.3
	蛋及蛋制品	0.05
	食用盐	0.5
	鱼类调味品	0.1
	包装饮用水(矿泉水除外)	0.005mg/L
	矿泉水	0.003mg/L

重金属	食品类别（名称）	限量/(mg/kg)
总汞	稻谷、糙米、大米、玉米、玉米面（渣、片）、小麦、小麦粉	0.02
	新鲜蔬菜	0.01
	食用菌及其制品	0.1
	肉类	0.05
	生乳、巴氏杀菌乳、灭菌乳、调制乳、发酵乳	0.01
	鲜蛋	0.05
	食用盐	0.1
	矿泉水	0.001mg/L
	婴幼儿罐装辅助食品	0.02
甲基汞	水产动物及其制品（肉食性鱼类及其制品除外）	0.5
	肉食性鱼类及其制品	1.0
总砷	谷物（稻谷①除外）	0.5
	谷物碾磨加工品（糙米、大米除外）	0.5
	新鲜蔬菜	0.5
	食用菌及其制品	0.5
	肉及肉制品	0.5
	生乳、巴氏杀菌乳、灭菌乳、调制乳、发酵乳	0.1
	乳粉	0.5
	油脂及其制品	0.1
	调味品（水产调味品、藻类调味品和香辛料类除外）	0.5
	食糖及淀粉糖	0.5
	包装饮用水	0.01mg/L
	可可制品、巧克力和巧克力制品	0.5
无机砷	稻谷、糙米、大米	0.2
	水产动物及其制品（鱼类及其制品除外）	0.5
	鱼类及其制品	0.1
	水产调味品（鱼类调味品除外）	0.5
	鱼类调味品	0.1
	婴幼儿谷类辅助食品（添加藻类的产品除外）	0.3
	添加藻类的产品	0.3
	婴幼儿罐装辅助食品（以水产及动物肝脏为原料的产品除外）	0.1
	以水产及动物肝脏为原料的产品	0.3
锡	食品（饮料类、婴幼儿配方食品、婴幼儿辅助食品除外）	250
	饮料类	150
	婴幼儿配方食品、婴幼儿辅助食品	50
镍	氢化植物油及氢化植物油为主的产品	1.0
铬	谷物	1.0
	谷物碾磨加工品	1.0
	新鲜蔬菜	0.5
	豆类	1.0
	肉及肉制品	1.0
	水产动物及其制品	2.0
	乳及乳制品	0.3
	生乳、巴氏杀菌乳、灭菌乳、调制乳、发酵乳、乳粉	2.0

① 稻谷以糙米计。

3. 空气中的致癌物限量及安全标准

大气质量标准是衡量一个国家环境污染预防和治理的客观标准，也反映了一个国家环境医学和预防医学科学的发展成果，更体现了政府对环境保护及公众健康的贡献。为此世界卫生组织、欧盟、北美及亚洲各国都对大气的质量制定了标准。大气中对人体健康影响的主要污染物：①二氧化硫：刺激上呼吸道平滑肌，引发哮喘，还有促癌的作用。②颗粒物：对呼吸、心血管系统和人群死亡率的影响，并有致癌作用。③氮氧化物：引起肺气肿，与血红蛋白结合生成高铁血红蛋白，导致组织缺氧。④一氧化碳：与人群心血管疾病的发病率和死亡率增加有关，急性中毒以神经系统症状为主。⑤臭氧：刺激性强并有强氧化性，属于二次污染物。⑥多环芳烃：致癌，免疫毒性、生殖和发育毒性。⑦重金属（例如铅，影响神经系统、消化系统、造血系统、泌尿系统、心血管系统、免疫系统、内分泌系统）。⑧二噁英：是环境内分泌干扰物的代表。我国现行环境空气质量标准对每种污染物的浓度限值确定了三级标准。一级标准：为保护自然生态和人群健康，在长期接触情况下，不发生任何有害影响的空气质量要求。国家规定的自然保护区、风景游览区、名胜古迹和疗养地等地区应执行一级标准。二级标准：为保护人群健康和城市、乡村的动植物，在长期和短期接触情况下，不发生伤害的空气质量要求。居民区、商业交通居民混合区、文化区、名胜古迹和广大农村等地区应执行二级标准。三级标准：为保护人群不发生急、慢性中毒和城市一般动植物（敏感者除外）正常生长的空气质量要求。适用于大气污染程度比较重的城镇和工业区以及城市交通枢纽、干线等地区。空气污染物包括化学性、物理性、生物性和放射性四大类，近年来空气中的 PM2.5 成为各国评价空气质量所关注的指标，见表 8-18。

表 8-18 各国空气 $PM_{2.5}$ 质量标准统计表

国家	标准及颁布时间	平均值/($\mu g/m^3$)		备注
		年平均值	24h 平均值	
中国	《环境空气质量标准》（GB 3095—2012）	35	75	
美国	《国家环境空气质量标准》2012-12-14	12	35	
日本	2009-9-9	15	35	
加拿大		8	30	24h 平均值拟调整为 $25\mu g/m^3$
澳大利亚	2003	8	25	
印度	2009	40	60	
墨西哥		15	65	
欧盟	2008-5	目标浓度限值 25	—	于 2010-1-1 起施行，并于 2015-1-1 起强制施行
		暴露浓度限值 20	—	于 2015 年生效
		削减目标值 18	—	在 2020 年尽可能完成削减量
WHO	2006	过渡期目标-1(IT-1) 35	75	相对于 AQG 水平而言，在这个水平的长期暴露会增加大约 15% 的死亡风险
		过渡期目标-2(IT-2) 25	50	除了其他健康利益外，与 IT-1 相比，在这个水平的暴露会降低大约 6%(2%～11%) 的死亡风险
		过渡期目标-3(IT-3) 15	37.5	除了其他健康利益外，与 IT-2 相比，在这个水平的暴露会降低大约 6%(2%-11%) 的死亡风险
		空气质量准则值（AQG） 10	25	对于 $PM_{2.5}$ 的长期暴露，这是一个最低的安全水平，在该水平内，总死亡率、心肺疾病死亡率和肺癌死亡率会增加（95% 以上可信度）

美国国家环境保护署（EPA）根据国会颁布的环境法律制定和执行环境法规，以培养公众的环保意识和责任感，保护人类健康和环境为目标。在 USEPA 制定的 PM$_{2.5}$ 标准值、AQI、空气质量标准（表 8-19）中增加对公众的健康警示。

表 8-19 USEPA 制定的 PM$_{2.5}$ 标准值、AQI、空气质量标准

PM$_{2.5}$ /(μg/m^3)	AQI	空气质量	健康警示
≤15.4	0～50	良好	无
15.5～40.4	51～100	适度	体质异常敏感的人应考虑减少长时间户外活动或剧烈运动
40.5～65.4	101～150	不利于敏感人群	心脏疾病或肺病患者、老年人和儿童应减少长时间户外活动或剧烈运动
65.5～150.4	151～200	不健康	心脏疾病或肺病患者、老年人和儿童应避免长时间户外活动或剧烈运动；其他人应减少长时间户外活动或剧烈活动
150.5～250.4	201～300	非常不健康	心脏疾病或肺病患者、老年人和儿童应避免所有户外活动；其他人应避免长时间户外活动或剧烈活动
250.5～500.0	301～500	危害	心脏疾病或肺病患者、老年人和儿童应留在室内并降低活动水平；其他人应避免所有户外身体活动

美国环境空气质量标准见表 8-20。

表 8-20 美国环境空气质量标准

污染物	一级标准		二级标准	
	水平	平均时间	水平	平均时间
一氧化碳	9ppm（10mg/m^3）	8h	无	
	35ppm（40mg/m^3）	1h		
铅	0.15μg/m^3	3 个月的移动平均值	同一级标准	
	1.5μg/m^3	每季度平均值	同一级标准	
二氧化氮	53ppb	年度（算数平均数）	同一级标准	
	100ppb	1h	无	
颗粒物（PM$_{10}$）	150μg/m^3	24h	同一级标准	
颗粒物（PM$_{2.5}$）	15.0μg/m^3	年度（算数平均数）	同一级标准	
	35μg/m^3	24h	同一级标准	
臭氧	0.075ppm（2008 年标准）	8h	同一级标准	
	0.08ppm（1997 年标准）	8h	同一级标准	

中国属于发展中国家，近年来大气污染的预防和治理取得了很大的进展。自 1998 年起，政府先后制定了保护农作物的大气污染物最高允许浓度，环境空气质量标准，室内空气质量标准，乘用车内空气质量评价指南，环境空气质量标准等国家大气环境质量标准。同时也对大气污染物排放标准及检测进行了非常详细的规定。除了对传统的煤炭、钢铁、汽车、石油、水泥等重污染行业制定了严格的排放标准外，特别对空气中可吸入的重金属等有害和致癌物质的排放发布了更严格的标准和限制，并规定了空气中主要有害和致癌物质的检测方法。《环境空气质量标准》（GB 3095—2012）中空气污染物浓度限值见表 8-21。

表 8-21　《环境空气质量标准》（GB 3095—2012）中空气污染物浓度限值

污染物项目	平均时间	浓度限值		单位
		一级	二级	
二氧化硫（SO_2）	年平均	20	60	$\mu g/m^3$
	24h 平均	50	150	
	1h 平均	150	500	
二氧化氮（NO_2）	年平均	40	40	
	24h 平均	80	80	
	1h 平均	200	200	
一氧化碳（CO）	24h 平均	4	4	mg/m^3
	1h 平均	10	10	
臭氧（O_3）	日最大 8h 平均	100	160	
	1h 平均	160	200	
可吸入颗粒物（PM_{10}）	年平均	40	70	
	24h 平均	50	150	
可吸入颗粒物（$PM_{2.5}$）	年平均	15	35	
	24h 平均	35	75	
总悬浮颗粒物（TSP）	年平均	80	200	$\mu g/m^3$
	24h 平均	120	300	
氮氧化物（NO_x）	年平均	50	50	
	24h 平均	100	100	
	1h 平均	250	250	
铅（Pb）	年平均	0.5	0.5	
	季平均	1	1	
苯并[a]芘（BaP）	年平均	0.001	0.001	
	24h 平均	0.0025	0.0025	

第四节　儿童防护

环境污染物对儿童的影响与成年人不同，儿童发育期对环境污染物的易感及暴露程度更高，更容易受到这些污染物毒性的伤害。因而保护儿童健康是各国环境保护的使命之一，世界各国在制定环境政策时，尤其关注对儿童环境风险的研究。针对儿童可能暴露的风险制定相关法规及办法。美国环境保护署在过去几十年里采取了很多措施来改善儿童在其中生活、学习和玩耍的环境。美国经验证实，通过降低卡车和大型巴士的尾气污染，每年可以让数十万计的儿童免受哮喘影响；实施无烟家庭承诺计划让数百万计的儿童免受家庭中吸烟者的二手烟影响；确保游乐场设备中的木材不再使用含砷防腐剂进行处理，严格地限制对农作物或者在家庭中使用的甲基谷硫磷、毒死蜱、甲基对硫磷以及二嗪农，降低儿童暴露在环境污染物中的风险；实施跨部门哮喘和铅战略，降低儿童哮喘对低收入和少数族裔儿童的不相称影响，彻底消除儿童的铅中毒；开发"晴空"计划，将电气设备排放的二氧化硫、氮氧化物以及汞降低约 70％，降低儿童哮喘和呼吸道感染的发病率。美国环境保护署在采集和分析与儿童健康和环境有关的现有可靠数据和指标方面关注与环境污染物、儿童和妇女体内污染物以及与环境污染物暴露有关的疾病相关的数据，列出了可能影响儿童健康的环境污染物浓度数据。这些数据说明了儿童对空气、水、食物和土壤中的某种特定污染物的暴露程度及短期和长期暴露程度数据（www.epa.gov/envirohealth/children）。调查显示，在 1990 年，约有 23％的美国儿童生活在每年至少有一天 1h 臭氧指标超标的县份内，儿童对 PM_{10} 颗粒物的

暴露程度约为 $31.9\mu g/m^3$，相当于当年标准值的 64%。到 1995 年，暴露程度降低到了标准值的 54%。在 1996 年，所有县份内的儿童对所有空气污染物的暴露程度都超过 1/1000000 癌症发病率的标准值。约有 95% 的儿童生活在至少一种空气污染物超过标准值会导致除癌症之外的其他健康效应的县份中。美国家庭中至少有一人长期吸烟的七岁以下儿童所占百分比从 1994 年的 29% 降低到了 1999 年的 19%。饮用超过最高污染物水平或者不满足水处理标准的公共饮水系统的儿童所占百分比从 1993 年的 20% 降低到了 1999 年的 8%。约有 22% 的儿童生活在至少有一次严重监控和报告污染物超标事故的区域内。截至 2000 年 9 月，约有 1.3% 的儿童生活在距离在《国家优先级清单》（NPL）中列出"超级基金"现场一英里的范围内。

检测结果显示，美国五岁及以下儿童血液中铅含量的中位值从 1976～1980 年间的 $15\mu g/dL$，降低到了 1999～2000 年的 $2.2\mu g/dL$，下降幅度达到了 85%。在 1999～2000 年，血液中汞含量为 5.8×10^{-9} 及以上的育龄妇女所占百分比约为 8%。数据分析证实，环境空气中某种危险空气污染物浓度达到 1/100000 致癌性风险标准浓度，则说明预期在 100000 个终生暴露在此种污染中的人中，有一个会患上癌症。1996 年，美国约有 18% 的儿童生活在危险空气污染物超过 1/10000 致癌性风险标准值的县份内。导致这种结果的最重要的污染物是甲醛（主要来自于移动排放源）和铬（主要来自于电镀铬行业）。其中甲醛被美国环境保护署分类为"疑似人类致癌物"，而铬被分类为"已知人类致癌物"。超过 75% 的丙烯醛排放都来自于诸如汽车、卡车、巴士、飞机和施工设备等移动排放源。如果采用加利福尼亚州确定的柴油颗粒物标准值，则 98% 的儿童都生活在危险空气污染物超过 1/10000 致癌性风险标准值的县份内。美国环境保护署推出空气质量超标事件认定标准（表 8-22）。

表 8-22　美国环境保护署推出的空气质量超标事件认定标准

污染物	取平均值时间	标准值	确定是否超标的目标值
一氧化碳	8h 平均值	9ppm	9.5ppm
	1h 平均值	35ppm	不适用
二氧化氮	一年平均值	0.053ppm	0.0535ppm
臭氧	1h 平均值①	0.12ppm	0.125ppm
	8h 平均值	0.08ppm	0.085ppm
铅	三个月平均值	$1.5\mu g/m^3$	$1.55\mu g/m^3$
小于 $10\mu m$ 的颗粒物	一天(24h)平均值	$150\mu g/m^3$	$155\mu g/m^3$
	一年平均值	$50\mu g/m^3$	不适用
小于 $2.5\mu m$ 的颗粒物	一天(24h)平均值	$65\mu g/m^3$	不适用
	一年平均值	$15\mu g/m^3$	不适用
二氧化硫	一天(24h)平均值	0.14ppm	0.145ppm
	一年平均值	0.03ppm	不适用

① 在 1997 年 7 月，臭氧 8h 平均值标准生效之后，臭氧 1h 标准只适用于不合格地区。

在美国"健康人 2010"计划中包括一组与《美国儿童与环境》中所描述的各种环境健康风险相关的目标。提出降低空气毒素的排放量，以降低空气毒素导致的健康风险。通过降低鱼类的污染水平，降低人类对持续性化学品的暴露程度。降低儿童血液中的铅含量，降低对杀虫剂的暴露程度，降低发育缺陷的发生率，降低年龄不到五岁的哮喘患儿的住院率，降低定期暴露在家中烟草烟雾下的儿童数量。美国环境保护署的使命在于保护公众的健康，以及保护公众赖以生存的自然环境：空气、水和土壤。目标是：①清洁的空气；②清洁而安全的饮水；③安全的食物；④防止社区、家庭、工作场所和生态系统的污染，降低污染风险；⑤更好的废物管理措施、受污染垃圾堆场环境恢复以及应急响应；⑥降低全球和跨国环境风险；⑦提供高质量的环境信息；⑧加强科学研究，增强对环境风险的理解，通过创新方式解决环境问题；⑨更好地遏制污染，加强执法工作；⑩有效管理。通过保护和改善空气质量，到2020年，让至少95％的人口消除由于空气毒素排放导致的癌症或其他严重健康效应风险，其中应该重点关注儿童和其他敏感性群体，实质性降低或消除环境毒素对自然环境的负面影响。

第五节　环境医学与预防医疗教育

环境致癌物的预防与干预，离不开一支专业的环境医学和预防医疗专业技术人才队伍。加快专业人才队伍的教育和培训是实现环境致癌物零级预防的可靠保证。环境医学是研究环境与人群健康特别是研究环境污染对人群健康的有害影响及其预防的一门科学，它既是环境科学、公共卫生，也是预防医学和预防医疗的一个重要组成部分。环境医学的研究人员要求对环境流行病学、环境毒理学、环境医学检测、环境卫生标准等专业技术有较深的理解和掌握。加强环境医学人员的培训和继续教育，才能更好地探讨自然环境和生活环境与人群健康的关系，揭示环境因素对人群健康影响的发生、发展规律，提出科学的公共卫生要求和预防对策。随着工业化进程的发展，环境毒素在不断发生变化，对影响人体健康的环境因素，如化学性因素（有毒气体、重金属、农药等）、物理性因素（噪声和振动、放射性物质和射频辐射等）和生物性因素（细菌、病毒、寄生虫等）等，不断地进行深入研究，才能为政府环境污染的治理和预防策略的制订提供科学的决策建议，为公民环境保护意识的提高贡献才智。

环境污染物对人体健康的影响是极其复杂的，大气中的污染物可以通过呼吸道作用于人体；水体和土壤中的污染物可以通过饮用水和食物被人体摄取；一些脂溶性的毒物，如苯、有机磷酸酯类和农药，以及能与皮肤的脂酸根结合的毒物如汞、砷等，可经皮肤被人体吸收。现代公共卫生学开始关注评估环境突发事件对公众健康的影响，制订防范和应对预案。

随着环境医学进展，特别是环境致癌物及慢病环境风险的不断递增，预防医学已经从健康群体研究向个体环境及生活方式患病风险的研究方向发展。环境致癌物的污染不仅仅需要预防，更需要风险干预理论和技术的支撑。因而加强公共预防医学知识的普及和教育是时代的要求。当前环境医学的研究重点是研究引起严重危害人体健康的疾病如肿瘤、心血管疾病的环境风险及其流行特点和规律，对环境毒理学的深入研究，以及利用现代分子生物学等的理论和方法，研究环境污染物所引起的亚临床变化和检出高危险人群，才能为健康预报和早期诊断提供依据。

预防医疗理念是基于环境医学和预防医学提出的现代疾病预防理论和技术体系，将疾病的风险控制和干预从临床提前到分子医学水平，特别是关注环境致癌物对分子细胞的损伤及其防控技术和策略的研究。预防医疗的研究成果证实，环境致癌物质进入人体后可以导致人体微环境的改变，并与多种疾病发生相关。例如重金属与大分子蛋白螯合使大分子生命活动及抵御外部毒素及微生物入侵的功能失活；环境毒素的残留可以导致细胞分子突变和细胞功能损伤，引起代谢失衡及代谢产物蓄积和代谢性疾病，诱发免疫抑制和慢性炎症过程。因而从分子水平上对慢病的重大环境风险因素进行个体化的分析、评估、监测、靶向干预以及个体化健康管理服务，对于建立慢病的绿色预防医疗体系和慢病防控具有十分重要的科学价值。

环境致癌物的预防和干预需要多学科技术的整合，因而加强环境医学、公共卫生、功能医学、预防医学、分子医学、预防医疗多学科知识的教育和培训是实施环境致癌物预防和干预的重要保证。

第六节　公众环保意识和责任感

自然环境是由日光、大气、水、岩石、矿物、土壤、生物等自然要素共同组成的。人类是自然环境的产物，自然环境是人类赖以生存和发展的物质基础。人类与自然环境是互相依存、互相影响、对立统一平衡发展的整体。我们需要蓝天，我们需要洁净的空气，我们需要宁静无噪声的周围环境。人类经历了环境质量较好的原始农业阶段和传统农业阶段，进入现代工业阶段后，工业污染迅速发展，空气、水源、土壤等人类赖以生存的环境质量严重恶化，自然灾害不断，火山爆发、山崩、地震、泥石流、海啸、台风、寒潮、水旱等自然灾害频发。人类面对自然环境的巨大挑战，保护蓝天、爱护碧水、看护好我们赖以生存的土地是地球上每一个公民的义务和责任。1972 年 6 月 5 日，在瑞典首都斯德哥尔摩召开了联合国人类环境会议，发表了人类划时代的历史性文件——《人类环境宣言》。这是人类环境保护史上的一个里程碑。第 27 届联合国大会确定每年的 6 月 5 日为"世界环境日"。"世界环境日"活动是人类广泛进行自我教育一种好形式。

现代社会大众传媒在迅速发展，广播、报纸、杂志、影视、网络，特别是一些新媒体手段不断出现，为我们传播环境医学和预防医学的理念提供了更加便捷的途径。催生和唤醒公众的环保意识；发挥舆论的监督和导向作用；利用媒体的多样化，增加了公众选择了解环境致癌物的预防宣传的适宜渠道；从物质文明、精神文明、政治文明到生态文明，从少数人倡导到广大公众广泛参与的过程中，新闻媒体将成为绿色理念的播种机，持续不断地向广大群众传播环境保护意识。增强公民的责任感，增强公民的环保意识和责任应从每一个人的日常生活开始。倡导节约每一度电，杜绝家电污染；节约每一滴水，减少水污染；节约每一张纸，保护森林资源；节约每一升油，减少空气污染源；少用一次性制品，保护环境和生态平衡；自备购物袋，减少塑料污染。全民动员是建设资源节约型社会的基础。我们渴望干净的地球，渴望绿色、健康、洁净的生活空间。让我们携起手来，从我做起，从每一个家庭做起，从一点一滴做起，保护环境，节约资源，善待地球，自觉地来做环境保护、绿色节能的宣传者和实践者。这不仅是国家和社会的责任，同时也是我们每一个公民的责任和义务。通过政府、专业机构、社会组织、媒体加大公民环境保护教育，建立一套科学的公民自觉参加的环境保护体系。实现零级预防策略是预防和干预环境致癌物的最可靠的保证。

第七节　绿色环保组织

随着社会的进步，致力于改变人类与环境的关系，保护地球环境，减少污染和浪费的各国环境非政府组织不断发展。作为一种社会活动，环境非政府组织关注环境保护的发展动向，寻求解决环境问题更有效的方式，力求引起个人价值观与组织生存利益和生存目的的协调统一，通过情感启发推行新的环境价值观念，集中集体的意志和力量，发展公益性的环境运动。成立于 1892 年的"国际森林研究组织联盟"是最早的国际环境非政府组织；"世界自然保护同盟"于 1948 年成立，其成员由政府机构、非政府组织和 140 个国家等 980 个成员组成，是世界上唯一的由国家、政府和非政府组织平等参加的国际环境组织；1961 年 "世界自然基金" 成立，1969 年 "地球之友国际" 成立。随着工业社会的发展，环境问题的不断出现，国际环境非政府组织也不断发展增加，到 1973 年国际环境非政府组织达到 10 个，1993 年达到 90 个。其中绿色和平国际在 41 个国家设立办事处；地球之友由两个国外办事处增加到 51 个。西拉俱乐部 1983~1996 年成员从 34.6 万人增加到 50 多万人。环境保护组织获得了广泛的社会支持，世界自然保护联盟 2001 年获得资助达到 8900 万瑞士法郎。世界自然基金会 2002 年获得资助 3.32 亿美元。

随着人们对环境问题的综合性和复杂性认识的逐步深化，国际环境非政府组织从过去关注单一的环境问题向综合性问题变化，从关注环境向关注发展问题、人权问题辐射，以建立可持续的生态社会平衡。德国 1997 年的一个民意调查显示，德国年轻人对绿色和平国际的信任超过其他任何组织机构。对 14~18 岁的人群，绿色和平国际的公信力超过政党、工会、媒体等。几乎所有的国际环境非政府组织都非常重视对社会大众的环境教育和宣传，并将其作为基础性工作。如 1972 年罗马俱乐部发表《增长的极限》，引起了全世界范围内的热烈讨论，被翻译成几十种文字，发行 2000 万册。国际环境非政府组织通常参加或整理谈判及其文件，独立发表于如《生态》《桥梁》杂志上，发挥了国际条约履行的监督作用。

在中国的环境保护领域里，也活跃着一大批形形色色的非政府组织。其中较为著名的包括自然之友、北京地球村、绿色家园志愿者、中国小动物保护协会、中华环保基金会、北京环保基金会、中国野生动物保护协会、北京野生动物保护协会、中国绿化基金会、中国环保产业学会、北京环保产业协会、中国植物学会、中国自然资源学会、中国环境科学学会、大学生绿色营和绿色大学生论坛、清华大学绿色协会、北京大学绿色生命协会、北京林业大学山诺会、上海市青少年环境爱好者协会、污染受害者法律帮助中心等。

由这些组织开展的环境保护活动为改革开放以来的中国社会提供了政府和企业所难以提供的许多公共物品，推动了中国环境保护运动的发展，成为推动环境污染零级预防不可缺少的社会力量。

如何对环境致癌物建立有效的预防措施，正确地指导国家、社会以及公民进行环境保护，减少环境污染，遏制环境恶化趋势，其理论依据来自于科学。只有从根本上找到癌症的诱因和病因，才能从源头远离癌症，预防癌症。所有这些成果形成都将来自相关学术机构的不断研究与探索。国际癌症研究机构（International Agency for Research on Cancer，IARC）是世界卫生组织下属的一个跨政府机构，该机构的主要任务是进行和促进对癌症病因的研究，也进行世界范围内的癌症的流行病学调查和研究工作。这一机构还负责编纂关于各种因素提高患癌概率的专题论文集，这些因素包括化学品、混合物、辐射、物理和生物制剂、生活状态因素等。各国的卫生部用这一论文集作为控制致癌因素的科学基础。从 1971 年起，该机构组织专家组收集和评价世界各国有关化学物质对人类致癌危险性的资料，编辑出版《关于化学物质致人类癌症危险性评价专题论文集》，并组织专家组对上述专题论文集所评价的环境因子和类别、混合物及暴露环境对人类的致癌性进行评价。自 1987 年专题论文集改名为《IARC 关于致人类癌症危险性评价专题论文集》以来，扩展到了物理因子、生物因子致人类癌症危险性评价及分类和定义。

IARC 对人类致癌性资料（流行病学调查和病例报告）和对实验动物致癌性资料分为四级：致癌性证据充分、致癌性证据有限、致癌性证据不足及证据提示缺乏致癌性。对人致癌性证据充分是指在致癌物和人类癌症发生之间有因果关系。致癌性证据有限是指因果关系的解释是可信的，但其他的解释如偶然性、偏倚、混杂因素不能完全排除。致癌性证据不足是指资料的性质、一致性或统计学把握度不足以判断因果关系或没有对人致癌性的资料。证据提示缺乏致癌性是指有几个在已知人类充分暴露水平范围内的研究表明，暴露水平与所研究的癌症无关联。

环境因子和类别、混合物及暴露环境与人类癌症的关系所分的五类四组，便是 IARC 通过对人类和实验动物致癌性资料，以及对实验系统和人类其他有关资料（包括癌前病变、肿瘤病理学、遗传毒性、结构-活性关系、代谢和动力学、理化参数及同类的生物因子）进行综合评价而得出的。

肿瘤的发生还有地域性的差别，如欧美国家高发前列腺癌，非洲儿童高发伯基特淋巴瘤；再如我国，珠江三角洲一带高发的鼻咽癌，以及河南、河北等中原地区高发的食管癌。因此，我们需要制订国人具体化的肿瘤防治方案。目前，我国的科研实力虽然与发达国家仍有一定差距，但正在逐步与发达国家并轨，涌现出了很多癌症预防治疗的相关学术机构。

随着重金属致癌的研究越来越多，多项研究已表明多种重金属与癌症的发生发展存在关系。因此，对于重金属污染的防治变得重要。由此孕育而生的中国环境科学学会重金属污染防治专业委员会（Professional Committee for Pollution Prevention & Control of Heavy Metal，HMPC）的成立便成了其必然。该组织由全国从事环境保护工作，尤其是重金属污染治理的研究人员、管理人员自愿组成，并经民政部核准、依法注册登记，是政府机构、重金属污染防治工作者以及社会公众间相互联系的纽带和桥梁，是我国重金属污染治理、生态与环境保护事业发展的重要社会力量。它的宗旨是遵守国家宪法、法律、法规和政策，遵守社会公德，遵守中国环境科学学会章程，全面落实科学发展观，贯彻实施科教兴国和可持续发展战略，促进重金属污染防治事业的发展，促进重金属污染知识的普及与人才的成长，为推动我国重金属污染防治事业的发展做出贡献。

中国医疗保健国际交流促进会分子保健分会是以中科院高能物理研究所、广东省靶向肿瘤干预与防控研究院、清华大学社科学院健康产业与管理研究中心、南方医科大学相关专家为主，联合全国各地区致力于环境致癌物干预的专家于 2015 年成立的专业学术组织，并与国际预防医疗联盟合作召开了国际预防医疗大会，在国际上第一次提出环境致癌物干预分子保健的理论概念，达成了 TE-PEMIC 预防医疗技术体系专家共识。分子保健分会倡导利用现代分子医学、功能医学、环境医学的最新研究成果，从分子水平上对环境致癌物危害的重大风险进行分析、评估、监测、干预和进行个体化健康管理；特别是推动重金属等环境致病因子的人体防护和风险干预技术的应用，践行分子养护、细胞功能调理、超早期预警、风险病因干预的养生、延寿、防病的分子保健和预防医疗新概念。

（张积仁　蔡　睿　Enedelia Flora Castillo　常承瑜　Iryna Pustynnikava）

第九章
环境致癌物的防护

第一节　环境致癌物知识普及

环境致癌物主要通过空气、食物、饮用水和直接接触经过呼吸道、消化道和皮肤等途径进入人体，因而洁净的水、食品和大气对避免环境致癌物的入侵很重要。

我国城乡居民的饮用水源包括地表水、井水及自来水，82％的人饮用浅井水和江河水。我国地表水由于受到污水、化肥、农药、矿物质等的影响，污染最重。中国环境状况报告显示，中国地表水污染依然严重，一些江河水质细菌超过卫生标准，受到有机物污染的饮用水人口约1.6亿。一项调查显示，在全世界自来水中，测出的化学污染物有2221种之多，自来水加氯杀菌的同时也会产生较多的卤代烃化合物，这些含氯有机物的含量成倍增加，可能成为引起人类患各种胃肠癌的危险。受污的江河水域中含有重金属、农药、化肥、洗涤剂等有害残留物，因而做好饮用水的安全防护政府应加大水污染监控力度，设立供水水源地保护区，并开展居民安全教育，普及安全用水科学知识。

食物中污染物及致癌物的来源主要有土壤污染、水污染、大气污染、食品加工、运输过程和不良的饮食习惯等。食物中污染主要有生物污染、化学污染和物理污染。食品的生物性污染包括微生物、寄生虫及昆虫的污染。微生物污染主要有细菌与细菌毒素、霉菌与霉菌毒素以及病毒等的污染，寄生虫及其虫卵主要是通过患者、病畜的粪便直接污染食品或通过水体和土壤间接污染食品。昆虫污染主要包括粮食中的甲虫、螨类、蛾类以及动物食品和发酵食品中的蝇、蛆等污染。食品化学性污染主要包括农药、兽药、有毒金属、多环芳烃化合物、N-亚硝基化合物、杂环胺、二噁英、三氯丙醇等。食品的物理性污染主要是放射性污染，放射性污染来自放射性物质的开采、冶炼、生产、应用及意外事故造成的污染。做好食品卫生和加强食品卫生监管是致癌物防护的主要途径。

我们在日常生活中能够有效控制摄入致癌物的途径就是改变不良的饮食习惯。比如油炸食物、烟熏食物、火烤食物、腌制食物中均含有较高含量的致癌物如亚硝酸盐、硝酸盐、PAHs等，香烟的烟雾中含有强致癌物苯并芘，所以应尽量减少这类食物的摄取量。

大气污染是人体污染物的主要来源之一，大气污染源主要有工业大气污染物，如烟尘、硫的氧化物、氮的氧化物、有机化合物、卤化物、碳氢化合物等。城市中冬季采暖煤炭在燃烧过程中要释放的灰尘、二氧化硫、一氧化碳等有害物质污染大气。城市中的交通工具排放的废气主要有一氧化碳、二氧化硫、氮氧化物和碳氢化合物等。目前发现有危害的达100多种。大气流动性大，分布范围广，对人的危害较大，因而污染的防护和要消除致癌物只有从污染源抓起，减少致癌物的产生，加强污染的治理。

第二节　致癌物质检测民用化

目前暂未了解到关于致癌物质快速检测且可直接进入普通民众家庭的民用化快速检测信息，但个人可通过看病、统一委托第三方等形式委托相关机构对生物样品或环境样品进行相应致癌物检测。广东省靶向肿瘤干预与防控研究院率先在国内向 VIP 客户提供（每家一套）家庭食品致癌重金属含量的测定，并参照国际标准向客户提供重金属防控咨询服务。

第三节　具体防护措施

一、电离辐射暴露的防护

辐射防护的目的是有效防止确定性效应的发生，将随机效应的发生率限制在可以接受的范围之内，从而尽量降低辐射可能造成的危害。国际放射防护委员会（ICRP）提出了辐射防护的基本原则，包括实践的正当性、防护与安全的最优化、剂量限值与约束。实践的正当性原则，即在任何包含电离辐射照射的实践应当均有正当性，带来的利益大于对人群和环境产生的危害，利大于弊。防护与安全的最优化原则，即要采取有效的防护措施，将辐射保持在可以合理达到的最低照射水平。剂量限值与约束原则，即在符合正当化原则和最优化原则的前提下，应保证个人所接受的照射剂量当量不超过规定的相应限值。

在以上三大原则的基础上，根据电离辐射作用于人体的两种辐射方式，个人电离辐射的防护可分为外照射防护和内照射防护。

外照射主要由 X 射线、γ 射线、中子束、高能带电离子束和 β 射线所引起。根据射线的强度面积越大辐射越小、时间越短辐射越小的原理，其防护基本方法有 4 种。

① 时间防护。缩短人体受辐射照射的时间，将可能受到的照射剂量控制在限值之下。

② 距离防护。尽量增加人员与辐射源的距离，将工作人员的工作位置远离辐射源，操作者尽可能采用远距离遥控操作。

③ 屏蔽防护。在人体与辐射源之间应设置可靠的防护屏障，屏蔽材料应根据辐射源的性质来选择，一般选择原子序数比较高、密度比较大的材料。

④ 放射源防护。控制放射源，尽可能减少辐射量和照射面积。

内照射指放射源进入人体内造成的照射，辐射源为非密封源（开放性放射源）。根据放射性核素可经过消化道、呼吸道或皮肤等途径进入体内的特性，其防护原则包括以下几点。

① 在应用过程中选择毒性最低的放射性核素，并将放射性活度控制在需要量的最小值。

② 设置防护设施，对开放型放射性物质的操作、储存、运输和废物处理等各个环节，必须有符合国家标准的固定防护设施。

③ 严格遵守放射性物质的安全操作规程，在通风柜中操作，要有废水的专用下水道及处理设施、空气净化的捕尘和固体废物的存放和处理设施，同时还要采取时间、距离、屏蔽三种外照射防护措施。

④ 作业过程中做好个人防护，定期进行辐射监测和职业体检，以便及时发现防护工作

的薄弱环节，改善防护条件，防止事故发生。

二、 重金属暴露的防护

重金属中毒的重点防护人群为职业人群，人类在从事冶炼、使用金属的工业生产过程中会接触到较高浓度的重金属，例如蓄电池生产人员会接触到高浓度的铅、电镀人员会接触到镉。在进行这些生产活动时，如果不做好防护措施，极容易造成重金属的急慢性中毒。职业人群在生产过程中，可依据以下原则做好重金属防护。

① 改革生产工艺，生产过程中尽量实现机械化、自动化、密闭化；改革生产材料，使用低毒或无毒原料代替高毒原料。

② 完善防护设施的设置，加强通风，采用局部通风系统，减少金属烟尘的逸散，降低人体接触金属烟尘的浓度。

③ 加强个人防护，作业时应穿着工作服，正确佩戴防金属烟尘口罩。

④ 建立职业卫生操作规程，作业过程中应开启职业病防护设施，佩戴好个人防护用品；严禁在车间内吸烟和进食；结束工作后应更换工作服并洗手洗澡等。

⑤ 做好职业健康监护，坚持上岗前、在岗期间和离岗时的职业健康检查，及时发现重金属的职业禁忌证和重金属中毒的情况，以便早期治疗。

对于非职业接触重金属的普通人群，接触重金属的途径主要来自日常生活接触，包括大气、饮用水、食品等。重金属的人为排放是造成普通人群中毒的主要原因，因此，减少重金属的人为污染是防治重金属中毒的根本途径，这需要国家及个人的共同努力。

① 完善相关法律、法规和标准规范，健全环境与健康监管体制。

② 建立起重金属污染与人群生物监测网络，建立环境污染致健康损害事件报告体系，以便长期监控重金属污染的健康风险。

③ 加大重金属污染的整治力度，加大监督监管力度，推进重金属污染防治规划的实施，重点整治重金属排放企业的环境污染问题，严格控制企业重金属污染物的排放。

④ 个人在日常生活中要注意减少重金属的接触，包括：控制室内的空气污染，选择环保型居室装修产品或材料，房屋装修完毕后应开窗通风一段时间再入住；用 PVC（聚氯乙烯）材料的水管置换黄铜管材，不饮用水管内的过夜滞留水，可有效控制饮用水中重金属的含量；少食用或不食用含铅容器处理或加工的食品，如爆米花；选购检验合格的食品容器及食品，不选购小作坊的产品；培养良好的卫生习惯，饭前洗手等。

三、 致癌化合物暴露的防护

1. 多环芳烃

多环芳烃指两个以上的苯环以两个苯环共有的稠环形式连在一起的化合物，有 200 多种。多环芳烃是数量最多、分布最广、与人类关系最密切的致癌化合物，可引起皮肤癌、肺癌和胃癌，其中代表性物质为苯并芘，致癌性特别强。

在我们日常生活中的活动及嗜好与多环芳烃的关系密切，例如汽车排出的尾气、液化石油气和天然气燃烧的废气均含有相当数量的多环芳烃，吸烟是产生多环芳烃的重要途径，油脂类食物在煎炸、烤、熏等过程中也能产生多环芳烃。

日常生活中要控制多环芳烃的摄入，可采取以下措施。

① 减少室内污染源，加强室内的通风，选择适当的空气净化设备。

② 养成良好的生活习惯，不吸烟，避免吸入二手烟，尽量少摄入油炸、烟熏等食物。

③ 油炸食物时选用专用煎炸油脂，煎炸温度应控制在 200℃ 以下，且避免长时间反复煎炸。

④ 新鲜蔬菜水果中含有的活性成分可有效抑制杂环胺化合物的致突变作用，且膳食纤维素有吸附杂环胺化合物并降低其生物活性的作用，应增加其摄入量。

2. 亚硝胺类

亚硝胺类化合物可分为烷基、芳香基或环状化合物，多呈液态或固态，其中二甲基甲硝胺是致癌作用最强的一种。

亚硝胺类化合物的天然含量并不高，主要在人类、动物体内和某些食品及其加工过程中发生生物合成。合成亚硝胺的前提主要是硝酸盐和亚硝酸盐，在蔬菜和许多腌制肉食品中含有较多的硝酸盐和亚硝酸盐，在腌制过程中形成亚硝胺。

亚硝胺类主要引起消化道肿瘤，也可诱发其他器官肿瘤，是一类多方面的致癌物，是引发人体多种癌症的重要物质。

为防止亚硝酸胺过多进入人体，可采取以下防护措施。

① 避免使用含有较多硝酸盐和亚硝酸盐的工业盐或劣质盐，尽量减少摄入添加了亚硝酸盐的食品或者是熏制的食品。

② 不经常多量摄入海鱼、罐头鱼等含胺类较多的食品。

③ 防治职业性接触，在生产过程中做好个人防护措施。

④ 低温保存肉类和蔬菜，抑制其中的硝酸盐转化为亚硝酸盐。

四、 农药暴露的防护

要减少农药的接触对人体的危害，除了要做好防护措施，减少职业性接触人群的中毒外，还要尽可能减少农药的残留。食品中的残留农药主要来自三方面：一是食品施药后的残留；二是食品从被污染的水体、土壤中对农药的吸收；三是农药通过食物链与生物富集作用而残留在食品中。其中生物富集与食物链是食品中农药残留和富集的一个重要原因。

预防农药中毒应遵守以下原则。

（1）正确选择农药　在选用农药时，要根据防治的对象、病虫害的危害情况、农药的性能特点选择合适的品种、剂型；优先选用高效、低毒、低残留的农药，果蔬不得使用高毒的农药。

农药质量的优劣直接影响防治效果的好坏，也是安全、合理使用农药的前提条件。购买农药时，要根据《农药标签与说明书管理办法》的要求，从标签和说明书上的信息进行识别，包括农药名称、有效成分、农药登记证号、农药生产许可证、农药生产批准文件号及产品标准号、企业名称及联系方式、生产日期、产品批号、有效期、重量、产品性能、用途、使用技术、毒性及标识、注意事项、中毒急救措施、储存和运输方法等内容，选购正规农药。

（2）正确运输和保管农药　运输农药前首先要了解运送的农药的品种、毒性等内容；运输前检查包装的完整性，若破损则要更换包装或者修补，防止农药渗漏；运输过程中不能与食品、饲料、种子和生活用品等混装；装卸时不得倒置，要严防碰撞、外溢和破损；运输完毕，运输工具要及时清洗消毒，搬运人员必须及时洗澡和更换衣服。

农药储存时应单独放在一个房间内，并将农药保持在原包装中，不要放在容易使人误食或误饮的地方，不得与粮食、蔬菜、瓜果、食品混放，也不能与烧碱、化肥等放置在一起，要避免儿童和家禽家畜接触农药，注意远离火种和避免阳光直射。

（3）科学使用农药　采用农药安全使用技术，增强农药使用者的安全用药意识，提高用药水平。

正确选用农药品种，严格按照环保技术部门的要求，在适宜的时期施药，控制用药量和用药次数，按农药品种的安全间隔期用药，以控制农药残留。由于农药在使用过程中会产生抗药性，因此，在使用农药时必须合理轮换使用不同种类的农药以减缓抗药性的产生。

在准确核定面积后，现配现用农药；配药和拌种的过程应选择远离应用水源和居民点的地方，严防农药被人、家禽家畜误食；选用新型器械，施药前应认真检查药械是否完好，避免施药过程中"跑、冒、滴、漏"的现象，若在施药过程中出现堵塞的现象，应用工具疏通喷头；避免喷雾器中的药液过满外逸，污染皮肤和衣物。

（4）施药后的处理措施　施药工作结束后，应将剩余药剂用原包装存放，并放回原处妥善保存；装过农药的容器应集中处理，清洗三次后，远离水源深埋和焚烧，不可随便丢弃或盛装其他农药及食物；损坏的农药容器要集中保管，统一处理。

施用过农药的地方要竖立标志，在一定时间内禁止田间作业，包括农事、放牧、割草、挖野菜等，防止人畜中毒。用药工作结束后，要将剩余药剂交回仓库。装过农药的空箱、瓶、袋等要集中处理。

施药结束后，要立即清洁施药器具，以免腐蚀器具和农药残留造成药害。施药人员应用肥皂洗澡和更换干净衣物，并将施药时穿戴的衣、裤、鞋、帽及时洗净。

（5）个人防护措施　加强个人防护意识，装卸、运输、配药和施药的过程中，要选择专用器具量取和搅拌，作业人员要穿防护服、戴橡皮手套和防护口罩，严禁直接用手配制或搅拌；不要用被污染的手擦眼和脸，配药和施药时不要吸烟和饮食，要在远离施药现场和清洗完毕后才能吸烟和饮食。农药污染皮肤后，要立即用肥皂和清水冲洗。

施药时应在无雨、3级风以下的天气条件时进行，不能逆风喷施农药。尽量不在大雾、大风天气施药。夏季高温季节喷施农药，选择在上午 10 点前或下午 3 点后，避开中午高温时段。施药人员每天喷药时间一般不得超过 6h。若在有风天气施药，要在上风口配药和施药，尽量减少农药接触皮肤的机会。

五、　大气微粒暴露的防护

① 从根本上减少颗粒污染物排放，包括加强工业废气排放的监管、积极发展公共交通事业、减少垃圾焚烧、鼓励使用低排量环保型汽车等。

② 应积极开展 $PM_{2.5}$ 人群健康危害的健康教育活动，使人们了解其特性，加强人们的环保意识和防范意识，可以有效引导人们出行使用公共交通工具和坚持低碳生活。

③ 在雾霾天气时应尽量避免户外活动，有晨练习惯的市民最好暂停晨练，特别是容易发生肺部疾病的老人、儿童、孕妇及患有心、肺疾病的人群。

④ 避开空气中 $PM_{2.5}$ 高污染时段出行，每日 $PM_{2.5}$ 浓度最低的时段为下午 3～5 点，可在这段时间安排户外活动。

⑤ 雾霾天气时尽量关闭门窗，减少外环境颗粒物进入室内；有条件的家庭可以使用空气净化器，减少室内颗粒物的污染。

⑥ 适量补充维生素 D，饮食清淡多饮水。

六、　生物致癌物暴露的防护

1. 乙型肝炎病毒（HBV）

乙型肝炎病毒是一类 DNA 病毒，在我国是肝细胞癌的主要病因。HBV 的传染源主要是乙肝患者和 HBsAg 携带者。HBV 可通过多种途径传播，主要为医源性传播、母婴传播和接触传播。人类对 HBV 普遍易感，我国主要的乙肝人群是新生儿和未感染者。

防止 HBV 感染的最重要措施就是接种乙肝疫苗，另外，还包括管理传染源、切断传播途径等方法。

① 管理传染源。乙肝患者和 HBsAg 的携带者不能参加献血；乙肝患者确诊后，应进行疫情报告，并采取隔离措施。

② 切断传播途径。防止医院性传播；分娩过程中防止损伤胎儿，对婴儿进行乙肝特异性高效价免疫球蛋白和乙肝疫苗联合免疫，可有效阻断母婴传播。

③ 保护易感人群。为易感人群接种乙肝疫苗是最根本的途径。

2. 人乳头状瘤病毒（HPV）

人乳头瘤病毒（HPV）是一类在自然界广泛存在的 DNA 病毒，其感染是宫颈癌发生的必要因素。HPV 亚型众多，有 200 余种，其中与宫颈癌关系密切的亚型有 13 种。

人类是 HPV 的唯一宿主，HPV 只能感染人的皮肤黏膜细胞。性传播是其通过性接触传播，少数通过间接接触传播。HPV 感染可发生于各种年龄，HPV 感染与年龄、性别、身体状态、遗传等多种因素相关。中青年人群是 HPV 感染的高危人群，并且女性的感染率高于男性。

目前市场上已有 HPV 的预防性疫苗，主要针对 HPV16 和 HPV18 亚型。预防性疫苗一般用于年轻女性感染 HPV 前，该疫苗已取得确切的子宫颈癌与癌前病变预防效果。

3. 幽门螺杆菌

幽门螺杆菌是由澳大利亚学者首先在胃黏膜中分离、培养成功的，它与消化道疾病密切相关，是慢性活动性胃炎和十二指肠溃疡的致病因素，与胃癌有关，是确定的人类致癌物。

人类是幽门螺杆菌的传染源，它能在人类的胃内生长繁殖，并随人的粪便、唾液、呕吐物排出体外，并污染水源和食物。幽门螺杆菌的传播途径包括口-口、粪-口和医源性传播。人类对幽门螺杆菌普遍易感，但感染后的症状轻重不同。

要避免幽门螺杆菌的感染，可遵从传染病的控制原则：管理传染源，切断传播途径。

① 管理传染源。发现幽门螺杆菌的患者应积极进行治疗，根除幽门螺杆菌。

② 切断传播途径。避免饮用未经净化处理的江水、河水等，尽量饮用自来水；养成良好的卫生习惯，饭前便后洗手；注意口腔卫生，父母对小孩杜绝采用口口喂食。

4. 黄曲霉毒素

黄曲霉毒素是由黄曲霉和寄生曲霉两种真菌菌株产生的真菌毒素，有十多种。黄曲霉毒素是目前已知作用最强的化学致癌物，其诱发肝癌的能力相当于二甲基亚硝胺的 75 倍，而且化学性很稳定，不易被加热分解，煮熟后食入仍有活性。黄曲霉毒素主要诱发肝癌，也可诱发胃癌、肾癌、结肠癌等。

黄曲霉毒素广泛存在于高温潮湿地区的霉变食品中，包括油料种子及谷物，尤以霉变的花生、玉米及谷类含量最多。

为防止黄曲霉毒素中毒，可采取以下防护措施。

① 高温高湿地区在保存容易受黄曲霉毒素污染的食物时，应改善储存方法，选择低温、低湿和通风良好的地点存放食品。

② 不食用已被黄曲霉毒素污染的食物。

③ 可用氨水或过氧化氢溶液处理有关农产品，这是去除黄曲霉毒素的最有效办法；或

者使用活性炭、活性白土对受污染的食用油进行吸附去毒。

5. 寄生虫

寄生虫进入人体并能生活一段时间，称为寄生虫感染。目前有确切证据致癌的寄生虫感染包括华支睾吸虫和埃及血吸虫。由于国内无埃及血吸虫，所以以下将详细介绍华支睾吸虫的防控措施。

华支睾吸虫主要寄生在人体的肝胆管内，导致宿主的肝受损。能排出华支睾吸虫卵的患者、感染者、动物等均是感染源，其传播途径为粪-口传播，感染华支睾吸虫与是否进食未被煮熟的囊蚴有关。

所以预防华支睾吸虫感染，防治食入活囊蚴是关键。要避免进食生鱼或未煮熟的鱼虾，改进烹调方法和习惯，注意处理食物的厨具要生熟分开。

（廖　阳　张维森　张积仁）

第十章
环境致癌物对人体功能的影响

第一节　生理代谢功能分析

一、　骨代谢及调节因素检测

骨是一个代谢活跃的器官，骨代谢是破骨细胞吸收旧骨和成骨细胞形成新骨的过程，包括骨吸收和骨形成。在骨基质不断生成与分解的过程中会释放一些有相对特异性的基质产物、酶和裂解物进入血液或尿液。骨代谢是一个复杂的生理过程，不仅受到骨矿物质（如钙、磷、镁等）及其调节激素甲状旁腺素、活性维生素 D_3 和降钙素的调节，而且还受到许多细胞内、外局部因子的调节。通过检测特异性的代谢产物可以全面地了解骨质破坏与增生的平衡性，评价骨质生长的情况。

对人群和动物模型的研究发现：铅暴露过程中，对骨骼健康的影响呈剂量依赖性变化。一方面，部分铅暴露也可使骨量降低；另一方面，铅高暴露增加可使破骨细胞数量增加但活性降低，导致青春期小鼠骨量增加。体内和体外研究发现，促破骨细胞 NF-κB 通路的活性随着铅剂量的升高而升高。然而，在媒体和测试骨片中，铅存在着降低破骨细胞的骨吸收能力。虽然铅剂量和相应的骨质量的关系尚不明确，但许多研究提示铅能导致骨质疏松症。

1. 骨形成及其标志物

成骨细胞是成骨的主要功能细胞，能够快速合成并分化为骨细胞，调节局部矿物质离子浓度，诱发无定形磷酸钙沉淀，沉积在已成熟类骨质的空格间隙内，完成骨的矿化。骨形成过程中的主要标志物有骨碱性磷酸酶、骨钙素、Ⅰ型前胶原羧基端前肽（PICP）和氨基端前肽（PINP）。

骨碱性磷酸酶是骨形成较稳定可靠的指标。在骨形成过程中，成骨细胞能产生大量的碱性磷酸酶，利于羟基磷灰石沉积；碱性磷酸酶还可水解焦磷酸盐，减少其对骨盐沉积的抑制，有利于成骨作用。骨钙素是一种依赖于维生素 K 合成的多肽，主要由活跃的成骨细胞合成。骨钙素合成后大多数进入骨有机质，少部分进入血液并快速降解。因此，骨钙素可作为新近骨形成的敏感指标。血清 PICP 和 PINP 浓度可以作为骨形成的指标，但因皮肤也能合成Ⅰ型胶原蛋白，故 PICP 和 PINP 缺乏组织特异性，多用于疗效评估。

2. 骨代谢的全身性调节因素

骨是机体最大的钙磷储存库，正常的血钙水平对于骨矿化作用的完成起着关键作用。体内磷的 80%～85% 存在于骨骼中，其余约 15% 分布于细胞外液和软组织中。血浆磷浓度决定了骨矿形成和吸收，血磷降低可刺激破骨细胞，促进骨的吸收，并可降低成骨细胞合成胶原的速率，降低骨矿化的速率。镁对骨代谢有重要作用，低血镁和镁缺乏可引起一系列骨代谢异常。

具有生物学活性的 $1,25\text{-}(OH)_2D_3$ 的主要生理作用是升高血钙和血磷，对骨的作用具有两面性，一方面促进骨形成，另一方面又可促进骨吸收。甲状旁腺素（PTH）促进骨质吸收，促进骨转化，动员骨钙和磷入血，升高血钙。降钙素（CT）的主要生理作用是降低血钙和血磷，CT 降低血钙的作用比 PTH 升高血钙的作用快。成熟 CT 是骨吸收的关键调节剂，可与破骨细胞结合而抑制破骨细胞性的骨吸收作用，但这种作用很短暂，对总体钙平衡的稳定起作用不大，对成骨细胞也有直接作用，它可增加成骨细胞 ALP 的活性，促进骨形成和矿化过程。

3. 骨代谢的局部调节因子

骨钙素可以特异、灵敏地反映骨代谢状态，其确切机制尚不清楚，可能与钙代谢的调节以及骨组织发育过程中的钙化和促进骨基质的成熟有关。碱性磷酸酶（ALP）是一种普遍存在的胞外酶，是参与骨代谢的重要蛋白质，通过分解磷酸酯中的无机磷，增加局部无机磷浓度，促进基质矿化。骨形态生成蛋白（BMP）是 1965 年从成年人骨组织中提取的一种活性蛋白质，因具有诱导骨外组织发生软骨内成骨而得名。骨形成与 ALP 和 BMP 的活性高度相关，因此，ALP 和 BMP 是反映成骨细胞活动增加的重要标志。甲状旁腺相关蛋白（PTH-rP）是一种具有旁分泌和自分泌功能的激素，可与 PTH 受体结合并激活 PTH 受体，生物学效应与 PTH 作用相似，主要存在于肺癌、乳腺癌、肾细胞癌和其他一些实体肿瘤中。PTH-rP 通过刺激破骨细胞而增强骨的再吸收作用，还促进肾小管对钙的重吸收，净效应是使血清钙离子浓度升高。

二、 代谢综合征评估

代谢综合征不是一种特定的病，而是种病前状态，如果没有及时矫正，可能会增加心血管疾病与脑血管疾病（发生率增为 3 倍）、糖尿病（发生率增为 5 倍）及死亡率（是没有此综合征的 2.5 倍）。研究资料显示，年龄愈大的人发生代谢综合征的可能性越高，随着我国人口老龄化问题的日益严重，未来代谢综合征患者占总人口数的比例会日渐增加。血脂肪代谢与比值是评定心血管代谢综合征健康重要的评估指标。

重金属可能会加重代谢综合征（MS），但 MS 可能和血清中生物元素浓度异常并存。代谢综合征的男性，锌浓度增高，镁浓度较低。有糖尿病的患者钙浓度较高，镁浓度较低。肥胖男性的铬和锰的浓度较高。高血压的患者镁浓度较低。钨可能会致脂质紊乱。镁在代谢紊乱的发生中起到保护作用。微量元素锰、铬、硒可能加剧代谢综合征。尽管一些研究评估汞在代谢综合征发展中的作用，现有的数据仍然是矛盾的。数据表明，汞会影响代谢综合征发展的普遍的发病机制。

1. 血浆脂质检测

血清总脂质主要包括 FC 游离胆固醇、CE（胆固醇酯）、LP（脂蛋白）和甘油三酯（TG）等。正常情况下，血总脂质一般随年龄的增加而升高，40 岁以上者显著增加，65 岁、70 岁者反而降低。总胆固醇（total cholesterol，TC）是指血液中各脂蛋白所含胆固醇的总和，TC 浓度增高，冠心病等心血管疾病发生的危险性增高。但由于 TC 主要由 LDL（低密度脂蛋白）和 HDL（高密度脂蛋白）两种脂蛋白转运，而两者在脂质疾病发病机制中的作用相反，故总胆固醇值并非越低越好。甘油三酯（TG）参与 TC、CE 合成及血栓形成，运动不足、肥胖可使 TG 升高，成年人中，TG 水平会随着年龄的增大而上升（中青年期男性高于女性，50 岁后女性高于男性）。

2. 血浆脂蛋白和载脂蛋白检测

血清高密度脂蛋白胆固醇（HDL-C）是血清中颗粒最小、密度最大的一组 LP，被视为人体内具有抗动脉粥样硬化的 LP，HDL-C 与冠心病发病呈负相关，因而 HDL-C 被称为"好的 CHOL"。随着 HDL-C 水平降低，缺血性心血管疾病的发病危险增加。低密度脂蛋白胆固醇水平与缺血性心血管疾病发生相对危险及绝对危险的上升趋势及程度与 TC 相似。脂蛋白-X 是胆汁淤积时在血液中出现的异常脂蛋白，是胆汁淤积的敏锐而特异的生化学指标，有抗动脉粥样硬化的功能，可能会降低动脉粥样硬化的风险。

3. 脂蛋白代谢相关基因分析

脂蛋白代谢异常有一定的家族性和遗传性，其发生涉及两个以上基因表达调控的改变，不同种族、不同人群基因缺陷的位点、性质及其突变点可能不一样，ApoE 多态性在研究高脂血症评定心脑血管疾病的危险因素方面有重要的临床意义，ApoCⅡ微卫星 DNA（TG）$_n$、（AG）$_m$ 某些等位基因与冠心病具有一定的相关性。Apo(a)PNR 基因多态性与血浆 LP(a)浓度及 AS（动脉粥样硬化）发生有关。

三、 肝脏功能分析

肝脏是身体最主要的防御系统，会将体内代谢产物与毒素转变或"中和"为可溶性、安全且易于排出体外的物质。通过肝脏代谢功能、生物转化和解毒、排泄功能及酶学指标等实验检测，可以帮助了解是否有肝、胆、胰病变及其受损情况和功能状态，医师根据结果可制订个性化的健康管理计划。

人体通过空气、水和食物暴露于包括多种重金属元素的混合物。通过研究八种常见的重金属（Pb、Cd、Hg、Cu、Zn、Mn、Cr、Ni）对 HL7702 细胞的联合毒性发现，重金属对细胞毒性排序：汞≫铜＞锌、镉、铬＞镍＞锰＞铅。这些结果表明，在评估的重金属混合暴露风险时，应综合评估不同重金属混合物的综合影响。成年的雄性 Wistar 大白鼠暴露于含铅的饮用水（0%、0.25%、0.5%、1%和 2%为 1～12 个月），研究发现，暴露于亚致死浓度的铅中，肝细胞、门静脉及血窦均产生变化。在肝细胞的改变主要是：核不均，核空泡形成，双核，细胞质内含体，胞质肿胀，空泡变性坏死，糖原含量减少等。此外，还可发现门静脉轻度慢性炎症、库普弗细胞增生和偶尔的脂肪改变及含铁血黄素沉着症。结果显示，Wistar 大鼠慢性铅暴露产生显著的肝组织学和组织化学变化。

1. 蛋白质代谢功能检测

血清总蛋白为血清所含的各种蛋白质的总称，包括白蛋白和球蛋白。血清蛋白质检测主要是反映肝脏的合成功能的重要指标，血清总蛋白和白蛋白检测主要用于反映慢性肝损害和肝实质细胞的储备功能，白蛋白/球蛋白比值对疾病诊断更有参考意义。血清前白蛋白（PAB）由肝细胞合成，为一载体蛋白，能运输维生素 A，与甲状腺素结合，故又称其为甲状腺素结合前白蛋白，减少多见于营养不良、慢性感染、恶性肿瘤晚期及肝胆系统疾病（肝炎、肝硬化、肝癌及阻塞性黄疸），尤其是在早期肝炎和急性重症肝炎时有特殊的诊断价值。α1-酸性糖蛋白、α1-抗胰蛋白酶、α2-巨球蛋白、结合珠蛋白、铜蓝蛋白、转铁蛋白、血红素结合蛋白、C 反应蛋白、纤维结合蛋白等，是由肝细胞合成的球蛋白，多属于急性时相反应蛋白。当机体发生炎症、中毒和组织损伤等时，它们会发生相应的变化。这些蛋白的变化，一定程度上也反映了肝脏的功能和状态。人体的凝血因子，除组织因子和钙离子外均产生于肝脏，血浆凝血因子水平能反映出肝脏蛋白质合成功能，特别是维生素 K 依赖因子（Ⅱ、Ⅶ、Ⅺ、Ⅻ因子）更能敏锐地反映肝脏的蛋白合成功能。正常人体中含有少量游离的氨（NH_3），肝脏将氨合成尿素，是保证血氨正常的关键。当肝脏功能严重损害（80％肝组织遭破坏）时，氨不能被解毒，在中枢神经系统聚集，会引起肝性脑病。

2. 胆红素和胆汁酸代谢检测

胆红素是胆汁的重要成分之一，是各种含血红素蛋白中血色素（亚铁原卟啉）在一系列酶的作用下的降解产物。血清总胆红素（STB）为非结合胆红素和结合胆红素的总量。尿胆红素阳性表示血清 CB（结合胆红素）增高，当血中胆红素浓度增高，超过肾阈值（＞$34.2\mu mol/L$）时，结合胆红素可从尿中排出，尿胆红素定性为阳性。在肠道内形成的尿胆原（URO）大部分经粪便排出体外，10％～20％的尿胆原经肠肝循环回到肝脏，只有很少部分经肾随尿排出。尿液中尿胆原正常时虽可查出，但含量较低；胆红素代谢障碍时，尿液中尿胆原含量会发生变化。生成和分泌胆汁是肝脏的主要功能之一。血清胆汁酸测定可反映肝细胞的合成、摄取和排泌功能，是比其他指标更敏感的肝细胞损伤的诊断指标；也用于反映肠道、胆道及门脉系统病变。

3. 酶学检测

肝脏复杂的生物转化和物质代谢功能多是经一系列酶促反应而完成的。肝脏的一些病理状态常导致酶的血清浓度发生变化，因此，根据酶活性测定可以对肝脏的某些疾病进行诊断、鉴别诊断、病情观察、疗效判断和预后评估。

丙氨酸氨基转移酶（ALT）和门冬氨酸氨基转移酶（AST）为非特异性细胞内功能酶，正常时它们的血清含量很低，当肝细胞等损伤时，它们的血清浓度会发生变化。血清谷氨酸脱氢酶（GLDH 或 GDH）是仅存在于细胞线粒体内的酶，肝脏疾病肝细胞线粒体受损害时其活性显著增高，是肝细胞线粒体损伤的敏感指标，与 ALT 联合应用更有意义。谷胱甘肽 S 转移酶（GST）是与肝脏解毒功能有关的酶，血清 GST 升高是肝细胞损伤的标志，GST 分子量比转氨酶小，肝细胞损伤后，更易透过肝细胞膜，迅速释放入血，是肝细胞损伤的早期灵敏指标。胆碱酯酶是肝脏合成功能的标志，用于肝脏损伤和有机磷中毒诊断。

碱性磷酸酶（ALP）是胆汁淤滞的酶学指标，胆汁流动不畅或发生胆汁淤滞时，ALP 逆流入血增多而使血 ALP 升高明显；胆汁排泄不畅、毛细胆管内压升高时，可诱发 ALP 产生增多。γ-谷氨酰基转移酶（γ-GT）主要分布于肾、肝、胰腺的细胞膜和微粒体上，胚胎期肝细胞和新生儿肝细胞合成 γ-GT 的能力最强，如果正常人肝脏 γ-GT 的合成量明显增高（出现"返祖现象"），应考虑是否有肝脏恶性肿瘤的发生。$5'$-核苷酸酶（$5'$-NT）广泛存在于肝、胆、胰等组织细胞膜上，胆道阻塞、肝内占位性病变或浸润性病变时，$5'$-NT 和 ALP 测定值有较高的相关性。

肝中单胺氧化酶（MAO）能促进结缔组织的成熟，参与胶原成熟最后阶段架桥形成，使胶原与弹性硬蛋白结合，主要用于诊断肝硬化（阳性率达 80％）。脯氨酰羟化酶（PH）是胶原纤维合成酶，肝脏纤维化胶原纤维合成亢进时，PH 在肝组织及血清中的活性均增高，是肝纤维化的生化指标。a-L-岩藻糖苷酶（AFU）存在于肝脏等人体组织细胞溶酶体中，肝癌等肝占位性病变时血 AFU 增高。

第二节　内分泌系统分析

环境内分泌干扰物（EEDs）又称环境激素、内分泌活性化合物、内分泌干扰化合物，环境内分泌干扰物可通过干扰人体内保持自身平衡和调节发育过程天然激素的合成、分泌、运输、结合和代谢等过程从而对人体的生殖、神经和免疫系统等的功能产生严重影响。常见的有洗涤剂（壬基酚、辛基酚等）、有机氯农药（DDT、甲氧DDT、六六六等）、有机磷农药（乐果、马拉硫磷、乙酰甲胺磷等）、拟除虫菊酯（氯氰菊酯、氰戊菊酯等）、除草剂（利谷隆、除草醚、莠去津等）、塑料增塑剂（邻苯二甲酸酯类等）、塑料制品焚烧产物（四氯联苯、二噁英等）、合成树脂原料（双酚A、双酚F等）、绝缘材料（阻燃剂、多氯联苯、多溴联苯等）等。

目前人们接触较多的是含有雌激素的日用品，包括各种消毒剂、洗涤剂、化妆品、稀释剂、塑料制品、重金属（铅、汞和砷等）、有机氯杀虫剂（双对氯苯基三氯乙烷及其降解产物DDE）、电子产品中的电路板、化工产品（含甲基苯、苯胺、酚、烷基类、硝基类化合物）。因而环境致癌物的风险评估及检测，必须关注人体内分泌系统及功能的变化。

一、　精神激素健康评估

脑部已确认的神经转导物质超过百种，当神经转导物质分泌失去平衡时即可能引起种种不适症状及疾病。此分析借由非侵袭性的尿液检体，分析血清素（serotonin）、多巴胺（dopamine）、肾上腺素（epinephrine）、去甲肾上腺素（norepnephrine）、γ-氨基丁酸（GABA）、谷氨酸（glutamate）等6种与情绪行为密切相关的重要神经转导物质。

5-羟色胺（5-HTP），又名血清素，是调节神经活动的一种重要物质，可能参与痛觉、睡眠和体温等生理功能的调节。适量提高血清素含量能改善睡眠，让人镇静，减少急躁情绪，带来愉悦感和幸福感，带给人更多快乐。多巴胺（dopamine）是NA（去甲肾上腺素）的前体物质，是下丘脑和脑垂体腺中的一种关键神经递质，主要负责大脑的情欲、感觉，将兴奋及开心的信息传递。去甲肾上腺素是肾上腺素去掉N-甲基后形成的物质，主要由交感节后神经元和脑内肾上腺素能神经末梢合成和分泌，是后者释放的主要递质。肾上腺素是肾上腺髓质的主要激素，为机体提供突发的精力，当处于压力的情况下，肾上腺素水平很快上升。γ-氨基丁酸（GABA）是目前研究较为深入的一种重要的抑制性神经递质，它参与多种代谢活动，具有很高的生理活性。GABA能进入脑内三羧酸循环，促进脑细胞代谢，同时还能提高葡萄糖代谢时葡萄糖磷酸酯酶的活性，增加乙酰胆碱的生成，扩张血管，增加血流量，并降低血氨，促进大脑的新陈代谢，恢复脑细胞功能。

二、　促肾上腺皮质激素及相关肽测定

血浆促肾上腺皮质激素（ACTH）由阿片黑素促皮质素原（POMC）产生，夜间水平低，清晨达分泌高峰。ACTH刺激肾上腺合成和分泌糖皮质激素、盐皮质激素和雄激素。在POMC分解产生ACTH的过程中，同时伴随着内源性阿片类似物的产生，如B-内啡肽、脑啡肽等，可镇静、增加疼痛阈值以及自主调节呼吸、血压。

血清（浆）促甲状腺激素（TSH）在腺垂体的特异性嗜碱细胞内生成，垂体释放TSH是机体发挥甲状腺素生理作用的中枢调节机制。TSH可促进甲状腺激素的合成和释放，使血中T3（三碘甲腺原氨酸）、T4（四碘甲腺原氨酸）浓度增高；TSH又同时促进甲状腺细胞增生

和腺体肥大。血中 T3、T4 浓度的改变，可对垂体的 TSH 的分泌起反馈性的调节作用。测定血清中 TSH 的浓度是诊断甲状腺功能和研究下丘脑—垂体—甲状腺轴的重要指标之一。

促黄体生成激素（LH）与卵泡刺激素（FSH）同属促性腺激素家族，刺激卵泡的成长和成熟，并刺激雌激素和雄激素的生物合成，它们是研究和判断下丘脑—垂体—性腺轴功能的常规检查方法。对于女性，LH 控制月经周期，在男性中主要刺激睾丸的 Leydig 细胞产生睾酮。对于女性，FSH 同样控制月经周期，可促进卵泡成熟并在月经周期中与 LH 同步变化，对于男性，FSH 起诱导精原细胞发育的作用。

血清泌乳素（PRL）由腺垂体合成并间歇性分泌，刺激乳汁的生成和分泌，也是促进乳房发育（即乳腺的生成）所必需的，PRL 对性腺的发育、分泌也起重要作用，并参与免疫调节活动。

三、 肾上腺皮质压力分析

肾上腺皮质压力分析是种功效大又精确的非侵入性检验法，同时也是测量压力反应的可靠指标以及发现肾上腺素不均衡的重要工具。当感觉身体或心理有压力时，肾上腺体便释放出天然化学物质到血流当中，使身体有能力对压力做适当的响应，也就是肾上腺素。

尿 17-羟类固醇包括尿液中所有 C17 上有羟基的类固醇物质，主要是肾上腺皮质分泌的糖皮质激素及其代谢产物，可间接反映肾上腺糖皮质激素的分泌状况。尿 17-酮类固醇（17-KS）可反映男性的肾上腺皮质和睾丸的内分泌功能，而对女性则反映了肾上腺皮质的内分泌功能。

皮质醇由肾上腺皮质合成，早晨最高，夜间最低，会影响糖类、蛋白质和脂肪代谢，具有抗发炎的功效，能调节甲状腺功能，也能增加对抗压力的能力，过多或过少的皮质醇可使心脏、大脑、新陈代谢和其他身体机能逐渐受到毁损，因此，应该避免累积过多的压力。

类固醇脱氢异雄固酮-硫酸盐（DHEA-S）具有抗衰老、维持心血管健康、降低血脂、降低血压、提升免疫系统功能、增强骨骼、使皮肤光滑细致、增强记忆力和增加活力等功效。DHEA-S 含量改变可能代表肾上腺功能的重大变化，进而深切地影响此人的活力大小、情绪状态、免疫功能失调、性欲减低、骨质疏松与整体的健康状态。

四、 性腺激素检测

性激素的主要生理作用包括影响胚胎发育，刺激性器官和生殖器官的生长，维持性欲，促进性特征的出现并维持在正常状态，影响蛋白质合成代谢、脂肪代谢、骨骼代谢、水盐代谢及红细胞生成等。

孕酮的生理作用绝大部分是以雌激素作用为基础的。孕酮可以对垂体分泌的某些激素起调节作用，可以影响生殖器官的生长发育和功能活动，促进乳腺的生长发育，并有使基础体温升高的作用。检测血清孕酮可了解其是否与所处生理阶段即月经周期时相相符，判断黄体、胎盘功能。

雌二醇（E2）的主要生理作用为促进女性生殖器官的发育，是卵泡发育、成熟和排卵的重要调节因素；是促进子宫发育和子宫内膜周期性变化以及阴道生长发育的重要激素。E2 可促进乳腺等发育，维持女性的第二性征；E2 还有预防骨质疏松、降低低密度脂蛋白、增加高密度脂蛋白以减少心血管疾病危险性等作用，并对垂体、下丘脑起调节作用。

睾酮促进生殖器官的发育和生长，刺激性欲，并促进和维持男性第二性征的发育，维持前列腺和精囊的功能和生精作用。睾酮还可促进蛋白质合成，促进骨骼生长以及红细胞生成。

血清（浆）硫酸脱氢表雄酮（DHEAS）在肾上腺或腺外组织由脱氢表雄酮（DHEA）经磺酸化合成，其雄激素活性极其微弱，但其代谢产物（如雄烯二酮和睾酮）则有较强的雄激素活性。

五、 甲状腺激素检测

甲状腺激素具有重要的生理作用，参与人体的生长、发育和糖、蛋白质、脂肪的代谢调节，对神经系统、内分泌系统、心血管活动以及生殖功能也有相当的影响。甲状腺激素的分泌活动受下丘脑-垂体的调控（如下丘脑分泌的 TRH 和垂体分泌的 TSH），甲状腺激素又可对下丘脑-垂体进行反馈调节，从而维持各种甲状腺激素水平的稳态。适当的实验室检测有助于诊断甲状腺疾病或甲状腺功能障碍。

1. 甲状腺素的测定

甲状腺素是甲状腺分泌的主要产物，反映了甲状腺的分泌功能，也是构成下丘脑—腺垂体—甲状腺调节系统完整性不可缺少的成分。游离甲状腺素（fT4）是生理活性形式，是反映甲状腺激素活性的更好的指标，是临床常规诊断甲状腺功能状态的重要手段。T3（即 3，5,3'-三碘甲腺原氨酸）是甲状腺主要在甲状腺以外的组织器官（尤其是肝脏）由 T4 经酶解脱碘生成的，反映甲状腺素对周边组织的功能甚于反映甲状腺分泌状态。游离三碘甲状腺原氨酸（fT3）是 T3 的生理活性形式，其含量对鉴别诊断甲状腺功能是否正常、亢进或低下有重要意义，是诊断甲状腺功能亢进较为灵敏的指标之一。反三碘甲状腺原氨酸（rT3）也是在甲状腺以外的组织器官（尤其是肝脏）由 T4 经酶解脱碘生成的，也是鉴别甲状腺功能减退与非甲状腺疾病时甲状腺功能异常的重要指标之一。

2. 甲状腺相关蛋白及自身抗体测定

甲状腺球蛋白由甲状腺细胞合成并释放进入甲状腺滤泡的残腔中，被认为是判断甲状腺体形态完整性的特殊标志物。甲状腺素结合球蛋白（TBG）是人血浆中甲状腺激素的主要转运蛋白，血中游离的甲状腺素与结合的甲状腺素处于平衡状态，TBG 含量的变化仍可导致总甲状腺素测定值的改变。测定甲状腺素结合力可了解甲状腺素的结合位点数，间接地反映血浆 TBG 的浓度。甲状腺过氧化物酶存在于甲状腺细胞的微粒体中，并表达在细胞的表面，是一潜在的自身抗原，自身免疫性疾病引起的数种甲状腺炎常伴有血中血清抗甲状腺过氧化物酶抗体升高。促甲状腺素受体抗体是一组抗甲状腺细胞膜上 TSH 受体的自身抗体，它们可与 TSH 受体结合，通过刺激作用，能诱发 Graves 病，有助于 Graves 病的诊断及预后评估。

六、 生长激素分析

生长激素的主要生理作用是促进机体生长发育，促进蛋白质合成，促进脂肪分解，升高血糖。胰岛素样生长因子（IGFs）除对软骨组织具有生长促进作用外，对其他组织还具有胰岛素样作用。IGF-I 增加葡萄糖在脂肪组织的氧化，刺激葡萄糖及氨基酸转运进入横膈膜肌及心肌，促进胶原及蛋白多糖的合成。

第三节 营养状况分析

一、 氨基酸平衡性分析

当食品中蛋白质氨基酸各组分间的相对含量与人或动物体氨基酸需要量之间的相对比值

一致或很接近时，氨基酸各组分间的相互关系达到平衡，氨基酸利用率最高。必需氨基酸各组分间的平衡，以及必需氨基酸与非必需氨基酸各组分间的平衡都具有重要意义。尤其是必需氨基酸供给不足时，氨基酸平衡更为重要。氨基酸平衡性分析可了解饮食中蛋白质摄取与吸收是否足够与平衡，体内氨基酸如处于不平衡状态可提供许多相关疾病的信息，包括慢性疲劳症、心血管疾病、学习障碍、忧郁症、解毒功能、酸碱值调整、激素失调和免疫问题等。

二、 抗氧化维生素分析

维生素是维持身体健康的基本要素，身体无法自行制造，必须从饮食中获得。如果没有足够的维生素，器官无法正常运作、皮肤快速老化、视力减退等。脂溶性抗氧化维生素不足的症状有免疫功能失调、反复感染、神经系统疾病、消化与吸收障碍、心血管疾病、慢性疲劳症和氧化压力增加等。平衡与适量的抗氧化维生素浓度有助于防止自由基的伤害及慢性病的形成。

维生素 E 是细胞膜内重要的抗氧化物和膜稳定剂，在维持肌肉组织的正常结构和代谢，特别是在肌肉收缩期间的能量供给和钙离子摄取和释放有着重要的作用。维生素 C 参与体内的氧化还原反应，参与体内多种羟化反应，如前胶原蛋白中脯氨酸和赖氨酸残基的羟化，某些神经递质及激素的羟化以及类固醇化合物的羟化，具有重要的抗氧化作用。β-胡萝卜素是维生素 A 的前体，具有清除自由基的功能，对运动时的氧化应激有保护作用。辅酶 Q 是物质氧化产生能量的过程中的氧化磷酸化呼吸链的电子传递体，是机体中要使用氧的所有细胞的必需成分，可减少人心脏和肌肉自由基的生成。维生素 A 可促进发育及维持健康，调节细胞的生长、分化与分裂等。番茄红素如同 β-胡萝卜素，属胡萝卜素类物质，由于它具有独特的化学结构，所以可以消除自由基。叶黄素是一种广泛存在于蔬菜、花卉、水果等植物中的天然物质，属于"类胡萝卜类"物质，是一种性能优异的抗氧化剂，可预防细胞衰老和机体器官衰老，同时还可预防老年性眼球视网膜黄斑退化引起的视力下降与失明。

第四节　免疫系统分析

环境致癌物暴露不仅能够引起急性中毒和慢性危害，而且能够影响机体的免疫系统对进入体内的异物的识别、杀灭、解毒、分解和清除的能力，人体的免疫系统在环境污染物的长期作用下，会发生免疫功能失调或病理反应。

环境污染对机体免疫功能的影响，主要表现在细胞免疫和体液免疫功能降低和异常，继而引发疾病。氮氧化物、臭氧和二氧化硫等可产生过敏性哮喘；镍、铬、铅和砷等毒物可产生过敏性鼻炎及过敏性结膜炎。接触铬、镍、甲醛、环氧化物等，还可产生接触性皮炎；接触铅、苯和一些杀虫剂，可引起免疫性溶血性贫血；接触汞、铅、铋、金、铀等化合物，可产生过敏性肾病综合征等。

免疫功能的实验方法较多，例如血清学反应、中性白细胞吞噬活性测定、淋巴细胞转化试验、E-玫瑰花形成试验、巨噬细胞移动抑制试验、血清免疫球蛋白等。也可以通过针对致癌物设计的特异性探针，检测免疫细胞和免疫球蛋白上的致癌物和致癌物的螯合物。

免疫不仅是机体通过识别病原物质、发生反应并最终清除病原体，而且广泛覆盖于机体的正常或异常状况中。保持应有的免疫功能状态或平衡如同呼吸、心跳那样重要。免疫功能的过度低下或过度增殖都会导致疾病的发生。淋巴细胞是构成机体免疫系统的主要细胞群体，异质性是其显著特征，可分为许多表型和功能不同的群体，如 T 细胞、B 细胞、K 细胞、NK 细胞等。这些淋巴细胞及其亚群在免疫应答过程中相互协作、相互制约，共同完成对抗原物质的识别、应答和清除，从而维持机体内环境的稳定。临床上常对淋巴细胞的数量、表面标志及功能进行检查，以了解机体的细胞免疫情况。张积仁等发现，重金属铅和镉也可以进入免疫细胞，从而影响免疫细胞的功能，应用重金属适配体荧光亲和探针，可以快速发现血液细胞表面的重金属。

T 淋巴细胞表面有绵羊红细胞受体，可与羊红细胞结合形成花环样细胞团即 E-花环。其中在 4℃反应 2h 以上形成的花环，代表 T 淋巴细胞总数。T 淋巴细胞与植物血凝素（PHA）等非特异性有丝分裂原或特异性抗原（曾经致敏 T 淋巴细胞的抗原）在体外共同培养时，细胞内核酸和蛋白质合成增加，同时，细胞形态转化为母细胞，转化程度反映了 T 细胞的免疫功能，称为淋巴细胞转化试验。自然杀伤细胞（NK）介导天然免疫应答，无抗原特异性，它不依赖抗体和补体即能直接杀伤多种肿瘤细胞，特别是造血系统肿瘤细胞以及受病毒感染的细胞等，目前以流式检测最为常用，可评估免疫细胞的数量、分布比例、活性及细胞增生与凋亡，有助于正确的调节免疫功能，维持身体的正常防御。NK 细胞表面有 IgFc 受体，当 IgG 的 Fab 段与靶细胞膜上的抗原特异性结合后，抗体的 Fc 段发生构型改变而活化，与 Fc 受体结合，进而促使细胞释放一些细胞因子及发生颗粒胞吐而致靶细胞死亡。

细胞因子测定：有研究资料显示，重金属（铅、镉）和农药杀虫剂（乐果和对硫磷）的暴露可以引起动物体内 IL-2、IL-6、TNF-α、IgG、IgA 和 IgM 增加，导致免疫功能失调。在环境致癌物防治及损伤评估时要注意细胞因子和炎症因子的检测。IL-2 是机体免疫网络中最重要的调节因子，是评价机体免疫功能的重要指标。TNF-α、IL-6 具有多种生物学功能，在机体的免疫应答、骨髓造血及炎症反应中均起重要作用。IL-8 最主要的生物活性是激活中性粒细胞。IL-10 的生物活性广泛，可选择性地抑制单核巨噬细胞的某些功能，对 T 细胞、B 细胞等的功能亦有明显的影响。

第五节　食品添加物过敏原分析

食品添加物广泛存在于市售加工、非加工食品及日用品中，一些广为人知的食品添加物中，如味精（谷氨酸钠盐）、代糖等，都属于兴奋毒素，会对食用者产生过敏并造成健康上的危害。欧盟 2003/89/EC 指令中食品过敏原包括：含有麸子的谷物及其制品（例如：小麦、黑麦、大麦、燕麦、斯佩尔特小麦、卡姆小麦或其杂交品种）；甲壳纲（动物）及其制品；鸡蛋及其制品；鱼及其制品；花生及其制品；大豆及其制品；牛奶及其制品（包括软糖）；坚果及其制品（例如：杏仁、榛子、胡桃、腰果、美洲山核桃、巴西坚果、阿月浑子果、澳大利亚坚果和昆士兰坚果）；芹菜及其制品；芥末及其制品；芝麻及其制品；二氧化硫和浓度大于 10g/kg 的亚硫酸盐。

过敏原皮肤试验常简称为皮试，是将一种物质（可疑的过敏原）注入机体的皮肤中或敷贴于皮肤上，经过一定时间，观察皮肤反应，从而判断该物质对测试者是否可引起超敏反应。皮内试验是检测 I 型超敏反应性疾病最常用的，将变应原提取液注入皮内，形成直径 2~3mm 的皮丘，15~25min 观察有无风团和红晕反应。挑刺试验（prick test）也称点刺试验，原理同于皮试，较皮内试验安全，假阳性较少，但敏感性较皮内试验低。

血清免疫球蛋白E（IgE）是介导Ⅰ型超敏反应的抗体，在Ⅰ型超敏反应患者体内 IgE 抗体含量显著增高，检测血清总 IgE 和特异性 IgE 对诊断Ⅰ型超敏反应性疾病及确定其变应原均很有价值。

循环免疫复合物（CIC）是通过检测免疫复合物中抗原特异性来测 TC，与Ⅲ型超敏反应的发生密切相关，检测 CIC 可证实某些疾病是否与Ⅲ型超敏反应有关，检测 CIC 含量可帮助分析疾病的进程及转归。

嗜酸性粒细胞计数作为Ⅰ型超敏反应诊断的参考，当机体患过敏性疾病时增加，某些Ⅰ型超敏反应疾病嗜碱性粒细胞计数可增多。

第六节　肾脏功能检测

铅、汞、镉是常见的重金属毒素，高水平可导致肾脏毒性，重金属引起的肾损害与个体素质、重金属浓度以及接触时间长短有关。在临床上，大剂量短期接触重金属可导致肾小管坏死，急性大剂量接触表现为急性肾衰竭，而长期小剂量接触主要表现为单纯小管功能障碍或慢性小管间质肾病，与职业环境较过去有极大改善有关。铅和镉与肾脏有很强的亲和性，且半衰期长，分别为 30 年和 10～30 年，所以铅和镉的慢性肾损害可以不发生在与之接触的若干年内，而发生在停止接触数年后。但在一般人群中低水平的环境暴露的风险，目前研究结果还有争议。

肾脏是人体泌尿系统的主要器官之一，在人体的泌尿系统中有着重要的作用，如维持机体的水、电解质、酸碱平衡等，而且在内分泌系统中有维持机体内环境稳定的重要作用，如分泌肾素（rennin）、内皮素（endothelin）、促红细胞生成素（erythropoietin，EPO），并参与活性维生素 D_3（vitamin D_3）的羟化等。

一、 肾小球功能检测

肾小球功能检测主要是肾小球滤过功能的检查，常用内生肌酐清除率间接敏感地反映肾功能。此外，血清中肌酐、尿素和尿酸的变化也在一定程度上可反映肾小球滤过功能的变化。当肾小球受损，即使是早期的轻微受损，不能通过肾小球滤过屏障的白蛋白在尿中的漏出量也可增加，出现微量白蛋白尿。

肾脏早期损伤时，尿转铁蛋白增加早于白蛋白，对早期发现和诊断糖尿病肾病等早期肾小球性疾病比微量白蛋白测定更敏感，对判断肾小球疾病损伤程度亦有一定的参考价值。感染、肾中毒、血管病变和免疫损伤等均可导致基底膜孔径变大，单纯性膜孔径轻度增大时，尿液中以 IgG 滤出增多为主，形成部分选择性肾小球性蛋白尿；当滤过膜损伤加重时，尿液中除 IgG 排出率增加外，分子量较大的 IgM 也开始滤出增多，形成非选择性肾小球性蛋白尿。血清 cysC 水平是反映肾小球滤过功能的一个敏感且特异的指标。

二、 近端肾小管功能检测

测定尿液中 α-MG（微球蛋白）含量用于肾损伤和糖尿病肾病并发症的预测和观察具有重要的临床价值。测定尿液中的 β_2-MG 对肾小管重吸收功能监测具有一定的临床价值。尿中 RBP 测定是诊断早期肾功能损伤和疗效判定的敏感指标。尿液中的 NAG（N-乙酰-β-葡萄糖苷酶）主要来自于近曲小管上皮细胞损伤时的释放，尿 NAG 活性可作为肾小管损伤的敏感标志物。

三、 肾小管排泌功能检测

用静脉注射 6g/L 的酚红 1mL，测定 15min 或 2h 内尿酚红量，计算酚红排泄率。氨基马尿酸注入体内后不分解代谢，约 20% 以原形从肾小球滤过，80% 由近端小管排泌，不被肾小管重吸收，排泌量与血浆 PAH 水平正相关，是较好的肾小管排泌功能指标。

四、 远端肾小管功能检测

尿渗量（uosm）指每千克水中所含各种溶质颗粒（包括分子和离子）的总物质的量（mol），单位为 osm/kg H_2O。在测定肾浓缩-稀释功能上，尿渗量比尿比密更理想，更能反映真实的情况，检测昼夜尿比密试验和 3h 尿比密可粗略了解肾脏的稀释-浓缩功能。通过禁水或输入离渗盐水促进神经垂体释放 ADH（抗利尿激素），或直接静脉注射 ADH，分 3 次收集尿液测定尿比密，为尿浓缩试验。

尿中 T-H 糖蛋白（THP）是肾小管髓袢升支后段和远曲小管细胞合成和分泌的一种大分子糖蛋白，远端肾小管损伤时上皮细胞受损，尿液中的 THP 增高。

五、 肾小管性酸中毒检测

由于远端肾小管功能缺陷，使肾小管内液与外液之间不能建立生理性 pH 梯度，从而导致分泌 H^+ 和生成 NH_4^+ 减少，H^+ 滞留于体内而引起远端肾小管性酸中毒。可以通过检测受试者尿液 pH 评估其肾小管排酸功能。

第七节　抗氧化功能分析

氧化压力是指体内自由基与抗氧化能力之间的失衡而会对身体造成损伤的指标。评估氧化损伤与抗氧化储备能力之间的平衡，有助于找出慢性病的潜在原因，提供给医师做抗氧化治疗规划。大量研究结果表明：重金属、多环芳烃、有机氯和有机磷农药、多氯联苯、二噁英和其他异型物质都能够对生物体产生氧化压力。这些有毒物质能够引起各种有害影响，如对膜脂、DNA 和蛋白产生损伤；改变抗氧化酶的活性等。

一、 抗氧化酶检测

髓过氧化物酶（MPO）是与感染和氧化压力有关的酶。在炎症过程中，MPO 由中性和单核细胞释放，可催化次氯酸和大量的 ROS（活性氧簇）生成，损伤血管壁和降低血管弹性，造成组织损伤和动脉粥样硬化。谷胱甘肽（GSH）是细胞内一种主要的含硫抗氧化剂，可清除过氧化物和其他氧化剂，GSH 的降低和其氧化形式还原型谷胱甘肽（GSSG）水平的升高是细胞内高氧化压力的反映。

二、 DNA/RNA 损伤

氧化压力损伤的生物标志物（如糖氧化、蛋白质氧化和 DNA 氧化产物等）可以用来作为糖尿病及其并发症进程的检测指标。8-OH dG 是 DNA 碱基氧化性损伤的修复产物，直接由尿液排出，它的尿液浓度可作为系统性氧化压力损伤的指数，尿液 8-OH dG 在糖尿病微血管和大血管并发症检测中具有十分重要的意义；但与尿白蛋白相比，尿 8-OH dG 作为糖尿病早期肾脏并发症测定和预测中的价值还有待深入探讨。

三、 蛋白质氧化损伤

戊糖素是晚期糖基化终末产物（AGE）中的一种，与 8-OH dG 一样，戊糖素也是系统性氧化压力损伤的标志物，更精确地反映体内糖的氧化性损伤。晚期氧化蛋白产物（AOPP）来自氧化修饰的清蛋白、纤维蛋白、脂蛋白及氧化蛋白的降解片段。AOPP 可以作为蛋白质氧化损伤、氧化压力和炎症的生物标志物。

第八节　环境毒素系统检测

一、 环境激素系列： 增塑剂/防腐剂/清洁剂

防止环境毒素污染是维持人类健康的第一步，但我们几乎每天都会暴露于塑料制品、个人卫生用品与各类清洁用品。塑料制品中的增塑剂邻苯二甲酸酯（DEHP）有助于增加聚氯乙烯（PVC）的延展性，使得以塑造成各种优美的造型，主要存在于玩具、化妆品、清洁剂、空气清净剂、香水、家具、地板、塑料食品容器及医疗产品中。清洁用品中的防腐剂对羟基苯甲酸酯主要用于个人卫生护理产品中抑制细菌与霉菌生长，主要用于洗发水、化妆水、护发素、香皂、化妆品、面霜、剃胡膏、食品包装中。酚类常用于塑料制品中或清洁剂中作为界面活性剂，主要存在于塑料奶瓶、塑料餐具、化妆品、清洁剂、洗衣粉、润湿剂、乳化剂中。双酚 A（BPA）通常使用于食品和饮料包装如矿泉水瓶、婴儿奶瓶上，与肥胖、婴儿神经系统发育迟缓、甲状腺功能失调、婴儿性器官发展问题和成人性功能障碍等有关。三氯生（thiclosan）是主要用于个人卫生用品的防腐剂，如牙膏、剃胡膏和肥皂等，在体内可能阻断甲状腺的代谢与信号传递过程。4-壬基酚常见存于农药、乳化剂、工业洗涤剂、发泡剂和分散剂中。这些化学物质均被归类为环境激素。

环境激素本来就不应该存在于我们体内，一旦进入我们体内后会与激素受体结合进而影响激素的代谢路径，导致子宫内膜异位、不孕症、乳癌、卵巢癌、性早熟、前列腺癌、睾丸癌和精子数量不足等疾病。环境激素系列分析主要检测 DEHP、对羟基苯甲酸酯、酚类、BPA、三氯生、4-壬基酚的代谢产物，了解日常生活中环境激素的暴露量。

二、 重金属离子检测

由于有毒重金属在生活上的广泛应用、滥用以及环境污染的影响，人类体内蓄积越来越多的有毒重金属。汞主要来自口腔内补牙银粉的汞蒸气挥发、日光灯管或是水银温度计的汞蒸气挥发、海鲜（尤其是贝类）或鱼类（尤其是鲔鱼、鲨鱼、箭鱼、枪鱼等掠食性鱼类）、土壤及各种农作物污染（也包括烟草、茶叶、咖啡等经济作物）或水污染、含汞疫苗及部分医疗注射剂、眼药水、草药、少数美白保养品等等。镉的来源包括烟草、饮水污染、贝类（例如牡蛎）、土壤与农作物污染（例如来自工业污染与肥料污染）、精制食物（例如白面粉、白糖、白米制作过程受污染）、加工的酸性饮料、某些酒或可乐、人造奶油、金属罐装饮料或食品、水泥灰等。铝的主要来源包括水污染、土壤及各种农作物污染、药物（许多口服或注射药物都含有铝，而以铝为主要成分的药物则包括胃药、胃黏膜保护剂 sucralfate、止泻药、排汗药等等）、食物（烘焙苏打、烘焙粉、起司乳化剂、防盐结块物质、白面粉）、化妆

保养品、乳液、铝箔、厨房铝器、罐头、牙膏、补牙银粉、香烟滤嘴等。镍的暴露来源除了职业暴露之外，包括镍质牙套、水污染、空气污染、食物污染、吸烟等。接触镍币或其他含镍金属也可能会有极微量的吸收。过去铍的来源大多为职业暴露（例如金属处理、核子工业、通讯产业、计算机产业、航空产业），但现在因为各种污染所造成的人体暴露机会也逐渐增加，例如烟草中可能含有铍。铅的来源包括饮水污染、建筑物或居家用品（例如厨具、玩具……）、油漆涂料、铅制容器、未经处理的草药、不良商人生产的食品、中药、某些化妆品、某些染发剂、空气污染、土壤及各种农作物污染（也包括烟草、茶叶、咖啡等经济作物）、工厂化学物质等等。砷的来源包括水污染、空气污染、土壤及各种农作物污染（也包括烟草、茶叶、咖啡等经济作物）、农药、油漆涂料、职业上的接触等。

根据人体因暴露毒素而引起诸多机能异常研究，许多慢性肠胃疾病（胃酸逆流、肠激惹综合征）、过敏疾病（过敏性鼻炎、异位性皮肤炎、慢性荨麻疹、自体免疫疾病）、内分泌失调、神经衰弱（长期疲倦、记忆力减退、注意力不能集中、智力退化、忧郁焦虑症、自律神经失调、多梦怪梦）、肌肉关节容易疲劳、头晕等都与重金属毒性有关。即使是大家所熟知的高血压、心血管疾病（冠状动脉疾病、脑血管疾病、动脉硬化症）、痛风、自闭症过动儿、癌症等只能长期吃药控制或无药可医的慢性病，也并非先天体质所造成的，很可能是体内蓄积的汞、铅、砷、镉、铝等有毒重金属所引发的。

通常认可的重金属分析方法有：①紫外-可见分光光度法（UV-Vis）：重金属与显色剂——通常为有机化合物，可发生络合反应，生成有色分子团，溶液颜色深浅与浓度成正比。在特定波长下，比色检测。②原子吸收法（AAS）：与主要用于无机元素定性分析的原子发射光谱法相辅相成，已成为对无机化合物进行元素定量分析的主要手段。现在由于计算机技术、化学计量学的发展和多种新型元器件的出现，使原子吸收光谱仪的精密度、准确度和自动化程度大大提高。用微处理机控制的原子吸收光谱仪，简化了操作程序，节约了分析时间。现在已研制出气相色谱-原子吸收光谱（GC-AAS）的联用仪器，进一步拓展了原子吸收光谱法的应用领域。③原子荧光法（AFS）：通过测量待测元素的原子蒸气在特定频率辐射能激下所产生的荧光发射强度，以此来测定待测元素的含量。④X荧光光谱（XRF）：是利用样品对X射线的吸收随样品中的成分及其多少变化而变化来定性或定量测定样品中成分的一种方法。它具有分析迅速、样品前处理简单、可分析元素范围广、谱线简单，光谱干扰少，试样形态多样性及测定时的非破坏性等特点。⑤电感耦合等离子质谱法（ICP-MS）的检出限给人极深刻的印象，ICP-MS 的 10^{-12} 级检出限是针对溶液中溶解物质很少的单纯溶液而言的，若涉及固体中浓度的检出限，由于 ICP-MS 的耐盐量较差，ICP-MS 检出限的优点会变差多达 50 倍，一些普通的轻元素（如 S、Ca、Fe、K、Se）在 ICP-MS 中有严重的干扰，也将恶化其检出限。⑥最新流行的检测方法——阳极溶出法，检测速度快，数值准确，可用于现场等环境应急检测。电化学法的检测限较低，测试灵敏度较高，值得推广应用。如国标中铅的测定方法中的第五法和铬的测定方法中的第二法均为示波极谱法。阳极溶出伏安法是将恒电位电解富集与伏安法测定相结合的一种电化学分析方法。这种方法一次可连续测定多种金属离子，而且灵敏度很高，能测定 $10^{-7} \sim 10^{-9}\,mol/L$ 的金属离子。此法所用仪器比较简单，操作方便，是一种很好的痕量分析手段。我国已经颁布了适用于化学试剂中金属杂质测定的阳极溶出伏安法国家标准。

重金属检测的样本主要有血液、尿液、头发、指甲等。血液样本预处理：抽取空腹静脉血 5mL，离心，吸取上层血清用于检测。尿液样本预处理：留取空腹晨尿 20mL。头发样本预处理：头发中元素的浓度可以反映身体组织中的状况，科学证实头发分析对于长期性的组织内微量元素含量是精确且值得信赖的。用洁净的不锈钢剪刀剪取受检人群后枕部约 2g 头发，装入塑料袋，密封保存。为保证样品的代表性，受检人群要求没有染发、烫发经历，或染发至少半月后。称取头发样品于微波消解仪的消解罐中，加入浓 HNO_3，经彻底消解，排气冷却后赶酸。指甲样本预处理：取双手指甲样品放在洗洁精中浸泡约 1h 后，用自来水冲洗数遍，再用蒸馏水冲洗 3 遍，后再用双蒸水冲洗 2 遍，放在干燥箱中 80℃烘干约 1.5h 至恒重。

三、 致癌物大分子螯合物的检测

重金属、农药及有毒化学物质进入人体后，多数首先与大分子结合，引起大分子结构的破坏与重组。检测重金属农药大分子螯合物对评价致癌物损伤具有重要意义，张积仁、杨帆、蔡睿等研究团队建立的适配体亲和荧光重金属镉、铅、汞、铬螯合蛋白（白蛋白、球蛋白、血红蛋白、脂蛋白）快速检测技术开始用于实验和临床研究。

第九节　恶性肿瘤的实验检测

一、 肿瘤标志物的检测

肿瘤标志物在肿瘤的筛查、诊断和鉴别诊断、预后判断和复发的监测等环节有重要的价值。应用肿瘤标志物诊断恶性肿瘤时，既要选择正确的肿瘤标志物，又要将其应用于适当的环节。

甲胎蛋白是胎儿发育早期由肝脏和卵黄囊合成的一种血清糖蛋白，血清 AFP 浓度的检测是诊断原发性肝癌和胚胎细胞肿瘤如睾丸癌等的重要指标。癌胚抗原（CEA）最初发现于成人结肠癌组织中，是一种结构复杂的可溶性糖蛋白，胃肠道恶性肿瘤时可见血清 CEA 升高，在乳腺癌、肺癌及其他恶性肿瘤患者的血清中也有升高，CEA 是一种广谱肿瘤标志物。前列腺特异性抗原（PSA）是一种由前列腺上皮细胞分泌的蛋白酶，前列腺癌患者的血清中 PSA 含量升高，广泛将其用于前列腺癌的辅助诊断。组织多肽抗原（TPA）是一种非特异性肿瘤标志物，属于细胞骨架蛋白类，与细胞分裂增殖程度密切相关，恶性肿瘤细胞分裂，增殖活跃，所以血清中 TPA 水平增高。鳞状细胞癌抗原（SCC）是从子宫颈鳞状细胞癌组织中分离出来的，存在于鳞状细胞癌的胞质内，是一种较好的鳞癌肿瘤标志物。细胞角蛋白 19（CYFRA21-1）不是器官特异性或肿瘤特异性蛋白，但其经常出现于肺部组织且特别易于出现于肺部恶性肿瘤结合处，主要用于非小细胞肺癌的鉴别诊断和预后评估，以及肺癌患者的治疗效果和病程监测。糖链抗原对乳腺癌的治疗效果和病情监测有一定的价值，糖链抗原 125 是很重要的卵巢癌相关抗原，糖链抗原 72-4 是胃肠道肿瘤和卵巢癌的标志物。神经元特异性烯醇化酶是烯醇化酶的一种同工酶，目前认为它是小细胞肺癌（SCLC）和神经母细胞瘤的肿瘤标志物。a-L-岩藻糖苷酶是一种溶酶体酸性水解酶，血清 AFU 测定有助于原发性肝癌的辅助诊断、疗效观察、术后随访，可作为原发性肝癌的标志物。前列腺酸性磷酸酶是前列腺分泌的一种酶，是诊断前列腺癌、监测前列腺癌疗效以及前列腺癌术后是否复发转移的辅助指标。

二、 恶性肿瘤的常用基因检测

视网膜母细胞瘤 Rb 基因可以完全抑制视网膜母细胞瘤的发生，其功能失活是视网膜母细胞瘤发生的主要机制；而 *Rb* 基因只能部分抑制前列腺癌、膀胱癌及乳腺癌的发生，说明 *Rb* 基因失活在这些肿瘤的发生、发展中起着一定的作用。*Rb* 基因突变也与骨肉瘤和小细胞肺癌有关。

BRCA1 编码一个 1863 个氨基酸残基的蛋白，这种蛋白可以作为一种转录因子。检测体细胞 *BRCA1* 和 *BRCA2* 的突变，能鉴别带有突变基因的乳腺癌家族个体。*Her-2/neu* 原癌基因编码产生一种跨膜的酪氨酸激酶受体，具有刺激生长的活性，在调节细胞生长、生存和分化中起重要作用。*Her-2/neu* 基因的过度表达可导致细胞过度增殖和表型恶性转化。可溶性 *Her-2/neu* 是肿瘤转移和负荷增加的标志，血清可溶性 *Her-2/neu* 水平升高，预示着病情进展、预后不良。

ras 基因突变多见于神经母细胞瘤、膀胱癌、急性白血病、消化道肿瘤、乳腺癌，患这些疾病时 *ras* 基因突变后的表达产物 P21 蛋白增加，并和肿瘤的浸润及转移有关。大约有 30% 的人类肿瘤中可以发现 *ras* 突变。乳腺肿瘤中有 21%～63.6% 的 *ras* 癌基因表达，且其表达与肿瘤恶化程度、淋巴结转移情况等有关。表皮生长因子受体（EGFR）本身具有酪氨酸激酶活性，一旦与表皮生长因子（EGF）结合可启动细胞核内的有关基因，从而促进细胞分裂增殖。EGFR 在肿瘤细胞的增殖、损伤修复、侵袭及新生血管形成等方面起重要作用。胃癌、乳腺癌、膀胱癌和头颈部鳞癌的 EGFR 表达增高。小细胞肺癌、幼儿神经母细胞瘤的临床进展和 *myc* 基因表达扩增有关，而且多见于转移的肿瘤组织，目前 *myc* 基因蛋白标志主要用在判断肿瘤的复发和转移上。*p53* 是一种抑癌基因，70% 的恶性肿瘤中存在 *p53* 基因的突变，如肺癌、乳癌、肝癌、胃癌、卵巢癌、鼻咽癌、脑瘤、肉瘤、白血病和淋巴瘤等，分别存在相应的突变热点。

结肠多发性腺瘤样息肉病基因（APC）的突变在遗传性结直肠癌的形成中起着关键的作用。在大肠肿瘤细胞中，除存在 APC 位点杂合性丢失外，还有体细胞突变，结果与胚系突变的情况类似。未分化性胃癌 APC 基因的点突变和缺失均位于第 15 外显子，而在食管癌中的 APC 等位基因呈杂合性丢失。家族性结肠息肉易感基因（MCC）编码 829 个氨基酸的蛋白，结肠癌中发现有 MCC 的重排，也有 MCC 的点突变。研究表明，MCC 不仅与结肠癌有关，而且与小细胞肺癌、非小细胞肺癌等肿瘤有关。结直肠癌缺失基因（DCC）编码产物作为受体的一部分在轴索中发挥作用。现研究表明它与结肠癌等肿瘤有关，DCC 在结直肠癌中是作为一种肿瘤抑制基因起作用的，表达减少或丢失和肿瘤的分期增加及预后较差有关。

nm23 基因是一种与恶性肿瘤转移有关的基因，在无转移鼠黑色素瘤细胞株中发现 *nm23* 基因的过度表达，*nm23* 基因产物在转移性乳腺癌、结肠癌和前列腺癌中出现升高，被作为一种新的肿瘤转移标志。

（岑东芝）

第十一章

环境致癌物急性暴露相关疾病的诊断与治疗

从接触环境致癌物到癌症的形成是一个长期的过程，期间伴随着机体适应性改变。但是短时间内大量接触致癌物质时可能会导致机体自身稳态破坏，引起疾病产生。我们在这里将常见的环境致癌物急性暴露引起的疾病的诊断和治疗简述，以供参考。

第一节　放射性损伤的诊断与治疗

定义：放射性损伤是指因高能电离辐射、镭及各种放射性同位素引起的组织损伤。当射线闯入人体时，它们会以很大的能量来破坏细胞的染色体、酶，使细胞的正常功能发生紊乱，也可破坏机体神经体液调节和许多器官组织，致使全身功能紊乱，甚至造成死亡。

来源和危害：高能电离辐射包括 α 粒子、β 粒子、γ 射线、X 射线和中子射线等。其中 X 射线是人工设备制造的，而 α 粒子、β 粒子则来自放射性物质的衰变，如铀、铯 137 和钍等。X 射线和 γ 射线都是高能磁辐射，而 α 射线、β 射线则是带电荷的亚原子粒子流。

当这些射线闯入人体时，它们会以很大的能量来破坏细胞的染色体、酶，使细胞的正常功能发生紊乱，也可破坏机体神经体液调节和许多器官组织，致使全身功能紊乱，甚至造成死亡。如对狗全身照射 ^{60}Co（钴）500rad〔是计算辐射剂量的单位之一，1rad（1rad＝10mGy）等于每 1g 组织吸收 100erg（1erg＝10^{-7}J）的能量。一般认为一个人吸收辐射剂量不能超过 300rad〕后 1h，就会出现骨髓血窦扩张、出血或白细胞渗出；1 天后血窦完全破坏。照射后细胞分裂现象消失，幼稚细胞坏死，吞噬细胞出现，吞噬并清除核碎片及受损伤的白红细胞等。

当以致死剂量照射时，可因急性血液循环障碍而在照射当时休克死亡。照射后未立即死亡者，可因急性放射病导致实质器官急性变性和功能障碍，特别是心肌急性变性、心肌炎、纤维素性心包炎、脑出血、水肿及神经细胞崩溃、广泛组织器官出血等，亦可导致最后死亡。如以 400rad X 射线对全身照射，可使皮肤发生病变，甚至死亡。

工农业、医学和科学研究领域中广泛地利用 X 射线和放射性同位素，如果使用不当，不注意保护，就会对人体造成损伤，甚至造成死亡。放射性损伤多为职业性损伤或意外事故。

处理方法：需要法医学鉴定时，法医应与有关专业工作者协同勘验。

应了解并检验放射源。一般由外照射引起急性放射病死亡者，体内无放射物质遗留。如果是口服或注射大剂量放射性核素致死者，体内可检出放射性物质。活体可采取血、尿测定放射量。在检验时，应注意防护工作，特别是在解剖取样时，更应防止射线的损伤。

1. 外照射急性放射病

（1）外照射急性放射病诊断标准　指人体全身或多器官多组织受到一次或短时间内（数日）分次大剂量外照射引起的全身性疾病。急性放射病与受照剂量有密切关系，受照剂量越大则放射病越严重。

大多数的急性放射病见于原子弹爆炸的受害者；平时可见于放射事故的受照者，如1986年苏联切尔诺贝利核电站事故，也见于放射源丢失、核设施机械失灵或因医疗照射失误等造成的放射事故。

外照射急性放射病可根据受照剂量大小和临床特点，由轻到重分为骨髓型（亦称造血综合征）、肠型（胃肠综合征）和脑型（神经综合征）等三种类型。骨髓型急性放射病最重要，可治疗也最常见；其临床表现比较典型，有轻、中、重和极重4度，并有明显的临床分期：初期、假愈期、极期、恢复期。

急性放射病的诊断要依据受照史、受照剂量、临床表现和实验室检查以及特殊的生物学指标，如外周血淋巴细胞染色体畸变率和微核率等，但综合考虑，临床表现是主要的：如果初期恶心呕吐出现早且频繁并伴有腹泻，假愈期出现早且短，极期来临早且严重，外周血白细胞数和淋巴细胞数下降快且低，都表明病情严重。反之，则病情较轻。

（2）外照射急性放射病治疗原则　首先要脱离照射现场或放射源，然后根据病情轻重程度和不同的分型分期采取有针对性的中西医结合综合治疗。如防治感染和出血，应用抗生素、输血及血细胞混悬液，以及造血干细胞（包括胎肝和骨髓）移植。预后随病情分型分度而不同，骨髓型轻度的预后好，中度的经合理治疗后预后也较好，重度者经积极合理的治疗可有半数治愈，极重度者预后不佳。肠型和脑型目前尚无有效的治疗措施，一般在几小时至1～2天内或几天、十几天内死亡。

关于骨髓移植对急性放射病的治疗问题，目前还存在争论。一般认为只有小部分受到全身大剂量照射（在8Gy以上）导致骨髓衰竭的患者，并且不伴有其他威胁生命的并发症（如大面积烧伤等）者，才适合骨髓移植治疗。

2. 外照射慢性放射病

外照射慢性放射病指在较长时间内，连续或反复间断地受到超剂量当量限值的全身外照射，达到一定的累积剂量而引起的全身性疾病。可发生于健康状况较差，修复能力较弱，不遵守防护和操作规程的各类放射工作人员，如应用X射线或放射性核素进行诊断和治疗的医务人员，X射线或γ射线工业探伤、中子测井、核反应堆或加速器等的工作人员。

慢性照射的生物效应与急性照射不同。一般地说，对慢性照射可耐受较大剂量，因为每次照射的剂量小，损伤轻，机体有修复能力，形成一个损伤-修复-再损伤-再修复的连锁过程，只有当积累剂量达到一定高度时才产生临床效应。

外照射慢性放射病的临床特点是：发病慢、病程长、主观症状多、客观体征少。根据病情轻重程度可分为Ⅰ、Ⅱ、Ⅲ度。临床表现有明显的无力型神经衰弱综合征，如头晕、疲倦、无力、失眠或嗜睡、多梦、记忆力减退、食欲缺乏等；并伴有自主神经功能紊乱现象。一般体格检查基本正常，有些患者血压可能在正常低值，束臂试验阳性（可能由于毛细血管脆性增加），基础代谢和甲状腺功能偏低等。工龄较长的放射科医务人员中，可见到手部皮肤干燥、粗糙、脱屑、皲裂现象，也可能有指甲纵嵴易脆裂、指纹变浅改变。比较肯定的客观指标就是外周血白细胞总数有不同程度的减少，较长时间持续在 $4.0 \times 10^9/L$ 以下；有些患者伴有血小板数减少，较少患者伴有血红蛋白降低，个别严重者可发生全血细胞减少。白细胞除数量减少外，有时可能伴有质的变化，如核固缩、核溶解、空泡和中毒性颗粒等的出现。骨髓检查可见增生活跃或低下。也可能有外周血淋巴细胞染色体畸变率和微核率增高。某些女患者可有月经不调，男患者精子减少或功能、形态不正常，甚至不育。并可伴有一项或多项不同器官或系统的功能异常，如免疫系统或内分泌系统等功能异常。Ⅰ度慢性放射病的症状轻而不稳定，病变属功能性，是可逆的；Ⅱ度慢性放射病的症状增多且加重，从功能性不稳定的变化逐渐发展为器质性的稳定的病变，并累及更多的器官和系统；Ⅲ度的病情更加严重，病变为不可逆，全身状况急剧恶化，并发感染、出血、多系统功能衰竭。

（1）外照射慢性放射病诊断标准　外照射慢性放射病无特异性诊断指标，所以诊断比较困难。要根据四项原则综合判断，即：第一，要有明确的接触放射的职业史，包括所受的照射剂量、工作量和工种、防护情况及同工作者的健康情况等；第二，临床表现，包括主观的和客观的所见；第三，实验室检查结果，除外周血和骨髓检查以外，还包括其他各器官系统的检查结果，并参考染色体畸变率和微核率；第四，还要排除其他的慢性疾病。

（2）外照射慢性放射病治疗原则　凡诊断为外照射慢性放射病者，无论病情轻重，均应脱离放射线，接受治疗。进行有针对性的中西医结合综合治疗，加强营养和适当的体育锻炼。Ⅰ度慢性放射病的预后良好，经过对症治疗，可以完全恢复健康，并可恢复放射性工作。Ⅱ度慢性放射病经积极治疗后，多数患者可恢复或减轻，少数患者可能残留一些症状，或白细胞较长时间持续在正常水平以下。根据体力恢复情况，可适当参加一些力所能及的非放射性工作。Ⅲ度慢性放射病经积极合理治疗后，可能获得一些近期疗效，可转入疗养院继续治疗和休养，不应再接触放射线。

慢性放射病主要由职业性照射引起，是可以预防的。预防措施为：进行放射工作的建筑物和设备应符合安全防护要求；应制订操作规程和安全防护条例；从事放射工作的人员应经过专业训练，并应严格遵守操作规程和防护制度；应建立保健制度，按照放射工作人员的健康标准进行就业前和就业后定期体格检查，加强营养和体育锻炼以增强体质，并有营养津贴和休假；应建立保健手册，设置保健人员和监督机构，确保各项预防措施的执行；放射工作者在执行事先计划的超剂量当量限值的照射之前，应服用预防药物并做好必要的防护准备。

3. 内照射放射病

放射性肠炎是过量的放射性核素进入人体，使全身受到照射，其有效累积剂量当量大于1Sv 而引起的全身性疾病。原因是在工业、农业、医学和科学研究等方面应用放射性核素过程中，不遵守操作规程，不注意安全防护规定或发生意外事故等，或者由于原子弹爆炸的放射性沉降物的污染。放射性核素可通过消化道、呼吸道、伤口或皮肤黏膜，或由于诊治或科研需要由注射而引入体内。

内照射的特点为：①放射性核素在体内具有选择性的分布、吸收、代谢、排泄和生物半衰期等复杂问题；②在体内的主要危害取决于 β 粒子在组织内的电离密度；③有持续性，只要放射性核素在体内尚未排出，就成为一种持续的放射源对机体照射，直到全部被排出或衰变尽为止；④原发反应和继发效应同时存在并发交错地发展。因此，内照射放射病比外照射放射病更为复杂和难以诊断。

不同的放射性核素具有不同的理化特性，进入体内后，可引起全身的或/和局部紧要器官损害的双重表现。进入体内后呈均匀性分布的放射性核素如氚、钠等，可引起全身性的放射性污染，其临床表现似外照射放射病，如神经衰弱综合征和造血系统障碍等。有的放射性核素有选择性分布，对某些器官有亲和力，则引起该紧要器官损害的临床表现，如放射性碘参与机体的代谢，主要集中在甲状腺，可引起甲状腺功能低下，结节形成等，甚至诱发癌症。放射性镭、锶等为亲骨性核素，可沉积在骨骼而引起骨痛、骨质疏松、病理骨折、骨坏死甚至诱发骨肉瘤等，如使用荧光粉表盘涂料描绘仪表的工人，在 20～30 年或更长时间后可发生骨肉瘤。稀土元素和以胶体形式进入人体的放射性核素，可引起单核吞噬细胞系统、肝、脾、骨髓等的损害，如 X 射线诊断用的胶质二氧化钍造影剂，可损害肝脏，甚至引起肝癌。铀主要沉积在肾脏，损伤肾脏，铀矿工人长期吸入氡及其子体，可发生肺癌。以上表现大多为晚期效应，大量放射性核素进入体内而引起急性损伤的例子极少。

（1）内照射放射病诊断标准　内照射放射病诊断困难。要根据较大剂量放射性核素进入体内或体表有放射性沾染的历史，相应的临床表现和某些紧要器官的功能异常，进行综合分析。为确证体内存在放射性核素及其剂量，须进行体内放射剂量测定，包括：现场放射性污染的测定；受照人员呼出气中放射性核素的测定（如氡、钍），血、尿、粪中放射性含量的放射化学分析；毛发、汗液、唾液、痰、鼻涕以及鼻咽擦拭样品等的放射性含量测定等。从体外可通过伤口探测器、器官扫描仪和全身计数器等测量方法，获得体内放射性核素的性质和含量。确诊为内照射放射病者极其稀少，所见到的大多为内污染。

（2）内照射放射病的治疗原则　内照射放射病的治疗，一方面要治疗全身情况，这基本同外照射放射病；另一方面要去除体内的放射性污染，尽快减少放射性核素的吸收和加速其排出。放射性核素的排出有快、慢两个时相，进入体内的最初几天，尚未同组织结合时，大部分排出很快，同组织结合或沉积在组织内后，则很难被排出，所以，应抓紧在最初几天内加速排出。除加速排出外，还要对症治疗某些紧要器官的病变。

4. 急性放射性皮肤损伤

（1）急性放射性皮肤损伤诊断　局部皮肤受到一次大剂量外照射或短时期内受几次大剂量外照射所致，临床表现可分三度，并有初期反应、潜伏期、极期和恢复期。初期反应主要表现为红斑（Ⅰ度），也可有麻木、疼痛或瘙痒（Ⅱ度），严重者可有水肿（Ⅲ度）；潜伏期时症状消失，极期主要表现为红斑、脱毛、毛囊疹、水泡（Ⅱ度），严重者可发生溃疡和坏死（Ⅲ度），此期疼痛剧烈难忍；恢复期时症状、体征逐渐好转，疮面愈合，结痂脱落，皮肤色素沉着或脱色，形成花斑状。若急性放射性皮肤损伤长久不恢复，则迁延为慢性；严重的溃疡长久不愈或角化过度可诱发癌症。诊断根据受照剂量、受照史和临床表现。一般认为局部受照 5Gy 以上可引起Ⅰ度皮肤损伤，10Gy 以上可引起Ⅱ度，15Gy 以上可引起Ⅲ度，但该剂量只能参考，因为致伤剂量范围变化很大，并与剂量率、受照时间、受照的身体部位、局部皮肤健康状态、个体素质、敏感性等因素有关。

（2）急性放射性皮肤损伤治疗原则　Ⅰ度损伤一般不需特殊治疗可以自愈，但要保护受伤局部免受刺激；Ⅱ度可选用刺激性小、能保护疮面、消炎、止痛、止痒、改善血液循环、促进组织生长的药物，水泡张力过大时，可在无菌条件下用空针抽液；Ⅲ度除药物治疗外，应适时采取手术治疗。

β 射线所致的皮肤损伤的临床特点：症状比较缓和，病程较长，潜伏期较长，皮肤损伤较浅，因 β 射线射程短，穿透力较弱，但产生同样程度的皮肤损伤时 β 射线所需的剂量比 γ射线小，因 β 射线的电离作用较 γ 射线强，皮肤吸收的能量多。

5. 慢性放射性皮肤损伤

（1）慢性放射性皮肤损伤诊断标准　慢性放射性皮肤损伤是指局部皮肤，主要为手部，长期受超过剂量当量限值的照射，年累积剂量当量一般大于 15Sv 时发生的皮肤及其附件的损伤，严重者可累及骨骼。主要为职业性的，常见于矫形外科医师于 X 射线下做骨折整复，或 X 射线诊断医师和技术员。也可由急性放射性皮肤损伤迁延而来。轻度者皮肤干燥、粗糙、脱屑，继而发生皲裂、角化或皮肤萎缩、变薄；严重者可发展为角化过度，形成疣状突起物以及溃疡；指纹变浅、紊乱、磨平消失，指甲灰暗有纵嵴，易脆裂、变形，严重者指关节强直变形。

（2）慢性放射性皮肤损伤治疗原则　慢性放射性皮肤损伤主要为局部对症治疗，严重者应适当减少接触或完全脱离放射线。若溃疡经久不愈可导致癌变，应尽早手术治疗。

6. 辐射性白内障

（1）辐射性白内障诊断标准　眼部受到一次大剂量照射或短时间内受几次大剂量照射，或长期受到超剂量当量限值的外照射后引起眼晶状体白内障形成。受照的累积剂量一般认为在 2Gy 以上。但也不尽然。潜伏期长短不一，短至几个月，长至 30 多年。受照射时年龄小则发病早。

辐射性白内障是辐射的晚期效应之一。多见于原子弹爆炸幸存者。也见于医疗照射（如头颈部放射治疗）和长期超剂量当量限值的职业性照射的受照者，也可发生在大剂量放射事故，这将较早出现。晶状体对放射比较敏感，受照后其上皮细胞受损伤，异常纤维生成，扰乱了晶状体的均匀性而发生浑浊。

临床上根据晶状体浑浊的程度，分为Ⅰ期、Ⅱ期、Ⅲ期、Ⅳ期。早期可见晶状体的后极后囊下皮质点状浑浊，排列呈环状，并伴有空泡；进而呈盘状、宝塔状、蜂窝状等；并有条纹网状浑浊向赤道部伸延；此时，前极前囊下皮质也可见点状浑浊和空泡；以后浑浊逐渐加重、密集，不同程度地影响视力；最后，整个晶状体浑浊，视力严重受障碍，直至失明。

诊断依据一定剂量的受照史，典型的晶状体形态变化，并排除其他因素所致的白内障。

（2）辐射性白内障治疗原则　治疗主要是手术摘除（见白内障）。根据白内障的程度和视力情况，患者暂时或长期脱离放射线。低 LET 辐射（如 X 射线）照射眼部，也可引起眼的浅层组织损伤，发生结膜炎、角膜结膜炎、眼睑皮肤红斑、水肿、毛细血管扩张、疼痛以及色素沉着等，也可使眉毛、睫毛脱落。

7. 放射性不孕症

（1）放射性不孕症的诊断标准　必须有职业照射或应急照射的受照史。受照剂量数据必须来自佩戴的个人剂量计及个人和场所剂量监测档案。必要时可参加可靠的剂量重建资料。其累积受照剂量需接近或达到各放射性疾病诊断标准中给出的剂量阈值，特别是属于确定性效应的放射性疾病，必须依照受照剂量（含剂量率）、临床表现、实验室检查结果，参考既往健康情况，并排除其他因素或疾病，综合分析后方能做出诊断。

（2）放射性不孕症治疗原则　放射性不孕症的治疗，一方面要治疗全身情况，这基本同其他放射病，另一方面可根据一般性不孕症的治疗方法进行治疗，必要时采用辅助生育措施。

第二节　重金属中毒的诊断与治疗

重金属是指原子量大于 65 的金属，所以从元素周期表上来看，铜以后的金属都属于重金属。重金属中毒常见的例子有汞中毒、砷中毒、铅中毒等。

1. 汞中毒

（1）汞中毒诊断标准

① 急性汞中毒。a. 全身症状：口内金属味、头痛、头晕、恶心、呕吐、腹痛、腹泻、乏力、全身酸痛、寒战、发热（38～39℃），严重者情绪激动、烦躁不安、失眠甚至抽搐、昏迷或精神失常。b. 呼吸道表现：咳嗽、咳痰、胸痛、呼吸困难、发绀，听诊可于两肺闻及不同程度干湿啰音或呼吸音减弱。c. 消化道表现：齿龈肿痛、糜烂、出血，口腔黏膜溃烂，牙齿松动、流涎、可有"汞线（mercurial line）"，唇及颊黏膜溃疡，可有肝功能异常及肝脏肿大。口服中毒可出现腹痛、腹泻、排黏液或血性便。严重者可因胃肠穿孔导致泛发性腹膜炎，可因失水等原因出现休克，个别病例出现肝脏损害。d. 中毒性肾病：由于肾小管上皮细胞坏死，一般口服汞盐数小时，吸入高浓度汞蒸气2～3天出现水肿、无尿、氮质血症、高钾血症、酸中毒、尿毒症等直至急性肾衰竭并危及生命。对汞过敏者可出现血尿、嗜酸性粒细胞尿，伴全身过敏症状，部分患者可出现急性肾小球肾炎，严重者有血尿、蛋白尿、高血压以及急性肾衰竭（ARF）。e. 皮肤表现：多于中毒后2～3天出现，为红色斑丘疹。早期于四肢及头面部出现，进而遍布全身，可融合成片状或溃疡、感染，伴有全身淋巴结肿大。严重者可出现剥脱性皮炎。

② 亚急性汞中毒。常见于口服及涂抹含汞偏方及吸入汞蒸气浓度不甚高（0.5～1.0 mg/m³）的病例，常于接触汞1～4周后发病。临床表现与急性汞中毒相似，程度较轻。但可见脱发、失眠、多梦、三颤（眼睑、舌、指）等表现。一般脱离接触及治疗数周后可治愈。

③ 慢性汞中毒。a. 神经精神症状：有头晕、头痛、失眠、多梦、健忘、乏力、食欲缺乏等精神衰弱表现，经常心悸、多汗，皮肤划痕试验阳性、性欲减退、月经失调（女），进而出现情绪与性格改变，表现易激动、喜怒无常、烦躁、易哭、胆怯、羞涩、抑郁、孤僻、猜疑、注意力不集中，甚至出现幻觉、妄想等精神症状。b. 口腔炎：早期齿龈肿胀、酸痛、易出血，口腔黏膜溃疡、唾液腺肿大、唾液增多、口臭，继而齿龈萎缩、牙齿松动、脱落，口腔卫生不良者可有"汞线"（经唾液腺分泌的汞与口腔残渣腐败产生的硫化氢结合生成硫化汞沉积于齿龈黏膜下而形成的1mm左右的蓝黑色线）。c. 震颤：起初穿针、书写、持筷时手颤，方位不准确、有意向性，逐渐向四肢发展，患者饮食、穿衣、行路、骑车、登高受影响，发音及吐字有障碍，从事习惯性工作或不被注意时震颤相对减轻。肌电图检查可有周围神经损伤。d. 肾脏表现：一般不明显，少数可出现腰痛、蛋白尿，尿镜检可见红细胞。临床出现肾小管肾炎、肾小球肾炎、肾病综合征的病例少见。一般脱离汞及治疗后可恢复。部分患者可有肝脏肿大，肝功能异常。

a. 尿汞和血汞测定在一定程度上反映体内汞的吸收量，但常与汞中毒的临床症状和严重程度无平行关系。b. 慢性汞中毒患者可有脑电图波幅和节律电活动改变，周围神经传导速度减慢，血中a_2球蛋白和还原型谷胱甘肽增高，以及血中溶酶体酶、红细胞胆碱酯酶和血清巯基等降低。c. X线胸片可见两肺广泛不规则阴影，多则融合成点、片状影，或呈毛玻璃样间质改变。d. 诊断根据病史和典型的症状体征，急性汞中毒的诊断多无困难；尿汞明显增高具有重要的诊断价值。慢性汞中毒的诊断必须具备明确的长期汞接触史；可根据诊断标准分为轻、中、重三级。轻度中毒已具备汞中毒的典型临床特点，如神经衰弱、口腔炎、震颤等，程度较轻；若上述表现加重，并具有精神和性格改变，可诊为中度中毒；若再合并有中毒性脑病，即可诊为重度中毒。尿汞多不与症状体征平行，仅可作过量汞接触的依据；若尿汞不高，可进行驱汞试验，以利于确诊。e. 鉴别诊断急性汞中毒需与急性上呼吸道感染、感染性肺炎、药物过敏、传染性疾病等相鉴别；慢性汞中毒注意与神经衰弱、帕金森病、慢性酒精中毒等相鉴别。

（2）汞中毒治疗原则

① 急救处理。口服汞及其化合物中毒者，应立即用碳酸氢钠或温水洗胃催吐，然后口服生蛋清、牛奶或豆浆，吸附毒物，再用硫酸镁导泻。吸入汞中毒者，应立即撤离现场，更换衣物。

② 驱汞治疗。急性汞中毒可用5％二巯丙磺钠溶液，肌内注射；以后每4～6h 1次，1～2天后，每日1次，一般治疗1周左右。也可选用二巯丁二钠或二巯丙醇。治疗过程中若患者出现急性肾功能衰竭，则驱汞应暂缓，而以肾衰抢救为主；或在血液透析配合下做小剂量驱汞治疗。慢性汞中毒驱汞治疗常用药物为5％二巯丙磺钠溶液，肌内注射，每日1次，连用3天，停药4天为一疗程。根据病情及驱汞情况决定疗程数。

③ 对症支持治疗。补液，纠正水、电解质紊乱，口腔护理，并可应用糖皮质激素，改善病情。发生接触性皮炎时，可用3％硼酸湿敷。有机汞接触史一旦确定，则无论有无症状皆应进行驱汞治疗。方法同慢性汞中毒，但头一周应按急性汞中毒处理；口服中毒者则应及时洗胃。对症支持疗法对有机汞中毒尤为重要，主要用以保护各重要器官特别是神经系统的功能，因单纯驱汞并不能阻止神经精神症状的发展。

2. 砷中毒

（1）砷中毒诊断标准

① 可能暴露的职业。农药的制造及喷洒，砷的制造及生产、电子半导体的制造等的相关行业，氢化砷（AsH_3）则易发生在电脑工业及金属工业、中药的砒霜等。

② 急性中毒症状。食入性中毒急性期会有恶心、呕吐、腹痛、血便、休克、低血压、溶血、大蒜及金属味、肝炎、黄疸、急性肾衰竭、昏迷、抽搐。亚急性期会有周边神经炎、指甲上有 Mee's line 出现。吸入性中毒有咳嗽、呼吸困难、胸痛、肺水肿、急性呼吸衰竭。氢化砷中毒在高浓度暴露后2～4h 发作，引起大量溶血，会有腹痛、血尿及黄疸（triad）的典型症状，急性肾衰竭并不少见。

③ 慢性中毒表现。a. 皮肤：湿疹、角质化、皮肤癌、Boween's disease。b. 神经：中枢及周边神经病变。c. 血液：贫血、血细胞稀少、白血病。d. 其他：周边血管病变、四肢坏死（乌脚病，black foot disease）及肝功能异常。肺癌、肝癌及膀胱癌的概率大幅上升。

④ 实验室检查。24h 尿液的砷含量大于$100\mu g/L$（吃海产品也会上升），但是慢性中毒者血中的浓度往往正常或稍微偏高。诊断：a. 血中浓度常不准确。在48h 内不吃富含砷的食物如海产品，且尿中砷浓度大于$150\mu g/L$ 或$100\mu g/d$。b. 改测尿液中的无机砷含量。其尿中三价砷（剧毒）及五价砷的浓度大于$50\mu g/g$。

（2）砷中毒治疗原则 急性中毒——支持性治疗及 D-青霉胺、BAL（二巯基丙醇）、DMSA（二巯基丙醇）、DMPS（二巯基丙磺酸钠）等解毒剂。DMSA 可改善慢性中毒症状。

3. 铅中毒

（1）铅中毒诊断标准

① 职业暴露史。电气及电子业、塑胶稳定剂的制造及使用、铅精炼业、电池制造业、焊接及切割业、橡胶业、塑胶业、油漆业、射击、冷却器修理、焊接铅的物品、制造铅的添加物、锌及铜的精炼、颜料及漆料制造业、中药的红丹。

② 急性中毒表现（成年人）。a. 轻微及中度中毒：疲倦、躁动、感觉异常、肌痛、腹

痛、抖动、头痛、恶心、呕吐、便秘、体重减少、性欲降低。b. 严重中毒：运动神经病变、脑病变、抽搐、昏迷、严重腹绞痛、急性肾衰竭。

③ 慢性中毒表现。a. 中枢神经：脑病变、精神智能障碍、神经行为异常（血铅浓度 $30\mu g/dL$ 以上），影响孩童发育、发展及智商（血铅浓度 $5\mu g/dL$ 以上）。b. 周边神经：运动神经传导速度变缓，血铅浓度大于 $30\mu g/dL$ 时神经传导即受影响。c. 血液：贫血、溶血、抑制 ALAD（氨基酮戊酸脱水酶，血铅浓度 $10\mu g/dL$ 以上）及 FEP（游离红细胞原卟淋，$15\mu g/dL$）。尿中 ALA（氨基酮戊酸）上升（血铅浓度 $30\mu g/dL$ 以上）及红细胞嗜碱性点彩。d. 肾脏：高血压、痛风及慢性肾衰竭。e. 其他：降低甲状腺激素浓度及慢性肾衰竭，干扰维生素 D 代谢，减少精子活动性及数目、致癌性。

④ 实验室检查。一般而言，血铅大于 $40\mu g/dL$ 会有贫血出现，尿中 ALA 排出上升，须进一步进行医学评估及治疗。血铅 $60\mu g/dL$ 以上有临床中毒症状，须立刻中止暴露及治疗，但是血铅小到 $10\mu g/dL$ 即有生化指标的变化的异常出现。

⑤ 诊断。血中铅浓度 ALAD 上升，并有临床异常出现即可诊断，有时可用 EDTA 移动性测验加以诊断（大于 $1000\mu g/24h$ 即表示有铅中毒存在）。

（2）铅中毒治疗原则　血铅大于 $100\mu g/dL$，用 EDTA＋BAL 以预防脑病变加重；小于 $100\mu g/dL$ 并有临床症状，则用 DMSA 或 EDTA，避免继续暴露才能有效治疗，也是相当重要的。

第三节　致癌化合物中毒的诊断与治疗

在对人体具有明确致癌性的 1 类（IARC 认定）致癌化合物中，黄曲霉毒素和亚硝酸盐是饮食中常见的两种致癌物：黄曲霉毒素 B_1 是已知的最强烈的致癌化合物，多存在于一些腐烂变质的食物中；亚硝酸盐类化合物普遍存在于谷物、牛奶、干酪、烟酒、熏肉、烤肉、海鱼、罐装食品以及饮水中，不新鲜的食品中含量更高。因此，黄曲霉毒素和亚硝酸盐的食物中毒事件在临床诊断治疗中也较为常见。

1. 黄曲霉毒素中毒

（1）黄曲霉毒素中毒诊断标准　① 食物接触史。有进食被黄曲霉毒素污染的食物的病史。② 临床特征。急、慢性中毒的临床表现：早期有胃部不适、腹胀、厌食、呕吐、肠鸣音亢进、一过性发热及黄疸等。严重者 2～3 周内出现肝脾肿大、肝区疼痛、皮肤黏膜黄染、腹腔积液、下肢水肿、黄疸、血尿等。也可出现心脏扩大、肺水肿、胃肠道出血、昏迷甚至死亡。食品中所污染的因素主要是黄曲霉毒素 B_1，其毒性目前认为有三种临床特征：急性中毒、慢性中毒和致癌性。急性中毒主要为肝损害所致，出现消化道症状，严重者出现水肿、昏迷以致死亡。长期摄入小剂量的黄曲霉毒素则造成慢性中毒。主要变化为肝脏出现慢性损伤，如肝实质细胞变性、肝硬化等。③ 辅助检查。在可疑食物、患者血或尿中，用酶联免疫吸附法、薄层色谱法或高效液相色谱法检测出黄曲霉毒素。

（2）黄曲霉毒素中毒治疗原则　本品中毒无特效解毒剂，以对症、保肝等综合治疗为主。① 彻底清除毒物。早期中毒者可催吐、洗胃或导泻，必要时可灌肠，以促进毒素的排出。② 保护肝肾功能。对急性中毒者给予大剂量维生素 C 及 B 族维生素、能量合剂、葡醛内酯等药物治疗。③ 对症治疗。解痉镇痛，利尿，纠正水电解质紊乱，必要时进行血液透析治疗。④ 抗真菌药物的应用。如两性霉素 B，亦可选用灰黄霉素、制霉菌素等。

预防为主：① 坚果、花生、粮食等不要储存太久。使用前打开包装确认有无变质，如果明显发霉，坚决不食用。②防止食物霉变，注意食品的保存期。③加工、食用食品前用水冲洗，煮熟再食用。

2. 亚硝酸盐中毒

（1）亚硝酸盐中毒诊断标准　①食物接触史。有进食被亚硝酸盐污染的食物的病史。②临床特征。亚硝酸盐中毒潜伏期短，一般为数十分钟或 1~3h，症状以发绀为主。皮肤黏膜、口唇、指甲下最明显，除发绀外，并有头痛、头晕、心率加快、恶心、呕吐、腹痛、腹泻、烦躁不安。严重者有心律不齐、昏迷或惊厥，常死于呼吸衰竭。③辅助检查。在可疑食物、患者血或尿中，检测出亚硝酸盐。

（2）亚硝酸盐中毒治疗原则　①吸氧。亚硝酸盐是一种氧化剂，可使正常低铁血红蛋白氧化成高铁血红蛋白，失去输氧能力而使组织缺氧。观察所见患者面色发青，口唇发绀，静脉血呈蓝紫色都是缺氧的表现，因此立即给予吸氧处理。②洗胃。如果中毒时间短，还应及时予以洗胃处理。③亚甲蓝（美蓝）的应用。亚甲蓝是亚硝酸盐中毒的特效解毒剂，能还原高铁血红蛋白，恢复血液正常的输氧功能。用量以每千克体重 1~2mg 计。另外，高渗葡萄糖可提高血液渗透压，能增加解毒功能并有短暂利尿作用。④对症处理。对于心肺功能受影响的患者还应对症处理，如应用呼吸兴奋剂、纠正心律失常的药等。⑤营养支持。病情平稳后，给予能量合剂、维生素 C 等支持疗法。

第四节　农药中毒的诊断与治疗

1. 有机磷中毒

有机磷农药属有机磷酸酯或硫化磷酸酯类化合物，多为呈黄色或棕色的油状脂溶性液体，少数为结晶固体，易挥发，遇碱易分解，有蒜臭味。目前使用的种类很多，如：甲拌磷（3911）、内吸磷（1059、E1059）、对硫磷（1605、E605）、敌敌畏（DDV）、乐果、敌百虫等，敌百虫在碱性溶液中还会变成毒性较强的敌敌畏。有机磷农药对人、畜均有毒性，可经皮肤、黏膜、呼吸道、消化道侵入人体，引起中毒。可因管理不当，使用不慎，防护不好，或其他原因引起中毒。毒物进入人体后分布在肝、肾、肺、脾、肌肉、脑等，主要在肝脏氧化分解，大部分由肾脏排出。有机磷酸酯进入机体后，其磷酸根与胆碱酯酶活性部分紧密结合，形成磷酰化胆碱酯酶，使其丧失水解乙酰胆碱的能力，导致乙酰胆碱蓄积，产生一系列中毒症状。

（1）临床表现　①毒蕈碱样症状。主要表现平滑肌痉挛及腺体分泌亢进，具体为瞳孔缩小、视物模糊、光反应消失、面色苍白、多汗、流涎、恶心、呕吐、腹泻、支气管痉挛、胸闷、呼吸困难、肺水肿。②烟碱样症状。表现为肌纤维颤动，常自小肌群开始，有眼睑、颜面、舌肌颤动，渐及全身，如牙关紧闭、腓肠肌痉挛，全身肌肉抽搐，严重时有肌力减退，甚至瘫痪。③中枢神经系统症状。头痛、头晕、烦躁、嗜睡、神志恍惚、共济失调、抽搐、昏迷等。④其他。部分患者有中毒性心肌损害、心律失常、心力衰竭，局部可有接触性皮炎，皮肤出现红肿、水泡等。慢性中毒症状较轻，表现为头昏、乏力、记忆力下降、厌食、恶心等。有机磷农药中毒治疗后，一般不留后遗症，个别患者可发生下肢瘫痪及周围神经炎。

（2）有机磷中毒诊断标准　①有机磷农药接触史。②患者衣物、呼吸、皮肤、呕吐物有特殊蒜臭味，可作为有机磷农药中毒的初步诊断。③特殊的临床表现。瞳孔缩小、流涎、多汗、肌肉颤动等。④血液胆碱酯酶活力测定。轻度中毒者，血液胆碱酯酶活力降至70%～50%；中度中毒降至50%～30%；重度中毒降至30%以下。

（3）有机磷中毒治疗原则　急性有机磷农药中毒病情危重者来势凶猛，病情变化多，发展快，应予准确、及时的抢救与治疗，同时要严密观察病情，施以恰当护理，防止并发症，方能使患者转危为安。

① 迅速清除毒物，移离现场，脱去被污染的衣物，彻底清洗污染的头发、皮肤等。除敌百虫中毒外，均可用冷肥皂水或2%碳酸氢钠溶液彻底清洗污染的皮肤，敌百虫中毒可用清水清洗，防止残余毒物继续被吸收。口服中毒时应立即洗胃，而且要求尽早、反复多次，务求彻底。意识清醒者，令患者饮温水后，刺激咽部催吐，不合作者立即插胃管用2%碳酸氢钠溶液或温水洗胃，敌百虫中毒忌用碳酸氢钠洗胃，因敌百虫遇碱性溶液可迅速转化为毒性更强的敌敌畏，故选用温水洗胃。对于轻、中度中毒者，洗胃液总量需10000～30000mL，重度中毒者需30000～40000mL。要达到洗出液无农药蒜臭味为止。洗胃后灌入50%硫酸镁或硫酸钠40～50mL导泻。如因贲门痉挛插管失败者，可行胃造瘘洗胃，及时清除胃内毒物。

② 解毒治疗。尽早使用抗胆碱药和胆碱酯酶复能剂。a. 阿托品。具有拮抗乙酰胆碱的作用，可消除或减轻毒蕈碱样症状。给药原则：早期足量直至阿托品化，注意防止因剂量不足致病情反复而影响预后。患者对阿托品的耐受量及阿托品化所需剂量有较大的个体差异，应密切观察病情变化，随机增减剂量，注意观察和判断阿托品化与中毒的临床表现。阿托品化临床表现为：瞳孔较前逐渐扩大、不再缩小，但对光反应存在，流涎、流涕停止或明显减少，面颊潮红，皮肤干燥，心率加快而有力，肺部啰音明显减少或消失。阿托品化后，注意逐渐减少药量或延长用药间隔时间，防止阿托品中毒或病情反复。阿托品中毒表现：烦躁不安，甚至出现幻觉、狂躁等精神症状，瞳孔明显散大，对光反应迟钝或消失，无汗性高热可达40℃以上，心动过速（160次/min），尿潴留。严重阿托品过量患者可转为抑制状态，出现昏迷、呼吸中枢衰竭。遇有阿托品中毒可选用拟胆碱药、毛果芸香碱、毒扁豆碱、新斯的明等拮抗剂，并增加输液量，促使排泄。b. 胆碱酯酶复能剂。氯解磷定、解磷定类药物是肟类化合物，使被抑制的乙酰胆碱酯酶活力恢复，有解除烟碱样作用，但只对形成不久的磷酰化胆碱酯酶有作用，数日后，磷酰化胆碱酯酶"老化"，其酶的活性即难以恢复。故此类药物中毒早期使用效果较好，对慢性中毒无效，解磷定对1605、1059、特普、乙硫磷疗效较好，而对敌敌畏、乐果、敌百虫、马拉硫磷效果差或无效。氯解磷定对敌百虫、敌敌畏效果差，对乐果、马拉硫磷等疗效可疑或无效。本药须与阿托品合用，可提高疗效。

③ 对症治疗与护理。a. 密切配合治疗，保证及时、准确的静脉给药，并观察药物作用及反应。b. 密切观察患者神志、瞳孔、面色、皮肤、尿量、体温、脉搏、呼吸、血压、呼吸道分泌物、肺部啰音变化，熟悉阿托品化征象，并随时警惕和防止阿托品过量，发现中毒时应及时减少阿托品用药量。c. 详细记载护理记录及出入量，保证液体供应，防止脱水及电解质紊乱。d. 保持呼吸道通畅，因为有机磷中毒可引起支气管黏膜分泌物增多及充血、水肿，重者常伴有肺水肿、呼吸肌瘫痪或呼吸中枢抑制所致衰竭，因此，保持呼吸道通畅，维持呼吸功能极为重要。若出现心功能不全者，应严格掌握输液速度，按医嘱及时予以强心、利尿、合理用氧、呼吸兴奋剂、抗生素等治疗肺水肿及预防感染。对呼吸衰竭者必要时将气管切开，辅以机械通气，以挽救生命。e. 中、重度中毒昏迷抽搐时，按昏迷常规护理，头偏向一侧，防止呕吐时发生窒息。加强安全保护措施，防止自伤或坠床。中毒与应用大量阿托品后的散热障碍，常出现高热，可用物理降温或解热剂。尿潴留者可进行膀胱挤压、针

炎、导尿。导尿应严格按无菌技术操作，适时拔除导尿管，防止并发尿路感染。如发生脑水肿，除头置冰袋或冰帽、吸氧、脱水治疗外，变动体位时动作应缓慢，防止发生脑病。f. 观察毒刺激和反复大量洗胃后有无并发消化道出血，若有呕血、便血时应及早报告医生处理。g. 严格交接班制度，注意有机磷农药中毒反跳现象，其原因可能是洗胃不彻底、胃肠残留毒物再吸收，或阿托品减量过快所致。中毒反跳是原有症状复现或加重，其先兆症状是胸闷、食欲缺乏、唾液分泌明显增加，应及时对症处理。如为服毒自杀者，应做好心理护理，并加强防护，以防再次自杀。

2. 有机氯中毒

（1）有机氯中毒诊断标准　①有机氯农药接触史。②特殊的临床表现。轻度中毒：精神不振、头晕、头痛等。中度中毒：剧烈呕吐、出汗、流涎、视力模糊、肌肉震颤、抽搐、心悸、昏睡等。重度中毒：呈癫痫样发作，昏迷，甚至呼吸衰竭或心室纤颤而致命，亦可引起肝、肾损害。严重者可见大汗、共济失调、震颤、抽搐、昏迷。并可有中枢神经发热及肝、肾损害。慢性中毒常表现为神经衰弱综合征，部分患者出现多发性神经病及中毒性肝病。皮肤损害以接触性皮肤炎为多见。

（2）有机氯中毒治疗原则　除脱离接触外，主要是对症治疗，吸入中毒或经皮肤中毒者，应立即脱离现场，脱去污染的衣服、鞋帽，用清水或肥皂水洗皮肤，眼结膜可用2％碳酸氢钠溶液冲洗。口服中毒者用2％碳酸氢钠溶液洗胃，洗毕灌入硫酸镁导泻。忌用油类泻剂。有抽搐者于口腔内放置开口器；呼吸困难者应立即吸氧；呼吸衰竭者注射呼吸兴奋剂，必要时机械通气。忌用肾上腺素，以免诱发室颤。注意维持呼吸、循环功能，必要时进行人工呼吸，加强护理，注意保暖，保留导尿，保持皮肤清洁干燥，防止褥疮。应补充足量的蛋白质及维生素，特别是补充维生素C。蛋白质可选择瘦肉类、鱼类、蛋类、豆类及豆制品等。维生素可选择新鲜水果和蔬菜，特别是绿叶蔬菜。这样可加速机体修复，增强肝脏解毒功能，加速毒物排泄。

3. 百草枯中毒

百草枯（PQ）的商品名为一扫光、克芜踪等，是一种高效能的非选择性接触型除草剂，对人畜具有很强的毒性，误服或自服可引起急性中毒，已成为农药中毒致死事件的常见病因。成人致死量为20％水溶液5～15mL（20～40mg/kg）。百草枯经消化道、皮肤和呼吸道吸收，毒性累及全身多个脏器，严重时可导致多器官功能不全综合征（MODS），肺是主要的靶器官，可导致"百草枯肺"，早期表现为急性肺损伤（ALI）或急性呼吸窘迫综合征（ARDS），后期出现肺泡内和肺间质纤维化，是百草枯中毒致死的主要原因，病死率高达50％～70％。

（1）百草枯中毒诊断标准　根据有百草枯服用或接触史、临床表现特点和实验室检查等，可做出急性百草枯中毒的临床诊断。还应注意如下事项：①血液、尿液百草枯浓度测定可明确诊断并帮助判断预后，但随着时间推移，血、尿百草枯浓度逐渐减低甚至难以测出。②百草枯接触史明确，特别是口服途径，即使临床症状轻微，没有毒检证据，诊断仍能成立；毒物接触史不详，血、尿中检出百草枯，即使临床表现不典型，诊断也仍然成立。③患者出现典型临床表现，即早期化学性口腔炎、上消化道刺激腐蚀表现，肝和/或肾损害，随后出现肺部损伤，而毒物接触史不详又缺乏血、尿毒检证据，可诊断为疑似百草枯中毒。

根据服毒量早期可做如下分型：①轻型。百草枯摄入量<20mg/kg，患者除胃肠道症状外，其他症状不明显，多数患者能够完全恢复。②中-重型。百草枯摄入量20～40mg/kg，

患者除胃肠道症状外可出现多系统受累表现，1～4天内出现肾功能、肝功能损伤，数天至2周内出现肺部损伤，多数在2～3周内死于呼吸衰竭。③暴发型。百草枯摄入量＞40mg/kg，严重的胃肠道症状，1～4天内死于多器官功能衰竭。

（2）百草枯中毒治疗原则　临床尚无急性百草枯中毒的特效解毒药物，对其救治仍处于探索中。尽早采取措施清除进入体内的毒物是成功救治急性百草枯中毒的基础。

① 阻断毒物吸收。主要措施有催吐、洗胃与吸附、导泻、清洗等。a.催吐、洗胃与吸附。可刺激咽喉部催吐，争分夺秒洗胃。洗胃液首选清水，也可用肥皂水或1％～2％碳酸氢钠溶液。洗胃液不少于5L，直到无色无味。上消化道出血可用去甲肾上腺素冰盐水洗胃。洗胃完毕注入吸附剂15％漂白土溶液。b.导泻。用20％甘露醇、硫酸钠或硫酸镁等导泻，促进肠道毒物排出，减少吸收。患者可连续口服漂白土或活性炭2～3d，也可试用中药（大黄、芒硝、甘草）导泻。c.清洗。皮肤接触者，立即脱去被百草枯污染或呕吐物污染的衣服，用清水和肥皂水彻底清洗皮肤、毛发，不要造成皮肤损伤，防止增加毒物的吸收。百草枯眼接触者需要用流动的清水冲洗15～20min，然后专科处理。

② 促进毒物排出。a.补液利尿。百草枯急性中毒者都存在脱水，适当补液联合静脉注射利尿剂有利于维持循环血量与尿量［1～2mL/（kg·h）］，也有益于肾功能的维护及百草枯的排泄。需关注患者的心肺功能及尿量情况。b.血液净化。血液灌流（HP）和血液透析（HD）是清除血液循环中毒物的常用方法，用于百草枯中毒尚存争议。建议HD只用于合并肾功能损伤的百草枯中毒患者。至于HP，推荐口服百草枯中毒后应尽快进行HP，2～4h内开展效果好，根据血液毒物浓度或口服量决定一次使用一个或多个灌流器，再根据血液百草枯浓度决定是否再进行HP或HD。

③ 药物治疗。临床应用的药物主要是防治靶器官肺的损伤，常用药物包括糖皮质激素、免疫抑制剂、抗氧化剂等。a.糖皮质激素及免疫抑制剂。早期联合应用糖皮质激素及环磷酰胺冲击治疗对中、重度急性百草枯中毒患者可能有益；建议对非暴发型中、重度百草枯中毒患者进行早期治疗，可选用甲泼尼龙、氢化可的松、环磷酰胺。其他如环孢霉素A、重组人Ⅱ型肿瘤坏死因子受体——抗体融合蛋白、秋水仙碱、长春新碱等也有效，尚需循证医学证据。b.抗氧化剂。抗氧化剂可清除氧自由基，减轻肺损伤。超氧化物歧化酶（SOD）、谷胱甘肽、N-乙酰半胱氨酸（NAC）、金属硫蛋白（MT）、维生素C、维生素E、褪黑素等治疗急性百草枯中毒，在动物实验中有一定疗效，临床研究未获得预期结果。c.其他药物。蛋白酶抑制剂乌司他丁、非甾体抗炎药水杨酸钠及血必净、丹参、银杏叶提取物注射液等中药制剂，对急性百草枯中毒的治疗仍在探索阶段。

④ 支持对症治疗。a.氧疗及机械通气。急性百草枯中毒应避免常规给氧。基于对百草枯中毒毒理机制的认识，建议将PaO$_2$＜40mmHg（5.3kPa）或ARDS（急性呼吸窘迫综合征）作为氧疗指征。尚无机械通气增加存活率的证据，若有条件进行肺移植，机械通气可延长患者的存活时间。b.抗生素的应用。急性百草枯中毒可导致多器官损伤，使用糖皮质激素及免疫抑制剂，可预防性应用抗生素，推荐使用大环内酯类，该类药物对防治肺纤维化有一定作用。有感染证据者，应立即应用强效抗生素。c.营养支持。急性百草枯中毒因消化道损伤严重而禁食者，注意肠外营养支持，必要时给予深静脉高营养。肠内、肠外营养支持对急性百草枯中毒预后影响有待探讨。d.对症处理。对呕吐频繁者，可用5-羟色胺受体拮抗剂或吩噻嗪类止吐剂控制症状，避免用甲氧氯普胺等多巴胺拮抗剂，因为药物有可能减弱多巴胺对肾功能的恢复作用。对腐蚀、疼痛症状明显者，用镇痛剂如吗啡等，同时使用胃黏膜保护剂、抑酸剂等。针对器官损伤给予相应的保护剂，并维持生理功能。

⑤ 其他治疗。放射治疗能控制肺纤维原细胞的数量，降低纤维蛋白产生，无证据表明此法能降低病死率。肺移植用于重度呼吸功能不可逆性衰竭患者，国外有成功的报道。

⑥ 监测与随访。为评估病情和判断预后、指导治疗，具备条件时，应进行以下监测。患者就诊时立即抽血送检百草枯浓度，以后每 3 天监测一次，如已无百草枯，可停止检测。每日测尿百草枯半定量，晨起尿检，每日一次，直到阴性。同时查血尿常规、肝肾功能、心肌标记物、动脉血气分析、胸片（或肺 CT）等，应在就诊后 12h 内完成，必要时随时监测，直到病情好转。由于百草枯的肺损伤特点，存活者应进行至少半年的随访，注意复查肺、肝、肾功能。

第五节　硅沉着病等职业病的诊断与治疗

硅沉着病又称矽肺、硅肺，是尘肺中最为常见的一种类型，是由于长期吸入大量游离二氧化硅粉尘所引起的，以肺部广泛的结节性纤维化为主的疾病。硅沉着病是尘肺中最常见、进展最快、危害最严重的一种类型。我国每年有 2 万例左右的尘肺新患者出现。因此，尘肺的防治是一项艰巨的工作。

1. 硅沉着病诊断标准

根据可靠的生产性粉尘接触史、现场劳动卫生学调查资料，以技术质量合格的 X 射线后前位胸片表现作为主要依据，参考动态观察资料及尘肺流行病学调查情况，结合临床表现和实验室检查，排除其他肺部类似疾病后，对照尘肺诊断标准片做出尘肺病的诊断和 X 射线分期。临床表现有 3 种形式：慢性硅沉着病、急性硅沉着病和介于两者之间的加速性硅沉着病，这三种临床表现形式与接触粉尘浓度、硅沉着病含量与接尘年限有显著关系，临床以慢性硅沉着病最为常见。

一般早期可无症状或症状不明显，随着病情的进展可出现多种症状。气促常较早出现，呈进行性加重。早期常感胸闷、胸痛，胸痛较轻微，为胀痛、隐痛或刺痛，与呼吸、体位及劳动无关。胸闷和气促的程度与病变的范围及性质有关。早期由于吸入硅尘可出现刺激性咳嗽，并发感染或吸烟者可有咳痰。少数患者有血痰。合并肺结核、肺癌或支气管扩张时可反复或大量咯血。患者尚可有头昏、乏力、失眠、心悸、胃纳不佳等症状。Ⅲ期硅沉着病由于大块纤维化使肺组织收缩，导致支气管移位和叩诊浊音。

检查：①肺功能检查。因肺组织代偿能力强，早期患者肺功能检查无异常。速度肺纤维化增多，肺顺应性减退，可出现限制性通气功能障碍，如肺活量、肺总量、残气量和最大通气量均降低，一般Ⅰ期患者肺活量较正常人降低 $10\%\sim20\%$，Ⅱ期降低 $20\%\sim30\%$，Ⅲ期降低 $30\%\sim50\%$。同时有弥散功能障碍，严重时可有低氧血症。若患者合并慢支、肺气肿时，可伴有阻塞性通气功能障碍，表现为混合性通气功能障碍。肺功能测定在诊断上意义不大，主要是作为劳动能力鉴定的依据。②X 线表现。X 线胸片是诊断硅沉着病的主要方法。主要表现为结节阴影（直径一般在 $1\sim3mm$）、网状阴影或/和大片融合病灶。其次为肺门改变、肺纹理改变和胸膜改变。接触硅尘含量高和浓度大的硅沉着病患者，常以圆形或类圆形阴影为主，早期出现于两中下肺的内中带，以右侧为多，随后逐渐向上扩展，亦可先出现在两上肺叶。含硅尘量低或为混合性粉尘，多以类圆形或不规则阴影为主。大阴影一般多见于两肺上叶中外带，常呈对称性具跨叶的八字形，其外缘肺野透亮度增高。因大块肺纤维化收缩使肺门上移，使增粗的肺纹呈垂柳状，并出现气管纵隔移位。肺门阴影密度增加，有时可见"蛋壳样钙化"的淋巴结。胸膜可有增厚、粘连或钙化的改变。

2. 硅沉着病治疗原则

尘肺患者应及时调离粉尘作业，并根据病情需要进行综合治疗，积极预防和治疗肺结核及其他并发症，以期减轻症状、延缓病情进展、提高患者寿命、提高患者生活质量。

患者都有密切的硅尘接触史及详细的职业史，引起硅沉着病的工种很多，如长期接触各种金属、煤粉、耐火材料、石粉、水泥、玻璃、陶瓷等的工种。①控制或减少硅沉着病发病，关键在于防尘。工矿企业应抓改革生产工艺、湿式作业、密闭尘源、通风除尘、设备维护检修等综合性防尘措施。②加强个人防护，遵守防尘操作规程。对生产环境定期监测空气中的粉尘浓度，并加强宣传教育。做好就业前体格检查，包括 X 线胸片。③凡有活动性肺内外结核，以及各种呼吸道疾病患者，都不宜参加硅尘工作。加强硅尘工人的定期体检，包括 X 线胸片，检查间隔时间根据接触二氧化硅含量和空气粉尘浓度而定。④加强工矿区结核病的防治工作。对结核菌素试验阴性者应接种卡介苗；阳性者预防性抗结核化疗，以降低硅沉着病合并结核的发病。⑤对硅沉着病患者应采取综合性措施，包括脱离粉尘作业，另行安排适当工作，加强营养和妥善的康复锻炼，以增强体质。预防呼吸道感染和合并症状的发生。

第六节　生物致癌物导致疾病的诊断与治疗

生物致癌物常见的有各种病毒、细菌。一般认为凡能引起人或动物发生肿瘤或体外能使细胞转化为恶性表型的病毒均可称为致瘤病毒。确定肿瘤病毒必须符合以下 6 条标准：①先有病毒感染，后发生癌变；②新分离的肿瘤组织内存在病毒的核酸和蛋白质；③体外组织培养中能转化细胞；④分类学上同属病毒可引起动物肿瘤；⑤存在流行病学证据；⑥用病毒或病毒的组织成分免疫高危动物或人群，其肿瘤发病率下降。

病毒致瘤机制：病毒引起肿瘤的机制是它们进入细胞后，主要涉及对宿主细胞遗传信息的改变，包括 DNA 突变、染色体异常、对 DNA 的后天性修饰和组蛋白的各种修饰等，以及蛋白质与蛋白质间的交互作用。某些病毒，特别是 DNA 病毒和反转录病毒在感染中可将基因整合于细胞染色体中，随细胞分裂而传给子代，导致宿主的 DNA 发生突变，染色体异常，引起肿瘤。某些病毒主要通过病毒蛋白与基因蛋白之间的作用对细胞多方面发生多种作用，包括：①作用于细胞膜，有的病毒基因产物为生长因子或受体类似物，可不断刺激细胞进行增殖；②跨膜信号转导，有的病毒基因产物具有类似 G 蛋白的作用，虽不能有效地调节信号输入，但可使细胞处于持续信号传入状态；③作用于细胞质，有的病毒基因产物本身为蛋白激酶，通过胞质蛋白激酶的磷酸化而影响细胞第二信使的产生；④作用于细胞核，正常细胞核内存在核蛋白和核受体，一些病毒基因本身为核蛋白、核受体或转录因子，参与转录及 DNA 合成的改变。病毒基因产物作用于细胞多个部位而改变细胞代谢，以致细胞发生癌变，因此称为病毒癌基因多效性作用。

1. 乳头瘤病毒感染与宫颈癌

1995 年，国际癌症研究机构（IARC）证实人乳头瘤病毒（human papilloma virus，HPV）与宫颈癌密切相关，确定 HPV 为 DNA 肿瘤病毒。

HPV 引起宫颈癌是一个多步骤的过程，包括：①HPV 侵入细胞及其基因的表达；

②HPV持续性感染的建立；③HPV有关基因编码产物与宿主细胞基因产物相互作用；④宿主细胞功能紊乱，导致细胞转化。其中病毒癌蛋白E6、E7在HPV诱发宫颈癌的机制中发挥了关键的作用。

（1）乳头瘤病毒感染与宫颈癌的诊断标准　根据病史、症状、妇科检查和/或阴道镜检查并进行宫颈组织活检可以确诊。早期宫颈癌常无明显症状和体征，宫颈可光滑或难与宫颈柱状上皮异位区别。颈管型患者因宫颈外观正常易漏诊或误诊。随病变发展，可出现以下表现。

症状：①阴道流血。早期多为接触性出血；中晚期为不规则阴道流血。出血量根据病灶大小、侵及间质内血管情况而不同，若侵袭大血管可引起大出血。年轻患者也可表现为经期延长、经量增多；老年患者常为绝经后不规则阴道流血。一般外生型较早出现阴道出血症状，出血量多；内生型较晚出现该症状。②阴道排液。多数患者有阴道排液，液体为白色或血性，可稀薄如水样或米泔状，或有腥臭。晚期患者因癌组织坏死伴有感染，可有大量米汤样或脓性恶臭白带。③晚期症状。根据癌灶累及范围出现不同的继发性症状。如尿频、尿急、便秘、下肢肿痛等；癌肿压迫或累及输尿管时，可引起输尿管梗阻、肾盂积水及尿毒症；晚期可有贫血、恶病质等全身衰竭症状。

体征原位癌及微小浸润癌可无明显的肉眼可见病灶，宫颈光滑或仅为柱状上皮异位。随病情发展可出现不同体征。外生型宫颈癌可见息肉状、菜花状赘生物，常伴有感染，肿瘤质脆易出血；内生型宫颈癌表现为宫颈肥大、质硬、宫颈管膨大；晚期癌组织坏死脱落，形成溃疡或空洞，伴有恶臭。阴道壁受累时，可见赘生物生长于阴道壁或阴道壁变硬；宫旁组织受累时，双合诊、三合诊检查可扪及宫颈旁组织增厚、结节状、质硬或形成冰冻状盆腔。

检查：①宫颈刮片细胞学检查是宫颈癌筛查的主要方法，应在宫颈转化区取材。②宫颈碘试验：正常宫颈阴道部鳞状上皮含丰富的糖原，碘溶液涂染后呈棕色或深褐色，不染色区说明该处上皮缺乏糖原，可能有病变。在碘不染色区取材活检可提高诊断率。③阴道镜检查：宫颈刮片细胞学检查巴氏Ⅲ级及Ⅲ级以上、TBS分类为鳞状上皮内瘤变，均应在阴道镜观察下选择可疑癌变区进行宫颈活组织检查。④宫颈和宫颈管活组织检查为确诊宫颈癌及宫颈癌前病变的可靠依据。所取组织应包括间质及邻近正常组织。宫颈刮片阳性，但宫颈光滑或宫颈活检阴性，应用小刮匙搔刮宫颈管，刮出物送病理检查。

（2）乳头瘤病毒感染与宫颈癌的治疗原则　根据临床分期、患者年龄、生育要求、全身情况、医疗技术水平及设备条件等综合考虑制订适当的个体化治疗方案。采用以手术和放疗为主、化疗为辅的综合治疗方案。

① 手术治疗。手术主要用于早期宫颈癌患者。常用式式有全子宫切除术，次广泛全子宫切除术及盆腔淋巴结清扫术，广泛全子宫切除术及盆腔淋巴结清扫术，腹主动脉旁淋巴切除或取样。年轻患者卵巢正常可保留。对要求保留生育功能的年轻患者，属于特别早期的可进行宫颈锥形切除术或根治性宫颈切除术。根据患者不同的分期选用不同的式式。

② 放射治疗。适用于：a. 中晚期患者；b. 全身情况不适宜手术的早期患者；c. 宫颈大块病灶的术前放疗；d. 手术治疗后病理检查发现有高危因素的辅助治疗。

③ 化疗。主要用于晚期或复发转移的患者，近年也采用手术联合术前新辅助化疗（静脉或动脉灌注化疗）来缩小肿瘤病灶及控制亚临床转移，也用于放疗增敏。常用的化疗药物有顺铂、卡铂、紫杉醇、博来霉素、异环磷酰胺、氟尿嘧啶等。

2. EB病毒感染与鼻咽癌

EB病毒属于γ疱疹病毒科，主要侵犯B细胞，对人的B细胞、咽上皮细胞和腺细胞有亲和力，最近的研究发现 EB 病毒也可以感染上皮细胞。一旦感染，EB 病毒将长期潜伏在人的 B 细胞中，受感染者将成为终身带病毒者。关于 EB 病毒在伯基特淋巴瘤发病中的具体机制目前尚未完全清楚，不断累积的证据表明在伯基特淋巴瘤的恶性表型中，EB 病毒的确有着持续性的贡献，做种病毒抗原发挥重要作用，其作用机制可能包括染色体异位引起的 c-myc 表达失控、细胞分化被阻滞和 EB 病毒刺激细胞生长等。

（1）EB 病毒感染与鼻咽癌的诊断标准

临床表现：①鼻部症状。由于原发癌突破表面黏膜而出现血涕，常于回吸时鼻分泌物带有血丝或血块，以晨起后多见，是早期症状之一。晚期癌肿溃烂时，可有脓样涕或引起不易制止的大量出血，甚至有生命危险。初期多无鼻塞，当癌肿堵塞后鼻孔时，则可引起单侧或双侧鼻塞。②耳部症状。鼻咽侧壁癌肿或鼻咽其他部位癌肿扩展堵塞或压迫咽鼓管时，常出现卡他性中耳炎，引起耳鸣、耳闭塞及听力下降，或伴有鼓室积液。自觉有耳部症状者占 16.1%。③脑神经症状。癌肿可循咽隐窝上方之颅底破裂孔（岩蝶骨区）而侵入颅内，久之颅底骨质破坏，病变扩大。常先侵犯第Ⅴ及第Ⅵ脑神经，继可累及第Ⅳ、第Ⅲ及第Ⅱ脑神经。第Ⅴ脑神经受损后，患者觉有一侧剧烈头痛、面部麻木、下颌向病侧偏斜、咀嚼困难、角膜和下颌反射消失。侵及第Ⅵ脑神经者，患侧眼外直肌发生瘫痪，眼球呈内斜视位，则有复视症状。其他脑神经如亦被侵犯，则可有视力丧失、眼球固定、各种运动障碍等表现。肿瘤可直接侵犯咽旁间隙或由转移的淋巴结压迫，造成Ⅸ、Ⅹ、Ⅻ脑神经受损，出现软腭瘫痪、反呛、声音嘶哑、伸舌偏斜等症状。④颈淋巴结转移。常为患者最早发现的体征。颈部肿块为此病首发者约占 60%。若原发癌位于鼻咽一侧，通常先转移到同侧颈淋巴结，后可侵及对侧。肿大淋巴结常为颈胸锁乳突肌后缘乳突尖下方，下颌角后方的颈内静脉上群深淋巴结，以后病变渐向下蔓延，累及颈深中、下群淋巴结及锁骨上淋巴结。颈部肿块增长甚速，大者可如拳，多无疼痛，如肿瘤已浸润颈部软组织，或肿大甚重者，则可发生颈部疼痛。检查时颈部肿块多较坚硬，表面呈小结节性，与周围粘连则不易推动。可互相融合，成为全颈侧巨大肿块。⑤远处转移。鼻咽癌血行转移多见，死亡者中半数或以上有远处转移。以骨骼转移尤其是扁骨转移最多见；其次是肝和肺转移，常有同时多处转移。

检查：①后鼻镜检查。方便易行。可见咽隐窝及鼻咽顶前壁的小结节或肉芽肿样隆起，表面粗糙不平，易出血，有时表现为黏膜下隆起。早期病变不典型时可仅表现为黏膜充血、血管怒张或一侧咽隐窝较饱满，需重视。②纤维鼻咽镜检查。有利于发现早期微小病变，尤其适用于咽反射强或张口困难的患者，若发现可疑病变，应及时进行活检。③EB 病毒血清学检查。作为鼻咽癌诊断的辅助指标。可进行 EB 病毒壳抗原、EB 病毒早期抗原、EB 病毒核抗原检测等。④脱落细胞检查。一般在局麻下用泡沫塑料、海绵或负压吸引等方法于鼻咽部采取标本做涂片查癌细胞，其检出率可达 90% 左右，同活检接近。脱落细胞学检查结合血清学检查可作为普查之用。⑤活组织检查。是鼻咽癌确诊的依据，经鼻腔或口咽进路明视下咬取活检，对黏膜下隆起可用穿刺针取黏膜下肿瘤组织送病理检查。⑥颈淋巴结触诊及活检。颈上深部可触及质硬、活动度差或不活动、无痛性肿大的淋巴结。如患者颈淋巴结肿大，而鼻咽部检查无明显的可疑病灶，且经多次鼻咽部活检皆为阴性者，则可考虑施行颈部肿块活检以确诊。通常采用颈部肿块穿刺抽吸做细胞学检查，必要时可考虑切开颈部肿块，采取组织以做检查，最好选取一单独肿大淋巴结，全部摘出，做病理检查，以防癌肿扩散。根据其病理类型，以确定其原发病灶。⑦影像学检查。CT 和 MRI 检查有利于了解肿瘤侵犯的范围及颅底骨质破坏的程度。有条件者可做 PET-CT 或 PET-MRI 检查。

（2）EB 病毒感染与鼻咽癌的治疗原则　由于病理检查大部分为低分化鳞癌，公认的首选治疗方法是放射治疗，普通放疗并发症较多，推荐采用三维适形或调强放射治疗。鼻咽总照射剂量为 66～70Gy/6.5～7 周，颈淋巴结阳性者根治剂量为 56～60Gy，颈淋巴结阴性者预防照射剂量为 46～50Gy。放疗期间可配合化疗、中医中药及免疫治疗以提高疗效。对于一些较晚期的患者和放疗后复发的病例，以及少数对放射线欠敏感的腺癌和分化较好的鳞状细胞癌，则可采用化疗和手术等综合治疗方法。

鼻咽癌预后因疾病分期的不同而差异巨大：Ⅰ期病例的综合治疗 5 年生存率可达 95％，而 Ⅳ 期患者则仅为 35％。因而早期发现、早期治疗是提高疗效的关键。

3. HBV 感染与肝癌

肝细胞肝癌（hepatocellular carcinoma，HCC）是常见的恶性肿瘤。HCC 的形成是个长期的、逐渐演变的过程。研究表明，超过 80％的 HCC 患者都有感染 HBV 的病史，在经历数十年慢性 HBV 感染后，有 30％～40％的患者进展为肝硬化，而这些肝硬化患者中每年又有 1％～5％随后发展为 HCC。流行病学资料表明，慢性 HBsAg 携带者患肝癌的危险度比非感染人群高 25～37 倍。

HBV 感染最终导致肝细胞癌的具体机制还不十分清楚。总体而言，目前认为有两条主要的途径：①炎症导致的慢性坏死，即肝细胞发生炎症反应，导致细胞损伤，进而细胞有丝分裂、肝细胞增生发生重构，这个过程最终导致一系列突变在体内累积。②HBV 通过与宿主基因整合顺式激活或通过病毒蛋白反式激活细胞基因组而具有直接致癌作用，这个过程与被整合的宿主基因的持续复制有关。

近年来 HBV 致 HCC 机制的研究已经取得很大进展，研究表明，HBV 的感染与 HCC 的发生密切相关。HBV DNA 的整合、HBx 蛋白的多种作用等都可能影响病毒本身和宿主细胞的生物功能，从而导致宿主细胞的直接转化或增加其对多种致癌因素的敏感性，进而发生转化和癌。

（1）HBV 病毒感染与肝癌的诊断标准

① 如无其他肝癌证据，AFP（甲胎蛋白）对流法阳性或放免法 AFP＞400mg/mL 持续四周以上，并能排除妊娠、活动性肝病、生殖腺胚胎源性肿瘤及转移性肝癌者。

② B 型超声显像可显示直径 2cm 以上的肿瘤，对早期定位检查有较大的价值；电子计算机 X 线体层摄影（CT）可显示直径 1.0cm 以上的肿瘤；放射性核素扫描能显示直径 3～5cm 的肿瘤；其他 X 线肝血管造影、核磁共振像对肝癌诊断有一定价值。

③ 影像学检查有明确肝内实质性占位病变能排除肝血管瘤和转移性肝癌并具有下列条件之一者：a. AFP＞20mg/mL；b. 典型的原发性肝癌影像学表现；c. 无黄疸而 AKP（碱性磷酸酶）或 r-GT（谷氨酰转移酶）明显增高；d. 远处有明确的转移性病灶或有血性腹水或在腹水中找到癌细胞；e. 明确的乙型肝炎标记物阳性的肝硬化。

（2）HBV 病毒感染与肝癌的治疗原则　近年来，中国肝癌的治疗有了很大进展，已有相当多的肝癌患者经过合适的治疗，获得了长期的生存，且生活质量高。

① 手术治疗。传统的治疗肝癌的方法是首选手术切除，但不是所有的肝癌患者都适合手术。只有心肺功能较好，肝脏肿瘤较局限，没有转移条件的患者才适宜手术。加上中国肝癌患者多数有肝炎、肝硬化的病史，临床有 80％左右的患者因各种原因不能手术。肝癌的非手术治疗方法多种多样，每一种治疗方法都有各自的适应证，只有适合患者的方法才是最好的方法。应该根据患者的身体状况、肝功能状态、肿瘤的情况来选择适合的治疗方法。

② 介入治疗。介入治疗也是常被采用的手段，那么这种手段有哪些局限呢？肝癌主要供血依赖肝动脉，但癌块周围有门静脉血供，癌细胞可以"苟且偷生"。即使操作超选择顺

利进行，由于高压注射等原因，可造成误栓，分流极可能有不可避免的微转移产生；有的患者一次治疗后血管即堵塞，以致再操作困难。

介入治疗的缺点：a. 肝癌主要供血依赖肝动脉，但癌块周围有门静脉血供，癌细胞可以"苟且偷生"。b. 操作有一定难度，导管应超选择进入供血动脉疗效才佳，但有时进入肝动脉都很困难。而有的肝癌可多血管供血。c. 尽管超选择进入，仍有明显的不良反应，我院资料分析，消化道反应最多。d. 已有门静脉癌栓者须酌情考虑或去除癌栓。e. 即使操作超选择顺利进行，由于高压注射等原因，可造成误栓，分流极可能有不可避免的微转移产生。f. 对正常肝细胞仍有损伤，少数患者甚至出现肝机能不全。g. 对癌块太大者疗效欠满意。h. 有的患者一次治疗后血管即堵塞，以致再操作困难。

肝癌介入治疗的优点很多：a. 疗效确切，治疗成功者可见到 AFP 迅速下降，肿块缩小，疼痛减轻等。b. 机理科学，介入治疗局部药物浓度较全身化疗高达数十倍，而且阻断肿瘤血供，因此，双管齐下疗效好，毒性较全身化疗小。c. 操作简单易行，安全可靠。d. 年老体弱及有某些疾病者也可进行，不须全麻，保持清醒。e. 费用相对比较低。f. 可以重复进行，诊断造影清晰，便于对比。g. 对部分肝癌可缩小体积后做二步切除。h. 可作为综合治疗晚期肿瘤的重要手段之一。

③ 放疗。肝癌治疗的主要方法之一。随着现代放疗技术的进展，很多早期不能手术的小肝癌采用现代放疗可获得根治，且肝功能损伤较小。以体部伽马刀为例，体部伽马刀治疗肝癌的原理与放大镜的聚焦过程类似，把放大镜置于阳光下，放大镜下面会成一个耀眼的光斑。光斑以外的地方，温度没多大变化，而光斑处却灼热得可以点燃一些物体。同理，放射剂量集中到肿瘤区域，使肿瘤接受到足以致死癌细胞的剂量，从而达到理想的治疗效果。早期治疗应尽量采取手术切除，对不能切除的大肝癌亦可采用多模式的综合治疗。

患者手术后属于术后康复期，在康复期的治疗上也是尤为重要的，因为存在的复发和转移概率是很高的，术后残余的癌细胞会不定时的向各部位转移，所以术后要加强巩固以防止它的复发和转移。

④ 超声消融治疗。晚期肝癌或是转移性肝癌合并有其他部位的肿瘤病灶的患者，绝大多数已经没有手术机会，但还是需要对局部肿瘤进行治疗，以延长寿命，缓解症状，这时可以考虑做肿瘤消融。超声消融是利用超声波，通过准确聚焦产生的瞬态高温效应和空化效应，使肿瘤组织产生凝固性坏死，同时，通过破坏肿瘤组织周围的血管，断绝其营养来源，使肿瘤组织失去生存条件，失去增殖、浸润和转移能力，"良性化"的肿瘤组织最后被机体溶解吸收，不侵入机体，不开刀，不流血，不会破坏血管，因此，靠近大血管的肝癌应该选择超声消融来进行治疗。

4. HTLV 与成人 T 细胞白血病

人类 T 细胞白血病病毒（human T cell leukemia virus，HTLV）是 RNA 肿瘤病毒，研究发现，HTLV 与成人 T 细胞白血病（adult T cell leukemia，ATL）的发生有病因学上的联系。HTLV 病毒分为 1 型和 2 型（HTLV-1、HTLV-2）。HTLV-1 是公认的 ATL 的致病因素，但尚未肯定 HTLV-2 与人类何种疾病有关。

目前研究认为 ATL 的发病涉及多种因素，包括病毒本身的特性、宿主细胞的状态以及宿主免疫系统等。所以 HTLV-1 感染者经过相当长的潜伏期后，仅有小部分发展成为 ATL，感染者中的年发病率为 $5\% \sim 10\%$。HTLV-1 可能是通过病毒调控蛋白 Tax 和 Rex 的表达，使细胞的代谢发生改变，从而容易发展成 ATL，细胞原癌基因的重排或改变表达成为 ATL 的第 2 个因素。研究发现携带了 HTLV-1 *tax* 基因的转基因鼠容易发展成相似的血液疾病。

（1）HTLV 感染与成人 T 细胞白血病诊断标准　ATL 患者的临床表现多种多样，可表现为白血病样的急性型、淋巴细胞增生的淋巴瘤型、预后较好的慢性型和冒烟状态（隐袭型）。几乎所有患者均有淋巴结肿大。许多患者有广泛的淋巴结病，大多数有腹膜后淋巴结肿大，但纵隔肿块很少见。骨髓常有白血病细胞浸润。其他常见受累部位有肺、肝脏、皮肤、胃肠道和中枢神经系统。约 2/3 的患者可发生皮肤受累，大多数皮肤浸润患者可见局灶性的 ATL 细胞浸润或波特利埃微脓肿（Pautrier microabscesses）。

各型的主要临床表现：①急性型：患者中位年龄为 40 岁。典型的表现为：发病很急，主要是迅速进展的皮肤损害、高钙血症，或两者并存。皮肤损害多种多样，如散在分布的瘤块、融合的小结节、斑块、丘疹、非特异性红斑等。高钙血症患者常表现为乏力、表情淡漠、精神错乱、多尿、烦渴。②慢性型：可有淋巴结肿大，肝脾肿大，皮肤及肺浸润，无高钙血症，无中枢神经系统、骨、胃肠道浸润，无腹水及胸腔积液。③淋巴瘤型：淋巴结组织学证明为淋巴结病，无白血病细胞浸润。④冒烟型：皮肤损害为其特征，可表现为红斑、丘疹、结节。可有肺浸润。一般无高钙血症，淋巴结肿大、肝脾大和骨髓浸润均较轻微；无中枢神经系统浸润。

（2）HTLV 感染与成人 T 细胞白血病治疗原则　该病多依据临床分型不同而决定治疗策略，慢性型或冒烟型患者多采用对症支持治疗，以积极控制感染和改善脏器功能为主，当出现病情进展或急性转变时，方可考虑采用积极治疗措施。急性型或淋巴瘤型 ATL 虽采用化学、生物学等积极治疗措施，但疗效不佳，中位生存期 2～6 个月。

目前该病的治疗方案包括：①化学治疗；②维 A 酸（全反式维甲酸）；③干扰素；④免疫治疗；⑤造血干细胞移植；⑥有溶骨病变和高钙血症，可用帕米膦酸二钠。

其中，化学治疗最常用的治疗方案为 VEPA 方案［长春新碱 1mg/周，连用 6 周；环磷酰胺 300mg/d，第 8、22、29 天；泼尼松 40～60mg/d，每周 3 天；多柔比星（阿霉素）40～60mg/d，第 1、22 天］，应用此方案治疗 322 例患者，完全缓解 71 例（22％）。经典的 CHOF 方案疗效也不理想，59 例中有 10 例（17％）完全缓解。其他可使用方案包括 CVP 方案、MACOP-B 方案、ProMACE-MOPP 方案等，治疗效果均不理想。近来，日本学者采用 LSG15 方案（7 个周期 VCAF、AMP 及 VECP 方案）加粒细胞生长因子（G-CSF）治疗 96 例进展期 ATL 患者，完全缓解 33 例（35.5％），部分缓解 42 例（45.2％），中位生存时间 13 个月，2 年无病生存率达 31.3％，明显高于其他化疗方案。化疗仍是治疗进展期 ATL 的主要手段。

（张积仁　李许锋）

第十二章
低剂量环境致癌物暴露可以引发多种疾病

第一节　低剂量重金属暴露可引发慢性病

一、 重金属暴露与肥胖

　　研究表明，重金属暴露与肥胖具有一定的关联性。Skalnaya M G 对俄罗斯 719 名女性和 510 名男性进行调查研究发现，通过 BMI 分为偏瘦、正常和超重三组，对其头发中重金属含量进行检测发现，女性肥胖者头发中镉含量增高，男性肥胖者头发中铅含量增高[1]。波兰西里西亚医科大学的 Wiechula D 同样对 85 位 18～80 岁女性头发中的重金属进行检测，发现铬、镁含量与体重呈正相关，而锌成负相关[2]。西班牙瓦伦西亚大学对 1970 例调查分析发现血浆中砷含量与两种与肥胖风险相关的单核苷酸多态性有关，因而砷可能是肥胖的重要原因[3]。最近，上海交通大学医学院附属第九人民医院陆颖理教授领衔团队研究发现，铅含量的超标与国人肥胖的发生密切相关，研究人员通过动物实验发现一定浓度的铅污染引起大鼠代谢区域 DNA 的甲基化变化，推测脂肪代谢相关基因的甲基化改变并影响其正常表达，最终导致肥胖的发生。

二、 重金属暴露与心血管系统疾病

　　重金属暴露的心血管毒性一直是环境医学研究的重大课题，自 20 世纪 70 年代以来一直受到环境卫生科学研究的广泛关注（图 12-1）。已有大量流行病学研究及环境病理及毒理学报告显示，持续低剂量重金属暴露也可以影响人体心血管系统功能，并与冠心病、高血压等心血管疾病的发生发展密切相关。

　　① 重金属暴露可能引起高血压。美国环境保护署对 1997～2001 年间 573 例平均年龄 41 岁，平均有 8.5 年执业性铅暴露史的人群调查发现，随着血铅水平的升高，收缩压也随之升高[4]。美国约翰霍普金斯大学彭博公共卫生学院的 Tellez-Plaza M 通过原子吸收光谱法检测参加 1999～2004 年全国健康和营养调查的 10991 人份全血和 3496 份尿液中镉水平，发现全血中镉含量增加后可能引起高血压，而这可能是由于镉的肾毒性和血管毒性引起的[5]。韩国翰林大学的 JHUN H J 进行横断面研究，采集 331 人的相关信息，包括年龄、身高、体

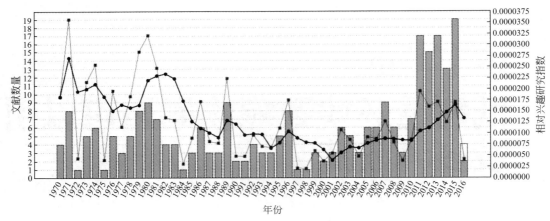

图 12-1　1970～2016 年重金属暴露与心血管系统疾病研究统计

■ 文献数量；□ 文献数量（当年预计发表的文献量）；-■- 相对兴趣研究指数；-▲- 相对兴趣研究指数（缓和的）

重、吸烟习惯、病史、血压、心电图、胸部 X 光片以及进行自行测试问卷和体格检查，并进行全血中重金属检测，综合分析发现血镉与心脏变异率存在相关性关系[6]。哈佛大学 Hu H 通过规范化研究，K X-ray fluorescence 方法检测 590 位调查对象的膝盖骨及胫骨中铅含量，原子吸收光谱法检测血铅含量后发现，长期的铅积累可能在骨组织上反映出来，而铅水平增高可能是高血压发生的独立风险因素[7]。

②　重金属暴露与缺血性心肌病及动脉粥样硬化密切相关。台北医学院 Hsueh 等通过调查砷暴露地区 30 岁以上人群，研究发现，缺血性心脏病的危险性、持续性与水中砷超标有显著相关，随着暴露时间的延长，体内蓄积砷的增加，暴露人群出现缺血性心脏病死亡的危险性增加[8]。Wang 等用 Logistic 回归分析方法分析了我国台湾西南部砷中毒病区砷暴露与颈动脉粥样硬化的相关关系，结果发现饮用水中砷暴露水平、暴露时间、累积暴露量均与颈动脉粥样硬化的发病率存在剂量-反应关系[9]。Chen 等对我国台湾地方性砷中毒病区进行为期 13 年的随访，研究发现，局部缺血性心脏病死亡率与饮用水含砷量相关[10]。美国密歇根州 Meliker 等研究发现，水中砷＞0.020mg/L 暴露组，人群动脉、小动脉、毛细血管相关疾病的发病率均高于 0.005～0.010mg/L 组[11]。董欣敏等对人体动脉粥样硬化斑块重金属分析实验证明，在人体动脉粥样硬化斑块组织中存在有铅镉等致病重金属。

③　重金属暴露对心脏神经功能造成影响。另外，重金属作为 PM$_{2.5}$ 中的重要组成部分，美国哈佛大学的 Magari S R 通过检测 39 位锅炉修理工心电图变化与个人 PM$_{2.5}$ 暴露监测，发现空气中的重金属严重影响心脏自主神经功能[12]。美国北卡大学的 Campen M J 通过对兔子进行 0.3～2.4mg/m^3 的重金属镍和钒暴露，发现当空气中镍浓度＞1.2mg/m^3 时，便可以引起心动过缓和心律失常的发生，而当空气中加入钒后，毒性作用便有所加强[13]。

④　重金属暴露与心血管疾病的死亡率密切相关。美国哈佛大学的 Weisskopf M G 通过流行病学调查发现，骨铅含量与心血管疾病的死亡率相关[14]。智利的 Yuan Y 研究证实，长期砷暴露引起人群心血管疾病的死亡率增加，同时还发现在对饮用水进行降砷处理后，这种现象得到了明显的改善[15]。

而重金属对心血管产生影响的机制同样已有大量研究。美国中西部大学 Prozialeck 通过回顾 1986～2006 年间的研究结果，提出血管内皮细胞可能是镉在体内沉积作用的靶点[16]。美国中西部大学 Woods 等的研究还发现，通过对上皮细胞进行镉暴露，镉即使在 10mmol/L 的浓度下，也可以抑制上皮细胞的迁移，也能通过改变 VE-cadherin 蛋白的功能实现对血管生长的抑制[17]。山东大学 Dong 等研究低浓度镉对人静脉血管内皮细胞的细胞自噬和凋亡的影响，结果表明，低浓度的镉促进了细胞自噬，改变了整合素-β4、微囊蛋白-1 和 PC-PLC 的活性[18]。奥地利因斯布鲁克医科大学 Messner B 的研究表明，镉可以抑制内皮细胞的增殖，参与动脉粥样硬化的形成[19]。澳大利亚因斯布鲁克医科大学 Bernhard D 的研究表明，镉处理后的动脉内皮细胞多种基因表达出现改变，抗氧化防御基因出现上调，其中作为保持细胞形状的中间丝蛋白波形蛋白出现下调[20]。美国中西部大学 Pearson C A 通过对小鼠气管内注入不同浓度的 0nmol、16.25nmol、32.5nmol、65nmol 和 130nmol 的氯化镉，24h 后发现，镉暴露后小鼠肺组织中 E-cadherin 和 VE-cadherin 的表达量降低[21]。Srivastava 等对孕鼠砷暴露的研究表明，小鼠出生后 10～16 周后出现主动脉弓内皮损伤大于对照组两倍以上[22]。挪威国家卫生研究所的 Steffensen I L 实验表明，重金属除了直接作用于血管内皮细胞，还可以被免疫细胞吸收，从而通过浸润的方式进入血管壁，对血管造成损伤[23]。

　　另外，重金属暴露对心血管系统的影响已通过大量的动物实验得到证实，美国国家职业安全与健康研究所 Simeonova 等的研究证实了长期砷暴露加速动脉粥样硬化的发生，实验发现雌性 ApoE4 小鼠在砷暴露水平为 20mg/L 或 100mg/L 时，体内动脉粥样硬化发生的概率分别约为野生型小鼠的 1.6 倍、2.3 倍，然而血清胆固醇水平未见明显改变[24]。Revis 给鸽子喂食含 800μg/kg 氯化铅的饲料 6 个月后，可见动脉粥样硬化灶明显增加[25]。伊朗德黑兰 Baqiyatallah 医科大学 Reza B 给予大鼠含 100mg/L 醋酸铅的饮水 4 周、8 周、12 周，并对小鼠血压、心率、冠脉输出量、心肌收缩力进行监测，可见心率增加和心脏收缩增强[26]。

三、　重金属暴露与糖尿病

　　无论是流行病学，还是体内体外试验，也都有试验证明重金属影响胰岛功能，诱使糖尿病发生。韩国成均馆大学医学院 Kim N H 通过对糖尿病患者进行分析，发现慢性镉暴露可能是加重糖尿病肾损害的重要原因[27]。瑞典哥伦堡大学的 Environ Res 同样对当地女性尿液中的重金属镉进行检测，相比正常人，糖尿病患者慢性镉暴露所造成的肾损害同样增加[28]。美国西北大学的 Wallia A 通过对 2005～2010 年 40 岁以上人群进行尿镉及前驱糖尿病相关性分析，发现二者之间存在复杂的非线性关系[29]。美国第三次全国健康和营养调查对 8722 名 40 岁以上的美国公民的研究表明，尿镉水平增高和空腹血糖水平增加（110～126mg/dL，$N=610$）以及诊断单纯患有 2 型糖尿病（$N=1207$）呈现显著关联[30]。南丹麦大学 Jeppesen C 对 2640 位 18 岁以上人群进行分析，采集其家族史、吸烟、腰围、总能量摄入、活动消耗，探讨血汞与糖耐量之间的关系，综合分析发现，血汞与空腹血糖受损以及 2 型糖尿病明显相关[31]。瑞典林雪平大学 Rahman M 通过对 163 例砷暴露人群以及 854 例对照组进行分析，发现砷可能为糖尿病发病的重要风险因素之一[32]。

　　复旦大学的 Lei L J 评估镉对重金属表达的影响，通过给小鼠进行皮下注射镉（0.5mg/kg bw、1.0mg/kg bw 和 2.0mg/kg bw），发现镉可以在胰腺中蓄积，影响胰岛素的生物合成，但不影响其释放[33]。通过对小鼠进行慢性镉暴露，发现镉可以诱导胰岛素释放，使血糖升高，改变脂代谢，这些可能是由于镉可以降低胰岛素敏感性、增加胰岛素抵抗引起的[34]。墨西哥国立大学的 Diaz-Villasenor A 通过用 0.5mmol/L、1mmol/L、2mmol/L、5mmol/L 和 10mmol/L 砷对胰岛 B 细胞进行培养 72h 和 144h，发现胰岛素 mRNA 表达以及胰岛素分泌均有所下降[35]。对重金属暴露与糖尿病的关系的研究近 30 年来一直没有间断过，并不断深入到细胞生物学及分子生物学研究的诸多领域而引起重视（图 12-2 为发表相关研究论文的统计分析）。

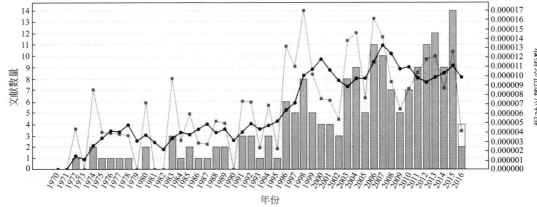

图 12-2　1970～2016 年重金属暴露与糖尿病研究论文统计

▨ 文献数量；□文献数量(当年预计发表的文献量)；-■- 相对兴趣研究指数；-●- 相对兴趣研究指数(缓和的)

四、　重金属暴露与神经系统疾病

重金属对神经系统影响的研究表明，重金属暴露与神经系统疾病的发生具有一定的相关性。同济大学 Jiang L F 的研究表明镉可以改变阿尔茨海默病 tau 蛋白 R_3 的聚合方式，从而参与阿尔茨海默病的病理生理过程[36]。韩国仁济大学的 Park J H 通过检测 89 名阿尔茨海默病患者和认知正常的 118 人血清中重金属铅、镉、汞、砷的含量，发现血清中铅含量与非文字记忆能力成明显负相关[37]。比利时鲁汶大学的 Viaene MK 对 42 名镉暴露工人以及 47 名对照组工人进行横断面调查，问卷评估周围神经病变和自主神经系统的功能障碍，发现周围神经病变、平衡能力和注意力降低都与血镉含量具有剂量依赖性[38]。康涅狄格大学医学院 Sunderman F W Jr 等的临床统计显示，在 32 位镍的急性暴露的电镀工人中，20 人会出现恶心、呕吐、腹部不适、腹泻、头晕眼花、疲乏、头痛、咳嗽、气短等症状，这些症状至少持续数小时[39]。

近年来，随着重金属毒性的研究不断深入，人们对重金属对神经系统造成损伤的研究也不断深入，其对神经系统的影响主要表现为：①诱导神经细胞凋亡；②氧化应激损伤；③影响轴突及突触功能。

（1）诱导神经细胞凋亡　Lopez 等将鼠大脑皮质神经元细胞放在含有 $10\mu mol/L$ 镉的无血清培养基中，24h 后发现神经元细胞新陈代谢能力降低，出现凋亡和轴突大量消失[40]。扬州大学 Yuan Y 也证实了大脑皮层细胞暴露于镉，发现可以破坏细胞内游离钙的紊乱，以及细胞内活性氧水平升高和细胞色素酶紊乱，从而诱导细胞凋亡[41]。美国华盛顿大学 Namgung 等的研究证实亚砷酸钠通过活化 p38 胞外信号调节激酶（mitogen-acti-vated protein kinase，MAPK）和 JNK 激酶 3（c-Jun N-terminal protein kinase 3，JNK3）诱导大脑皮层和小脑神经元细胞凋亡[42]。日本埼玉县大学 Aung 发现 $NaAsO_2$ 作用于神经元细胞，不仅导致部分神经元细胞凋亡坏死，而且可以改变细胞骨架蛋白基因表达，进而抑制轴突生长，改变神经元正常细胞的结构，发挥神经毒性[43]。

（2）氧化应激损伤　Liu C M 对昆明鼠进行铅暴露后，检测其活性氧（reactive oxygen species，ROS）、总抗氧化能力（total antioxidant capacity，TAC），发现铅导致大鼠体内 ROS 水平明显升高，而 TAC 水平明显下降[44]。印度贾达普大学 Chattopadhyay 等的研究表明，无论是体外培养的人类胚胎神经细胞，或是孕期染毒的新生大鼠大脑神经细胞，亚砷酸钠均可导致细胞凋亡、坏死，并伴随着细胞内氮氧化物和 ROS 增多，SOD（超氧化物歧化酶）和 GR（谷胱苷肽还原酶）活性降低[45]。希腊雅典大学的 Liapi C 的实验研究发现，小鼠在镍暴露后抗氧化应激能力、胆碱酯酶活性、Na+-K+-ATP 酶活性、神经递质代谢等均出现异常，例如出现脑组织抗氧化能力降低以及胆碱酯酶活性增加等现象[46]。德国布莱梅大学 Calevro F 等将脑细胞进行镉培养，发现 1mmol/L 或更高浓度时，镉可以造成剂量依赖性的脑细胞 DNA 氧化损伤，并且妨碍氧化损伤的修复[47]。

（3）影响轴突及突触功能　波兰 Baranowska 等的研究发现，铅可以影响神经元树突和轴突的离子通道状态，引起胞外钙内流增加，造成突触内微管解聚，细胞突起回缩、弯曲[48]。中国科技大学 Tang 等将不同浓度的铅加入小鼠饮食中，发现可以降低小鼠脑海马区突触结构的可塑性，改变了胆碱酯酶活性，从而可能影响记忆和学习能力[49]。中国医科大学 Wang 通过 0μmol/L、5μmol/L 或 10μmol/L 砷作用于星形胶质细胞 24h，发现扰乱星形胶质细胞在神经信号转导中的作用，从而阻碍突触形成，发挥神经毒性[50]。

除此之外，美国托马斯杰斐逊大学 Huang 使用胚胎神经干细胞（NSCs）与铅共同培养，采用 3H 胸腺嘧啶核苷掺入法和免疫组化染色法，对细胞的数量和分化情况进行研究，结果表明，在 0.01～10μmol/L 的铅浓度环境下，NSCs 的存活数量没有下降，但其向胶质细胞分化的过程却受到了干扰，说明铅在不影响细胞增殖的浓度下，可以影响细胞的分化过程，这点是铅不可逆的神经损伤的重要原因之一[51]。

另外，重金属对脑血管疾病影响的相关研究近几十年来一度比较滞后，文献分析显示，今年来又开始引起研究人员的关注（图 12-3）。

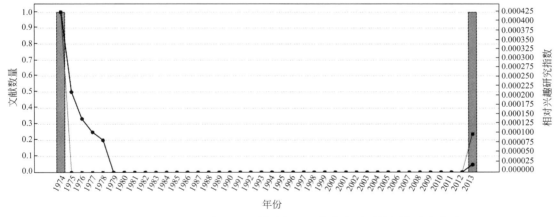

图 12-3　1970～2013 年重金属暴露与脑血管疾病关系的研究论文统计
▥ 文献数量；▬▲▬ 相对兴趣研究指数；▬●▬ 相对兴趣研究指数(缓和的)

五、 重金属暴露对妇女儿童的影响

重金属暴露严重影响儿童的智力发育，这点已得到大量的研究证实。Calderon 等曾对炼钢厂周围居住的 80 名儿童的砷、铅暴露情况与神经精神情况的关系进行研究，高砷暴露组儿童的尿砷含量明显高于低砷暴露组儿童，且砷暴露儿童的言语智商与尿砷含量呈负相关，其中言语智商包括高级神经功能，如语言理解能力和长期记忆功能等，铅含量与儿童注意力也密切相关[52]。美国康奈尔大学的 Canfield 对 172 名儿童的血铅进行检测，并测试其 IQ，发现即使血铅水平＜100μg/L 时，同样影响儿童的 IQ 结果[53]，与此同时，美国辛辛那提儿童医学中心 Lanphear B P 对 1333 名儿童进行血铅检测和智力测试，发现当血铅＜75μg/L 时才可能不会对智力造成损害[54]。瑞典卡罗林斯卡学院的 Osman K 检测 155 名儿童的血铅含量，发现即使低于 100μg/L，儿童听力同样受损[55]。通过测量全面智商、行为智商以及语言智商，同时还对脐带血中镉含量进行检测分析，发现脐带血中镉含量升高可能影响儿童的智力发育[56]。

此外，动物实验也证实了重金属暴露对幼鼠神经系统发育的影响。铅、镉暴露的时期为围生期小鼠，可以通过降低质膜对活性氧的防御能力以及削弱细胞的抗氧化能力等间接地对神经细胞膜的脂质双层造成过氧化损伤，影响细胞膜的通透性和结构完整性，从而对子代的神经系统生长发育造成不可逆的损伤[57]。波兰波美拉尼亚大学 Bosiacka 等在对围产期铅暴露大鼠海马超微结构的研究中发现，铅明显减少海马神经元数量，降低神经营养因子水平[58]。巴西圣保罗州立大学 Moreira 等使孕鼠在铅环境下暴露至哺乳期，发现其雄性仔鼠在幼年及成年期海马区的 SOD 活力均下降[59]。波兰科学院 StruzyńskaL 等通过对小鼠长期慢性铅暴露导致体内铅含量超标，发现铅超标可扰乱中枢神经系统内神经递质的释放、抑制和传递，如铅中毒后，γ-氨基丁酸摄取和诱发释放两方面均下降，导致对中枢的抑制能力减弱[60]。

慢性重金属暴露同时影响着女性的激素分泌水平，这可以引起多种疾病的发生。Pollack A Z 通过对 18～44 岁 252 位未绝经女性全血中镉、铅、汞以及黄体酮和促卵泡性激素进行检测发现，镉含量增加可使促卵泡性激素含量降低，铅含量增加可使黄体酮分泌增加，说明体内重金属含量可能影响女性的激素水平[61]。另外，镉含量增加同样影响体内雌二醇水平[62]。通过对 96 例多囊卵巢综合征患者及 273 例健康对照组血清中 11 种重金属含量进行检测，发现多囊卵巢综合征患者体内重金属 Ni、Cu 含量明显增高，Zn 含量明显减少，同时，Ni、Cu、Zn 与体内激素存在相关性[63]。

六、 重金属暴露与自身免疫病、 皮肤疾病

重金属暴露同样是自身免疫病和皮肤病发病的重要原因之一。瑞典斯德哥尔摩大学的 Stejskal V 对有过重金属暴露史的患者（16 位类风湿、9 位红斑狼疮以及 13 位干燥症患者与 43 例健康组进行对照）进行调查研究发现，结缔组织病的关键原因可能是由于炎症反应，而重金属引起的 T 细胞活化可能为重要原因之一[64]。Afridi H I 通过对比类风湿患者和健康人的全血和头发中重金属含量，发现类风湿患者的镉、镍和铅含量明显升高，而这可能与吸烟存在相关性[65]。印度哈姆得大学 Ansari M M 胶原诱导关节炎小鼠模型中，饮用水中加入 5×10^{-6} 和 50×10^{-6} 的氯化镉 21 天，发现小鼠关节炎的进展随着剂量增加而逐渐加重[66]。巴基斯坦 Afridi HI 的研究发现，46～60 岁和 61～75 岁两个年龄段的关节炎患者的全血、头发和尿样中 As、Cd 和 Pb 均值高于参照对象[67]。

美国布朗公司的 Brown K G 预测美国环境保护署在 1976 年开始设置饮用水中砷最高限值为 50μg/L 后，至 1997 年皮肤癌的患病率增加 3‰～4‰[68]。德国波鸿鲁尔大学 Scola N 对 57 岁前从事过强电流电气的工人进行调查研究，发现其手掌经常会出现角化过度以及湿疹[69]。英国利兹医院 Usmani N 针对 2004～2005 年间在其医院就诊的 330 位皮炎患者进行调查研究，发现 50 人的过敏原是重金属镍、钴以及橡胶制品[70]。中国台湾成功大学 Wang B J 的研究表明，六价铬对角化细胞进行处理后发现，其可以诱导活性氧的形成，通过 NF-κB 和 MAPK 激活 TNF-α 和 IL-1a 在角化细胞的产生，这可能是其造成职业性皮损的重要原因[71]。印度萨拉瓦提大学的 Mehra R 通过原子吸收光谱法对指甲中的重金属含量进行检

测，发现 Cr、Mn、Fe、Cu 与皮肤病存在明显相关性[72]。

总而言之，重金属慢性暴露是慢性疾病发生发展的独立风险因素之一，严重危害着人们的身体健康。做好慢性重金属暴露的防治工作，对减少慢性疾病的发生、延缓病情进展和提高生活质量具有重大的意义。

第二节　低剂量农药暴露可引发多种慢病

一、　农药暴露可导致神经退行性病变及神经行为障碍

农药暴露和神经行为学及神经发育影响的研究表明，农药可直接或间接作用于人体神经系统，导致器质性损害或功能性改变。神经元、轴突、神经胶质细胞和髓鞘、神经传递过程是最常受到损伤的靶标，分别引起相应的神经行为和神经发育障碍。神经退行性疾病（NND）是一组以大脑及脊髓细胞神经元退行性变性死亡为特征的疾病的总称，主要包括阿尔茨海默病、帕金森病、亨廷顿病、肌萎缩性侧索硬化症。由于近几十年发病率日益升高，在全球范围内引起高度关注，然而这些疾病的病因及发病机制仍未明了。环境因素作为一个已公认的危险因素，目前已成为一个重要的话题；越来越多的科学家担忧，出生前以及出生后环境污染因子的暴露很可能成为神经退行性病变发病的潜伏病因之一。

1. 农药低剂量暴露与帕金森病

帕金森病是一种常发生于中老年人的中枢神经系统退行性疾病，表现为中脑黑质致密部多巴胺能神经元进行性缺失，导致纹状体脑区多巴胺含量相应减少。运动障碍是帕金森病患者的主要临床表现之一，患者表现出静止性震颤、肌肉僵直、运动徐缓、"面具脸""慌张步态"等典型临床症状。其发病率仅次于老年性痴呆，在 21 世纪初仍将继续上升，但其确切病因尚不清楚。多数学者认为其发病为遗传易感性与环境因子共同作用的结果。目前认为农药与帕金森病的发生发展相关。流行病学研究表明，环境污染是散发性帕金森病的一个重要致病因素。例如耕种、乡村的居住环境和井水的饮用与非家族性帕金森病的增加有很强的相关性。此外，还发现帕金森病的发病率与当地杀虫剂的销售量及伐木场、蔬菜场的分布呈明显的剂量-效应相关趋势。以人群为基础的病例-对照研究发现除草剂和杀虫剂的使用是帕金森病的危险因素，且与田间劳动生活的时间长短呈剂量-反应关系，但在控制可能的混杂因素后，杀虫剂使用成为唯一的危险因素。在城乡之间的病例-对照研究显示，杀虫剂的暴露是肯定的危险因素。巴西一项农药暴露与帕金森病的相关性研究的结果显示，一些农药暴露会增加帕金森病的患病概率，特别是毒死蜱、有机氯、除草剂和杀菌剂代森锰锌类农药的协同作用。它们选择性地抑制神经元线粒体电子传递链中的复合物，从而造成广泛的神经元细胞毒性水肿，线粒体破坏，功能丧失，最终导致 DA 神经元慢性死亡，诱发帕金森综合征。美国犹他大学科学家的研究也得出，帕金森病的发病率与接触农药有着显著的正相关。

2. 农药低剂量暴露与阿尔茨海默病

阿尔茨海默病（Alzheimer disease，AD）又称老年性痴呆，是一种以记忆障碍为核心的慢性、进行性老年疾病，主要神经病理特征为老年斑、神经纤维缠结和神经元丢失。阿尔茨海默病相关基因突变所致的家族遗传性阿尔茨海默病很少，大多数患者为散发性。老年人随着年龄的增加，阿尔茨海默病的发病率升高，在 85 岁及以上的老人中患病率约 50%。然

而目前 AD 的发病机制还存在争议，其临床症状出现后的不可逆病变使得现有的诊断治疗手段乏力。大量的流行病学研究表明，农药暴露尤其是职业性接触，与阿尔茨海默病发病相关。

美国犹他州对其主要农业种植区的人群进行的队列研究结果提示，5 年以上有机磷农药使用史可明显增加阿尔茨海默病的发病。有机氯农药 DDT 的暴露可能与阿尔茨海默病的风险增加有关，JAMA 神经学杂志上发表的一项研究，美国罗格斯大学医学院的研究人员研究了阿尔茨海默病之间的关系和血液水平的 DDE（二氯二苯二氯乙烯），通过比较 86 名阿尔茨海默病患者与 79 名对照组人员的血液样本，研究人员发现，阿尔茨海默病患者血清平均 DDE 水平高于对照组 3.8 倍。血液中更高水平 DDE 的患者在认知功能测试中也表现得更差。研究结论提示，测试血液中的 DDE 水平有助于识别可能患阿尔茨海默病的高风险人群。

来自印度的病例对照研究结果显示，在阿尔茨海默病患者体内有机氯农药如 B-HCH 的平均浓度明显高于对照人群体内的浓度，其他有机氯农药及其代谢产物如狄氏剂、PP7DDE 等与对照组相比，也有明显差异。同样，法国和美国的两个高质量的前瞻性研究也报道了长期低剂量农药暴露会提高认知功能障碍和阿尔茨海默病的患病风险。

当然，除了流行病学研究之外，大量的体外试验以及动物实验也同样验证了环境毒素（包括农药、重金属、化工原料、空气中可吸入因子等）的暴露可促进阿尔茨海默病的发生发展。

3. 农药低剂量暴露与神经行为障碍

荟萃分析显示，长期低剂量的农药暴露会增加神经行为功能受损的风险，主要影响人的认知功能，如心理反应速度、执行功能、视觉空间能力、工作和视觉记忆。人晚期发现的痴呆，包括中度以上的认知障碍、血管性痴呆，都可能与先前长时间接触低剂量的农药有关。美国科罗拉多州立大学通过临床观察、动物实验以及流行病学研究得出，环境及职业中接触到的有机磷农药可能是神经行为障碍和神经心理障碍的病因之一。农药所造成的这种神经行为、情感、神经发育障碍可能是从儿童期、青少年期，甚至是产前期接触农药所引起的一个长期的并且比较隐匿的效应，因此，神经行为障碍方面的研究仍有待完善并应得到更多的关注。

另外，肌萎缩性脊髓侧索硬化症（ALS）是一种运动神经元疾病，常在病后 3～5 年内死亡，美国南卡罗莱纳医科大学采用病例对照研究农药暴露与 ALS 患病概率的相关性，设计随机效应模型计算男性 ALS 患病风险概率，结果显示，杀虫剂暴露可增加男性患 ALS 的风险。来自意大利摩德纳大学的研究也表明，ALS 与环境中的元素硒和农药存在一定关联。

二、 环境中超微农药颗粒是心肌梗死等心脑血管疾病的隐形杀手

就目前的研究来看，心脑血管疾病的主要危险因素包括高血压、吸烟、血脂异常、超重或肥胖、糖尿病以及家族遗传史等。但很少有研究提及环境中的有害因子也可导致心脑血管疾病，因此，环境中的有害因子本身具有的心脏毒性、血管毒性等可导致心脑血管疾病这一问题常常被人们忽略。有机磷和氨基甲酸酯类等农药中毒可导致急性的心脏不良结果，如心律失常、高血压、心脏骤停等，早在 1970 年，国外学者报道 35 例口服马拉硫磷的自杀患者中，37% 出现心律失常，包括室性传导阻滞（见于急性中毒阶段）和 ST-T 改变（2 个月的追踪随访中仍然可见），其中 5 例（2 例死于致命性的心律失常）尸检发现弥漫性心肌损害。以后对有机磷农药中毒引起的心血管系统的损伤国内外屡有报道。并且长期慢性的低剂量农药暴露对心脏的毒害作用也鲜为人知。

农药所致的心血管疾病的常见症状有心悸、气短、端坐呼吸、夜间阵发性呼吸困难、胸骨后的压迫性或紧缩性疼痛、胸闷不适、水肿、发绀、晕厥、咳嗽咯血、虚弱、嗳气、上腹痛、恶心、呕吐；左后背痛、左手臂痛等。脑血管疾病的症状：可有偏瘫、偏身感觉障碍、偏盲、失语；或者交叉性瘫痪、交叉性感觉障碍、外眼肌麻痹、眼球震颤、吞咽困难、共济失调、眩晕等；或肢体无力、麻木，面部、上下肢感觉障碍；单侧肢体运动不灵活；语言障碍，说话不利索；记忆力下降；看物体突然不清楚；或眼球转动不灵活；小便失禁；平衡能力失调，站立不稳；意识障碍；头痛或者恶心呕吐；头晕、耳鸣等。

在农药使用过程中，可产生许多残留的超细颗粒，这些超细颗粒正是危害农民的罪魁祸首。已有大量的临床研究证实，$PM_{2.5}$ 与非意外的心脑血管疾病的死亡率有密切的关系，这正是值得我们清楚认识并积极采取措施进行干预的问题。具体说来，人们平日里常说的心脏病发作，指的就是急性心绞痛发作或更甚者急性心肌梗死，前者常常是后者的前期病变，急性心绞痛的病理生理实际上是当流向心脏的血流被突然阻断之后，导致心脏的血液供应不足，形成缺氧的环境，对心肌及正常的心脏电活动及收缩舒张功能造成影响；而造成心脏血流阻断的常见原因就是供应心脏血流的冠状动脉的主干或其分支被不稳定的血液细胞、胆固醇、脂肪和颗粒物质阻塞所导致的氧供应不足，这里面的颗粒物质就包括农药细微颗粒。研究已经证实，周围环境中超微颗粒浓度的不断升高，是加剧心血管疾病患病风险的危险因素。

来自法国、美国、瑞典的一些临床研究提示，农民的心血管疾病的发病率和死亡率比城市居民要低，这其中更多的是由于饮食结构、运动等生活方式以及吸烟的影响占较大比例；因而，长期慢性低剂量的农药暴露对农民发生心血管疾病的风险常常被掩盖，并未得到重视，仅仅依靠这些因素及统计结果，我们并不能排除长期低剂量接触农药暴露的农民比不接触农药暴露者发生心血管事件的风险更高。

在加拿大渥太华空气健康科学部门关注于农村人口非意外的心源性死亡率与周围空气微粒之间的关系，科学家们在美国卡罗来纳州和爱荷华州进行了调查研究：对 83378 名农民及其配偶、农药喷洒工人进行一项队列研究，运用 COX 比例风险模型进行分析，结果显示，周围环境的 $PM_{2.5}$ 与男性农民的心源性死亡率存在一定的相关性，尤其是长期居住于调查地的男性农民，但在女性居民当中，这一现象并不显著。这个结果提示，环境中的超微颗粒，在农村主要指的是环境中的农药微粒，可能是心血管系统的危险因子，并可能促进非意外心血管疾病死亡的发生。另外，肯尼亚的园艺产业近几年发展迅速，已成为肯尼亚外汇收入的第二大产业；然而，随着园艺产业的发展，一系列负面问题也浮出水面；其中大型园艺中心纳瓦沙湖的农民及当地居民成日叫苦不迭，为了提高农产品的产量，全年中各种品种的农药广泛应用，使他们在喷洒农药、清除杂草、种植和收割农产品的时候大量的暴露于农药中，导致了一系列类似的症状。为了探究农药暴露与疾病之间是否存在相关性，科学家们对几个花农数量相对较多的地区进行了回顾性分析，随机抽取了 801 位居民并对他们进行调查问卷及健康筛查，结果显示，这些居民中有心血管系统、呼吸系统、神经系统、皮肤、骨关节等症状，并且其中花农发生上述症状的概率要比其他居民更高，发生心血管疾病如心悸、下肢水肿、胸痛等症状的花农达到 34.5%，在花卉农场劳作的农民接触农药更频繁，这说明长期接触农药可提高患心血管疾病的风险，因此，为了减少农药暴露所致的心脑血管疾病死亡，当地农民及政府部门亟须提高农药暴露所带来健康负面效应的防范意识，将防护农药接触的实际行动放在重要位置。

美国国家卫生和环境影响研究实验室对明尼苏达州、蒙大拿州、北达科他州、南达科他州的农村进行了一项研究，旨在探究氯苯氧基类除草剂与缺血性心脏病及 2 型糖尿病之间是否存在相关性；研究人员利用小麦的占地面积代替氯苯氧基类除草剂的暴露量，以小麦种植的农田面积的占地比例分组，分析结果显示，对比小麦种植面积比例低的农村来说，小麦种植面积比例高的农村中，农民发生急性心肌梗死的死亡率提高，尤其是在小于 65 岁的农民中，这种相关性更加显著；同时，研究也发现，小麦种植面积比例高的农村中，农民患 2 型糖尿病的风险也大大提高了。

在美国北卡罗来纳州和爱荷华州进行的一项研究中，研究者对 32024 名参与农药与心肌梗死之间关联性分析的农民进行了平均 5 年的随访研究，研究的目的是为了探究并评估各种农药喷洒工人及其他农药暴露人员发生致死性及非致死性心肌梗死的关联，结果，该研究报道了 839 名非致死性心肌梗死，并且研究得出 49 种农药中，有 6 种农药的慢性暴露与心血管疾病的病死率和发病率之间存在显著的相关性。

美国一项在大波士顿地区的研究研究了心肌梗死发作的决定因素，通过提高空气中的细微颗粒的浓度探究是否可诱发心梗症状的发作，结果显示，高浓度的细微颗粒确实可以在几个小时至一天的时间内诱发出心肌梗死发作，这一结果表明，农药等环境中的化学污染物细微颗粒对心脏病的发展可能起到促进作用。

三、 农药可导致自身免疫性疾病的发生

随着农药在家庭及工业的广泛运用，其免疫毒性也日益显现，在公共卫生领域也受到越来越多的关注。农药的免疫毒性是指外源性农药污染物诱导的人体免疫系统各成分发生的异常抑制性或刺激性反应，包括免疫抑制毒性作用、过敏反应、自身免疫反应和癌症等。尽管大量的动物实验数据提示农药可诱导免疫系统损伤，但是农药致人体免疫功能严重损伤的证据却是寥寥无几。农药可通过短暂或者长期对人体免疫系统的破坏而对人体产生严重的健康威胁，尤其是儿童、老年人、营养不良等免疫功能低下的人群。农药诱发机体免疫失调的机制主要是通过直接的免疫毒性、内分泌干扰和强烈的抗原性等，机体免疫功能失调主要表现在免疫功能低下和亢进，免疫功能低下常常是肿瘤（如霍奇金淋巴瘤）、感染性疾病（尤其是机会性感染）以及精神疾患的发病基础；而免疫功能亢进常表现为过敏性疾病（如过敏性皮炎、哮喘）和自身免疫性疾病（如系统性红斑狼疮、类风湿性关节炎）等。

意大利米兰大学的一项研究指出，农药作为外源性物质，可能诱发、促进甚至加强免疫过程，结果导致免疫基因序列突变或改变免疫应激途径，然而免疫功能降低与感染性疾病和肿瘤易感性之间具有直接的相关性。另外，有研究表明，妇女长期饮用含有氨基甲酸酯类农药涕灭威的井水可增加外周血 CD8$^+$ 淋巴细胞的数目和比例，因此，CD/CD8$^+$ 比率降低，造成免疫功能下降。

系统性红斑狼疮是一种典型的自身免疫性结缔组织病，多见于 15～40 岁女性。绝大多数患者发病时即有多系统损害表现，其发病有家族聚集倾向，以往认为系统性红斑狼疮的发病与遗传和雌激素水平有关，目前越来越多的研究证实，除了遗传易感性之外，环境因素也是导致系统性红斑狼疮发病的重要危险因素；美国环境卫生学会分析了多项系统性红斑狼疮的研究，并指出多种环境污染物如有机氯类农药与系统性红斑狼疮的发病存在相关性。

四、 农药可导致糖尿病等内分泌疾病的发生发展

1. 农药与内分泌紊乱

由于农药的长期大量使用，其对生物多样性产生了严重的破坏，也对人类健康造成了严

重的内分泌影响。所谓农药类内分泌干扰物是指一类干扰生物体的正常行为，器官发育及正常激素的合成、储存、分泌、结合及清除等过程的农药。这类物质可以通过食品、水、空气等进入机体，直接或间接影响正常的激素代谢。1995 年，内分泌干扰物研究被美国环境与自然资源委员会列为最优先项目之一。1996 年 3 月，对人工合成农药在环境和食品中的残留、积累以及对人类生殖功能的干扰提出了警告，在世界范围内引起了对内分泌干扰物的高度重视和广泛的研究。当前世界卫生组织（WHO）、经合组织（OECD）、国际纯粹与应用化学联合会（IUPAC）、野生动物基金会（WWF）、联合国协同化学品安全国际规划署（IPCS）以及欧美各国、日本等也相继开展了这方面的工作。

流行病学调查、动物实验、野生动物的暴露及对人类内分泌影响的研究显示：农药可干扰神经—内分泌—生殖网络，影响下丘脑、垂体、性腺，导致其自身内分泌系统异常（如性激素和甲状腺激素分泌障碍）、性器官异常（如输卵管、睾丸、卵巢和尿道的畸形化）和肿瘤（如睾丸癌、乳腺癌、卵巢癌）。同时，因其难分解和强蓄积性，进而可影响到下一代。

2. 农药与糖尿病

糖尿病（DM）是一种常见的以慢性高血糖为主要特征的内分泌代谢疾病，它的发生发展有先天性和后天性因素，与基因和生活方式密切相关。随着生活方式和环境的改变，我国 2 型糖尿病的患病率逐年上升，已成为影响全民健康的巨大威胁。据统计，2000 年糖尿病的发病率为 2.8%，约有 1.71 亿患者；预计到 2030 年将增长到 4.4%，患病人数高达 3.66 亿，未来 30 年内糖尿病仍将是全世界所面临的一个严重的公共卫生问题。已确立的糖尿病危险因素包括年龄、性别、种族、肥胖、体力活动不足、饮食结构、高血压、家族史和遗传多态性等。除此之外，研究表明，持久性有机污染物可能与糖尿病、肥胖及代谢综合征的发生风险有关，环境中的有毒有害物质可能在糖尿病的发病过程中起了非常大的作用。全基因组研究发现，遗传仅能解释疾病发病的部分原因，而基因-基因、基因-环境交互作用研究可有助于深入阐明疾病发展的病因及规律。

流行病学研究显示，农药暴露与糖尿病存在密切的关系，健康人群暴露于农药会增加糖尿病的患病率和死亡率；而多中心的临床研究发现，急性有机磷农药中毒患者常表现为短暂性高血糖症并伴有糖尿。

流行病学研究发现，妇女在妊娠期首 3 个月接触农用杀虫剂，患妊娠糖尿病的危险就会显著性增加。美国环境卫生学会对妇女在怀孕期间接触杀虫剂后患妊娠糖尿病的危险做了评估，参与这项研究的 11273 名妇女中有 506 名妇女（占总数的 4.5%）报告说患过妊娠糖尿病，其中那些在妊娠首 3 个月直接接触过杀虫剂或者修理过杀虫剂相关装置的妇女患妊娠糖尿病的危险是其他妇女的 2 倍多，且患妊娠糖尿病的危险与 3 种有机磷杀虫剂（敌匹硫磷、甲拌磷、虫螨威）密切相关。与此相比，那些仅仅在居室里存放而没有直接接触杀虫剂的妇女患妊娠糖尿病的危险并没有显著性提高。虽然关于引发妊娠糖尿病的很多一般因素人们都已了解，但了解环境因素对孕妇葡萄糖耐量的潜在影响对公共卫生具有实质上的重要性，意义绝不仅限于环境和妊娠糖尿病的关系问题。美国环境健康科学部门为了探究糖尿病与持续性有机污染物，尤其是多氯联苯和有机氯农药之间的关联性，检测了 101 种多氯联苯类农药及 3 种有机氯农药（分别是 DDE、六氯苯、灭蚁灵）在 601 名美国原住人口血清中的浓度，结果表明，血清中，以上有机污染物的浓度与糖尿病的发病有显著的联系，并且越容易挥发的农药如六联苯及低氯的多氯联苯与糖尿病发病的关系越显著，这提示经呼吸道吸入是这类农药致病的重要途径之一。意大利那不勒斯大学公共卫生部门 2016 年的一项报告指出，职业性的化学物质暴露是糖尿病的危险因素，其中明确指出，大量流行病学证明，有机磷类、有机氯类、氨基甲酸酯类、拟除虫菊酯类农药及含苯氧基的除草剂均是 DM 发生发展的危险因素。来自希腊约阿尼纳医学院的一项 meta 分析通过对 22 项研究农药与糖尿病发生发展的相关关系的流行病学试验（包括队列研究、病例对照研究和横断面研究）进行科学统计，结果显示：有机氯农药与糖尿病的关系十分密切。

3. 农药的生殖毒性可引起不孕、畸胎或发育不全等出生缺陷

大量流行病学研究表明，长期接触农药的女性，发生月经异常、不孕、妊娠并发症、早产、过期产、自然流产、难产、产后泌乳不足以及新生儿出生低体重、出生缺陷的风险显著升高。

近年来，越来越多的研究证实农药暴露对人体生殖系统及其生殖功能存在一定的影响，可能造成不孕不育症、妊娠并发症、妊娠早产儿、过期产、自然流产、难产、产后泌乳不足以及胎儿畸形或发育不全、新生儿低出生体重、出生缺陷等，通常流行病学调查以地区的人口出生率、出生婴儿总体畸形率或者特殊畸形率作为统计指标。意大利帕多瓦大学一项关于农药暴露浓度与不孕症及先天畸形率的相关性研究，分析了意大利威尼托的主要农业生产地区的人口出生率以及先天性畸形率，按照农药使用情况划分为高、中、低三个浓度区，对比不同浓度的农药暴露对不孕症的影响，结果显示，农药喷洒使用可导致出生率的明显降低，但不同浓度的农药暴露对先天性畸形率没有显著性影响。

美国斯坦福大学医学院研究了孕妇怀孕期间农药暴露与新生儿出生缺陷之间的关系，结果提示，农药暴露可使新生儿患小耳症及直肠肛门闭锁的风险增加。美国加利福尼亚大学对四个纵向出生队列进行研究，结果显示，出生前接触有机磷农药暴露的非西班牙裔黑人产妇中，产下的新生儿出生时身长有所降低，这个结果提示有机磷农药可影响胎儿的生长发育。

（蔡 睿 陈 洁 张积仁 赵乙木）

第十三章
接触致癌物质后的干预方法

从接触致癌物到癌症的发生，会有很长时间的潜伏期。如果对致癌物暴露和生物损伤进行及时干预，可以大大降低癌症的发生率。接触致癌物质后的干预方法探索，几十年来一直是环境医学的研究重点。目前，重金属损伤干预和防治领域已经取得了重要进展（见图13-1），相关研究成果也不断应用于临床。

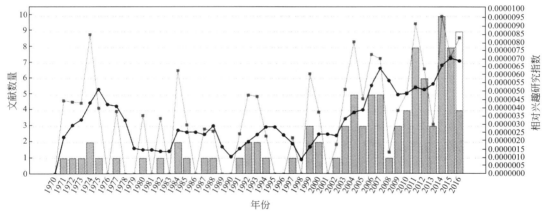

图 13-1　1970～2016 年重金属损伤干预和防治相关研究性论文统计

▫ 文献数量；□ 文献数量(当年预计发表的文献量)；─■─ 相对兴趣研究指数；─●─ 相对兴趣研究指数(缓和的)

第一节　营养干预

在人们生活和工作中所接触的化学物质中，有些是有害物质（noxious substance），如重金属（铅、汞、镉等）、苯、农药、粉尘、一氧化碳和二氧化硫等，一旦它们侵入并作用于机体，就会产生毒性，引起机体神经、血液和消化等系统的生理功能改变，甚至发生严重病变或死亡。然而，机体的营养状况与化学毒物作用有着密切的联系，许多营养素具有解毒、清除自由基和抑制脂质过氧化的作用。合理营养能增强机体对有毒化学物质的解毒能力，减少毒物吸收并使其转化为无毒物质排出体外。

1. 蛋白质

重金属相关研究发现，重金属与蛋白质结合是重金属在人体内代谢的重要环节，良好的蛋白质营养状况，既可提高机体对重金属毒性的耐受能力，增强机体的解毒能力，也可调节肝微粒体酶活性至最佳状态，尤其是含半胱氨酸、谷氨酸和甘氨酸充足的优质蛋白质供给，可为谷胱甘肽、金属硫蛋白等重要解毒剂提供原料，增加机体对重金属的解毒作用。此外，必需氨基酸如苏氨酸、支链氨基酸（包括缬氨酸、亮氨酸、异亮氨酸）以及精氨酸、谷氨酰胺等，也均可保护黏膜上皮细胞并维持黏膜屏障的完整性。

增加重金属暴露行业作业人群的蛋白质摄入比例，可以干预重金属的生物毒性。有文献建议铅暴露人群的蛋白质供能应占总能量的15%，特别是增加富含硫基氨基酸（蛋氨酸和胱氨酸）的优质蛋白质的摄入，提高谷胱甘肽-铅复合物排铅解毒的作用，降低肾与肌肉中的铅浓度。苯作业的人群膳食需要在平衡膳食的前提下，增加足量优质蛋白质的摄入。这与苯的解毒作用需要含硫氨基酸提供谷胱甘肽有关；另外，在苯的生物转化过程中需要的酶数量和酶活性也与机体蛋白质的营养状态有关。因此，富含优质蛋白质的膳食对预防苯中毒有一定的作用。接触电离辐射的人群应保证充足的产能营养素供给，能量和蛋白质摄入不足可以增加机体对辐射的敏感性，加重辐射损伤，延缓辐射后的机体恢复。一般建议以补充优质蛋白为主，蛋白质供能占总能量的12%～18%。

2. 脂肪和糖类

脂肪可以促进有毒重金属在小肠中的吸收，增加有毒重金属在体内的蓄积并使机体对重金属的敏感性增加。对铅暴露的研究提示，脂肪可以促进铅在小肠的吸收，加重铅的毒性作用。所以有研究建议铅作业人群应限制脂肪摄入，脂肪供能应小于总能量的20%。糖类的生物氧化能快速地为机体提供能量，并能提供毒素结合反应所需的葡萄糖醛酸，有利于胆-肠循环和有毒重金属的排泄。增加膳食中糖类的供给量，还可以提高机体对有毒重金属的耐受力和抵抗力，为机体储备充足的糖原。因而有文献研究提议，铅作业人群应摄入富含糖类而脂肪含量较少的谷类食品。糖类供能占总热能的65%以上。研究发现，糖类也可以提高机体对苯的耐受性，这与糖类代谢过程中可提供重要的解毒剂葡萄糖醛酸和解毒所需要的能量有关。苯作业的人群需要限制脂肪摄入，脂肪含量不宜过高。因为过多的脂肪可促进苯的吸收及在体内蓄积，增加机体对苯的敏感性。接触电离辐射人群的糖类供能占总能量的60%～65%，应选择防辐射效果好的果糖和葡萄糖；注意增加必需脂肪酸和油酸的摄入，控制脂肪摄入，不宜增高脂肪占总能量的比例。也有研究发现，磷脂作为肝内质网生物膜的重要成分，适量的补充可有助于提高混合功能氧化酶（MFO）的活性，加速生物转化及毒物的排出。所以提议在降低脂肪摄入量的同时可提高必需脂肪酸的供应比例，以激活和促进磷脂的产生。

3. 矿物质

矿物质（mineral）是人体必需的元素，重金属暴露生物干预研究提示，铁、锌、钙（含钙-D组合）、硒与机体的能量代谢和防毒能力有直接或间接的作用。例如缺铁会导致含铁的血红素酶活性降低，从而影响线粒体的生物氧化和解毒反应。重金属铬、铅能干扰铁的吸收和利用，直接或间接地对造血系统产生毒性。有研究证实，锌可在消化道拮抗镉、铅、汞、铜等的吸收，并能诱导肝脏合成金属硫蛋白，使还原型谷胱甘肽生成增多，提高抗氧化和解毒能力。许多研究提示，在重金属中毒的预防和治疗时可适当补充矿物质和维生素。

铅暴露的防治研究文献证实，急性铅中毒时，应该多摄入呈碱性食物；当铅中毒急性期已过，应摄入呈酸性食品，促进铅的排出。充足的钙对铅作业人群十分重要，膳食钙摄入不足导致血钙降低，大量骨铅随骨钙溶出入血，可能导致中毒。建议摄入钙800～1000mg/d。

另外，注意补充铁的摄入，改善贫血状态，减少铅在组织中的蓄积。接触电离辐射人群应补充适量的矿物质，适量增加微量元素（如锌、铁、铜、硒和锰）和常量元素（钙和钾）的摄入量，并注意各元素之间的平衡。

4. 维生素

维生素是维持人体正常生理功能的微量有机物质，在人体生长、代谢、发育及修复损伤过程中具有重要的作用。例如维生素 C 具有良好的还原性，可减少毒物代谢时所产生的自由基对人体组织细胞的损伤，不仅可以提高谷胱甘肽和混合功能氧化酶（MFO）的生物活性利用率，还能促进有毒重金属的排泄。维生素 B_1、维生素 B_6 和维生素 B_{12} 有干预重金属对神经系统的毒性作用，对中毒靶组织和靶器官有营养和保护功能；维生素 A 可直接或间接提高机体的抗氧化能力，修复受损的黏膜组织。

对铅暴露的研究结果提示补充维生素 C 不仅可以保护巯基酶，还能与铅结合形成难溶的抗坏血酸铅盐，降低铅的毒性作用，建议补充维生素 C 150mg/d。而适量补充维生素 A、维生素 B_1、维生素 B_2、维生素 B_6、维生素 B_{12} 和叶酸等对防治铅中毒也有重要意义。对苯暴露防治的研究结果提示，苯作业的人群应适当增加一些维生素和矿物质的摄入。建议维生素 C 的摄入量为 150mg/d；适当增加铁的摄入量，预防苯中毒所致的贫血；补充一定量的维生素 B_6、维生素 B_{12} 及叶酸，以促进白细胞增生；适量增加富含维生素 A 和维生素 E 的食物，保护神经系统，增加机体对苯的拮抗作用。接触电离辐射人群应注意选择富含抗氧化营养素的果蔬食品，可保证足量的维生素 C、维生素 E、维生素 A 和 β-胡萝卜素的摄入；同时，也应选择富含 B 族维生素的食物，增加机体的防辐射效果。蔬菜和水果中的果糖、果胶物质也可以加速重金属离子的排出，降低体内毒物的浓度。

5. 膳食纤维

纤维素（cellulose）是由葡萄糖组成的大分子多糖，在自然界中分布最广、含量最多。纤维素是植物细胞壁的主要结构成分，通常与半纤维素、果胶和木质素结合在一起，日常生活中韭菜、芹菜、茭白、南瓜、苦瓜、红豆、五谷杂粮（如燕麦、糙米、大豆），还有发菜、香菇、银耳、木耳、紫菜等绿色蔬菜均含有较高的纤维素。含纤维素最多的水果是红果干，其次是桑葚干、樱桃、酸枣、黑枣、大枣、小枣、石榴、苹果、鸭梨等。膳食纤维素在胃肠道中遇水形成致密的网络，吸附有机物、无机物、水分，对维持胃肠道的正常菌群结构起着重要作用；同时，在肠内会吸附脂肪，有助于减少脂肪积聚，肠内容物中的毒素会被纤维素吸附，肠黏膜与毒物的接触机会减少。食物纤维进入肠道后，可使毒素的浓度稀释并刺激肠蠕动，加快肠道内食糜的排空速度，降低糖的吸收，缩短食品中有毒物质在肠道内的滞留时间，促使胆汁酸排泄，并使粪便保持酸性，对预防结直肠癌、防控糖尿病也有一定的益处。也有研究报道纤维中的果胶等可沉淀肠道内的铅，从而减少铅的吸收，被用于重金属暴露的干预食品。

第二节　免疫功能干预

环境污染的急慢性暴露，不但能够引起急性中毒和慢性危害，而且能够干扰和抑制机体的免疫功能。人体免疫系统对进入体内的异种物质具有识别、解毒、分解和清除的能力，以维持人体内环境的平衡和稳定性。长期处于环境污染物状态下，不但可以引起免疫功能失调，而且会导致急慢性病理反应。大量的研究结果提示，环境致癌物长期暴露的个体免疫系统的改变主要表现为：①长期低剂量环境污染物暴露会使机体对病原微生物的抵抗力降低和对内毒素的敏感性增高；②环境污染物，例如重金属农药进入人体可以与免疫球蛋白螯合，引起免疫球蛋白的不稳定和结构变异，并可以抑制免疫球蛋白的合成；③中性白细胞的吞噬功能会因机体接触较高浓度的环境毒物而增强，甚至可能引发变态反应。有研究证实，氮氧化物、臭氧和二氧化硫等可产生过敏性哮喘；镍、铬、铅和砷等毒物可产生过敏性鼻炎及过敏性结膜炎；接触铬、镍、甲醛、环氧化物等，还可产生接触性皮炎；接触铅、苯和一些杀虫剂，可引起免疫性溶血性贫血；接触含汞、铅、铋、金、铀等的化合物，可产生过敏性肾病综合征等。因此，环境毒物暴露高风险人群的免疫功能调节和对免疫毒性的干预是十分重要的。

1. 食物与人体免疫功能

饮食对人体免疫功能的调节具有重要的作用，通过饮食调节干预环境污染对人体的危害，一直是人们关注的话题，特别是对蔬菜的研究非常广泛。

大蒜（garlic）中含有微量元素硒、锗等多种抗癌物质，有激活巨噬细胞的功能、增强免疫力的作用。它还能抑制胃内硝酸盐还原菌的生长，从而减少胃液中内细菌作用而产生的亚硝酸盐，常食大蒜可预防胃癌、食道管的发生。大蒜中还含有一种辛辣含硫的挥发性植物杀菌素，就是大蒜素，它对多种革兰氏阳性菌和阴性菌均有杀灭作用，具有强力解毒作用，可中和经由空气、食物或水等媒介进入人体内的一切毒素，避免身体受到伤害。临床研究发现，大蒜素可以干预环磷酰胺所致的免疫抑制，提高巨噬细胞的免疫活性，增加白细胞吞噬细菌的能力。大蒜还可以避免重金属危害身体健康。

生姜（ginger）的有效成分为姜烯，具有保护胃黏膜细胞的作用。实验研究提示姜烯类成分可抑制盐酸性和应激性胃黏膜损伤，减少内源性 PG（前列腺素）释放，抑制淀粉酶中的 β-淀粉酶，减低胃蛋白酶作用，增强脂肪分解酶的作用。实验表明，生姜油对大鼠四氯化碳性肝损伤有预防和治疗作用，对金黄色葡萄球菌、白色葡萄球菌、伤寒杆菌、宋内氏痢疾杆菌、铜绿假单胞菌均有明显的抑制作用，同时具有较强的抗氧化作用，可能抑制环境致癌物暴露引起的活性氧的产生和脂质过氧化引起的 DNA 损伤。动物实验证实，生姜对小鼠应激所致巨噬细胞吞噬功能下降有促进恢复作用，可以增强体液免疫反应和机体抵御疾病侵袭的能力。

白扁豆（*Dolicho lablab* L.）中矿物质与维生素的含量和营养价值较高，具有抗菌、抗病毒作用。白扁豆也能提高淋巴细胞的转化率，提高 IL-2 的水平，并可以增强 T 淋巴细胞的活性，提高细胞的免疫功能。白扁豆还有抗胰蛋白酶活性，并对食物中毒引起的呕吐、急性胃炎等有解毒作用。扁豆种子含有血球凝集素，可增加 DNA 和 RNA 的合成，激活肿瘤患者的淋巴细胞，体外血细胞培养时能刺激小淋巴细胞的有丝分裂，并转化为大淋巴细胞，使抗体形成增加，也可刺激骨髓的造血功能，保护和提升白细胞，增强患者的抗感染能力，诱导成骨细胞的增殖，促进骨折愈合。

芦笋（*Asparagus officinalis*）含有丰富的硒元素，文献提示具有抑制致癌物的活力、刺激机体免疫功能的作用，近年来美国学者发现芦笋具有防止癌细胞扩散的功能，对膀胱癌、淋巴肉芽肿瘤、肺癌、皮肤癌均有特殊疗效。经常食用可消除疲劳，降低血压，改善心血管功能，增进食欲，提高机体代谢能力，提高免疫力，是一种高营养的保健蔬菜。免疫学研究发现芦笋可增强吞噬细胞的吞噬功能，促进 T 淋巴细胞的转化增殖，提高 IL-2 的效价，降低血清循环免疫复合物（CIC），可显著提高 rIL-2 在体外对 NK 活性的增强作用，经常食用可以增强自身抗环境污染损伤的能力。

香菇（*Lentinus edodes*）素有"菇中之王""蘑菇皇后""蔬菜之冠"的美称，是高蛋白、低脂肪、多糖、多种氨基酸和多种维生素的营养保健食品，香菇多糖能增强细胞免疫能力，从而抑制癌细胞的生长；并具有降血压、降胆固醇、降血脂的作用，又可预防动脉硬化、肝硬化等疾病。研究发现，香菇多糖具有抑制小鼠 S180 肉瘤生长的作用，同样也能使宿主 T 细胞被抑制的活性和细胞免疫反应恢复正常。在一定剂量范围内，香菇多糖可以促进正常小鼠外周血 E-玫瑰花环形成和体内淋巴细胞转化，增强迟发性超敏反应。临床上，反复呼吸道感染患儿经用香菇多糖冲剂治疗后，血清免疫球蛋白（Ig）水平升高，尤以免疫球蛋白 A 升高明显。香菇多糖能够促进 B 淋巴细胞转化为浆细胞，使抗体生成增多，从而增强了体液免疫水平。香菇多糖对 T 淋巴细胞来说是较好的恢复和刺激剂。

银耳（Tremella）富含硒等微量元素，它可以增强机体抗肿瘤的免疫能力，还能增强肿瘤患者对放、化疗的耐受力。银耳的提取物银耳多糖能提高机体体液的免疫能力，也能提高放、化疗的恶性肿瘤患者血清中免疫球蛋白 G 的水平。

木耳（agaric）有抗氧化和抗衰老作用，能促进 T 淋巴细胞转化的作用，木耳菌丝体及醇提取物能明显提高外周血中的 T 淋巴细胞的百分率，并能拮抗化疗药物对免疫功能的抑制，具有显著的抗肿瘤活性。木耳多糖体物质对肿瘤能发生分解作用，具有提升白细胞数以及缩短红细胞电泳时间等作用。癌症患者使用了这种多糖体后，体内球蛋白的组成成分显著增加，从而增强了机体的免疫能力。木耳多糖抗放射作用优于银耳多糖，并能对抗环磷酰胺引起的白细胞降低。

薏苡仁（semen coicis）为国内外公认的防癌抗癌佳品，具有增强健康、产生抗体的能力，可促使人体淋巴循环，从而达到增强免疫力的作用。据报道，在缓解癌灶、改善证候和血象、提高生存质量、增加体重、增强免疫功能方面也具有良好的作用。

黄豆（soybean）中的生物活性物质——大豆皂苷和大豆磷脂具有清除自由基、抑制脂质过氧化而抗衰老的作用。大豆皂苷经口可增加小鼠脾细胞对 IL-2LAK 细胞和 LAK 细胞的活性。大豆磷脂能明显促进巨噬细胞的吞噬功能，可增强人体淋巴细胞 DNA 的合成功能。大豆特有的异黄酮成分能抑制女性雌激素的过度增加，时常喝豆浆的女性，血液中的雌激素浓度比较稀薄，所以不容易患乳腺癌以及子宫癌。豆腐又是植物食品中含蛋白质比较高的食品之一，含有人体必需的 8 种氨基酸，还含有动物性食物缺乏的不饱和脂肪酸、卵磷脂等，具有保护肝脏、促进机体代谢、增加免疫力及解毒作用。

白萝卜（ternip）含有一种能分解致癌物亚硝胺的酶，有抗癌作用。另外，白萝卜能化气消滞，具有解除宿食不化之功，所以不宜与滋补药品（如人参、鹿茸）同服，会削弱它们的药效。

2. 果类与人体免疫功能

无花果（figs）能显著增强腹腔巨噬细胞的吞噬活性，增强细胞介导的免疫反应。罗汉果（Siraitia grosvenori）有提升机体特异性细胞免疫和体液免疫功能，但不影响正常机体非特异性免疫功能。桑葚（mulberry）能提高细胞免疫功能，调节免疫平衡，有中度激发淋巴细胞转化的作用。研究还发现，桑葚对 T 细胞介导的免疫反应有显著的促进作用，有学者认为，可能是通过促进 T 淋巴细胞成熟，有利于衰老 T 细胞功能的恢复。由此表明其调节促进免疫作用可能是桑葚补虚作用的药理基础。

3. 茶、花粉、蜂王浆与人体免疫功能

茶叶（tea）中含有咖啡碱、茶碱和维生素 C 等，能防止放射污染和抗辐射，尤其是对放射治疗引起的白细胞减少症有显著的防治效果。还含有硒、锗等微量元素，具有促进新陈

代谢、增强免疫力及抗癌功能。茶色素还能明显升高超氧化物歧化酶（SOD）活力，清除自由基，降低乳过氧化物酶（LPO）含量，保护细胞免受损害，并具有对抗基因突变的能力。

花粉（pollen）能提高血液单核细胞和肝脏巨噬细胞的吞噬功能，与首乌、白术等中药配伍组成的复方，能提高溶血素水平及巨噬细胞的吞噬功能。

蜂王浆（royal jelly）对免疫系统有三大功能：一是清除人体内的有害物质；二是调整内分泌，增强巨噬细胞的吞噬功能；三是能增强人体对多种致病因子的抵抗力，促进脏腑组织的再生和修复。可调节内分泌及代谢，还能有效地增进食欲，改善睡眠，并促进生长发育。

4. 中药与人体免疫功能

云芝（versicolor）及其多种制剂具有增强巨噬细胞吞噬功能、增强网状内皮系统吞噬功能、调节细胞免疫功能等作用。临床上已证实云芝有良好的增强免疫力作用。

枸杞子（Chinese wolfberry）可显著提高吞噬百分率和吞噬指数，能增强或促进体液免疫功能，提高抗体生成和抗体效价，能提高免疫球蛋白A、免疫球蛋白G、免疫球蛋白M的含量以及PFC的数量。值得一提的是，枸杞子提取物对细菌脂多糖（LPS）刺激的小鼠B细胞增殖具有浓度依赖性双向调节作用，即高浓度抑制，低浓度促进，因而对肿瘤有辅助治疗功效，对白细胞减少症特发性血小板减少性紫癜有治疗作用。

人参（ginseng）可使各种抗原刺激后的动物抗体明显增加，既是免疫增强剂，又是免疫调节剂。人参多糖有增强单核巨噬细胞吞噬功能的作用，可使虚弱患者的免疫状况改善，吞噬功能增强。人参皂苷以及人参三醇型皂苷不仅对药物及辐射所致的免疫器官损伤有保护作用，也可增强机体的防御能力。人参皂苷对体内、体外的淋巴细胞转化有增强作用，并可增强自然杀伤细胞的细胞毒活性。

黄芪（Astragalus membranaceus）可加速淋巴细胞转化，能抑制自身抗体引起的免疫性疾病，有提高免疫球蛋白M、免疫球蛋白G、免疫球蛋白A的作用，有促进诱生及自身诱生干扰素的能力及增强自然杀伤（NK）细胞活性的作用。除多糖外，其中蛋白质大分子、氨基酸、生物碱及苷类均有促进抗体和免疫反应的作用，并能明显提高白细胞总数，增强网状内皮系统的吞噬功能。

党参（Codonopsis pilosula）可增强T细胞功能，协助或抑制B细胞对抗原产生抗体，促进移植排斥反应和迟发型变态反应，具有免疫调节作用，且与机体处于的免疫状态有着密切的关系。党参还可明显增强单核吞噬细胞系统的细胞吞噬功能，能明显增强淋巴细胞转化、抗体形成功能。对白细胞减少症、儿童反复呼吸道感染、贫血、免疫低下引起的多种病症有良好的治疗作用。

何首乌（Polygonum multiflorum）显著增强刀豆素A诱导的胸腺和脾脏T淋巴细胞增殖反应，提高巨噬细胞的吞噬能力，激活T淋巴细胞，提高淋巴细胞转化率。何首乌可明显增加正常白细胞总数、对抗泼尼松免疫抑制作用以及所引起的白细胞下降。

生地黄（Radix rehmanniae）提取液可使外周血液淋巴细胞显著增加，熟地黄醇提取物能明显提高T细胞的增殖反应能力，促使机体淋巴细胞的转化和增加T细胞数量，促进白介素-2的分泌，具有明显的免疫调节活性。熟地黄还可增加细胞免疫功能和红细胞膜的稳定性，可有效地对抗免疫力低下。干地黄醇提取物能明显减少外周血T淋巴细胞，能增强单核吞噬细胞系统的吞噬功能，从而增强免疫力。

当归（Angelica sinensis）及其有效成分能明显促进机体体液免疫反应，当归内酯对细胞免疫功能有促进作用，其阿魏酸等成分对细胞因子具有诱生作用，具有很强的干扰素诱生作用。当归还可降低对补体的敏感性，对多型变态反应有抑制作用，可显著增强淋巴细胞的吞噬功能，具有免疫佐剂活性。

冬虫夏草（*Cordyceps sinensis*）能够影响免疫系统的多个环节，对不同淋巴细胞亚群或有增强功能，或抑制其作用，或双向调节。其毒性极低，既不影响骨髓与脾的造血功能，又无淋巴细胞毒。虫草多糖能增强单核巨噬细胞系统的吞噬功能，增强自然杀伤细胞的活性，诱发 B 淋巴细胞的增殖反应，放大、调节应答反应。虫草多糖在可使脾浆细胞增生，对可的松、环磷酰胺引起的白细胞降低有对抗作用。

绞股蓝（*Gynostemma pentaphyllum*）能对抗环磷酰胺对自然杀伤细胞活性的抑制作用，提高脾细胞白细胞介素-2 的生成能力，促进人体的细胞和体液免疫。

刺五加（*Acanthopanax senticosus*）能增强人体单核吞噬细胞系统的吞噬能力，能阻止因疲劳所致的 T 淋巴细胞、B 淋巴细胞、非特异性免疫功能下降，促进人体抗体生成。刺五加多糖能显著提高细胞产生干扰素的能力。

红景天（herba rhodiolae）有良好的提升白细胞及增强机体对外界环境适应能力等作用，可提高大鼠肌内总蛋白的含量和 RNA 水平。高山红景天多糖对抗柯萨 B5 病毒感染，可有效阻止其在宿主细胞内的复制。

黄精（*Polygonatum sibiricum* Red.）能提高机体的免疫功能，促进 RNA 和蛋白质的合成，有促进淋巴细胞转化的作用，增强天然杀伤细胞和细胞溶解性 T 淋巴细胞的活性。黄精还能增强机体体液免疫，明显降低血浆 cAMP 和 cGMP 的含量。

西洋参（american ginseng）茎叶皂苷能促进脾细胞增殖，并有增强脾 T 细胞产生淋巴因子的能力，明显增强自然杀伤细胞的活性，增强对胸腺依赖性抗原的初次抗体应答能力。西洋参多糖不仅能抗免疫抑制，还可明显促进脾淋巴细胞转化，并提高白细胞介素-2（IL-2）的活性。

茯苓（*Poria cocos*）的有效成分能增强集落刺激因子（CSF）的产生，提高外周血白细胞水平，能预防环磷酰胺造成的白细胞水平下降，并能使环磷酰胺造成的白细胞下降幅度变小，恢复速度加快。茯苓的羧甲基茯苓多糖还有免疫调节、保肝降酶、间接抗病毒、诱生和促诱生干扰素、减轻放射不良反应、诱生和促诱生白细胞调节素等多种生理活性，无不良毒性作用。

大黄（rhubarb）对内毒素诱生的巨噬细胞分泌细胞因子的功能具有明显的抑制作用，大黄素通过抑制细胞 DNA 的合成而抑制白细胞介素（IL），并对淋巴细胞产生影响。

黄连素（berberine）除具有明显的抗病原微生物作用外，尚能显著提高单核吞噬细胞系统的吞噬功能，对体外肿瘤细胞的繁殖有很强的抑制作用。小剂量黄连素还能增强网状内皮系统的吞噬功能，是一种细胞免疫促进剂。

丹参（*Salvia miltiorrhiza*）能明显提高巨噬细胞吞噬百分率和吞噬能力，提高血中淋巴细胞转化率，增强机体免疫功能。

5. 维生素与人体免疫功能

维生素 A（vitamin A）能促进生长发育，促进机体免疫力的产生，具有抗癌作用。维生素 A 能维护上皮细胞，如消化道、呼吸道、泌尿道的上皮细胞正常生长，抵御细菌、病毒的侵袭，防止发生传染病。维生素 A 供应不足时，人体的上皮细胞会变性，防御能力随之下降，人体免疫力会被削弱。

维生素 E（vitamin E）是一种高效抗氧化剂，可以阻止有毒自由基对机体细胞组织的伤害，维护肌肉的正常生长发育，保持机体内细胞膜的完整性和正常的生理功能，从而起到增强人体免疫功能的作用。维生素 E 对正常免疫功能，特别是对 T 淋巴细胞的功能十分重要。维生素 E 摄入低和血浆水平低的人，患某些癌症的危险性增高，特别是肺癌和乳腺癌的发病率会增高。45 岁以上的中老年人，在健康饮食的基础上再补充维生素 E，可以明显提高免疫力。维生素 E 具有天然生物抗氧化剂的作用，可以提高细胞对环境污染的抵御能力。

维生素 B_6（vitamin B_6）对动物和人的免疫系统均有影响。缺乏维生素 B_6，动物的细胞介导免疫反应便会受到损害。给老年人补充维生素 B_6 充足，免疫功能会得以提高。维生素 B_6 的缺乏会损害脱氧核糖核酸（DNA）的合成，并由此对免疫系统产生直接或间接的影响，若不注意补充维生素 B_6，则免疫功能及检测指标会明显下降。

维生素 C（vitamin C）可增加机体抗体的形成，提高白细胞的吞噬能力。维生素 C 参与人体胶原蛋白的合成，维生素 C 不足必将影响胶原蛋白的合成，导致创伤愈合延缓，毛细血管脆弱，引起皮下、骨膜等部位不同程度的出血、骨发育不良、齿龈肿胀、牙齿松动等坏血病症状。维生素 C 缺乏时，机体的免疫功能会下降，抗病能力会降低，容易感染疾病。维生素 C 能使难以吸收的三价铁还原成二价铁，促进肠道内铁的吸收；还能使血浆里输血蛋白中的三价铁还原成肝脏铁蛋白的二价铁，提高体内铁的利用率，并由此防治营养性缺铁性贫血，从而提高身体素质和抗病能力。维生素 C 还能保护细胞膜，维护人体的正常免疫功能。维生素 C 能阻断食物中的硝酸盐和亚硝酸盐转变为致癌物亚硝胺，所以有防癌抗癌作用。

生物素（biotin）在糖类、蛋白质、脂肪等营养素代谢过程中扮演着重要辅酶的角色，是人体物质和能量代谢不可或缺的物质，脂肪酸的合成和一些氨基酸的转化都离不开生物素。缺乏生物素的人会出现营养代谢紊乱，导致免疫力下降，容易感染传染病。多种生物素依赖羧化酶缺乏的儿童可出现身体和智力发育迟缓、脱发、角膜炎、结膜炎，而且 T 细胞和 B 细胞有免疫缺陷。

维生素 D（vitaminD）有预防佝偻病的功能，又被称为"抗佝偻病维生素"，骨骼生长正常的人，免疫功能才能正常发挥作用。成年人，尤其是孕产妇维生素 D 不足时，血钙会急剧下降，免疫力会急剧下降，易患包括传染病在内的多种疾病。维生素 D 具有防癌作用，可防止正常白细胞突变引起的白血病，同时还具有抑制白细胞增殖的作用。

6. 微量元素与人体免疫功能

铁（iron）是维持淋巴器官功能和结构完整所必需的营养素。缺铁可以引起人体免疫功能障碍，包括胸腺和淋巴样组织萎缩，胸腺中淋巴细胞明显减少，细胞免疫功能降低。在中性粒细胞中，被吞噬的细菌需要依赖超氧化物酶等杀灭，在缺铁时此酶系统不能发挥其作用，补充铁以后免疫功能可以得到改善。研究提示，缺铁性贫血患者存在细胞免疫功能障碍和免疫调节紊乱。此外，临床研究还发现，随着缺铁性贫血患者血红蛋白含量的降低，外周血 T 淋巴细胞也平行降低，这说明贫血越严重，细胞免疫功能障碍越加剧。

锌（zinc）对红细胞、白细胞、血小板及胶原纤维等免疫功能相关的组织都有重要的作用。人体缺锌时，免疫功能明显低下，胸腺细胞产生胸腺激素水平降低，活性也减弱；核苷酸氧化酶活性降低，导致 T 细胞功能减退；巨噬细胞趋化功能（即趋向并捕获细菌、病毒、异物的作用）减退明显。值得注意的是，锌参与纤维细胞的分裂、增殖和胶原的合成，影响伤口和溃疡的愈合。

铜（copper）和血浆铜蓝蛋白（ceruloplasmin）对机体的防御功能有重要意义。生育力和免疫力都在某种程度上取决于铜量是否充足。人体缺铜时，体内的淋巴细胞、巨噬细胞、中性白细胞的生成和功能都会受到影响，自然杀伤细胞的活性降低，抗体产生少，吞噬细胞的抗菌活性减弱。给患者补充适量铜，则可明显减少感染机会，可见铜可增强人体免疫力。

铬（chromium）参与人体糖和脂肪代谢，是人体必需的微量元素。铬与维生素 B_5、甘氨酸、谷氨酸等结合，参与糖代谢，是葡萄糖耐量因子中的重要活性成分。缺铬的人与其他动物，甘氨酸、丝氨酸、蛋氨酸等进入心肌的速度和数量均会减少，生长发育迟缓，免疫功能下降，容易生病，生病后的死亡率也会增高。严重缺铬的人群容易发生糖尿病及免疫性疾病。

有机硒（selenium）能清除体内自由基，刺激人体免疫球蛋白及抗体的产生，具有调节并提高人体免疫功能的作用，能排除体内毒素、抗氧化，有效地抑制脂质过氧化物的产生，防止血凝块，清除胆固醇，增强人体免疫功能，使人体特异性免疫和非特异性免疫、体液免疫和细胞免疫功能处于相对平衡的状态，从而增强人体对疾病的抵抗力。大量研究已证实，癌症的发病率、病死率与食品中缺硒密切相关，硒能清除人体内脂质过氧化物，双向调节免疫，长期补硒是一种防癌、增强免疫的自我保护途径。

7. 生活方式与人体免疫功能

国内外有关专家通过长期研究发现，健康的生活方式可以使人充满活力，使机体的应激能力增强，并获得良好的机体免疫功能，不仅使自己健康快乐，而且与环境能够较好地协调，且能以积极的心态融入群体，避免或减少罹患多种疾病。

现代免疫研究发现，情绪兴奋能使外周血淋巴细胞数目增多，焦虑和忧愁则可使之减少。焦躁和悲观的情绪会给人体的自主神经造成不良影响，诱发劣性刺激及至内分泌系统和免疫系统，导致一段时间内人体免疫力急剧下降。焦虑、紧张、怒气、恐惧、糖皮质激素（GCS）在情志致病中的作用是对免疫系统的多个环节起抑制作用，如抑制巨噬细胞对抗原的反应，选择性地抑制细胞因子的产生和分泌，抑制 IL-1、IL-2、干扰素等。如果能采取有效的调控方法阻断，并逆转上述情志紊乱状态，使其朝着乐观、开朗、愉悦、自信、勇敢、坚毅向上的精神境界转变，就可以激发免疫系统，并增强免疫力。

疲劳是一种自我感觉，也是亚健康的主要标志和典型的表现。当人们长期超负荷地运作，经常处于疲劳状态，体内 T 淋巴细胞的数量减少，其活性降低，巨噬细胞不仅数量减少，而且吞噬活性也明显下降。当累积达到严重程度时，便会出现血压升高、动脉硬化加剧，进而诱发并导致"过劳死"。

睡眠除了可以消除疲劳，使人产生新的活力外，还与提高机体免疫力、增强抵抗疾病的能力密切相关。人在睡眠时，机体内会产生一种称为胞壁酸的睡眠因子，可促使白细胞增多，巨噬细胞活跃，肝脏功能增强，从而将侵袭、进入体内的细菌、病毒等消灭。

8. 吸烟与人体免疫功能

1 支香烟中的尼古丁可以毒死 1 只小白鼠，40～60mg 纯尼古丁可以毒死 1 个人。在吸烟过程中，烟草可产生与肺癌关系密切的多环芳烃类化合物、苯、砷、丙烯、烟碱（尼古丁）、一氧化碳和烟焦油等。这些致癌物质可以损害支气管上皮细胞，使具有免疫力的淋巴细胞、T 细胞、巨噬细胞明显减少，并激活癌基因，使抑癌基因发生突变或失活，最终导致细胞癌变。

9. 过量饮酒与人体免疫功能

酒精能刺激垂体中的激素分泌增多，从而加速细胞繁殖，增加对肿瘤的易感性，还会导致肿瘤恶化。酒精会使妇女机体内的雌激素分泌增加，诱发乳腺癌。酒精还能抵制 T 淋巴细胞的增殖，降低单核细胞和吞噬细胞的吞噬功效，从而影响免疫功能，增加癌症发生的可能性。

10. 运动与人体免疫功能

运动会诱发白细胞增多，以其中的单核细胞和淋巴细胞增多为主。轻度活动后，NK细胞的活性升高；剧烈运动后，NK细胞的活性受到抑制。现代医学研究表明，NK细胞是淋巴细胞中的一种特殊亚群，能识别、杀伤某些肿瘤细胞或感染了病毒的细胞，对外来抗原具有快速免疫应答反应而无须预先致敏，不同状态的运动对NK细胞的影响，反映了对免疫力的相关关系。

经常游泳（swimming）可使身体的新陈代谢加快，人体的淋巴细胞、浆细胞及巨噬细胞增多，免疫球蛋白增加，使人体抗病毒、抗细菌的能力得到提高，从而避免了上呼吸道感冒等免疫力低下疾病的发生。冬泳可提高免疫功能。

健步走（walking）是一种有氧运动。健步走时，人的呼吸加深、加快，气体交换加速，有助于代谢废弃物或致癌物质排出体外。一般来说，轻度运动是指一般的散步，或轻快的散步、有节奏的慢跑等；重度运动指的是快跑、快速骑车、滑雪、强度大的游泳、球类比赛等；强度和时间介于两者之间的为中度运动。轻、中度运动均有较好的增强免疫的作用，短时间且间断的重度运动或可增强免疫作用，对持续性重度运动或超重度运动，必须重视免疫力降低的问题。长时间运动后会引起免疫能力下降，免疫细胞或免疫球蛋白在疲劳时免疫系统表现为功能下降和紊乱。

11. 针灸与人体免疫功能

针灸具有双向调节作用，能显著地增加机体的T淋巴细胞免疫功能，显著地提高机体的淋巴细胞转化率，增强机体的细胞免疫功能。也能提高体液免疫功能，使免疫球蛋白G、免疫球蛋白M的含量显著增强。针灸能增加巨噬细胞的数量及其吞噬功能。

第三节　代谢解毒功能干预

1. 肺部排毒

咳嗽可清除肺部的毒素，早上在空气清新的地方或雨后练习深呼吸，深吸气时先缓缓抬起双臂，然后突然咳嗽，同时迅速垂下双臂使气流从口鼻喷出，将痰液咳出。如此反复多遍，每天坚持这样做，能使肺保持清洁，这样可以帮助肺脏排毒。此外，还可以多吃黑木耳，因为黑木耳含有的植物胶质有较强的吸附力，可以清肺、清洁血液，经常食用还可以有效清除体内污染物质。

2. 肾脏排毒

尿液中的毒素很多，若不及时排出，会被重新吸收，危害全身健康。充分饮水可以稀释毒素的浓度，而且可以促进肾脏新陈代谢，将更多的毒素排出体外。特别建议每天清晨空腹喝一杯温水。此外，还要多吃黄瓜、樱桃等蔬果，有助于肾脏排毒。但水不等于甜饮料，甜饮料喝多了，会使身体摄取大量的糖分和热量，对身体没有好处。

3. 大肠排毒

肠道中的粪便毒素甚多，如硫化氢、吲哚、粪臭素，若不及时排出，会被机体重新吸收，损害人体的健康。因此，应保持大便通畅。清晨起床后至少要喝200mL水，多活动活动，能起到清洗胃肠的作用，使得大小便排出，清除毒素。以天然食品取代精加工食物，新鲜水果是强力净化食物，菠萝、木瓜、猕猴桃、梨都是不错的选择。此外，粪便之所以会留在人体内就是因为肠道的蠕动不够，如果平时多吃富含纤维的食物，比如糙米、蔬菜、水果等，都能增加肠道蠕动，减少便秘的发生。

4. 肝脏排毒

体育锻炼是顶级的排毒运动，通过把压力施加到肝脏等解毒器官上，改善器官的紧张状态，加快其血液循环，促进排毒。多吃苦瓜，苦味食品一般都具有解毒功能，苦瓜中有一种蛋白质能增加免疫细胞活性，清除体内的有毒物质。

5. 皮肤排毒

每周至少进行一次使身体多汗的有氧运动。每周最好还要洗一次蒸汽浴或桑拿浴，能加快新陈代谢、排毒养颜。蒸桑拿时要注意饮水，浴前喝一杯水可帮助加速排毒，浴后喝一杯水能补充水分，同时排出剩下的毒素。

6. 果蔬汁排毒

食物在烹制过程中会流失掉很多营养成分，而新鲜的生蔬菜水果则含有较多的维生素和矿物质，所以是排毒计划中的首选。下面我们给出的一日排毒计划中，主要材料是鲜榨果蔬汁，用这种方法来清除身体里的毒素，更新整个系统。一个长期的排毒计划包括几个阶段——从果汁开始，然后渐渐加入生食的水果蔬菜，然后是烹制的蔬菜、糙米、谷物和新鲜酸奶，最后是鱼。任何情况下，如果你一段时间只以果汁为食，那么都要慢慢地加入其他食物，这样才不会突然给消化系统增加太大的负担，使之前的努力付之一炬，甚至可能造成身体的不适。

7. 蔬菜排毒法

海带（kelp）中的硫酸多糖能清除附着在血管壁上的胆固醇，使胆固醇保持正常含量。海带中的褐藻胶能在肠内形成凝胶状物质，有助于排出毒素物质，阻止人体吸收铅、镉等重金属，排出体内的放射性元素，同时有助于预防和改善动脉硬化，并可防止便秘和结直肠癌的发生。海带富含的碘可以刺激垂体，使女性体内雌激素水平降低、卵巢功能恢复正常，消除乳腺增生的隐患。

黑木耳（black fungus）中的植物胶质有较强的吸附力，可将残留在人体消化系统内的杂质排出体外，起到清胃涤肠的作用。黑木耳对体内难以消化的谷壳、木渣、沙子、金属屑等具有溶解作用，对胆结石、肾结石等也有化解功能。黑木耳还能减少血液凝块，预防血栓病的发生。

绿豆（mung bean）可解酒毒、野菌毒、砒霜毒、有机磷农药毒、铅毒、丹石毒、鼠药毒等，能帮助体内毒物的排泄，促进机体的正常代谢。绿豆还含有降血压及降血脂的成分。绿豆芽脱下的豆皮名为绿豆衣，有清热解毒、明目退翳之功效。

菠菜（spinach）能清理人体肠胃里的热毒，防治便秘。

胡萝卜（carrot）是有效的解毒食物，与体内的汞离子结合之后，能有效降低血液中汞离子的浓度，加速体内汞离子的排出。胡萝卜中所含的琥珀酸钾，有助于防止血管硬化、降低胆固醇。胡萝卜中所含的胡萝卜素可清除导致人体衰老的自由基，所含的 B 族维生素和维生素 C 等营养成分也有润肤、抗衰老的作用。

大蒜（garlic）中所含的大蒜素，可与铅结合成为无毒的化合物，能有效防治铅中毒。

大蒜还能提高肝脏的解毒功能，阻断亚硝胺致癌物质的合成。

南瓜（pumpkin）中富含的果胶，可以延缓肠道对糖和脂质的吸收，还可以清除体内重金属和部分农药，故有防癌防毒的作用。南瓜可以帮助肝肾功能减弱患者提高细胞再生能力。南瓜还能消除致癌物质亚硝酸胺的突变作用。

8. 膳食纤维排毒

膳食纤维是一种多糖，它既不能被胃肠道消化吸收，也不能产生能量。膳食纤维具有独特的物理特性，能像海绵一样，吸附肠道内的代谢废物以及随食物进入体内的有毒物质，并及时排出体外，缩短有毒物质在肠道内的滞留时间，减少肠道对废毒物质的吸收。同时，它们又像一把刷子，可清除在肠壁上的废毒物质和有害菌，使大肠内壁形成光滑的薄膜，利于食物残渣快速通畅地排出体外。全麦粉的纤维含量达 25％ 以上，每人每天只要吃 200g，就可以获得充足的膳食纤维，精白面粉的纤维含量低于 5％，大米的纤维含量更低，以米饭为主食的人群纤维缺乏现象更为严重。

第四节　抗氧化功能干预

天然抗氧化剂包括自然界所存在的各种营养素与体内存在的各种能清除自由基及抗氧化的酶系统。酶系统主要包括超氧化物歧化酶（SOD）、谷胱甘肽酶（还原型谷胱甘肽 GSH，氧化型 GSSG）、过氧化氢酶（CAT）和含硒的谷胱甘肽过氧化物酶（GSH-PX）。能清除自由基及具有抗氧化功能的营养素有维生素 C、维生素 E、维生素 A 和它的衍生物（β-胡萝卜素，AOV）、半胱氨酸、蛋氨酸及微量元素锌、铜、锰、硒等。

1. 抗氧化酶系统

（1）超氧化物歧化酶（SOD）　　超氧化物歧化酶是清除自由基和抗氧化最重要的酶。在正常情况下，活性氧不会对细胞构成危害。这是因为生物体内有一个防御系统——抗氧化酶体系。它们各尽其能，互相协同，及时清除体内多余的氧自由基。

（2）金属硫蛋白（MT）　　金属硫蛋白是一类富含半胱氨酸残基及非金属离子的非酶蛋白，有清除羟自由基的作用，防止脂质过氧化，保护细胞尤其是细胞膜中的不饱和脂肪酸，从而起到保护细胞膜流动性、防止细胞衰老的作用。迄今为止，MT 是清除自由基能力最强的蛋白质之一，它清除自由基的能力是 SOD 的 10000 倍以上。它同时也可以和人体内的重金属亲和，使重金属排出体外，从而起到解毒作用。对成年人来讲，外源性补充金属硫蛋白非常必要。

（3）NADH　　NADH 是一种天然存在的生命合成物质烟酰胺腺嘌呤二核苷酸的简称，也暗示这种物质可能处于最高的生物活性状态。它是身体最高级的辅酶，能加速许多生化反应。NADH 对于细胞的生长和能量的产生是必需的，它还是重要的抗氧化剂。实际上科学家承认，NADH 是细胞抵抗有害物质损伤时最有力的抗氧化剂。总之，NADH 是维生素 B_3 的最高能量形式。

NADH 的缺乏会导致细胞水平上的能量产生不足，因此产生疲劳症状。一种独具特色的、稳定的而且易吸收的专利产品 NADH 片剂作为口服替代品，自 1995 年就已在美国上市了。NADH 是一种非常敏感的物质，它在光照、潮湿、高温及其他因素的作用下可很快分解，经过 5 年多广泛的研究才开发出这种稳定的、口服易吸收的 NADH，这种特殊的剂型现已受到许多国际专利的保护并得到了其商标名称 ENADA。迄今为止，已有成千上万的消费者从该产品中受益。

NADH 直接参与免疫防御系统，一种被称为巨噬细胞的特殊血液细胞可直接分解并清除诸如细菌、病毒和霉菌等外来物。在这一过程中，代谢活性包括耗氧量显著提高。大多数氧转化成超氧化物及过氧化氢，它们有利于清除细菌或病毒。这一被称为"呼吸爆发"的现象对破坏外来物是非常关键的。这一过程需要大量的 NADH。因此，NADH 越多，机体的免疫保护作用便越强。

NADH 是机体最具功效的抗氧化剂，同时，它还可以恢复机体其他的重要抗氧化剂的功能，使它们保护机体免受自由基的损伤。NADH 将氢（H）转移给氧化态的谷胱甘肽，使其恢复功能，而谷胱甘肽是机体所产生的最重要的抗氧化物。

NADH 将许多化合物转化成有活性、有功效的抗氧化剂的功能是反复而持续地发生的。例如，NADH 将氧化态的谷胱甘肽转化为有功效的抗氧化形式。抗氧化形式的谷胱甘肽转而又可将维生素 C 恢复成活性形式。维生素 C 转而又可将氧化态的维生素 E 再生成活性形式的维生素 E。机体拥有像 NADH 这样充足的抗氧化剂来消除自由基损伤是非常重要的，而且仅需几个毫克的 NADH 便可以对机体的抗氧化防御系统产生深远的影响。

若干研究已证实，NADH 能增加多巴胺和肾上腺素的产量，能非常有效地提高记忆力。

健康人能够并一定能够从服用 NADH 中受益。机体仅产生少量 NADH，但每个人都可以从更多、更有效的能量产生中获益。随着年龄的增长，机体产生 NADH 的能力下降，每天补充 5mg 或更多一些可能更为有益。

NADH 具有显著的抗衰老潜能。随着衰老，细胞内的 NADH 和能量水平下降，当细胞内能量下降到一定水平时，机体的组织和细胞便开始慢慢退化，加速衰老的进程。细胞内的 NADH 越多，产生的能量便越多，它便能更长时间地执行其正常的功能。NADH 更进一步的抗衰老潜能在于它是最强的生物抗氧化剂之一，并因此保护细胞免受有害物质和自由基的损伤。

2. 能清除自由基的维生素

（1）维生素 E　维生素 E（vitamin E）是最主要的天然自由基清除剂之一，存在于线粒体膜、内质网和浆膜的特殊部位上。它的主要作用是抗脂质过氧化，即清除脂质过氧化链式反应中所产生的自由基。维生素 E 对抗自由基脂质过氧化作用的效率很高。如维生素 E 缺乏，膜脂质过氧化反应增强，可导致膜损伤，从而使机体患病。维生素 E 可使脂质过氧自由基（LOO）转变为 LOOH，阻断 LOO 的链式反应，防止对机体的损伤。

（2）维生素 C　维生素 C（vitamin C）是水溶性维生素，它能在血液和体液内循环流动。维生素 C 可以清除活性氧中的单线态氧、羟基自由基中的氧、过氧化氢中的氧、臭氧中的氧和氢氧化物中的氧等，在参与体内氧化还原链的正常运转中起着抗氧化的作用。正是由于维生素 C 有此特性，它才具有清除氧自由基的能力。

（3）胡萝卜素与维生素 A　胡萝卜素是天然抗氧化剂，具有清除氧自由基的功能。胡萝卜素在小肠与肝脏中胡萝卜素双氧化酶的催化下可以水解为维生素 A，转变为维生素 A 后，又具有维生素 A 的营养功能。胡萝卜素可抑制脂质过氧化，在一定程度上还可起到延缓衰老的作用。

3. 植物提取物类抗氧化剂

（1）茶多酚　茶多酚（tea polyphenols）有清除活性氧自由基和抗氧化剂的功效，其效果要优于天然抗氧化剂维生素 E 与维生素 C。茶多酚对细胞膜与细胞器有保护作用，通过心肌线粒体脂质过氧化模型的研究发现，茶多酚对脂质过氧化自由基的清除作用十分明显。

（2）前花青素——碧萝芷　碧萝芷（pycnogenol）是由前花青素单体和低聚体组成的复合物，是已知最强的一种抗氧化剂，比现有的、较强的天然抗氧化剂维生素 E 强 50 倍，比维生素 C 强 20 倍。碧萝芷的生物利用率非常好，可保护维生素 C，使维生素 C 在服用时不致降解，而且在体内的存留时间较长。

（3）丹参酮　丹参（*Salvia miltiorrhiza*）的有效成分包括丹参酮、隐丹参酮、二氢丹参酮、丹参素、丹参酸等。丹参酮是一种天然抗氧化剂，可保护心肌线粒体，建立电子传递旁路，防止氧自由基生成，清除脂质过氧化产生的脂质自由基，阻断脂质过氧化链式反应。

（4）五味子素　五味子（*Schisandra chinensis*）具有收敛止血、滋补强身之功效。最近从五味子中分离出一些有效成分，可以保护肝脏免受 CCl_4 的损伤，防止 CCl_4 引起的肝微粒体的脂质过氧化以及由过氧化氢引起的红细胞溶血和脂质过氧化。

（5）黄芩苷　黄芩苷（baicalin）对红细胞的自氧化损伤有明显的保护作用，不论是红细胞膜的磷脂，还是细胞膜蛋白，均有较好的保护作用。

（6）银杏叶提取物　银杏（*Ginkgo biloba* L.）叶提取物中含有多种成分，如黄酮类、萜类、有机酸等。黄酮类化合物尤其是黄酮苷及花青素具有自由基清除能力，是一种广谱的自由基清除剂。

第五节　肠屏障功能障碍干预

对于肠黏膜功能障碍这类问题，功能医学所能做的是通过对肠腔内渗透压的改变、药物作用、营养因素等危险因素和小肠渗透力的分析，再结合食物不耐受试验等检测，就可对肠黏膜屏障功能进行评估。进而通过"祛除（remove）、补充（replace）、再接种（reinoculate）和修复（repair）"的肠道 4R 修复模式，修复受损的肠黏膜。具体的做法如下。

① 避免食用过敏食物，祛除肠道感染源及肠道坏菌和霉菌，避免肠道炎症。
② 补充消化酶，改善消化不良情况。
③ 补充肠道益生菌，重建肠道健康菌群。
④ 给予足够的抗氧化物质、矿物质、谷氨酸等。

第六节　双膜靶向干预排毒技术

德国首创并由狮子湖国际医学中心引进国内的双膜靶向过滤排毒方法，是目前世界上更科学、更有效、更安全的预防和治疗环境及代谢相关性疾病的血液靶向干预技术。该技术改变了血浆分离技术单纯运用于抗治疗性脂肪代谢障碍和抗治疗性类风湿性关节炎等免疫性疾病的传统理念，目前已成功应用于临床。

一、　双膜靶向干预排毒技术的原理

其主要原理是通过吸附和分子膜过滤技术，两个微分分滤器（膜）首先将血液中的血细胞和血浆分开，再将血浆内暴露的环境毒素、代谢产物及各种炎性因子等从血流中清除，基本原理见图 13-2。

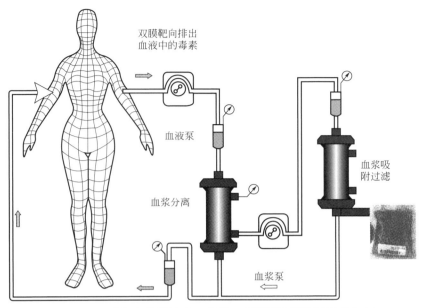

图 13-2　双膜靶向干预技术（来源：中国狮子湖国际医疗中心）

双膜靶向干预排毒的设备主要由中心控制机组和两个并联的微分分滤器（膜）组成。该分滤器（膜）是由特定的生物材料组成的空心纤维，这种中空纤维具有特定的筛分系数，至今这种吸附和生物膜微分分滤器（膜）的具体结构仍然是境外德国相关生产厂家的商业秘密。干预过程中，主微分分滤器（膜）会将血浆完全分离，这个过程由中心控制机组控制，保持全血流和血浆之间的流量比恒定为 3：1，该分滤器（膜）不断地将血浆从血流中分离出来。血细胞随少部分血浆回到体内，获得的血浆则被导入第二个微分分滤器（膜）中，通过其中特殊的中空纤维实现重金属螯合物或体内其他有害物质的清除，在这个过程中，所有的重金属螯合蛋白及致病因子按分子结构的不同被成功区分，特别的膜向技术再将异构蛋白分子排出在外。实验证明，人体血液中的重金属以游离和结合两种形态存在，与人体蛋白质结合的重金属更具生物毒性。不同种类的重金属可与不同分子量的蛋白质结合，结合后蛋白质发生异构，这种异构的蛋白质所表达的生物毒性各异，双膜靶向排毒技术正是利用这种生物特性，借助微分过滤和免疫吸附实现选择性清除重金属和其他环境污染物的目的。

双膜靶向干预排毒技术在排出和重新分配复杂的物质/蛋白质方面全程都遵循着热力学的定律。根据欧拉函数的定律，它们都是可描述、可预测的。双膜靶向排毒技术充分考虑到人体中交叉隔间的生物特性，这种特性为双膜靶向排毒技术的设计和临床应用提供了理论基础。各个隔间之间都是互相关联的，如果进入隔间的深处，表面积和体积也随之增加，细胞会同时呈现最大的体积和表面积，这种生物特性使得隔间物质可以通过生物或物理的驱动因素达到平衡。双膜靶向干预技术通过排出血液中的环境毒素，包括与重金属结合的异构蛋白质和其他有害致病物质，影响间隔之间物质的平衡与再平衡过程，最终有效降低或消除环境污染物的暴露。隔间是采用线性方式交织的，而淋巴系统则相反，是平行交织的，这意味着体内的毒素可以通过淋巴系统的运动或"循环"直到它们能够被反复的双膜靶向干预技术从淋巴系统中清除，直至机体内环境达到一个新的平衡。

二、 双膜靶向干预排毒技术的作用

双膜靶向排毒技术是针对环境污染物和分子级毒素进行有效排出的一种体外干预方法，从它的治疗效果类型来看属于免疫调节疗法的一种。它与血液透析和血浆置换（plasmapherese）有着根本性的区别，它不需要透析器，不涉及反渗水系统，在双膜靶向干预中，血浆中的环境毒素，特别是与重金属结合的异构蛋白或其他致病物质通过吸附、沉淀或分子过滤等方式从分离的血浆中清除，处理后的血浆重新输回体内，血浆量或血液总量并无明显丢失，因此无需置换或补充血浆以及电解质。与血液透析相比，最重要的区别在于血液透析作为肾脏的替代疗法只能排出体内的代谢产物，其本身并不能排出暴露的重金属及其他环境毒素。

经双膜靶向干预排毒后可将体内暴露的重金属等环境污染物以及它们的代谢产物排出体外，这不仅从干预前和干预后血液中重金属及农药等化合物的含量变化可以看到，而且从干预后的微分分滤器（膜）和残留液中发现的过量重金属、农药等化合物得到证实。双膜靶向排毒技术最重要的作用是在恢复和优化流变（血液的流动特性）的同时，可以恢复受损和发炎组织的供氧。德国 INUS 医学中心的研究证明，在实施单次双膜靶向排毒后，受损组织的氧分压值可比初始值提高 50%，使成为独立心血管和器官毒性危险因素的 C-反应蛋白至少减少 50%。同时，干预还能有效降低促炎分子和血液流变学活性分子，例如血纤维蛋白原和 α2-巨球蛋白、HCY 以及有促炎作用的氧化脂蛋白的数量。临床研究发现，经一次或多次双膜靶向干预排毒后，部分个体原有的突变基因发生了逆转，这一发现为双膜靶向干预排毒技术用于肿瘤预防和治疗提供了可能。实际上，德国 INUS 医学中心已经成功地将该项技术运用于恶性肿瘤的预防与治疗，并取得了一定的经验。

三、 双膜靶向干预排毒技术在环境医学中的应用

双膜靶向干预排毒技术作为一个系统的干预过程应用于环境医学领域中，它包括健康咨询评估、双膜靶向排毒、传统医学干预、分子矫正治疗和其他复合型顺势疗法等，其目的是为了更好地保证清除环境污染物暴露的效果和修复暴露后细胞与分子的损伤。

1. 健康咨询评估

双膜靶向干预排毒技术应在取得血液净化资质的医疗机构内进行。干预前需针对干预个体的健康情况进行咨询评估。由于环境污染物暴露症状表现的多样性和复杂性，咨询（问诊）一般按预先设定的量表进行，以保证采集信息的科学与完整。评估手段除一般功能检查和实验室检测外，特别注重对体内重金属及其他环境污染物暴露情况的了解。

2. 双膜靶向排毒

双膜靶向干预排毒首先需要建立安全有效的静脉-静脉临时通道（veno-venos），以保证体外循环顺利进行，该通道一般在上臂或下肢的浅静脉间建立，除非在特殊情况下，一般不从腹股沟或其他部位的深静脉导入。每位个体所需分离的血浆体积都会得到精确的计算，血流和血浆流的速度也会根据个体的具体情况、身高、体重和红细胞压积进行调整。实施干预时，主微分分滤器（膜）会按全血流量和血浆流量的恒定比例将血浆完全分离，分离的血浆再经次微分分滤器（膜）处理后送回体内，干预的全过程由中心控制机组自动控制完成。一

次干预排毒全过程需要 2～2.5h。

四、 双膜靶向干预排毒技术在其他疾病上的应用

双膜靶向干预排毒技术证实除有效清除环境毒素（重金属、农药、化学有毒物质）以外，还可以去除循环免疫复合物（CICS）、脂质代谢毒素和慢性炎症因子等，从而为临床其他疾病的预防和治疗开辟了新途径。以下物质能够通过双膜靶向干预排毒技术减少，其减少程度与重复干预的次数成正比，系统干预后可以达到持续减少乃至清除的目的。

① 风湿抗体（抗 CCP 抗体和类风湿因子）。

② 对结缔组织的自身抗体。

③ 对血管结构的自身抗体。

④ 对神经结构的自身抗体。

⑤ 对肌肉结构的自身抗体。

⑥ 减少过度调节的白细胞介素。

⑦ 循环的致病性免疫复合物。

⑧ 异常抗体/副蛋白。

⑨ 来自重金属、溶剂和微颗粒的异常半抗原。

⑩ 病毒微粒（丙型肝炎和 HIV）等。

最近的研究发现，双膜靶向干预排毒技术能够影响细胞的能量平衡（乳酸/丙酮酸），说明它除了"清除"作用以外，还对改善机体内环境和促进机体功能有积极意义。根据 Pall LM 的研究，它还可以影响过氧亚硝基阴离子（peroxynitri）新陈代谢的调节，这一发现更加证实这一技术在代谢性和自身免疫性疾病预防和治疗上的价值。目前在德国用于具有循证医学依据的疾病主要有莱姆病、类风湿性关节炎、慢性炎性脱髓鞘性多发性神经根神经病、肾病综合征、格林-巴利综合征、系统性红斑狼疮、多发性硬化症、突发性耳聋/耳鸣、扩张性心肌病、溶血性尿毒症综合征、重症肌无力、副蛋白血症与副蛋白血症相关的综合征等共34 种。

五、 双膜靶向干预排毒技术的适应证与禁忌证

双膜靶向干预排毒技术常常作为拯救生命的治疗方案用在危重患者身上。据德国 INUS 医学中心的临床统计，只在 0.4％的案例中出现过医疗不良反应事件的记录，主要为轻微的血压下降或穿刺局部皮下出血。过敏反应极其罕见，可以肯定出现的概率在 1∶1000000～1∶10000000 之间。目前德国 INUS 医学中心双膜靶向过滤排毒技术已经用于干预和治疗的疾病如下。

1. 适应证

① Aerotoxic 综合征。

② 阿尔茨海默病。

③ 重金属、溶剂和其他环境毒素引发的严重疾病。

④ 莱姆病，特别是后期无法通过保守疗法控制的重症患者。

⑤ 对免疫球蛋白疗法不敏感的格林-巴利综合征。

⑥ 严重的顽固性自身免疫性疾病。

⑦ 慢性疲劳综合征（CFS＝慢性疲劳综合征）。

⑧ 慢性丙型肝炎。

⑨ EPH 妊娠中毒症。

⑩ 纤维肌痛综合征。

⑪ 高血压（肾上腺素受体和/或血管紧缩素受体抗体阳性）。

⑫ 线粒体病。

⑬ 多发性硬化症。

⑭ 多种化学物质过敏症（MCS）。

⑮ 遗传性高胆红素血症。

⑯ 高黏血症。

⑰ 老年性黄斑变性。

⑱ IgE、IgG 增加诱发的过敏性疾病。

⑲ 慢性炎性脱髓鞘性多发性神经根神经病（CIDP）。

⑳ 慢性炎症。

㉑ 结肠癌（化疗失败和/或又复发可能的结肠切除手术）。

㉒ 皮肌炎（化疗失败和/或化疗的严重不良反应）。

㉓ 糖尿病综合征。

㉔ 扩张型心肌病（β 受体抗体阳性）。

㉕ 兰伯特-伊顿综合征。

㉖ Erdheim-Chester 综合征（带副蛋白检测）。

㉗ 家族性高胆固醇血症。

㉘ 慢性硬化性肾小球肾炎，肾病综合征肾功能衰竭。

㉙ 妊娠疱疹。

㉚ 肾移植 HLA（人类淋巴细胞抗原）致敏。

㉛ 突发性耳聋。

㉜ 重度胰腺炎。

㉝ 多发性骨髓瘤和高黏滞综合征。

㉞ 免疫缺陷病。

㉟ IgM 相关神经病变。

㊱ 各类癌症的并发症以及化疗引发的症状。

㊲ 低温血管炎（自身免疫/肿瘤相关的血管炎症反应冷蛋白）。

㊳ 线性 IgA 大疱性皮肤病。

㊴ 系统性红斑狼疮化疗失败/严重的不良反应。

㊵ 狼疮性肾炎。

㊶ 米勒-费希尔综合征。

㊷ 白塞病。

㊸ 雷诺病。

㊹ 雷弗素姆病。

㊺ 华氏球蛋白血症。

㊻ 韦格纳肉芽肿受累肾脏。

㊼ 天疱疮。

㊽ 周围动脉闭塞病。

㊾ 浆细胞高黏滞综合征。
㊿ 多发性肌炎化疗失败和/或严重不良反应。
(51) 银屑病。
(52) 视网膜变性的雷弗素姆病。
(53) 干燥综合征。
(54) 硬皮病肾炎。
(55) 硬化性黏液水肿。
(56) 僵人综合征。

2. 禁忌证

无绝对禁忌证，相对禁忌证如下。
① 严重过敏史如肝素等药物过敏。
② 非稳定性心脑疾病。
③ 存在精神障碍不能配合干预者。
④ 体重小于 45kg 者。
⑤ 全身循环衰竭。
⑥ 其他不适宜进行双膜靶向干预的。

（岑东芝　Karin Voit Bak　赵乙木　傅世林）

第十四章

环境致癌物中医药干预

第一节 中医肿瘤病因学

中医学认为肿瘤的病因为正气亏虚、饮食失常、情志失调和外邪侵袭等。

一、 内伤病因

1. 正气亏虚

明代张景岳《景岳全书》记载"凡脾肾不足及虚弱失调之人，皆有积聚之病"，金代张元素《活法机要》记载"壮人无积，虚人则有之，脾胃虚弱，气血两衰，四时有感，皆能成积"，巢元方《诸病源候论》记载"积聚由阴阳不和，脏腑虚弱，受于风邪，搏于脏腑之气所为也"，明代李中梓《医宗必读》中亦谓"大抵气血亏损，复因悲思忧患，则脾胃皆伤，血液渐耗，郁气而生痰……噎塞所由成也"，还指出"积之成者，正气不足，而后邪气踞之"。以上论述，说明人体正气亏虚是肿瘤发病的内在因素。

中医学讲的正气主要与现代医学讲的脏器功能及储备功能正常、营养均衡及机体的免疫功能正常密切相关。正气亏虚细分为气血阴阳亏虚结合脏腑经络定位，如心阳虚、肝阴虚等。现代免疫学认为免疫系统可通过免疫黏附等多种形式对抗原信息发生应答，可清除突变的新生细胞，当机体的免疫功能状态低下时，这种清除能力也随之下降。抑癌基因的失活，亦属于正气亏虚范畴。

2. 情志失调

中医学历来重视情志致病，《黄帝内经·素问·玉机真脏论》谓"忧、恐、悲、喜、怒，令人不得以其次，故令人有大病矣"，《丹溪心法》指出"气血冲和，万病不生，一有怫郁，诸病生焉。故人身诸病多生于郁"。元代朱震亨《格致余论》指出"……忧怒抑郁，朝夕积累，脾气郁阻，肝气横逆，遂成隐核……又名乳岩"，《黄帝内经·素问·通评虚实论》描述噎膈（相当于现代医学的食管贲门癌）病因为"膈塞闭绝，上下不通，则暴忧之病也"，明代陈实功《外科正宗》载道"失荣者，或因六欲不遂，损伤中气，郁火相凝，隧痰失道，停结而成"，清代高秉钧《疡科心得集》记载"舌疳者……由心绪烦扰则生火，思虑伤脾则气郁，郁甚而成新疾，其证最恶"。以上诸多古文献阐述了情志失调与乳岩、噎膈、失荣、舌疳等肿瘤发病密切相关。

现代医学近年来越来越重视对心理因素致癌机制的研究，由于不良情绪刺激可影响人体免疫系统功能，如体液免疫、特异性免疫、非特异性免疫监视功能障碍和免疫能力缺损，不能及时发现并消灭发生突变的细胞株而发生癌症。现代流行病学资料也显示长期精神紧张及不良情绪与肿瘤密切相关。

二、 外源病因

中医外源性病因包括外感六淫、饮食失常与金刃虫兽伤，与肿瘤密切相关的是外感六淫与饮食失常。

1. 外感六淫

六淫是指风邪、寒邪、暑邪、湿邪、燥邪、火邪六种外感病邪。"六淫"致病常有明显的季节性，并与居住地区和环境密切相关。它可以单独侵袭机体而致病，亦可两种或两种以上邪气合在一起致病。《黄帝内经·灵枢·九针论》谓"四时八风之客于经络之中，为瘤病者也"，《黄帝内经·灵枢·百病始生篇》指出"积之所生，得寒乃生，厥乃成积也"，隋代《诸病源候论》说"恶核者，内里忽有核累累如梅李，小如豆粒……此风邪夹毒所成"，清《医宗金鉴》指出唇癌的成因是"积火积聚而成"。

2. 饮食失常

饮食是人体维持生命活动的必需条件，人们还可以通过饮食来弥补先天之不足。当然，饮食失宜、饮食不洁或者饮食偏嗜都可以累及脾胃，使脾胃损伤，受纳减退，健运失常，气机升降功能紊乱，亦可摄入"毒"物，促使癌肿的发生。《黄帝内经·素问·生气通天论》指出"高粱之变，足生大丁"，阐述了过食肥腻与疮疡的关系。《金匮要略·禽兽鱼虫禁忌并治第二十四》指出："秽饭、馁肉、臭鱼，食之皆伤人……六畜自死，皆疫死，则有毒，不可食之。"《黄帝内经·素问·五脏生成篇》说："多食咸，则脉凝泣而变色；多食苦，则皮槁而毛拔；多食辛，则筋急而爪枯；多食酸，则肉胝皱而唇揭；多食甘，则骨痛而发落。"宋代《咽喉脉症通论》指出："（喉菌）因食膏粱炙煿厚味过多，热毒积于心脾二经，上蒸于喉，结成如菌。"金代窦汉卿《疮疡经验全书》说："脏毒者，……或饮酽炔之酒，或食五辛炙煿等味，蓄毒在内，流积为痈。"喻嘉言在《医门法律》中指出："过饮滚酒，多成膈症。"清代何梦瑶《医碥》说"酒客多噎膈，好热者尤多，以热伤津液，咽管干涩，食不得深入也"，"好热者，多患膈症"。

由此可见，中医认为癌症的发生同外因密切相关。外因主要与外感六淫和饮食失常有关。①病毒感染因素：EB 病毒、人类嗜 T 细胞病毒（HTLV）、人类免疫缺陷病毒（HIV）经呼吸道、皮肤及性接触感染人体，是常见的外源性病毒致癌物。②环境与职业致癌因素：人们在生活及工作环境中所接触到的致癌因素，如空气灰霾与肺癌、土壤及水中的重金属有机农药等与白血病及其他各种肿瘤、食物中的亚硝酸盐及黄曲霉毒素与胃肠肿瘤及肝癌、烟草与肺癌、血吸虫与肠癌等关系密切。③饮食营养因素：流行病学研究表明，硒缺乏使食管癌与胃癌的病死率升高；胡萝卜素摄入量越少，胃癌的病死率越高；脂肪摄入过多与结肠癌相关。

第二节　中医肿瘤发病学

中医肿瘤学认为，肿瘤的发生、发展虽然都与正气亏虚、精神情志失调、外邪入侵、饮食营养等病因直接相关，但是肿瘤发病是一个极为复杂的过程，即某一发病因素作用于人体后，并非就导致某一肿瘤发病；发病与否与正气强弱、体质、精神状态等有重要的关系，也与所处的地域、水质等自然环境有关。

一、 邪正与发病

《黄帝内经•素问•刺法论》指出："正气存内，邪不可干，避其毒气。"《黄帝内经•灵枢•百病始生篇》曰："风雨寒热，不得虚，邪不能独伤人。卒然逢疾风暴雨而不病者，盖无虚，故邪不能独伤人。此必因虚邪之风，与其身形，两虚相得，乃客其形。"中医学虽然强调正气在发病中的主导地位，但更强调正邪的平衡决定疾病发生、发展与转归。正胜邪则即使感受邪气也不会发病，如已病，正胜邪则邪去病愈，正邪胶着则病势缠绵难愈，邪胜正气衰竭则生命终结。所以，肿瘤的发病与否及预后，均取决于正邪斗争的胜负。

现代肿瘤学认为，人体癌基因与抑癌基因犹如阴阳平衡，一旦失衡，癌基因过度活化以及抑癌基因 $p53$ 基因、Rb 基因缺失或突变而失活时则抑癌功能丧失，结果便是肿瘤的增长。这些研究结果与中医学的"正气存内，邪不可干""正邪斗争决定疾病的发生发展与转归"等观点是一致的。

二、 体质与发病

体质中医学又称"禀赋"，《黄帝内经》指出"人体禀性有刚柔、体格有强弱、属性有阴阳"，强调了个体体质特征的遗传性。体质通常分为平和质、气虚质、阳虚质、阴虚质、痰湿质、湿热质、血瘀质、气郁质、特禀质等9种基本类型，中医认为人的体质强壮与否和发病有着重要的关系。体质壮实、强盛则脏腑功能活动旺盛，气、血、津液充足，正气旺盛则不易发病。湿热质和痰湿质两种体质的新陈代谢呈病理性亢进，而气郁质、瘀血质体质常常存在抑郁及微循环障碍，从而有肿瘤易感性。此外，中医学认为"同气相求"，燥热体质之人感受燥热之邪则更易染病，比如烟草中医认为属于燥热之品，自气道吸入则伤肺之阴血，与肺癌的咳嗽咯血相关。若素体肺阴亏耗则更易染病。

影响体质强弱的因素是多方面的。禀赋不足的，体质多较虚弱；禀赋充足的，体质多壮实。后天食疗、养生导引、行为修养（包括烟酒嗜好、房事不节、身心摄养等）及年龄、环境因素都会影响及改变体质，可能预防或诱导包括肿瘤在内的各种疾病发生，并影响其预后。

三、 精神情志与肿瘤发病

中医学强调"形神合一"，指人体的物质结构与精神、情志、心理活动密切相关。喜、怒、忧思、悲、恐五志配五脏，五志过极则喜伤心、怒伤肝、忧思伤脾、悲伤肺、恐伤肾。情志过极则损伤脏腑真气，与癌症的发生、发展及转归有一定的关系。《黄帝内经•灵枢•口问篇》指出"悲哀忧愁则心动，心动则五脏六腑皆摇"，情绪变化引起心的损伤而导致脏腑功能紊乱，气机郁滞。明代张介宾《景岳全书•杂症谟》谓："思则气结，结于心而伤于脾也；及其既甚，则上连肺胃，而为咳喘，为失血，为噎膈……"

四、 自然环境与肿瘤发病

《黄帝内经•灵枢•岁露篇》中说："人与天地相参也，与日月相应也。"巢元方《诸病源候论•水蛊候》中记载："由水毒气结聚于内，令腹渐大。"北方多苦寒，南方多湿热，不同的地域疾病谱稍有不同，而即使是同一疾患，中医证型亦有所不同。同样，肿瘤的发病也有地域特点，如江苏启东肝癌高发，广东四会鼻咽癌高发，就是地域与发病关联的最有力的证据。

第三节　中医治法治则与环境致癌物中医药干预

一、中医防病治病的原则

西医理论体系基于分析还原的方法论，防病治病强调预防为主，治疗策略主要是对抗与补充；中医理论体系基于原始系统论，防病治病强调未病先防、已病防变，治疗策略主要是平衡和调和。基于中医对肿瘤发病学的认识，环境致癌物中医药干预的重点首先是避免接触尤其是长期接触物理、化学或生物因素致癌物，其次是综合应用食疗、药疗、养生导引、针灸等方法平衡调和阴阳、表里、寒热和虚实，扶正祛邪，调理情志，调和体质，达到未病先防、已病防变的干预目的。

二、环境致癌物中医药干预

1. 治未病，预防为主

"上工治未病"出于《黄帝内经·素问·四气调神大论》："是故圣人不治已病治未病，不治已乱治未乱，此之谓也。"《黄帝内经·金匮要略》第一条就开宗明义地提出了"上工治未病"。揭示诸病当预防于早，勿等病已成再治。"是故圣人不治已病治未病，不治已乱治未乱，此之谓也。夫病已成而后药之，乱已成而后治之，譬犹渴而穿井，斗而铸锥，不亦晚乎！"从正反两方面强调治未病的重要性。"治未病"包括未病先防、已病防变等多个方面的内容。张介宾《类经》："未生者治其几也，未盛者治其萌也。"几（机 ji），隐微，不明显，此指疾病尚未显露症状的阶段。《难经·七十七难》："经言上工治未病，中工治已病者，何谓也？然：所谓治未病者，见肝之病，则知肝当传之于脾，故先实其脾气，无令得受肝之邪，故曰治未病焉。中工者，见肝之病，不晓相传，但一心治肝，故曰治已病也。"

中西医防病治病的方法颇多差异，但预防为主的理念是相同的。未病先防其一是避免接触尤其是长期接触物理、化学或生物因素致癌物。其二是注重养生，注意调摄保养精气神，提高抗病力，防病于未然。其三是结合长期接触物理、化学或生物因素致癌物中医属性和脏腑归经，针对性调理平衡脏腑气血阴阳。《黄帝内经·素问·生气通天论篇》中说"阴阳之要，阳密乃固"，"阳气者，若天与日，失其所，则折寿而不彰"，阴阳二者的协调配合，相互为用，是维持正常生理状态的最高标准。其四是注意调摄精神，避免情志过激和精气妄耗，才能保持真气充盛，使疾病无从发生。《黄帝内经·素问·上古天真论篇》曰："夫上古圣人之教下也，皆谓之虚邪贼风，避之有时，恬淡虚无，真气从之，精神内守，病安从来？"《黄帝内经》主张形神兼养，但尤重养神。"中古之时，有至人者，淳德全道，和于阴阳，调于四时，去世离俗，积精全神……归于真人。"其五是存正气。《黄帝内经·素问》强调"五疫之至，皆相染易"，然而"正气存内，邪不可干，避其毒气"就能不染五疫，强调"固护正气"是不发病的主要关键。

2. 注意饮食平衡与调养，避免饮食偏嗜

饮食调养的原则是根据体质和四诊合参的辨证来平衡和调和。生活保持一定的规律性，做到饮食有节，清洁卫生，五味调和，五谷为养，不偏食，改变不良的生活习惯，如不吸烟、不酗酒，不过食肥甘厚腻、陈腐变质、腌烤辛辣之品等。

环境致癌物大多通过消化道、呼吸道及皮肤摄入。结合现代肿瘤病因学的研究，我们已经熟知许多环境致癌物及其致癌机制。如烟草与肺癌、肝癌等关系密切，从中医学的观点分析，烟草属于燥热之品，伤阴耗血，所以，嗜烟之人需要养阴润肺，平素食疗可以选择银耳雪梨川贝汤，或石斛泡水代茶，可以调和烟毒的燥热。过食肥甘之品易生痰湿，可以配绿茶或土茯苓红枣薏苡仁汤等。中医认为六腑以通为用，需要经常保持大小便通畅、微出汗等，有助于排出代谢毒物，这与现代医学认为绝大多数代谢产物自肠道及小便、汗腺排出的道理是相通的。

3. 中药

基于中医学原则，中药干预环境致癌物的原则依然是用病因辨证、体质辨证或四诊合参辨证，用中药来中和调和环境致癌物对机体的损伤。绝大多数中药天然、温和、低毒，适合长期服用干预环境致癌物长时间诱发或促进的机体癌变。近年来中药的抗癌机制研究也有长足的进步。按照防治癌瘤的作用和功效主治可分为以下六大类。

（1）扶正培本类　此类药物调节人体阴阳气血、脏腑经络的生理功能，提高人体抗病能力，增强免疫功能。临床研究证实可提高生存率，减轻放化疗的毒副反应，部分可预防肿瘤和治疗癌前病变。其作用原理可归纳为以下几点：①增强机体的免疫功能。②改善骨髓造血功能。③提高内分泌及体液调节功能。④调节细胞内环磷酸腺苷与环磷鸟苷的平衡，有利于抑制癌细胞的生长。⑤调节机体物质代谢，具体药物有补气药如黄芪、人参、党参、刺五加、白术、灵芝、山药等；补阳药如人参、冬虫夏草等；补阴药西洋参、银耳、百合、天冬、黄精、枸杞子等；补血药如当归、鸡血藤等。

（2）清热解毒类　恶性肿瘤患者常表现为邪热壅盛，特别是一些中、晚期肿瘤患者，常伴有局部肿块灼热疼痛、发热或五心烦热、口渴尿赤、便秘或便溏泄泻、舌苔黄腻等热性证候。现代研究证实炎症的表现与热毒类似。炎症是促进肿瘤发展和病情恶化的因素之一，清热解毒药能减轻或清除肿瘤及其周围的炎症水肿，有一定程度控制肿瘤发展的作用。临床上常用的清热解毒抗肿瘤药物有白英、半枝莲、喜树、龙葵、鸦胆子、石上柏、穿心莲、肿节风、蚤休、白花蛇舌草、金银花等。

（3）活血化瘀类　恶性肿瘤的病机不外乎虚、瘀、痰、毒，历代医家多指出，癥积、石瘕、噎膈等与瘀血有关。如《医林改错》明确指出肚腹"结块者，必有形之血也"，故活血化瘀法是治疗肿瘤的重要法则之一。现有研究证实，多种活血化瘀药物均具有抗肿瘤作用，如川芎、当归、丹参、莪术、三七、郁金、桃仁、红花、延胡索、乳香、没药等，并可调节机体的免疫功能。其中，当归、赤芍、莪术、丹参、大黄、丹皮、蒲黄等能促进单核巨噬细胞系统的功能，从而发挥活血化瘀药物的抗肿瘤能力，赤芍、丹参、红花、川芎、益母草、当归、姜黄等能降低血小板表面活性，抑制血小板凝集，提高纤维蛋白溶酶活性，可改善癌症患者血液的高血凝、高黏状态。

（4）软坚散结类　肿瘤质硬如石者称坚，质软者称结，使硬块消散的治法称为软坚散结法。《黄帝内经》中早已指出"坚者削之""结者散之"，所以对肿瘤的治疗多用软坚散结法。中医认为味咸之中药能软坚散结，常用的药物有牡蛎、鳖甲、龟甲、土元、海藻、昆布等。常用的消痰散结药有瓜蒌、川贝、白芥子、半夏、南星、皂角刺等；理气散结药有八月札、木香、乌药、沉香、陈皮、青皮、砂仁、枳壳、香附等；温化散结药有干姜、良姜、吴萸、艾叶、小茴香等。

（5）化痰祛湿类　痰湿均为人体内的病理产物，又是致病原因。元代医家朱丹溪："凡人身上中下有块者多是痰。"清代医家高锦庭："癌瘤者……及五脏瘀血浊气痰滞而成。"此外，湿毒为患，可浸润生疮，流脓流水或因肿瘤而出现浮肿、胸水和腹水等。现代药理研究更进一步证明某些化痰祛湿药物有一定的抗肿瘤作用。常用化痰药半夏、天南星、皂角刺、瓜蒌、天花粉等；清热燥湿药苦参、黄连、黄芩、黄柏；利水渗湿药白术、茯苓、猪苓、薏苡仁、泽泻等。

（6）以毒攻毒类　癌毒是中医学较为难懂的概念。中医认为邪毒与正气相搏，表现为肿瘤的各种证候。以毒攻毒药物大多对癌细胞有直接的细胞毒作用，需掌握有效剂量，中病即止。《黄帝内经·素问·五常政大论》："大毒治病，十去其六；常毒治病，十去其七；小毒治病，十去其八；无毒治病，十去其九"，"无使过之，伤其正也"。中药以毒攻毒的药物较多，动物类药物有全蝎、蜈蚣、斑蝥、守宫、蟾蜍、土鳖、蛴螬等。金石矿物类药物有雄黄、砒石、轻粉。植物类药物有藤黄、藜芦、常山、狼毒、蛇莓、马钱子、蛇六谷、洋金花、生半夏、生南星等。但需注意金石矿物类药物如雄黄、砒石、轻粉等本身可能就是环境致癌物。

环境致癌物的中医药干预总体上讲是中医学的新课题，属于中医"治未病"范畴，基于中医对肿瘤病因学及发病学的认识，环境致癌物中医药干预的重点首先是避免接触，尤其是长期接触物理、化学或生物因素致癌物，其次是综合应用食疗、药疗、养生导引、针灸等方法平衡调和阴阳、表里、寒热和虚实，扶正祛邪，调理情志，调和体质，达到未病先防、已病防变的干预目的。若已长期接触环境致癌物，可采用病因辨证、体质辨证或四诊合参辨证，用中药、针灸、食疗等来中和调和环境致癌物对机体的损伤。但现阶段尚无系统的研究和高级别循证多中心的临床干预证据。

（王雄文　李纪强）

第十五章
环境致癌物信息网络数据库构建

第一节　环境致癌物数据库

近年来，通过对数千种化合物进行动物长期致癌性研究，对更多的化合物进行短期的遗传毒性和致癌性的生物学研究，大量环境致癌物的研究数据得到积累，利用计算机技术管理和共享大容量的化学物遗传毒性/致癌活性数据库也应运而生。现有的比较重要的化学物遗传毒性、致癌活性数据库有两种类型：包括专家评论的数据库和综合原始实验资料但不包括专家评论的数据库。第一类数据库的典型代表有：IARC 数据库，目前已收录了 732 种化学物；美国 EPA 的 Gene-Tox 数据库，收集分析了 27 种生物学测试系统和 4000 个受试化学物的详尽资料，通过 TOXNET 网络系统向公众开放；NCI/NTP 综合数据库，包括了 379 个长期（大部分为 24 个月）化学致癌研究结果和其他信息，以及 1394 个单独致癌性试验。第二种类型的数据库的典型代表包括 Gold 等的 CPDB 数据库和 EPA/IARC 的 GAPs 数据库。美国 FDA 收录了 2921 种食品添加剂详细的管理、化学和毒理学信息。美国 EPA 收录了农药登记时提交的毒理学数据。有必要借鉴各国已有的数据库建立适合我国国情的化学物遗传毒性和致癌活性数据库。

一、国际癌症研究机构（IARC）

IARC（International Agency for Research on Cancer）是国际癌症研究机构，从 1971 年起组织专家组收集和评价世界各国有关化学物质对人类致癌危险性的资料，编辑出版《IARC 关于化学物质致人类癌症危险性评价专题论文集》，并于 1979 年、1982 年和 1987 年三次组织专家组对上述专题论文集所评价的环境因子和类别、混合物及暴露环境对人类的致癌性进行再评价，并出版报告。自 1987 年专题论文集改名为《IARC 关于致人类癌症危险性评价专题论文集》，并扩展到物理因子、生物因子致人类癌症危险性评价。

IARC 关于化学物质致人类癌症危险性分类只与一种化学物致癌性证据的充分性（证据权重）有关，并不涉及其致癌活性大小及其机制。IARC 将化学物对人类致癌性资料（流行病学调查和病例报告）和对实验动物致癌性资料分为四级：致癌性证据充分、致癌性证据有限、致癌性证据不足及证据提示缺乏致癌性。对人致癌性证据充分是指在致癌物和人癌症发生之间有因果关系；致癌性证据有限是指因果关系的解释是可信的，但其他的解释如偶然性、偏倚、混杂因素不能完全排除；致癌性证据不足是指资料的性质、一致性或统计学把握度不足以判断因果关系或没有对人致癌性的资料；证据提示缺乏致癌性是指有几个在已知人类充分暴露水平范围内的研究表明暴露水平与所研究的癌症无关联。

分类为人致癌物必须要有流行病学证据的支持。癌症流行病学研究是比较困难的，一般是在人群接触某种化学品多年之后进行的，可能有很多混杂因素，并往往受到经费和时间的限制。为治疗目的给以化学品（药品）和职业性接触，较易控制接触条件，但个体数和接触期限也往往受到限制。因此，对于很多化学品需要由动物致癌试验、短期试验等为接触此化学品的致癌危险性提供论据（主要用于危害鉴定）。

1. 致癌性评价标准

实验动物致癌性资料证据评价标准如下。

① 致癌性证据充分指确立了受试物与肿瘤发生率（恶性或恶性和良性肿瘤合计）增加的因果关系。a. 见于两种或两种以上动物；b. 一个物种但经两次或多次独立的试验（包括不同时间或不同实验室或在不同试验方案条件下）；c. 在一个物种一次试验中，恶性肿瘤发生率、部位、肿瘤类型或发癌时间得到肯定的阳性结果。

② 致癌性证据有限指资料提示有致癌作用，但在做决定性评价中证据有限。a. 致癌性证据限于一个试验；b. 在设计、实施或结果解释的合理性方面尚有疑问；c. 仅有良性肿瘤、未确定致癌性潜力的损伤，或该种系中此肿瘤的自发率较高。

③ 致癌性证据不足指资料由于重要的定性或定量上的限制，不足以证明致癌作用的存在与否，或没有实验动物致癌性的资料。

④ 证据提示缺乏致癌性是指有足够的资料（至少两种种系）证明该物质无致癌性。但需指出，证据提示缺乏致癌性的结论必然限于所研究的种系、肿瘤部位和暴露剂量水平。

2. 致癌物分类

IARC 根据对人类和对实验动物致癌性资料，以及在实验系统和人类其他有关的资料（包括癌前病变、肿瘤病理学、遗传毒性、结构-活性关系、代谢和动力学、理化参数及同类的生物因子）进行综合评价，将环境因子和类别、混合物及暴露环境与人类癌症的关系分为下列五类四组。

第一类：致癌组 1，对人类是致癌物。对人类致癌性证据充分者属于本组。如吸烟和二手烟。

第二类：很可能致癌组 2，对人类是很可能或可能致癌物。又分为两组，即组 2A 和组 2B。组 2A，对人类很可能（probably）是致癌物，指对人类致癌性证据有限，对实验动物致癌性证据充分。如生产艺术玻璃、常用电吹风的理发师。

第三类：可能致癌组 2B，对人类是可能（possible）致癌物，指对人类致癌性证据有限，对实验动物致癌性证据并不充分；或指对人类致癌性证据不足，对实验动物致癌性证据充分。

第四类：未知组 3，现有的证据不能对人类致癌性进行分类。

第五类：很可能不致癌组 4，对人类可能是非致癌物。

二、 化合物毒性相关系列数据库

TOXNET（Toxicology Data Network）毒理学数据库是由美国国立医学图书馆（NLM）专业化信息服务部建成的一系列有关于毒理学、有害化学品、环境卫生及相关领域的文献数据库，其主要内容包括对人类和动物有害的危险物质的毒性、安全管理及对环境的影响；人类健康危险评估；化学药品诱变性检测数据；化学药品致癌性、肿瘤增生及抑制；

药物及化学药品的生物化学、药理学、生理学、毒理学作用；毒理学发展及畸胎学；1995～1999 年每年排放到环境中的有毒化学药品估计；化学药品及类似物质结构信息及与化学药品信息相关的网络数据库。其中 TOXLINE、DART 为文献型数据库，HSDB、IRIS、ITER、GENE-TOX、CCRIS、TRI、House hold Products Database、LactMed 等数据库均为事实与数值型数据库，所有内容均可免费获得。在 TOXNET 系列数据库 ChemIDplus 高级检索中，新增了特色功能检索，如搜索功能可通过毒性指标（如半数致死量，LD_{50}）、物理性质、化学性质及分子量等进行检索，给毒理科研人员及医药工作者带来方便。

TOXLINE（Toxicology Information Online）是一种文献型数据库，内容涵盖药物及其他化学品的生物化学、药理学、生理学和毒理学效应。目前该库收录了 1990 年以来的 300 余万条书目记录，绝大部分都有文摘、索引词和化学文摘社登记号。数据收自各种类型的文献，包括专业期刊与其他科学文献、科技报告与科研课题、档案资料等。

DART（Development and Reproductive Toxicology）数据库内容涉及畸胎学、发育以及生殖毒理学等方面。该库收录了自 1965 年以来 200000 多条相关文献记录。

HSDB（Hazardous Substances Data Bank）是潜在有害化学物质的毒理学数据库，包括有害化学物质的人体暴露、工业卫生、紧急事故处理程序、环境灾难、条件控制等。全部数据选自相关核心图书、政府文献、科技报告及经选择的一次期刊文献，并由专门的科学审查小组（SRP）审定，按化学物质进行组织，现有化学物质记录 5000 余条。每一种化学物质都含有大约 150 个方面的数据，其范围覆盖人类及动物毒性、安全及处理、环境致死性等方面。HSDB 存储的是经过专家提炼加工的各种源数据，可直接为用户提供原始信息。

IRIS（Integrated Risk Information System）是有关人类健康风险评定方面的事实型数据库，由美国环境保护署（EPA）编辑，共有 500 余种化学物质的记录。其内容主要涉及危害的鉴定及剂量反应评估。

ITER（International Toxicity Estimates for Risk）提供有关化学风险信息，其数据用于支持人类健康风险评估，其信息超过 600 条记录。ITER 关键数据来源于世界权威部门，如美国环境保护署、美国有毒物质和疾病登记局、加拿大卫生部、荷兰公共卫生与环境研究所等部门。

GENE-TOX（Genetic Toxicology）是由美国环境保护署（EPA）制作的，内容包括有关 3000 余种化学物质的遗传毒理学（致畸性）试验数据。它收集分析了 27 种生物学测试系统和 4000 多个受试化学物的详尽资料。

CCRIS（Chemical Carcinogenesis Research Information System）是由美国国家癌症研究所开发和维护的，内容包括 8000 余种化学物质的致癌性、致畸性、促肿瘤生成与肿瘤抑制方面的试验结果。数据来自一次文献、NCI 报告及其他特种专项资料，并由致癌与致畸领域的专家审定。

TRI（Toxics Release Inventory）是由 EPA 编辑的年度系列型数据库，这些数据库共同组成 TOXNET 的有毒物质排放库。

Household Products Database 是家庭消费用品相关健康安全性资料库。

LactMed（Drugs and Lactation Database）是新增加的免费数据库。本库的内容是关于哺乳母亲可能接触到的药物，包括产妇、婴儿的药物浓度，对泌乳和哺乳婴儿可能的影响，以及可以考虑的替代药物。本数据库经过专门的科学审查小组审定并且参考数据资料完整。LactMed 包含超过 450 种药物记录，可供临床工作者和哺乳母亲查询参考，包括母乳中的浓度、哺乳婴儿血中的浓度、对泌乳或哺乳婴儿可能产生的影响，以及其他可选择的替代药物。除了药物之外，还包含毒物学、化学物安全性及环境健康、各种暴露的化学物质对母亲和婴儿产生的影响等内容。

Haz-Map 是为健康和安全专业人士以及消费者寻求在工作中接触化学品和生物制品影响健康的信息而专门设计的职业健康数据库。

TOXMAP 是由美国国立医学图书馆专门的信息服务提供的地理信息系统，使用美国地图以帮助用户通过视觉探索来自美国环境保护署的有毒物释放数据和超级基金计划。

三、 致癌潜因数据库（CPDB）

致癌潜因数据库（CPDB）是一个独特的和广泛使用的国际资源，包括对 1547 种化学物质进行的 6540 项慢性的、长期的动物癌症测试研究。通过 CPDB，用户可以轻松地访问过去 50 年的生物测定文献，一般文献库截止到 2011 年，美国国家癌症研究所/国家毒理学计划文献截止到 2004 年，包括阴性、阳性实验的定性及定量分析。不同的癌症生物测定文献的协议、组织病理学检查和术语各不相同，作者对什么样的信息在文献中发表也不相同，CPDB 对各种文献进行标准化。CPDB 报告的结果包括对大鼠、小鼠、仓鼠、狗和非人类灵长动物的测试。

对于每个实验，均包含了非常重要的解释生物测定的信息：品种、品系、实验动物的性别；实验方案的特点如给药途径、给药时间、平均每日剂量率 $[mg / (kg \cdot d)]$；实验持续时间，靶器官，肿瘤类型和肿瘤的发病率，致癌可能性（TD_{50}），其统计学意义；剂量-反应的形状，作者对致癌性的评价，以及文献引用情况。我们描述的 TD_{50} 在数量上是指日常剂量率 $[mg / (kg \cdot d)]$，是指在被测动物中 50% 引起癌症的日剂量率。TD_{50} 为比较、分析致癌性的许多问题提供了标准定量测量手段。啮齿动物致癌物质化学品的 TD_{50} 值的范围可相差 100 多亿倍。

CPDB Web 页面提供可能的癌症风险广阔的视野，从人类暴露于高剂量啮齿动物癌症测试显示会导致癌症的化学物质。暴露用图形和表格的格式展示，包括工人的高历史暴露史，药物、饮食中的天然化学物质，空气污染物，食品添加剂和农药残留。2007 年 8 月，CPDB 进行了增补，包括对 66 个新化学物质、52 个既往存在的化学品。本网站上的所有网页进行了更新，以反映这些增补，包括图片、汇总表和 excel 文件。

至 1993 年，CPDB 以图表的形式发表了 5 批，包括了对 1136 种化学物的 4487 个实验的标准化结果，给出了化学物数量化致癌活性指数 TD_{50}（半数致瘤剂量）。

最后更新时间：2011 年 9 月 1 日。

四、 中国食品安全资源数据库

中国食品安全资源数据库是在国家"十五"重大科技攻关项目"食品安全关键技术"——"进出口食品安全风险控制技术研究"的研究成果的基础上创建的。网站涵盖了大量的专业数据资料，内容涉及农兽药、食品添加剂、天然毒素以及微生物等有害物质的基本属性、检测方法以及残留限量。另外，网站还包括相关法律法规、1087 家中国食品安全检测实验室介绍、134 条食品安全事件等方面的内容，专为国内外从事食品生产、贸易、质量检验、科学研究以及行政监督人士服务。具体包括以下内容。

食品添加剂数据库中收录了食品添加剂化合物 2523 条，每一种食品添加剂的详细信息中包括基本信息、理化性质、毒理学性质、类别、作用特点、国内应用情况、国外应用情况、代谢情况等，还包括该化合物的国内外标准及检测方法和限量等，其中标准及检测方法

1690 条，限量 13555 条，国内外法律法规 36 篇，国内外风险评估报告 2 篇。

农兽药数据库中收录了农兽药化合物 3553 条，每一种农兽药的详细信息中包括基本信息、理化性质、毒理学性质、类别、作用特点、国内应用情况、国外应用情况、代谢情况等，还包括该化合物的国内外标准及检测方法和限量等，其中标准及检测方法 449 条，限量 169192 条，国内外法律法规 16 篇，国内外风险评估报告 14 篇。

天然毒素数据库中收录了天然毒素 242 种，每一种天然毒素的详细信息中包括六部分的内容：基本信息、理化性质、毒理学性质、类别、来源及代谢、备注。另外，还包括检测方法和限量。其中标准及检测方法 24 条，限量 121 条，国内外法律法规 5 篇，国内外风险评估报告 0 篇。

微生物数据库中收录了 59 种微生物，每一种微生物的详细信息中包括中英文名称、种属、生物学特性、流行病学特点、毒素情况等。其中标准及检测方法 147 条，限量 1467条，国内外法律法规 4 篇，国内外风险评估报告 4 篇。

其他来源化学危害物数据库收录了包括二噁英、苯并芘等有毒物质 89 种，内容有基本信息、理化性质、毒理学性质、类别、对人体的危害、国内污染情况、国外污染情况、代谢情况、检测方法和限量等。

五、 毒性物质与健康和环境数据库

毒性物质与健康和环境数据库（TSCAT）是环境科学网（http：//esc. syrres. com/）下面的一个免费信息查寻站点，由 SRC（Syracuse 研究公司）于 1985 年为 EPA（美国环境保护署）开发，这是一种用于收集、保存和传播工业部门根据 TSCA（有毒物质管理法）向EPA 递交的未经公布的技术报告的中央系统。SRC 对 8000 多种化学物质进行研究，并将它们归入三个领域（健康影响、环境影响、环境流布）。用户可以根据这些列出的领域加上限制词的检索条目进行查寻，即通过物质的化学名、CA 登录号或分子式，然后限定所需查寻的领域：研究领域（急性或慢性毒性等）、动物（大鼠、仓鼠等）、用药途径（口服、吸入等），并限定所需结果的范围（健康影响、环境影响或环境流布等），若库内有此物质信息，即可获得相关资料出处，以及该物质的生产日期、生产公司和收载入本数据库的时间。ht-tp：//esc. syrres. com/efdb/TSCATS. htm。

六、 急性毒性数据库

急性毒性数据库为哥伦比亚环境研究中心（CERC）自 1965 年起对 410 种化学物质和66 种水域动物所进行的 4901 项急性毒性测试结果，并分析了各种不同因素（温度、水硬度、pH 值等）对结果的影响。检索者可通过"Searchable Database of Acute Toxicity Data"直接检索，也可在"ID Database"中先下载 ID 数据库（其中包括物质的化学分类名、化学名称、用途、毒性剂量单位、CA 登录号）再编辑查寻。http：//www. cerc. usgs. gov/data/acute/acute. html。

七、 化学品材料安全数据表（MSDS）

为采取预防和控制化学品危害的措施，1990 年 6 月，国际劳工组织讨论通过作业场所安全使用化学品的 170 号国际公约，规定每一种化学品必须对应一份材料安全数据表（MS-DS）并作为一个文件。MSDS 是英文 material safety data sheet 单词的缩写，因泛指化学品也被称作为化学品安全技术说明书。1994 年 10 月 27 日，我国第八届全国人大常委会第 12

次会议讨论批准了 170 号公约，为贯彻实施 170 号公约，建立了新的与国际管理接轨的化学品管理体系。

MSDS 具体内容包括：①标识；②主要组成与性状；③健康危害；④急救措施；⑤燃爆特性与消防；⑥泄漏应急处理；⑦储运注意事项；⑧防护措施；⑨物化性质；⑩稳定性和反应活性；⑪毒理学资料；⑫环境资料；⑬废弃；⑭运输信息；⑮法规信息；⑯其他资料。

MSDS 是在市场经济、国际贸易当中，化学品生产商或进口商必须向用户（消费者）或社会公众公布的一份法律文件。在这份文件中，生产商和进口商必须详细地阐明该化学品的理化特性（如是否易燃易爆，提供易燃度、闪点数值、pH 值、反应活性等）。要向用户提供对使用者的健康有无危害的资料（如致癌、致畸、慢性病、终生疾患等），要向公众提供在使用过程中（包括运输、搬运、储存）是否会造成环境污染、生态破坏（包括发生泄漏的应急处理等）。该文件必须真实、可靠，必须向公众和社会负责（生产商与进口商所应承担的社会责任），欧美等发达国家对于环境和职业健康是有法律条款进行严格控制的，所以在国际贸易中，假如生产商和进口商不能为客户提供完善的 MSDS，或者经审核不符合当地法律、指令的要求，就不允许进入市场。

八、 化合物结构-毒性数据库（TOPKAT）

TOPKAT 是由 Accelrys 公司开发的一个数据库，利用该数据库，可以根据化合物的结构来定量地判断其毒性。美国 FDA 的仿制药品办公室认可该类数据库用于杂质毒性的判断。加拿大的药品审评人员也在利用这类数据库帮助判断已知杂质的毒性。

TOPKAT 的设计原理是：全面收集文献报道的各种结构化合物的毒性数据，按照一定的处理方式输入该数据库。当要查某一化合物的毒性时，输入该化合物的结构，数据库可自动进行结构的比较，根据待查化合物与数据库中收集的化合物结构的相似程度来预测待查化合物的毒性。该数据库除了可预测整个分子的毒性外，还可以分别给出分子中的某一部件对毒性的贡献大小。

预测的毒性数据分为两种情况。一种是给出具体的数据，如 LD_{50} 和 LC_{50}，其单位为质量/质量（mg/kg）或质量/体积（mg/L）。对于仅有 2 种可能性的动物模型，如致癌/非致癌，其毒性数据一般用 0.0～1.0 间的数值表示。0.0～0.3 的数值表示该化合物具有所测毒性的可能性不大；大于 0.7，则表示该化合物很可能具有所测的毒性，数值越大，可能性越大；而 0.3～0.7 间的数值则表示现数据库尚难以预测该化合物的毒性。

由于 TOPKAT 数据库中收集的化合物的数量有限，各种动物模型的毒性数据也有限，所以在用该数据库预测某一化合物的毒性时，主要是根据待测化合物的结构与数据库中具有相似结构单元的一组化合物的毒性来预测新化合物的毒性。如果待测化合物的结构不能很好地被该组化合物所涵盖，则预测的结果就会不可靠。该数据库可通过以下 3 种方式反映预测结果的可靠性：①预测结果中会显示新化合物中的哪些结构单元未被数据库所涵盖，从而提醒用户注意。②该数据库引入了最佳预测空间（optimum prediction space，OPS）的概念。该空间是根据数据库中化合物的结构所形成的一个多维的立体空间。如果新化合物的结构在 OPS 之中，则结果就比较可靠。该数据库会根据新化合物在各结构单元上距离 OPS 的远近来综合判断预测的结果是否可接受。③结果的可靠性还可通过新化合物与预测所用化合物的结构的相似性来反映。在此也使用 0.0～1.0 间的数值来表示相似性，数值越小，结构间的相似性越大。据此，用户可以判断新化合物是否位于数据库中信息量比较丰富的区域，以及新化合物是否能较好地从模型中得到反映。

使用 TOPKAT 数据库，需要用转换系统 SMILES（simplified molecular input line system）将待测化合物的结构转换成计算机能识别的符号输入计算机。

第二节　环境致癌物高危人群数据库

一、　美国国家肿瘤研究所（NCI）

美国国家肿瘤研究所（NCI）已公开迄今为止规模最大的肿瘤相关的变异基因数据库，这些遗传信息可对肿瘤进行基因分型，其致癌基因的分子机制为靶向治疗提供依据。具有应用价值的是，研究人员利用肿瘤患者的基因组信息可设计出个体化的、基于基因分型的治疗方案。

美国国家肿瘤研究所称："这一基于基因组研究的新数据库向全球开放，希望帮助科学家加快新药研发以及为患者提供适合的疗法。"该机构的分子药理研究室主任 Yves Pommier 博士称："目前大多数抗癌药的使用都是按照医疗经验，对于多数人而言，能理解的是药物作用靶点，却不知道其与基因组学上的任何关联。"

多数肿瘤的治疗无法回避猜测性治疗，这是因为医生不能确定患者对常用药物和化疗的反应，或者是肿瘤已形成抗药性。为了实现个体化医疗以摆脱猜测性治疗，美国国家肿瘤研究所推动基因组学在肿瘤治疗的应用，其测定了 60 种人类肿瘤细胞系并创建了肿瘤细胞数据库，从而生成了人体不同部位的肿瘤相关的变异基因详细目录，该研究成果发表在美国肿瘤协会期刊《肿瘤研究》（Cancer Research）上。

Pommier 博士称："研究人员可挖掘肿瘤遗传数据以确定化疗药物 cisplatin 是否能治疗特定的基因突变，具有说服力的是，仅有一半的子宫癌患者对 cisplatin 药物有反应，而医药公司不愿证实现有的肿瘤药物仅能适用于一种类型的肿瘤患者。"

最近审批的多数肿瘤药物都是靶向性治疗，以阻止肿瘤细胞在生长和扩增过程中需要的特定途径，因此，在接受肿瘤药物治疗之前，应该确认患者具有特定的遗传突变，从而让药物更有利于治疗其疾病。罗氏旗下的 AG 公司研制的黑色素瘤药 Zelboraf，能有效地作用于约一半的黑色素瘤患者出现的特定突变基因；辉瑞公司研制的肿瘤药物 Xalkori，能靶向治疗约 4% 肺癌患者出现的 alk 基因突变。

二、　我国台湾省建成全球首个单一癌症的基因变异数据库

2007 年 1 月，我国台湾省建成全球首个单一癌症的基因变异数据库，该变异数据库有利于研发检测肿瘤基因的芯片以促进临床诊断和药物发展。

台湾省"中央研究院"生物医学研究所研究员周玉山称，该研究挖掘出 614 个肝癌易感基因的组合，结合肝癌患者变异基因后找到 38 个候选的肝癌致病基因，并在患有肝癌的人类和老鼠体内发现了候选基因的遗传证据。该数据库已于 2006 年 2 月对外开放，吸引了美国、欧盟等国家地区的研究人员进入其中搜集研究数据。

三、　加利福尼亚大学开放了肿瘤基因组数据库

2013 年 1 月，加利福尼亚大学开放了肿瘤基因组数据库，其数据来自于美国国家肿瘤

研究所的基因组项目，为那些分析肿瘤测序数据的科学家带来了方便。

这一被称为"癌症基因组学中心"的数据库是由加利福尼亚大学圣塔克鲁斯分校的一个团队建立的，收集了1万位肿瘤患者（20种肿瘤类型）的正常细胞和肿瘤细胞样本信息。该数据库将收录 NCI 儿童和艾滋病相关肿瘤基因组项目的数据，还将从接管的 NIH 国家生物技术信息中心获得肿瘤测序数据。

四、 英国将建立世界最大的肿瘤患者数据库

2013 年 6 月，英国广播公司报道，英国将建立世界最大的肿瘤患者数据库，收集英国每年 35 万新确诊的肿瘤病例的遗传数据以实现针对癌症类型的个体化医疗。

新建的英国肿瘤数据库的遗传数据来自各地医疗机构的病例和 1100 万份历史档案记录，还与威尔士和苏格兰等医疗保健数据库实现信息共享，并在数据的整理、分析和更新中揭示各种肿瘤对治疗方法的反应。英格兰公共健康主管拉什巴斯介绍说，这个数据库将从根本上改变癌症的诊断和治疗。

五、 肿瘤基因表达谱项目

FGT 公司（First Genetic Trust，Inc.）和 IGC（International Genomics Consortium）宣布结为战略联盟，规定 FGT 公司将成为 IGC 多种癌症基因组测序工作所需的基因数据库系统的唯一提供者和服务商。

IGC 公司希望通过其肿瘤基因表达谱项目（expO），建立一套统一的人类肿瘤样品的采集、处理和鉴定系统，并且建立一个公共的人类癌症基因表达数据库。FGT 公司作为一个值得信任的第三方机构，负责提供各种不同疾病的患者用于样本数据的采集，保证医学数据的灵敏性和遗传信息的保密性。

由于研究人员发现了一些导致人类癌症恶变的目标分子，所以开发出能够直接针对癌症细胞的新型诊断工具和治疗药物成为可能。而且如果研究人员能够直接比较正常人类基因组和多种癌症基因组的序列，这些研究工作还能大大地加快速度。

肿瘤基因表达谱项目的最初目标是收集癌症患者的肿瘤样本，分析其遗传学和基因组的模式，并将这些信息与病理学诊断的结果相互参考比较。所有这些信息将通过互联网向世界各地的研究人员公布。

六、 基因表达 NCBI 的基因表达数据库

基因表达综合数据库（GEO；http：//www.ncbi.nlm.nih.gov/geo）是一个巨大的基因表达数据库，并逐步开始被科学界所使用。2005 年，在一份由美国 NCBI 等四家科研机构联合发布的新闻稿中对 GEO 数据做了如下统计：截至 2005 年，GEO 已拥有代表 100 多种生物体的近 10 亿个单独的基因表达数据测量信息，每周都会有 1000 多个不同的用户来访问 GEO 记录，整体 GEO 网站的访问次数每周已超过 15000 次之多。GEO 的目标是尽量最大范围地涵盖可能的高通量实验方法，同时保持数据库的灵活多变以适应未来发展的趋势，其最大功能是用来储存和检索公开的高通量基因表达和基因组杂交数据。

简单地说，GEO 把递呈的数据分成三个等级的实体类型，即平台（platform）、样本（sample）和系列（series），它们每个均可保存到独立相关的数据库，因为它们分别被赋予了一个唯一的、永恒不变的标志符。为了能达到一个开放灵活的设计理念，以方便用户储存和检索不同类型的数据，GEO 中的数据并不完全压缩集中在同一数据库中。相反，而是用

一种图表分隔的 ASCII 表格形式来对每一个平台和样本的数据进行保存。这种表格包含有多项专栏，并在表格的上面伴有专栏名称。当前摘录表格中的数据主要是为了索引，但是，为了方便用户更广泛地搜索和检索，这些数据还可被进一步、更深一层次地摘录和提炼。另外，数据投放者自己也添加了一些专栏，以用于储存附加的、被他们定义的相关信息。

从本质上说，平台是描述一连串在特定实验中被检测或被定量分析的因素。比如寡核苷酸探针组、cDNAs、SAGE 标签、抗体等。平台登录号的首字母为"GPL"样本是指以一个平台为基础、描述某个杂交实验或者实验条件的所有特征因素的大量测量信息。每个样品有一个，而且只有一个必须先前被确定的亲代平台。样本登录号的首字母为"GSM"。

系列是把构成某个实验的相关样本集中到一个有生物意义的数据集，同时可能还收集一些已被递呈者注明的重要基因或者分析结果纲要。一个系列中的样品是通过某一共同的属性连接在一起的。系列登录号的首字母为"GSE"。

GEO 平台和样本的数据格式不像元数据格式那样，是被保存在一个指定的数据库格式字段区域内，也不是完全的高度集中，而是以文本的形式保存。这种设计理念能使 GEO 保持适应不断发展的技术趋势，同时也允许在被保存数据的数量和类型方面达到最佳。最近还对 GEO 数据库做了一些补充和提高，新增加了增补的元数据字段，目的是为了便于和鼓励 MIAME（关于芯片实验的最低限度信息）兼容数据的递呈，以及接受芯片原始数据文稿的保存和检索，比如 Afymetrix 的 cel 文件或 cDNA 阵列扫描图像等。

作为一个公开的数据库，GEO 的数据已被有代表性地分析和研究。而且在大多数情况下，这些数据的分析结果均已在杂志上发表。但是，当考虑个人的实验时，把互不相关的数据汇集在一个数据库，并组织它们用共同的界面进行分析和交互比较时，并不容易达到一个有价值的分析结果。通过检测空间和暂时的基因表达模式，以及用具有特征性标记基因作为校准来挖掘 GEO 数据，可以对一些未知基因的功能和遗传网络提供线索。分别交互比较类似的数据集组，可以确认在单独一个实验中可能被忽略的、用户感兴趣的基因表达趋势。GEO 数据库及其工具，也可以验证实验室的研究发现，或提供支持性意见，或设计研究计划及其获得假说的否定证据等。GEO 数据的再分析和重新解释还可以为其他领域提供一些有价值的线索。随着 GEO 数据库在大小和多样性方面的不断增长，这样的研究发现机遇也将不断提高。

七、 癌症基因组剖析计划（CGAP）

CGAP 是由美国癌症研究所在 1996 年发起维持的一项计划。至今，它已经成为癌症遗传学研究领域的首创。该计划已经从多种肿瘤样品和正常样品中研究出了 300 多万个表达序列标签（EST）。除此之外，该计划还利用新的技术构建了数以百计的图书馆。提及的新技术包括基因表达系列分析（SAGE）和大规模平行测序技术（MPSS）。SAGE 技术是近几年发展起来的一种快速分析基因表达信息的综合分析方法，它是公认的转录学图谱研究的最佳方法之一。MPSS 是以 DNA 测序为基础的大规模、高通量的基因分析新技术。它通过标签库的建立、微珠与标签的连接、酶切连接反应和生物信息分析等步骤，可以获得基因表达序列。MPSS 具有测定表达水平低、基因差异小，无需预先知道基因的序列，自动化和高通量等特点，是一项值得推广的技术。在巴西，FAPESP/LICR 的人类癌症基因组计划（HCGP）利用一种称为开放阅读框 EST 的新技术，研究了超过 100 万个流行肿瘤的 EST。由 CGAP 和 HCGP 研究的表达序列被整合到了国际癌症基因表达的数据库。这个数据库是基因组研究机构中人类癌症索引的基础。CGAP 和 HCGP 两个计划已经结合起来。它们本质上有一个共同的目标——创建癌症的表达目录，而且它们还注解并向 GenBank 提交了数以百万的肿瘤和正常组织的序列。这两个计划的目的是确定正常细胞、前癌细胞和癌细胞基因的独特表达模式，以期达到改善检测、诊断和治疗患者的目的。

八、 癌症生物医学信息网络（caBIG）

caBIG 是一个雄心勃勃的、由美国国家肿瘤研究所资助和维护的一项新计划。它旨在建立一个癌症网络，从而整合四类信息：信息接口、词汇/术语和本体论、数据元素和信息模型等。caBIG 计划是一个由研究人员和组织机构自愿组织的网格项目，目标是"创造癌症研究的全球网络"。为了这个目标，大家努力为应用和分析过程制定了标准，以便能更容易地开展合作、分享数据。此外，caBIG 承担了不同领域的开发项目，例如，开发临床试验管理系统、Ontology 采集工具和体内成像系统等。自 2004 年成立以来，caBIG 在 80 个组织机构的 800 多名工作人员的合作下，已经取得了 70 多项成果，包括报告书、用语、数据规范、软件工具（例如一种基于网络的临床试验与多重试验数据管理应用程序）、一种微阵列数据库、一种基因定义元数据采集工具以及许多其他成果。

caBIG 将个人和机构联系在一起，共享很多数据和工具，它构建了全球范围的癌症研究资源。caBIG 是癌基因组阿特拉斯计划的一部分，由美国国家肿瘤研究所（http：//cancergenome. nih. gov）资助和维持，它可以加速癌症预防或治疗方面的新方法问世。

如上所述，caBIG 的目标是：①通过一种可共享和可操作的基础设施，将科学家和医生联系起来；②通过开发标准规则和共同语言，能够更容易地共享信息；③建立或调整工具收集、分析、综合和传播与癌症相关的研究和护理的信息。

该 caBIG 项目旨在建立一个协作信息网络，以加速开发新的办法以改善对患者的治疗效果。caBIG 所创建的基础设施和工具在癌症社区之外也有很广泛的应用。因此，癌症生物信息学处理的是组织和数据，以便重要的趋势和模式可以被识别，最终目标是发现新的治疗和/或诊断癌症的方案。实现这一目标的第一步就是寻找表现特定癌症条件的基因表达蓝图。人们普遍认为生物状态和生理不可能由一个基因的表达所代表。因此，为了揭示代表癌症发生和进展的分子标记，研究人员进行了广泛的基因组分析，例如基因表达的微阵列、微阵列-比较基因组杂交技术（array CGH）和组织芯片等。然而，在特定的癌变时期有相当多的改变，包括基因组复制后阶段、转录阶段、翻译阶段或翻译后阶段和修改阶段，如基因扩增、RNA 剪接改变、磷酸化、甲基化和蛋白质分泌和稳定性差异，这些都不能被基因组分析设想到。蛋白质组的分析鉴定，能够鉴定和定量分析生物样品中的全部蛋白质。

目前蛋白质分析技术包括二维聚丙烯酰胺凝胶电泳（2DE 法）、同位素编码亲和性标签（ICAT）、基质辅助激光解析电离-质谱（MALDI-MS）、液相色谱-串联质谱（LC-MS/MS）、质谱成像（imaging MS）、蛋白质芯片和自体抗体表达等技术等。要组织和分析由这些高通量技术产生的具体数据，需要发展相当数量的计算软件和数据库。人们通过计算统计分析辅助和建立蛋白质或基因图谱，已经可以鉴别遗传特点，这对发展新的和个性化的癌症治疗方法非常有价值。

生物信息学方法和临床验证已用于识别多种癌症指示性表达谱。Kim 等分析了 SAGE 和 EST 数据，从而发现了一系列肺癌中差异表达的基因。在一个系统检测注解基因功能的实验中，他们找到了 29 个基因，随后借助肺癌患者的临床标本发现了这些基因对实验验证很敏感。

Sjoblom 等确定了在结直肠癌和乳腺癌肿瘤中已经经过注解的人类蛋白质编码基因序列。

他们分析了 11 个乳腺癌患者和 11 个大肠癌患者个体的 13023 个基因，结果揭示单个肿瘤积累了大约平均 90 个突变基因，但它们中只有一部分会导致肿瘤恶化。用严格的标准来界定这些基因，Sjoblom 等发现共有 189 个基因（平均每个肿瘤 11 个）突变频率很高。统计和生物信息学工具可以帮助确定突变在肿瘤形成中的作用。鉴定分子标记和表达谱正被人们用于肿瘤分类、诊断和临床结果的预测。癌细胞依赖的特殊基因、蛋白质和细胞路径的鉴定，加速了人们对更有效的治疗药物的研发进程。通过设计、整合来自多个应用和平台的资料，如 GeneSpring 分析平台，或开发资源和开发软件计划（Bioconductor，一项使用 R 语言进行基因组数据计算的开源 & 可扩展软件计划），不仅可以用于专门回答生物学方面的基因组、遗传学、蛋白质组和生物标志物筛选的交叉问题，还能够提供全面的统计分析、数据挖掘和可视化工具。此外，基于群体的分子和遗传变异研究可能会成为个体化治疗的基础。目前已在临床上成功应用于治疗的药物有 Gleevec（格列卫，一种激酶抑制剂，可用于成人和儿童慢性髓性白血病的治疗）与单克隆抗体美罗华（Rituxan，治疗非霍奇金淋巴瘤），另外，还有阿瓦斯丁（Avastin，治疗结直肠癌和非小细胞肺癌）和赫赛汀（Herceptin，治疗乳腺癌）。

九、 中国肿瘤防治数据库

2003 年经国家卫生部、总后卫生部和中医药管理局三个主管部门联合推荐，科技部启动了国家科技基础条件平台建设科学数据共享领域重点项目——"医药卫生科学数据管理和共享服务系统"。该项目是国家科技基础条件平台建设工作科学数据共享领域支持的重点项目之一，其总体目标是建立物理上分布、逻辑上统一的国家级医药卫生科学数据管理与共享服务系统，整合现有医学科学数据资源，建立起若干个主体数据库、疾病数据库和医学网络协同研究环境，为政府决策、医药科研提供方便、丰富科学数据共享服务，提高医学科技创新水平，提高国家应对公共卫生突发事件的能力。该项目由中国工程院副院长、中国医学科学院院长刘德培院士牵头，军地 4 家单位共同承担。其中基础医学科学数据中心由中国医学科学院负责；临床医学科学数据网络管理中心由解放军总医院和协和医科大学共同负责；预防医学和公共卫生科学数据中心由中国疾病预防控制中心负责；中医药科学数据中心由中国中医研究院负责。

第三节　国外组织标本库发展的启示

随着基因组学和蛋白组学以及高通量技术的发展，医学生物研究进入了一个崭新的以分子生物医学为主导的时代，基础和临床研究得到了极大发展。在这些研究中，高质量的生物标本的保存以及完整而健全的病例信息和资料数据库的建立尤其重要，是研究的基础和重要保障。因为每一份组织标本均可被视作一个小型的遗传信息平台，经过标准、规范的保存并且拥有完整病例信息的组织标本不仅是现在研究计划的资源保障，而且在未来基础和临床研究中可继续扮演信息资源库的角色。

组织库（tissue bank）是系统收集和存储手术切除的人体正常和病理组织、血液样品以及病理类型、临床分期和治疗效果、预防等方面的相关信息的平台。发达国家的一流医疗机构均拥有了自己标准化的冰冻组织标本库，如美国、加拿大、英国、法国等均已建立完备的各种组织标本库。本文通过对近年来关于国内外组织标本库相关文献的查阅，对组织标本库的发展特点做一个总结。

国外组织库发展的特点如下。

1. 规范化和标准化

美国是世界上最早成立专门组织库的国家，全美组织库及其产品由美国 FDA 负责管理。各医疗机构组织库都必须在 FDA 注册，FDA 负责对其进行考察和检查，目前在美国和全世界已有近 2000 家组织库在 FDA 注册，其中包括中国的 2 家。美国组织库协会 AATB 是一个专业性、非营利性、免税的科学教育组织。它于 1976 年成立，主要致力于保证用于移植的同种异体组织都是安全的和高质量的，并且能够满足全美需求量。因此，美国组织库协会于 1984 年制定了第一部针对组织库的、权威性的产业化标准，即美国组织库协会标准。最新的版本是 2008 年出版的第 12 版。该标准涵盖两大类：对组织库行为的要求和对组织库功能的界定；其中独立的主题范围很广，包括供体选择、组织库管理、如何做好记录和质量监控，以及所涉及的保险问题等。AATB 还提供对组织库人员能力的证明。组织库专家测试考查组织库人员关于组织库各个方面的知识，包括对捐献者的筛查原则及其组织适应性的确定原则，组织采集、加工，去污染技术，质量控制和产品检测，标记、记录和异体移植的临床使用等，对于符合标准要求的人员，将颁发组织库人员能力认证证书。

欧洲也在 1991 年成立了统一的欧洲组织库协会 EATB（European Association of Tissue Banks），并发表了 EATB 标准，对全欧盟国家的组织标本采集和利用进行统一的指导和管理，其最大特色是不断吸纳其他国家的会员。截至 2009 年，EATB 有包括我国在内的 46 个国家的 300 多名会员。

2. 专业化和职能化

随着对生物医学资源认识的提高，组织库包含的内容十分广泛，诸如肿瘤库、骨库、眼库、胚胎库、脑组织库、干细胞库等。国外组织库的发展趋势逐渐走向专业化，分工具体化，现将国外发展体系最为完善的肿瘤库简单介绍一下。

1973 年意大利免疫学家因帕拉脱教授在一次会议上做了肿瘤和免疫的报告，建议外科切除的肿瘤组织，若保存起来做进一步的研究，对抗肿瘤研究将大有裨益。这是肿瘤组织标本库建立的最初来源。虽然近年来恶性肿瘤研究已经取得了一定的进展，现有研究体系过于依赖动物和细胞株的研究，存在着一些无法克服的现象，如研究的重现性较差，周期长，进程较慢等，而利用患者自身的组织就克服了以上的弊端，成了肿瘤研究工作的新方向。然而如何获取这宝贵而有限的人体肿瘤资源并将其充分用于肿瘤的研究，都是尚待解决的问题。针对这些问题，自 20 世纪末期以来国外兴起了标准化肿瘤标本库的创建。随之，国内也渐见少数这方面的报道。国外先后建立起了单病种和多病种的肿瘤组织库，并逐渐规范化，形成了标准化的操作体系。以著名的美国 MDAnderson 癌症中心为例，该中心 1993 年便启动建立了头颈部肿瘤组织库，是世界上最早的专业肿瘤标本库之一，至 2007 年 10 月，其已累计收集肿瘤样本超过 2.5 万例；2000 年起，该中心又建立了胰腺癌组织库，下设 25 个卫星组织库作为区域共享资源，并形成了完备的生物信息网络。2003 年，英国也成立了国家肿瘤组织库。

肿瘤组织库的建立为肿瘤基础和临床研究提供了大量的标本来源，可开展肿瘤突变基因筛选、基因诊疗、肿瘤高危人群遗传咨询、恶性肿瘤流行特征调查；也为开展细胞生物学、分子生物学、遗传学、基因组学和蛋白组学等高新技术研究，探讨新的肿瘤分类、诊断和预后标准，为开发肿瘤早期检测的实验技术和新型的治疗策略提供强大支持；对今后实现肿瘤患者的个性化治疗和随访提供帮助；为更广泛的国际交流与合作提供技术平台。

3. 产业化和信息化

目前，国外规模较大的组织库都向产业化和信息化发展。其中美国组织库协会（AATB）规模最大，产业化也最为成功，目前各国许多组织库采用 AATB 提供的标准和认证。今天，AATB 已经拥有 100 多个子会员组织库，1100 个独立会员，每年有超过 30000 个捐献者提供 150 万份组织器官。美国和欧洲的组织标本库形成了完备的生物信息网络。例如在 AATB 的协调下，全美（包括加拿大）的组织库已构成网络，实现了供体等资源的共享。

（岑东芝　张积仁　赵乙木）

各章节参考文献

第一章　环境致癌物概述

[1] Higginson J. Cancer and environment：Higgin son speaks out. Science，1979，205（4413）：1363-1364，1366.

[2] Pott P. The first description of an occupational cancer in 1777（scrotal cancer，cancer of chimney sweeps）. Bull Soc Liban Hist Med，1993（4）：98-101.

[3] Yamagiwa K，Ichikawa K. Experimental study of the pathogenesis of carcinoma. CA Cancer J Clin，1977，27（3）：174-181.

[4] Hueper W C. Environmental cancer of the lung. Acta Unio Int Contra Cancrum，1957，13（1）：97-140.

[5] Hueper W C. Environmental causes of cancer of the lung other than tobacco smoke. Dis Chest，1956，30（2）：141-159.

[6] Cornfield J，Haenszel W，Hammond E C，et al. Smoking and lung cancer：recent evidence and a discussion of some questions. J Natl Cancer Inst，1959，22（1）：173-203.

[7] Mcnaull F W. Lung cancer. Tobacco smoking in America. Servir，1989，37（2）：115-118.

[8] Shintani T，Hayakawa N，Kamada N. High incidence of meningioma in survivors of Hiroshima. Lancet，1997，349（9062）：1369.

[9] Auvinen A，Seppa K，Pasanen K，et al. Chernobyl fallout and cancer incidence in Finland. Int J Cancer，2014，134（9）：2253-2263.

[10] Rahu K，Auvinen A，Hakulinen T，et al. Chernobyl cleanup workers from Estonia：follow-up for cancer incidence and mortality. J Radiol Prot，2013，33（2）：395-411.

[11] Okada F，Hosokawa M，Hamada J，et al. Progression of a weakly tumorigenic mouse fibrosarcoma at thesite of early phase of nflammation caused by plastic plates. Jpn J Cancer Res，1993，84（12）：1230-1236.

[12] Burns W A，Kanhouwa S，TillmanL，et al. Fibrosarcoma occurring at the site of a plastic vascular graft. Cancer，1972，29（1）：66-72.

第二章　环境致癌物的分类

[1] Farmer P B. Carcinogen adducts：use in diagnosis and risk assessment. Clin Chem，1994，40（7 Pt 2）：1438-1443.

[2] 方建龙，白雪涛，徐东群. 多环芳烃 DNA 加合物检测技术研究进展. 环境与健康杂志，2012，29（1）：92-94.

[3] Tornqvist M，Fred C，Haglund J，et al. Protein adducts：quantitative and qualitative aspects of their formation，analysis and applications. J Chromatogr B Analyt Technol Biomed Life Sci，2002，778（1-2）：279-308.

[4] Pratt M M，John K，Maclean A B，et al. Polycyclic aromatic hydrocarbon（PAH）exposure and DNA adduct semi-quantitation in archived human tissues. Int J Environ Res Public Health，2011，8（7）：2675-2691.

[5] Kelvin E A，Edwards S，Jedrychowski W，et al. Modulation of the effect of prenatal PAH exposure on PAH-DNA adducts in cord blood by plasma antioxidants. Cancer Epidemiol Biomarkers Prev，2009，18（8）：2262-2268.

[6] Creech J J，Johnson M N. Angiosarcoma of liver in the manufacture of polyvinyl chloride. J Occup Med，1974，16（3）：150-151.

[7] Dahar W S，Bond G G，Mclaren E A，et al. Update to vinyl chloride mortality study. J Occup Med，1988，30（8）：648-649.

[8] 郑玉向. 氯乙烯作业工人恶性肿瘤流行病学调查研究. 职业卫生与应急救援，2001，19（1）：11-14.

[9] 李洪，李爱军，董红芬，等. 黄曲霉毒素的发生危害与防控方法. 玉米科学，2004，（2）：Z2.

第三章　环境致癌物的认定程序

[1] Koohdani F，Sasani F，Mohammad K，et al. Comparison of Ki-67 antigen expression and K-ras mutation in lung tumours induced by urethane inmice. Singapore Med J，2009，50（7）：729-733.

[2] O'Donnell E P，Zerbe L K，Dwyer-Nield L D，et al. Quantitative analysis of early chemically-induced pulmonary le-

sions in mice of varying susceptibilities to lung tumorigenesis. Cancer Lett，2006，241（2）：197-202.

［3］Russo J，Russo I H. Influence of differentiation and cell kinetics on the susceptibility of the rat mammary gland to carci-nogenesis. Cancer Res，1980，40（8 Pt 1）：2677-2687.

［4］Green A，Shilkaitis A，Christov K. 4-（hydroxyphenyl）retinamide selectively inhibits the development and progression of ductal hyperplastic lesions and carcinoma in situ in mammary gland. Carcinogenesis，1999，20（8）：1535-1540.

［5］Ohnishi T，Fukamachi K，Ohshima Y，et al. Possible application of human c-Ha-ras proto-oncogene transgenic rats in a medium-term bioassay model for carcinogens. Toxicol Pathol，2007，35（3）：436-443.

［6］Tennant R W，Spalding J，French J E. Evaluation of transgenic mouse bioassays for identifying carcinogens and noncar-cinogens. Mutat Res，1996，365（1-3）：119-127.

第四章　环境致癌物的检测方法及标准

［1］GBZ/T 160.3—2004　工作场所空气中铍及其化合物的测定方法．

［2］GBZ/T 160.5—2004　工作场所空气有毒物质测定　镉及其化合物．

［3］GBZ/T 160.7—2004　工作场所空气有毒物质测定　铬及其化合物．

［4］GBZ/T 160.16—2004　工作场所空气中镍及其化合物的测定方法．

［5］GBZ/T 160.31—2004　工作场所空气中砷及其化合物的测定方法．

［6］GB 5009.15—2014　食品安全国家标准　食品中镉的测定．

［7］GB 5009.123—2014　食品安全国家标准　食品中铬的测定．

［8］GB/T 5009.138—2003　食品中镍的测定．

［9］GB 5009.11—2014　食品安全国家标准　食品中总砷及无机砷的测定．

［10］GBZ/T 160.33—2004　工作场所空气中硫化物的测定方法．

［11］GBZ/T 160.42—2007　工作场所空气有毒物质测定　芳香烃类化合物．

［12］GBZ/T 160.46—2004　工作场所空气有毒物质测定　卤代不饱和烃类化合物．

［13］GBZ/T 160.54—2007　工作场所空气有毒物质测定　脂肪族醛类化合物．

［14］GBZ/T 160.58—2004　工作场所空气有毒物质测定　环氧化合物．

［15］GB/T 15439—1995　环境空气　苯并［a］芘的测定　高效液相色谱法．

［16］GB/T 18979—2003　食品中黄曲霉毒素的测定　免疫亲和层析净化高效液相色谱法和荧光光度法．

［17］朱明华，胡土平. 仪器分析. 第 4 版. 北京：高等教育出版社，2008.

［18］北京大学化学系仪器分析教学组. 仪器分析教程. 第 2 版. 北京：北京大学出版社，2007.

第五章　环境致癌物致癌的分子机制

［1］Boyle P，Levin B. International Agency for Research on Cancer//World Health Organization. World cancer report 2008. Lyon Geneva：International Agency for Research on Cancer，Distributed by WHO Press，2008.

［2］Arteaga CL. Overview of epidermal growth factor receptor biology and its role as a therapeutic target inhuman neopla-sia. Semin Oncol，2002，29（5 Suppl 14）：3-9.

［3］Mascaux C，Iannino N，Martin B，et al. The role of RAS oncogene insurvival of patients with lung cancer：asystematic review of the literature withmeta-analysis. Br J Cancer，2005，92（1）：131-139.

［4］Shields JM，Pruitt K，McFall A，Shaub A，Der CJ. Understanding Ras：' it ain' t over ' til it' s over'. Trends Cell Biol，2000，10（4）：147-154.

［5］Costa M，Klein CB. Nickel carcinogenesis，mutation，epigenetics，or selection. Environ Health Perspect，1999，107（9）：A438-A439.

［6］邓景岳，毕明刚. 影响原癌基因 c-myc 作用因素的研究进展. 肿瘤，2009（12）：1176-1179.

［7］Baskiewicz-Masiuk M，Paczkowski M，Machalinski B. The influence of antisense oligonucleotides against STAT5 on the regulation of normal haematopoiesis in a bone marrow model. Cell Prolif，2004，37（3）：231-245.

［8］Kato Y，Iwama A，Tadokoro Y，et al. Selective activation of STAT5 unveils its role in stem cell self-renewal in normal and leukemic hematopoiesis. J Exp Med，2005，202（1）：169-179.

［9］Sun M，Liu C，Nadiminty N，et al. Inhibition of Stat3 activation by sanguinarine suppresses prostate cancer cell growth and invasion. Prostate，2012，72（1）：82-89.

[10] Mora LB，Buettner R，Seigne J，et al. Constitutive activation of Stat3 in human prostate tumors and cell lines：direct inhibition of Stat3 signaling induces apoptosis of prostate cancer cells. Cancer Res，2002，62（22）：6659-6666.

[11] Bowman T，Garcia R，Turkson J，Jove R. STATs in oncogenesis. Oncogene，2000，19（21）：2474-2488.

[12] Balint EE，Vousden KH. Activation and activities of the *p53* tumour suppressor protein. Br J Cancer，2001，85（12）：1813-1823.

[13] Li J，Yen C，Liaw D，et al. PTEN，a putative protein tyrosine phosphatase gene mutated in human brain，breast，and prostate cancer. Science，1997，275（5308）：1943-1947.

[14] Jiricny J，Nystrom-Lahti M. Mismatch repair defects in cancer. Curr Opin Genet Dev，2000，10（2）：157-161.

[15] Friedberg EC. How nucleotide excision repair protects against cancer. Nature Reviews Cancer，2001，1（1）：22-33.

[16] de Boer J，Hoeijmakers JH. Nucleotide excision repair and human syndromes. Carcinogenesis，2000，21（3）：453-460.

[17] 刘静，夏昭林. DNA 损伤修复基因高甲基化与肿瘤. 国外医学（卫生学分册），2005（06）：50-55.

[18] Lewandowska J，Bartoszek A. DNA methylation in cancer development，diagnosis and therapy—multiple opportunities for genotoxic agents to act as methylome disruptors or remediators. Mutagenesis，2011，26（4）：475-487.

[19] Kreth S，Thon N，Eigenbrod S，et al. *O*-methylguanine-DNA methyltransferase（MGMT）mRNA expression predicts outcome in malignant glioma independent of MGMT promoter methylation. PLoS One，2011，6（2）：e17156.

[20] Zhong Y，Huang Y，Huang Y，et al. Effects of O^6-methylguanine-DNA methyltransferase（MGMT）polymorphisms on cancer：a meta-analysis. Mutagenesis，2010，25（1）：83-95.

[21] Shima K，Morikawa T，Baba Y，et al. MGMT promoter methylation，loss of expression and prognosis in 855 colorectal cancers. Cancer Causes Control，2011，22（2）：301-309.

[22] Milsom MD，Williams DA. Live and let die：in vivo selection of gene-modified hematopoieticstem cells via MGMT-mediated chemoprotection. DNA Repair（Amst），2007，6（8）：1210-1221.

[23] Habeebu SS，Liu J，Klaassen CD. Cadmium-induced apoptosis in mouse liver. Toxicol Appl Pharmacol，1998，149（2）：203-209.

[24] Lee SH，Kim DK，Seo YR，Woo KM，Kim CS，Cho MH. Nickel（II）-induced apoptosis and G_2/M enrichment. Exp Mol Med，1998，30（3）：171-176.

[25] Shenker BJ，Pankoski L，Zekavat A，Shapiro IM. Mercury-in duced apoptosis in human lymphocytes：caspase activation is linked to redox status. Antioxid Redox Signal，2002，4（3）：379-389.

[26] Chen F，Shi X. Intracellular signal transduction of cells in response to carcinogenic metals. Crit Rev Oncol Hematol，2002，42（1）：105-121.

[27] Chen GQ，Zhu J，Shi XG，et al. In vitrostudies on cellular and molecular mechanisms of arsenic trioxide（As$_2$O$_3$）in the treatment of acute promyelocytic leukemia：As$_2$O$_3$ induces NB4 cell apoptosis with downregulation of Bcl-2 expression and modulation of PML-RAR alpha/PML proteins. Blood，1996，88（3）：1052-1061.

[28] 牛玉杰，张荣，程云会，孙侠，田俊芝. 醋酸铅对大鼠脑细胞凋亡及 *bcl-2*、*bax* 基因表达的影响. 中华预防医学杂志，2002，36（1）：30-33.

[29] zhu J，Okumwa H，Ohtake S，etgal. The molecular mechanism of arsenic trioxide-induced apoptosis and oncosis in leukemia/lymphoma cell lines. Acta Haematologica，2003，110（01）：1-10.

[30] Watkin RD，Nawrot T，Potts RJ，Hart BA. Mechanisms regulating the cadmium-mediated suppression of Sp1 transcription factor activity in alveolar epithelial cells. Toxicology，2003，184（2/3）：157-178.

[31] Choe G，Horvath S，Cloughesy TF，et al. Analysis of the phosphatidylinositol 3'-kinase signaling pathway inglioblastoma patients in vivo. Cancer Res，2003，63（11）：2742-2746.

[32] Neve RM，Holbro T，Hynes NE. Distinct roles for phosphoinoside 3-kinase，mitogen-activated protein kinase and p38 MAPK in mediating cell cycle progression of breast cancer cells. Oncogene，2002，21（29）：4567-4576.

[33] Philp AJ，Campbell IG，Leet C，et al. The phosphatidylinositol 3'-kinase p85alpha gene is an oncogene in human ovarian and colon tumors. Cancer Res，2001，61（20）：7426-7429.

[34] Hay N，Sonenberg N. Upstream and downstream of mTOR. Genes Dev，2004，18（16）：1926-1945.

[35] O'Neill E，Kolch W. Conferring specificity on the ubiquitous Raf/MEK signalling pathway. Br J Cancer，2004，90（2）：283-288.

[36] McCubrey JA，SteelmanLS，Chappell WH，et al. Roles of the Raf/MEK/ERK pathway in cell growth，malignant

transformation and drug resistance. Biochim Biophys Acta，2007，1773（8）：1263-1284.

［37］ Osaki M，Oshimura M，Ito H. PI3K-Akt pathway：Its functions and alterations in human cancer. Apoptosis，2004，9（6）：667-676.

［38］ Sherr CJ. Divorcing ARF and *p53*：an unsettled case. Nat Rev Cancer，2006，6（9）：663-673.

［39］ Meek DW，Knippschild U. Posttranslational modification of MDM2. Mol Cancer Res，2003，1（14）：1017-10 26.

［40］ Foo RS，Nam YJ，Ostreicher MJ，et al. Regulation of p53 tetramerization and nuclear export by ARC. Proc Natl Acad Sci U S A，2007，104（52）：20826-20831.

［41］ Sharrard RM，Maitland NJ. Regulation of protein kinase B activity by PTEN and SHIP2 inhuman prostate-derived cell lines. Cell Signal，2007，19（1）：129-138.

［42］ Levine DA，Bogomolniy F，Yee CJ，et al. Frequent mutation of the PIK3CA gene in ovarian and breast cancers. Clin Cancer Res，2005，11（8）：2875-2878.

［43］ Knobbe CB，Trampe-Kieslich A，Reifenberger G. Genetic alteration and expression of the phosphoinositol-3-kinase/Akt pathway genes PIK3CA and PIKE in human glioblastomas. Neuropathol Appl Neurobiol，2005，31（5）：486-490.

［44］ Oda K，Stokoe D，Taketani Y，McCormick F. High frequency of coexistent mutations of PIK3CA and PTEN genes in endometrial carcinoma. Cancer Res，2005，65（23）：10669-10673.

［45］ Or YY，Hui AB，Tam KY，Huang DP，Lo KW. Characterization of chromosome 3q and 12q amplicons in nasopharyngeal carcinoma cell lines. Int J Oncol，2005，26（1）：49-56.

［46］ Hartmann W，Digon-Sontgerath B，Koch A，et al. Phosphatidylinositol 3´-kinase/AKT signaling is activated in medulloblastoma cell proliferation and is associated with reduced expression of PTEN. Clin Cancer Res，2006，12（10）：3019-3027.

［47］ Samuels Y，Wang Z，Bardelli A，et al. High frequency ofmutations of the PIK3CA gene in human cancers. Science，2004，304（5670）：554.

［48］ Klippel A，Escobedo MA，Wachowicz MS，et al. Activation of phosphatidylinositol 3-kinase is sufficient for cell cycle entry and promotes cellular changes characteristic of oncogenic transformation. Mol Cell Biol，1998，18（10）：5699-5711.

［49］ 李志琴，章静波. 细胞周期调控与肿瘤（1）. 癌症进展，2004（01）：70-75.

［50］ 李志琴，章静波. 细胞周期调控与肿瘤（2）. 癌症进展，2004（02）：146-150.

［51］ Motokura T，Bloom T，Kim HG，et al. A novel cyclin encoded by a bcl1-linked candidate oncogene. Nature，1991，350（6318）：512-515.

［52］ 邹向阳，李连宏. 细胞周期调控与肿瘤. 国际遗传学杂志，2006（01）：70-73.

［53］ Sunderman FW Jr. Organ and species specificity in nickel subsulfide carcinogenesis. Basic Life Sci，1983，24：107-127.

［54］ Liu X，WangL，Zhao K，et al. Thestructural basis of protein acetylation by the p300/CBP transcriptional coactivator. Nature，2008，451（7180）：846-850.

［55］ Lavia P，Macleod D，Bird A. Coincident start sites for divergent transcripts at a randomly selected CpG-rich island ofmouse. EMBO J，1987，6（9）：2773-2779.

［56］ Jarrard DF，Bova GS，Isaacs WB. DNA methylation，molecular genetic，and linkage studies in prostate cancer. Prostate Suppl，1996，6：36-44.

［57］ Kondo Y，Kanai Y，Sakamoto M，Mizokami M，Ueda R，Hirohashi S. Genetic instability and aberrant DNA methylation in chronic hepatitis and cirrhosis—A comprehensive study of loss of heterozygosity and microsatellite instability at 39 loci and DNA hypermethylation on 8 CpG islands in microdissected specimens from patients with hepatocellular carcinoma. Hepatology，2000，32（5）：970-979.

［58］ Feinberg AP，Vogelstein B. Hypomethylation distinguishes genes of some human cancers from their normal counterparts. Nature，1983，301（5895）：89-92.

［59］ Bestor TH. Transposons reanimated inmice. Cell，2005，122（3）：322-325.

［60］ Esteller M. Epigenetics in cancer. N Engl J Med，2008，358（11）：1148-1159.

［61］ Kaneda A，Feinberg AP. Loss of imprinting of IGF2：a common epigenetic modifier of intestinal tumor risk. Cancer Res，2005，65（24）：11236-11240.

［62］ 傅业全，何宝霞，刘晓瑛，徐世文 . DNA 甲基化与重金属中毒 . 毒理学杂志，2007（02）：139-142.

［63］ 叶旭，陈冬梅，李娴 . 重金属污染物与 DNA 相互作用的研究进展 . 化工时刊，2010（07）：49-52.

［64］ 周新文，朱国念，Mwalilino J，孙锦荷 . Cu、Zn、Pb、Cd 及其混合重金属离子对鲫鱼（Carassius auratus）DNA 甲基化水平的影响 . 中国环境科学，2001（06）：70-73.

［65］ Sciandrello G，Caradonna F，Mauro M，Barbata G. Arsenic-induced DNA hypomethylation affects chromosomal instability in mammalian cells. Carcinogenesis，2004，25（3）：413-417.

［66］ Poirier LA，Vlasova TI. The prospective role of abnormal methyl metabolism in cadmium toxicity. Environ Health Perspect，2002，110（Suppl 5）：793-795.

［67］ Lee YW，Broday L，Costa M. Effects of nickel on DNA methyltransferase activity and genomic DNA methylation levels. Mutat Res，1998，415（3）：213-218.

［68］ Dipple A. DNA adducts of chemical carcinogens. Carcinogenesis，1995，16（3）：437-441.

［69］ 冯峰，王超，吕美玲，汪海林 . DNA 加合物检测 . 化学进展，2009，（Z1）：503-513.

［70］ Randerath K，Reddy MV，Gupta RC. 32P-labeling test for DNA damage. Proc Natl Acad Sci U S A，1981，78（10）：6126-6129.

［71］ Randerath E，Agrawal HP，Weaver JA，Bordelon CB，Randerath K. 32P-postlabeling analysis of DNA adducts persisting for up to 42 weeks in the skin，epidermis and dermis ofmice treated topically with 7,12-dimethylbenz［a］anthracene. Carcinogenesis，1985，6（8）：1117-1126.

［72］ Gupta RC. Enhancedsensitivity of 32P-postlabeling analysis of aromatic carcinogen：DNA adducts. Cancer Res，1985，45（11 Pt 2）：5656-5662.

［73］ Reddy MV，Randerath K. Nuclease P1-mediated enhancement of sensitivity of 32P-postlabeling test for structurally diverse DNA adducts. Carcinogenesis. 1986，7（9）：1543-1551.

［74］ Dunn BP，San RH. HPLC enrichment of hydrophobic DNA-carcinogen adducts for enhanced sensitivity of 32P-postlabeling analysis. Carcinogenesis，1988，9（6）：1055-1060.

［75］ Randerath K，Randerath E，Danna TF，van GolenL，Putman KL. A new sensitive 32P-postlabeling assay based on the specific enzymatic conversion of bulky DNA lesions to radiolabeled dinucleotides and nucleoside 5′-monophosphates. Carcinogenesis，1989，10（7）：1231-1239.

［76］ Degan P，Shigenaga MK，Park EM，Alperin PE，Ames BN. Immunoaffinity isolation of urinary 8-hydroxy-2′-deoxyguanosine and 8-hydroxyguanine and quantitation of 8-hydroxy-2′deoxyguanosine in DNA by polyclonal antibodies. Carcinogenesis，1991，12（5）：865-871.

［77］ Rothman N，Poirier MC，Baser ME，et al. Formation of polycyclic aromatic hydrocarbon-DNA adducts in peripheral white blood cells during consumption of charcoal-broiled beef. Carcinogenesis，1990，11（7）：1241-1243.

［78］ Santella RM，Hemminki K，Tang DL，et al. Polycyclic aromatic hydrocarbon-DNA adducts in white blood cells and urinary 1-hydroxypyrene in foundry workers. Cancer Epidemiol Biomarkers Prev，1993，2（1）：59-62.

［79］ Siethoff C，Feldmann I，Jakubowski N，Linscheid M. Quantitative determination of DNA adducts using liquid chromatography/electrospray ionization mass spectrometry and liquid chromatography/high-resolution inductively coupled plasma mass spectrometry. J Mass Spectrom，1999，34（4）：421-426.

［80］ Bhattacharya S，Barbacci DC，Shen M，Liu JN，Casale GP. Extraction and purification of depurinated benzo［a］pyrene-adducted DNA bases from human urine by immunoaffinity chromatography coupled with HPLC and analysis by LC/quadrupole ion-trap MS. Chem Res Toxicol，2003，16（4）：479-486.

［81］ Su XY，Liu PD，Wu H，Gu N. Enhancement of radiosensization by metal-based nanoparticles in cancer radiation therapy. Cancer Biol Med，2014，11（2）：86-91.

［82］ Tabrez S，Priyadarshini M，Priyamvada S，Khan MS，Na A，Zaidi SK. Gene-environment in teractions in heavy metal and pesticide carcinogenesis. Mutat Res Genet Toxicol Environ Mutagen，2014，760：1-9.

［83］ Fasinu P，Orisakwe OE. Heavy metal pollution in sub-Saharan Africa and possible implications in cancer epidemiology. Asian Pac J Cancer Prev，2013，14（6）：3393-3402.

［84］ Yuswir NS，Praveena SM，Aris AZ，Hashim Z. Bioavailability of heavymetals using in vitro digestion model：a state of present knowledge. Rev Environ Health，2013，28（4）：181-187.

［85］ Carpenter RL，Jiang BH. Roles of EGFR，PI3K，AKT，and mTOR in heavy metal-induced cancer. Curr Cancer Drug Targets，2013，13（3）：252-266.

［86］ Hartwig A. Cadmium and cancer. Met Ions Life Sci，2013，11：491-507.

［87］ Filipic M. Mechanisms of cadmium induced genomic instability. Mutat Res，2012，733 (1-2)：69-77.

［88］ Beryllium，cadmium，mercury，and exposures in the glass manufacturing industry. Working Group views and expert opinions，Lyon，9-16 February 1993. IARC Monogr Eval Carcinog Risks Hum，1993，58：1-415.

［89］ Jin T，Lu J，Nordberg M. Toxicokinetics and biochemistry of cadmium with special emphasis on the role of metallothionein. Neurotoxicology，1998，19 (4-5)：529-535.

［90］ Wang M，Xu Y，Pan S，et al. Long-term heavy metal pollution and mortality in a Chinese population：an ecologic study. Biol Trace Elem Res，2011，142 (3)：362-379.

［91］ Mohajer R，Salehi MH，Mohammadi J，Emami MH，Azarm T. Thestatus of lead and cadmium in soils of high prevalenct gastrointestinal cancer region of Isfahan. J Res Med Sci，2013，18 (3)：210-214.

［92］ Aquino NB，Sevigny MB，Sabangan J，Louie MC. The role of cadmium and nickel in estrogen receptor signaling and breast cancer：metalloestrogens or not？ J Environ Sci Health C Environ Carcinog Ecotoxicol Rev，2012，30 (3)：189-224.

［93］ Waalkes MP. Cadmium carcinogenesis. Mutat Res，2003，533 (1-2)：107-120.

［94］ Thevenod F，Jones SW. Cadmium block of calcium current in frog sympathetic neurons. Biophys J，1992，63 (1)：162-168.

［95］ Suszkiw J，Toth G，Murawsky M，Cooper GP. Effects of Pb^{2+} and Cd^{2+} on acetylcholine release and Ca^{2+} movements in synaptosomes and subcellular fractions from rat brain and Torpedo electric organ. Brain Res，1984，323 (1)：31-46.

［96］ Takiguchi M，Achanzar WE，Qu W，Li G，Waalkes MP. Effects of cadmium on DNA- (Cytosine-5) methyltransferase activity and DNA methylation status during cadmium-induced cellular transformation. Exp Cell Res，2003，286 (2)：355-365.

［97］ Joseph P. Mechanisms of cadmium carcinogenesis. Toxicol Appl Pharmacol，2009，238 (3)：272-279.

［98］ McMurray CT，Tainer JA. Cancer，cadmium and genome integrity. Nat Genet，2003，34 (3)：239-241.

［99］ Jin YH，Clark AB，Slebos RJ，et al. Cadmium is a mutagen that acts by inhibiting mismatch repair. Nat Genet，2003，34 (3)：326-329.

［100］ Cleaver JE，States JC. The DNA damage-recognition problem in human and other eukaryotic cells：the XPA damage binding protein. Biochem J，1997，328 (Pt 1)：1-12.

［101］ Hartmann M，Hartwig A. Disturbance of DNA damage recognition after UV-irradiation by nickel (Ⅱ) and cadmium (Ⅱ) in mammalian cells. Carcinogenesis，1998，19 (4)：617-621.

［102］ Asmuss M，Mullenders LH，Eker A，Hartwig A. Differential effects of toxic metal compounds on the activities of Fpg and XPA，two zinc finger proteins involved in DNA repair. Carcinogenesis，2000，21 (11)：2097-2104.

［103］ Golovine K，Makhov P，Uzzo RG，et al. Cadmium down-regulates expression of XIAP at the post-transcriptional level in prostate cancer cells through an NF-kappaB-independent，proteasome-mediated mechanism. Mol Cance，2010，9：183.

［104］ Said L，Banni M，Kerkeni A，Said K，Messaoudi I. Influence of combined treatment with zinc andselenium on cadmium induced testicular pathophysiology in rat. Food Chem Toxicol，2010，48 (10)：2759-2765.

［105］ Garrett SH，Phillips V，Somji S，et al. Transient induction of metallothionein isoform 3 (MT-3)，c-fos，c-jun and c-myc in human proximal tubule cells exposed to cadmium. ToxicolLett，2002，126 (1)：69-80.

［106］ Kortenkamp A. Are cadmium and other heavy metal compounds acting as endocrine disrupters？ Met IonsLife Sci，2011，8：305-317.

［107］ Cantor KP，Stewart PA，BrintonLA，Dosemeci M. Occupational exposures and female breast cancer mortality in the United States. J Occup Environ Med，1995，37 (3)：336-348.

［108］ Pollan M，Gustavsson P. High-risk occupations for breast cancer in the Swedish female working population. Am J Public Health，1999，89 (6)：875-881.

［109］ McElroy JA，Shafer MM，Trentham-Dietz A，Hampton JM，Newcomb PA. Cadmium exposure and breast cancer risk. J Natl Cancer Inst，2006，98 (12)：869-873.

［110］ Gallagher CM，Chen JJ，Kovach JS. Environmental cadmium and breast cancer risk. Aging (Albany NY)，2010，2 (11)：804-814.

[111] Julin B，Wolk A，BergkvistL，Bottai M，Akesson A. Dietary cadmium exposure and risk of postmenopausal breast cancer：a population-based prospective cohortstudy. Cancer Res，2012，72（6）：1459-1466.

[112] Akesson A，Julin B，Wolk A. Long-term dietary cadmium intake and postmenopausal endometrial cancer incidence：a population-based prospective cohort study. Cancer Res，2008，68（15）：6435-6441.

[113] Pacini S，Punzi T，Morucci G，Gulisano M，Ruggiero M. A paradox of cadmium：a carcinogen that impairs the capability of human breast cancer cells to induce angiogenesis. J Environ Pathol Toxicol Oncol，2009，28（1）：85-88.

[114] Waalkes MP，Liu J，Ward JM，Diwan BA. Mechanisms underlying arsenic carcinogenesis：hypersensitivity of mice exposed to inorganic arsenic during gestation. Toxicology，2004，198（1-3）：31-38.

[115] JarupL. Hazards of heavy metal contamination. Br Med Bull，2003，68：167-182.

[116] Su CC，Lin YY，Chang TK，et al. Incidence of oral cancer in relation to nickel and arsenic concentrations in farm soils of patients' residential areas in Taiwan. BMC Public Health，2010，10：67.

[117] Abernathy CO，Liu YP，Longfellow D，et al. Arsenic：health effects，mechanisms of actions，and research issues. Environ Health Perspect，1999，107（7）：593-597.

[118] Miller WH Jr，Schipper HM，Lee JS，Singer J，Waxman S. Mechanisms of action of arsenic trioxide. Cancer Res，2002，62（14）：3893-3903.

[119] Wei M，Wanibuchi H，Morimura K，et al. Carcinogenicity of dimethylarsinic acid in male F344 rats and genetic alterations in induced urinary bladder tumors. Carcinogenesis，2002，23（8）：1387-1397.

[120] Ai Z，Lu W，Ton S，et al. Arsenic trioxide-mediated growth inhibition in gallbladder carcinoma cells via down-regulation of Cyclin D1 transcription mediated by Sp1 transcription factor. Biochem Biophys Res Commun，2007，360（3）：684-689.

[121] Lehmann GM，McCabe MJ Jr. Arsenite slows S phase progression via inhibition of cdc25A dual specificity phosphatase gene transcription. Toxicol Sci，2007，99（1）：70-78.

[122] Gao N，ShenL，Zhang Z，et al. Arsenite induces HIF-1alpha and VEGF through PI3K，Akt and reactive oxygen species in DU145 human prostate carcinoma cells. Mol Cell Biochem，2004，255（1-2）：33-45.

[123] 刘思思，鲁大鹏. SRB 法检测 As_2O_3 对 KB 细胞和 Tca8113 细胞毒性的研究. 口腔颌面外科杂志，2010（01）：13-15.

[124] Pant HH，Rao MV. Evaluation of in vitro anti-genotoxic potential of melatonin against arsenic and fluoride in human blood cultures. Ecotoxicol Environ Saf，2010，73（6）：1333-1337.

[125] Hartmann A，Speit G. Comparative investigations of the genotoxic effects of metals in thesingle cells gel（SCG）assay and the sister chromatid exchange（SCE）test. Environ Mol Mutagen，1994，23（4）：299-305.

[126] Saleha Banu B，Danadevi K，Jamil K，Ahuja YR，Visweswara Rao K，Ishaq M. In vivo genotoxic effect of arsenic trioxide in mice using comet assay. Toxicology，2001，162（3）：171-177.

[127] Flora SJ. Arsenic-induced oxidative stress and its reversibility. Free Radic Biol Med，2011，51（2）：257-281.

[128] Liu Y，Guyton KZ，Gorospe M，Xu Q，Lee JC，Holbrook NJ. Differential activation of ERK，JNK/SAPK and P38/CSBP/RKmap kinase famil ymembers during the cellular response to arsenite. Free Radic Biol Med，1996，21（6）：771-781.

[129] Van Wijngaarden E，Dosemeci M. Brain cancermortality and potential occupational exposure to lead：findings from the National Longitudinal Mortality Study，1979-1989. Int J Cancer，2006，119（5）：1136-1144.

[130] Todd AC，Wetmur JG，Moline JM，Godbold JH，Levin SM，Landrigan PJ. Unraveling the chronic toxicity of lead：an essential priority for environmental health. Environ Health Perspect，1996，104（Suppl1）：141-146.

[131] Grover P，Rekhadevi PV，Danadevi K，Vuyyuri SB，Mahboob M，Rahman MF. Genotoxicity evaluation in workers occupationally exposed to lead. Int J Hyg Environ Health，2010，213（2）：99-106.

[132] Roy NK，Rossman TG. Mutagenesis and comutagenesis by lead compounds. Mutat Res，1992，298（2）：97-103.

[133] Wise JP，Orenstein JM，Patierno SR. Inhibition of lead chromate clastogenesis by ascorbate：relationship to particle dissolution and uptake. Carcinogenesis，1993，14（3）：429-434.

[134] Hermes-Lima M，Pereira B，Bechara EJ. Are free radicals involved in lead poisoning? Xenobiotica，1991，21（8）：1085-1090.

[135] Witkiewicz-Kucharczyk A，Bal W. Damage of zinc fingers in DNA repair proteins，a novel molecular mechanism in carcinogenesis. ToxicolLett，2006，162（1）：29-42.

[136] Denizeau F, Marion M. Genotoxic effects of heavy metals in rat hepatocytes. Cell Biol Toxicol, 1989, 5 (1): 15-25.

[137] Fowler BA, Kahng MW, Smith DR. Role of lead-binding proteins in renal cancer. Environ Health Perspect, 1994, 102 (Suppl 3): 115-116.

[138] Landolph JR. Molecular mechanisms of transformation of C3H/10T1/2 Cl 8mouse embryo cells and diploid human fibroblasts by carcinogenic metal compounds. Environ Health Perspect, 1994, 102 (Suppl) 3: 119-125.

[139] Waalkes MP, Diwan BA, Ward JM, Devor DE, Goyer RA. Renal tubular tumors and atypical hyperplasias in B6C3F1 mice exposed to lead acetate during gestation and lactation occur with minimal chronic nephropathy. Cancer Res, 1995, 55 (22): 5265-5271.

[140] Babich H, Devanas MA, Stotzky G. The mediation of mutagenicity and clastogenicity of heavy metals by physico-chemical factors. Environ Res, 1985, 37 (2): 253-286.

[141] Ariza ME, Williams MV. Mutagenesis of AS52 cells by low concentrations of lead (Ⅱ) and mercury (Ⅱ). Environ Mol Mutagen, 1996, 27 (1): 30-33.

[142] Zelikoff JT, Li JH, Hartwig A, Wang XW, Costa M, Rossman TG. Genetic toxicology of lead compounds. Carcinogenesis, 1988, 9 (10): 1727-1732.

[143] Bauchinger M, Dresp J, Schmid E, Englert N, Krause C. Chromosome analyses of children after ecological lead exposure. Mutat Res, 1977, 56 (1): 75-80.

[144] Forni A, Sciame A, Bertazzi PA, AlessioL. Chromosome and biochemical studies in women occupationally exposed to lead. Arch Environ Health, 1980, 35 (3): 139-146.

[145] Sekowski JW, Malkas LH, Schnaper L, Bechtel PE, Long BJ, Hickey RJ. Human breast cancer cells contain an error-prone DNA replication apparatus. Cancer Res, 1998, 58 (15): 3259-3263.

[146] Hartwig A, Schlepegrell R, Beyersmann D. Indirect mechanism of lead-induced genotoxicity in cultured mammalian cells. Mutat Res, 1990, 241 (1): 75-82.

[147] Kasprzak KS, Hoover KL, Poirier LA. Effects of dietary calcium acetate on lead subacetate carcinogenicity in kidneys of male Sprague-Dawley rats. Carcinogenesis, 1985, 6 (2): 279-282.

[148] Kasprzak KS. Oxidative DNA and protein damage in metal-in duced toxicity and carcinogenesis. Free Radic Biol Med, 2002, 32 (10): 958-967.

[149] Adonaylo VN, Oteiza PI. Pb^{2+} promotes lipid oxidation and alterations in membrane physical properties. Toxicology, 1999, 132 (1): 19-32.

[150] Ariza ME, Bijur GN, Williams MV. Lead and mercury mutagenesis: role of H_2O_2, superoxide dismutase, and xanthine oxidase. Environ Mol Mutagen, 1998, 31 (4): 352-361.

[151] Hsu PC, Liu MY, Hsu CC, Chen LY, Guo YL. Effects of vitamin E and/or C on reactive oxygen species-related lead toxicity in the ratsperm. Toxicology, 1998, 128 (3): 169-179.

[152] Bondy SC, Guo SX. Lead potentiates iron-induced formation of reactive oxygen species. ToxicolLett, 1996, 87 (2-3): 109-112.

[153] Silbergeld EK. Role of altered heme synthesis in chemical injury to the nervous system. Ann N Y Acad Sci, 1987, 514: 297-308.

[154] Yusof M, Yildiz D, Ercal N. N-acetyl-L-cysteine protects against delta-aminolevulinic acid-induced 8-hydroxydeoxyguanosine formation. ToxicolLett, 1999, 106 (1): 41-47.

[155] Ogura H, Takeuchi T, Morimoto K. A comparison of the 8-hydroxydeoxyguanosine, chromosome aberrations and micronucleus techniques for the assessment of thegenotoxicity of mercury compounds inhuman blood lymphocytes. Mutat Res, 1996, 340 (2-3): 175-182.

[156] Valko M, Rhodes CJ, Moncol J, Izakovic M, Mazur M. Free radicals, metals and antioxidants in oxidative stress-induced cancer. Chem Biol Interact, 2006, 160 (1): 1-40.

[157] Inoue M, Sato EF, Nishikawa M, et al. Mitochondrial generation of reactive oxygen species and its role in aerobic life. Curr Med Chem, 2003, 10 (23): 2495-2505.

[158] Vinken M, CeelenL, Vanhaecke T, Rogiers V. Inhibition of gap junctional intercellular communication by toxic metals. Chem Res Toxicol, 2010, 23 (12): 1862-1867.

[159] Piccoli C, D'Aprile A, Scrima R, Ambrosi L, Zefferino R, Capitanio N. Subcytotoxic mercury chloride inhibits gap junction intercellular communication by a redox- and phosphorylation-mediated mechanism. Free Radic Biol Med,

2012，52（5）：916-927.

[160] Ecobichon DJ. Pesticide use in developing countries. Toxicology，2001，160（1-3）：27-33.

[161] Choi S. Critical review on the carcinogenic potential of pesticides used in Korea. Asian Pacific journal of cancer prevention：APJCP，2014，15（15）：5999-6003.

[162] Huang J，Hu R，Qiao F，Yin Y，Liu H，Huang Z. Impact of insect-resistant GM rice on pesticide use and farmers' health in China. Science China Life sciences，2015，58（5）：466.

[163] Pingali PL，Marquez C，et al. Pesticides and Philippine rice farmer health：A medical and economic analysis. American Journal of Agricultural Economics，1994，76（3）：587.

[164] Dabrowski JM，Shadung JM，Wepener V. Prioritizing agricultural pesticides used in South Africa based on their environmental mobility and potential human health effects. Environment international，2014，62：31-40.

[165] Belle R，Le Bouffant R，Morales J，Cosson B，Cormier P，Mulner-Lorillon O. Sea urchin embryo，DNA-damaged cell cycle checkpoint and the mechanisms initiating cancer development. Journal de la Societe de biologie，2007，201（3）：317-327.

[166] 汤艳，张青碧，甘仲霖，李祥，韩知侠. 杀虫剂诱导人外周血淋巴细胞 DNA 损伤. 现代预防医学，2006，33（8）：1342-1243.

[167] Undeger U，Basaran N. Effects of pesticides on human peripheral lymphocytes in vitro：induction of DNA damage. Archives of toxicology，2005，79（3）：169-176.

[168] Nakadai A，Li Q，Kawada T. Chlorpyrifos induces apoptosis in human monocyte cell line U937. Toxicology，2006，224（3）：202-209.

[169] Ramos-Chavez LA，Sordo M，Calderon-Aranda E，Castaneda-Saucedo E，Ostrosky-Wegman P，Moreno-Godinez ME. A permethrin/allethrin mixture induces genotoxicity and cytotoxicity in human peripheral blood lymphocytes. Journal of toxicology and environmental health Part A，2015，78（1）：7-14.

[170] Hreljac I，Zajc I，Lah T，Filipic M. Effects of model organophosphorous pesticides on DNA damage and proliferation of HepG2 cells. Environmental and molecular mutagenesis，2008，49（5）：360-367.

[171] Bumroongkit K，Rannala B，Traisaithit P，Srikummool M，Wongchai Y，Kangwanpong D. TP53 gene mutations of lung cancer patients in upper northern Thailand and environmental risk factors. Cancer genetics and cytogenetics，2008，185（1）：20-27.

[172] Spiewak R. Pesticides as a cause of occupational skin diseases in farmers. Annals of agricultural and environmental medicine：AAEM，2001，8（1）：1-5.

[173] Kapka-SkrzypczakL，Cyranka M，Skrzypczak M，Kruszewski M. Biomonitoring and biomarkers of organophosphate pesticides exposure-state of the art. Annals of agricultural and environmentalmedicine：AAEM，2011，18（2）：294-303.

[174] Collins AR，Oscoz AA，Brunborg G，Gaivao I，GiovannelliL，Kruszewski M，et al. The comet assay：topical issues. Mutagenesis，2008，23（3）：143-151.

[175] 许杭杰，李婧，张全，周聪，陆美娅，叶景甲. 农药与 DNA 相互作用的光谱法分析. 湖北农业科学，2014，53（1）：5-8.

[176] 卢国良，夏昭林. DNA 加合物检测方法研究进展. 职业卫生与应急救援，2005，23（1）：18-20.

[177] Prins JM，Chao CK，Jacobson SM，Thompson CM，George KM. Oxidative stress resulting from exposure of a human salivary gland cells to paraoxon：an in vitro model for organophosphate oral exposure. Toxicology in vitro：an international journal published in association with BIBRA，2014，28（5）：715-721.

[178] 黄哲玮，孙皎，孟爱英. 两种体外细胞毒性检测方法的比较研究. 上海生物医学工程，2005，26（4）：205-207.

[179] 邵华，师以康. 紫外光谱法测定混配农药的 DNA 加合作用. 中国公共卫生，2003，19（1）：81-82.

[180] 孙英，张立金，闵顺耕，李国学. 三种氨基甲酸酯类农药化合物对 DNA 的潜在损伤作用. 农业环境科学学报，2004，23（3）：464-466.

[181] 刘伟，朱鲁生，王军，谢慧，宋艳，王秀国，等. 利用吸收光谱法和微核法测定 3 种农药对 DNA 损伤的作用. 农业环境科学学报，2006，25（2）：531-534.

[182] Kashanian S，Gholivand MB，Ahmadi F，Ravan H. Interaction of diazinon with DNA and the protective role ofselenium in DNA damage. DNA and cell biology，2008，27（6）：325-332.

[183] Hedli CC，Snyder R，Kinoshita FK，Steinberg M. Investigation of hepatic cytochrome P-450 enzyme induction and

DNA adduct formation inmale CD/1 mice following oral administration of toxaphene. Journal of applied toxicology : JAT, 1998, 18 (3): 173-178.

[184] Suman G, Naravaneni R, Jamil K. In vitro cytogenetic studies of cypermethrin on human lymphocytes. Indian journal of experimental biology, 2006, 44 (3): 233-239.

[185] Ojha A, Gupta Y. Evaluation of genotoxic potential of commonly used organophosphate pesticides in peripheral blood lymphocytes of rats. Human &. experimental toxicology, 2015, 34 (4): 390-400.

[186] Zhao F, Wang B, Zhang X, Tian H, Wang W, Ru S. Induction of DNA base damage and strand breaks in peripheral erythrocytes and the underlying mechanism in goldfish (Carassius auratus) exposed to monocrotophos. Fish physiology and biochemistry, 2015, 41 (3): 613-624.

[187] Hossain MM, Richardson JR. Mechanism of pyrethroid pesticide-induced apoptosis: role of calpain and the ER stress pathway. Toxicological sciences: an official journal of the Society of Toxicology, 2011, 122 (2): 512-525.

[188] 郑荣梁, Lesko SA, Ts'o POP. 活性氧引起哺乳动物细胞 DNA 损伤. 中国科学 (B辑 化学 生物学 农学 医学 地学), 1988 (04): 378-386.

[189] 褚启龙, 杨克敌, 王爱国. 氧化应激与细胞凋亡关系的研究进展. 卫生研究, 2003, 32 (3): 276-279.

[190] Lu XT, Ma Y, Wang C, Zhang XF, Jin da Q, Huang CJ. Cytotoxicity and DNA damage of five organophosphorus pesticides mediated by oxidative stress in PC12 cells and protection by vitamin E. Journal of environmental science and health Part B, Pesticides, food contaminants, and agricultural wastes, 2012, 47 (5): 445-454.

[191] Lavarias S, Garcia C, Crespo R, Pedrini N, Heras H. Study of biochemical biomarkers in freshwater prawn Macrobrachium borellii (Crustacea: Palaemonidae) exposed to organophosphate fenitrothion. Ecotoxicology and environmentalsafety, 2013, 96: 10-16.

[192] Edwards FL, Yedjou CG, Tchounwou PB. Involvement of oxidative stress in methyl parathion and parathion-induced toxicity and genotoxicity tohuman liver carcinoma (HepG (2)) cells. Environmental toxicology, 2013, 28 (6): 342-348.

[193] Chen HM, Lee YH, Wang YJ. ROS-Triggered Signaling Pathways Involved in the Cytotoxicity and Tumor Promotion Effects of Pentachlorophenol and Tetrachlorohydroquinone. Chemical research in toxicology, 2015, 28 (3): 339-350.

[194] Jin Y, Zheng S, Pu Y, Shu L, Sun L, Liu W, et al. Cypermethrinhas the potential to induce hepatic oxidative stress, DNA damage and apoptosis in adult zebrafish (Danio rerio). Chemosphere, 2011, 82 (3): 398-404.

[195] El-Gohary M, Awara WM, Nassar S, Hawas S. Deltamethrin-induced testicular apoptosis in rats: the protective effect of nitric oxide synthase inhibitor. Toxicology, 1999, 132 (1): 1-8.

[196] Ben Amara I, Karray A, Hakim A, Ben Ali Y, Troudi A, Soudani N, et al. Dimethoate induces kidney dysfunction, disrupts membrane-bound ATPases and confers cytotoxicity through DNA damage. Protective effects of vitamin E andselenium. Biological trace element research, 2013, 156 (1-3): 230-242.

[197] Hsu C, Han B, Liu M, Yeh C, Casida JE. Phosphine-induced oxidative damage in rats: attenuation by melatonin. Free radical biology &.medicine, 2000, 28 (4): 636-642.

[198] Marques A, Guilherme S, Gaivao I, Santos MA, Pacheco M. Progression of DNA damage induced by a glyphosate-based herbicide in fish (Anguilla anguilla) upon exposure and post-exposure periods——insights into the mechanisms of genotoxicity and DNA repair. Comparative biochemistry and physiology Toxicology &. pharmacology: CBP, 2014, 166: 126-133.

[199] Guilherme S, Gaivao I, Santos MA, Pacheco M. DNA damage in fish (Anguilla anguilla) exposed to a glyphosate-basedherbicide —— elucidation of organ-specificity and the role of oxidative stress. Mutation research, 2012, 743 (1-2): 1-9.

[200] Moore PD, Yedjou CG, Tchounwou PB. Malathion-induced oxidative stress, cytotoxicity, and genotoxicity in human liver carcinoma (HepG2) cells. Environmental toxicology, 2010, 25 (3): 221-226.

[201] Saleh AM, Vijayasarathy C, Fernandez-Cabezudo M, Taleb M, Petroianu G. Influence of paraoxon (POX) and parathion (PAT) on apoptosis: a possible mechanism for toxicity in low-dose exposure. Journal of applied toxicology: JAT, 2003, 23 (1): 23-29.

[202] Ahmed T, Tripathi AK, Ahmed RS, Banerjee BD. Assessment of phosphamidon-induced apoptosis in human peripheral blood mononuclear cells: protective effects of N-acetylcysteine and curcumin. Journal of biochemical and mo-

lecular toxicology，2010，24（5）：286-292.

［203］ Vaithinathan S，Saradha B，Mathur PP. Methoxychlor induces apoptosis via mitochondria- and FasL-mediated pathways in adult rat testis. Chemico-biological interactions，2010，185（2）：110-118.

［204］ Benford DJ，Price SC，Lawrence JN，Grasso P，Bremmer JN. Investigations of the genotoxicity and cell proliferative activity of dichlorvos in mouse forestomach. Toxicology，1994，92（1-3）：203-215.

［205］ Kolaja KL，Stevenson DE，Johnson JT，Walborg EF Jr，Klaunig JE. Subchronic effects of dieldrin and phenobarbital on hepatic DNA synthesis in mice and rats. Fundamental and applied toxicology：official journal of the Society of Toxicology，1996，29（2）：219-228.

第六章　环境致癌物的暴露因素

［1］ Fasinu P S，Orisakwe O E. Heavy Metal Pollution in Sub-Saharan Africa and Possible Implications in Cancer Epidemiology. Asian Pacific Journal of Cancer Prevention，2013，14（6）：3393-3402.

［2］ 陈冠荣. 化工百科全书：第14卷. 北京：化学工业出版社，1998：141-143.

［3］ Georges Audi. The NUBASE Evaluation of Nuclear and Decay Properties. Nuclear Physics A（Atomic Mass Data Center），2003，729：3-128.

［4］ Wahlqvist ML. Case studies and evidence based nutrition. Asia Pac J Clin Nutr，2013，22（4）：471-473.

［5］ Hughes M F，Beck B D，Chen Y，et al. Arsenic Exposure and Toxicology：A Historical Perspective. Toxicological Sciences，2011，123（2）：305-332.

［6］ Melak D，Ferreccio C，Kalman D，et al. Arsenic methylation and lung and bladder cancer in a case-controlstudy in northern Chile. Toxicology and Applied Pharmacology，2014，274（2）：225-231.

［7］ Lin A，Zhang X，Zhu YG，et al. Arsenate-induced toxicity：effects on antioxidative enzymes and DNA damage in Vicia faba. Environ Toxicol Chem，2008，27：413-419.

［8］ 徐苑苑，李昕，王毅，等. 亚急性与慢性砷暴露人群尿砷和8-羟基脱氧鸟苷含量的比较. 环境与健康杂志，2008，25（11）：946-949.

［9］ Xu YY，Wang Y，Li X，et al. Variations in arsenic methylation capacityand oxidativeDNAlesions over a 2-year period in ahigh arsenic-exposed population. Int Arch Occup Environ Health，2008，10：329-420.

［10］ 李景岩，张爱君. 砷代谢与砷毒性作用机制的关系. 中国地方病防治杂志，2011，26（5）：345-347.

［11］ Delnomdedieu M，Basli MM，Slyhlo M，et al. Complexation of arsenicspecies in rabbis erylhrocyles. Chem Res Toxicol，1994，7：621-627.

［12］ Winski SL，Caarter DE. Arsenate toxicit in human eryhrocytes：characterization of morphologic changes and determination of the mechanism of damage. Toxicol Environ Health，1998，53：345-355.

［13］ 徐智，黄可龙. 砷的代谢及其毒性机制的相关性研究. 中国药业，2009，18（12）：19-21.

［14］ Aposhianh V，Aposhian MM. Arsenic toxicology：five question. Chem Res Toxicol，2006，19（3）：1-15.

［15］ IARC. IARCmonographs on the evaluation of the carcinogenic risk of chemicals to humans：some metals and metallic compounds. 1980，23：39-141.

［16］ Smith A H，Hopenhayn-Rich C，Bates M N，et al. Cancer risks from arsenic indrinking water. Environ Health Perspect，1992，97：259-267.

［17］ Liu J，Waalkes M P. Liver is a target of arsenic carcinogenesis. Toxicol Sci，2008，105（1）：24-32.

［18］ Marshall G，Ferreccio C，Yuan Y，et al. Fifty-year study of lung and bladder cancer mortality in Chile related to arsenic in drinking water. J Natl Cancer Inst，2007，99（12）：920-928.

［19］ Martinez-Zamudio R，Ha HCH. Environmental epigenetics in metal exposure. Epigenetics，2011，6（7）：820-827.

［20］ Joseph J Putila，Nancy LanGuo. Association of arsenic exposure with lung cancer incidence rates in the United States. PloSone，2011，6（10）：e25886.

［21］ Heck JE，Andrew AS，Onega T，Rigas JR，Jackson BP，Karagas MR，Duell EJ. Lung cancer in a U. S. populationwith low to moderate arsenic exposure. Environ Health Perspect，2009，117：1718–1723.

［22］ Karagas MR，Stokel TA，Morris JS，Tosteson TD，Weiss JE，Spencer SK，Greenberg ER. Skin cancer risk in relation totoenail arsenic concentrations in a US population based case-control study. Am J Epidemiol，2001，153：559–565

［23］ Karagas MR，Tosteson TD，Morris JS，Demidenko E，Mott LA，Heaney J，Schned A. Incidence of transitional cell carcinomaof the bladder and arsenic exposure in New Hampshire. Cancer CausesControl，2004，15：465-472.

[24] Chen CJ，Chuang YC，Lin TM，et al. Malignant neoplasms among residentsof a blackfoot disease-endemic area in Taiwan：high-arsenic artesianwell water and cancers. Cancer Res，1985，45：5895-5899.

[25] Wang C H，Jeng J S，Yip P K，et al. Biological gradient between long-term arsenic exposure and carotid atherosclerosis. Circulation，2002，105（15）：1804-1809.

[26] Tokar E J，Benbrahim-TallaaL，Ward J M，et al. Cancer in experimental animals exposed to arsenic and arsenic compounds. Critical Reviews in Toxicology，2010，40（10）：912-927.

[27] Luchtrath H. The consequences of chronic arsenic poisoning among Moselle wine growers. Pathoanatomical investigations of post-mortem examinations performed between 1960 and 1977. J Cancer Res Clin Oncol，1983，105（2）：173-182.

[28] Chen C J，Kuo TL，Wu M M. Arsenic and cancers. Lancet，1988，1（8582）：414-415.

[29] Lewis D R，Southwick J W，Ouellet-Hellstrom R，et al. Drinking water arsenic in Utah：A cohort mortality study. Environ Health Perspect，1999，107（5）：359-365.

[30] Singh R，Rustagi N. Mercury and health care. Indian Journal of Occupational and Environmental Medicine，2010，14（2）：45.

[31] Park J，Zheng W. Human Exposure and Health Effects of Inorganic and Elemental Mercury. Journal of Preventive Medicine and Public Health，2012，45（6）：344.

[32] http：//zh. wikipedia. org/wiki/汞.

[33] 陈冠荣. 化工百科全书：第6卷. 北京：化学工业出版社，1998：67-68.

[34] Bernhoft R A. Mercury Toxicity and Treatment：A Review of the Literature. Journal of Environmental and Public Health，2012，2012：1-10.

[35] Hoshino A C H，Ferreira H P，Malm O，et al. A systematic review of mercury ototoxicity Uma revis? osistemática da ototoxicidade do mercúrio. Cadernos de Saúde Pública，2012，28（7）：1239-1248.

[36] Igarashi S，Koide C，Sasaki H，et al. Mercury deposition and its relationship to inner ear function in methylmercury-poisoned rats. A histological and immunohistochemical study. Acta Otolaryngol，1992，112（5）：773-778.

[37] Mizukoshi K，Watanabe Y，Kobayashi H，et al. Neurotological follow-up studies upon Minamata disease. ActaOtolaryngol Suppl，1989，468：353-357.

[38] Uchino M，Okajima T，Eto K，et al. Neurologic features of chronic Minamata disease（organic mercury poisoning）certified at autopsy. Intern Med，1995，34（8）：744-747.

[39] Ninomiya T，Ohmori H，Hashimoto K，et al. Expansion of methylmercury poisoning outside of Minamata：an epidemiological study on chronic methylmercury poisoning outside of Minamata. Environ Res，1995，70（1）：47-50.

[40] Harada M. Minamata disease：methylmercury poisoning in Japan caused by environmental pollution. Crit Rev Toxicol，1995，25（1）：1-24.

[41] Grandjean P，Weihe P，White R F，et al. Cognitive deficit in 7-year-old children with prenatal exposure to methylmercury. Neurotoxicol Teratol，1997，19（6）：417-428.

[42] 金龙金，楼哲丰，董杰影，等. 汞，镉对小鼠离体骨髓细胞和睾丸生殖细胞的DNA损伤作用. 癌变·畸变·突变，2004，16（2）：94-97.

[43] 石龙，孙志伟，刘晓梅，等. 甲基汞对小鼠淋巴细胞程序外DNA合成的影响. 中国公共卫生，2003，19（7）：87-89.

[44] 石龙，金明华，孙志伟，等. 甲基汞、电离辐射对小鼠胸腺DNA合成及适应性反应的影响. 中国公共卫生，2000，16（5）：393-394.

[45] 刘晋宇，林秀武. 甲基汞诱发大鼠肝脏脂质过氧化及其效应关系的研究. 环境与健康杂志，1993，10（6）：275.

[46] 石龙，孙志伟，刘晓梅，等. 甲基汞对小鼠淋巴细胞程序外DNA合成的影响. 中国公共卫生，2003，19（7）：788-789.

[47] 石龙，孙志伟，金明华，等. 甲基汞对小鼠卵巢线粒体DNA聚合酶的影响. 中国公共卫生学报，1998，17（4）：244-245.

[48] Maria Elena Crespo-López，Andréa Lima de Sá，Anderson Manoel Herculano，et al. Methylmercury genotoxicity：A novel effect inhuman cell lines of the central nervous system. Environment International，2007，33：141-146.

[49] 李艳华，林秀武. 甲基汞经胎盘对胎鼠肝细胞染色体的影响. 中华预防医学杂志，1991，25（4）：220-221.

［50］李艳华，林秀武．甲基汞诱导母鼠骨髓细胞和胎肝血嗜多染红细胞微核实验．环境与健康杂志，1994，11（3）：135．

［51］孙志伟，刘晋宇，林秀武．甲基汞对小鼠精原细胞 SCE 的影响．中国公共卫生学报，1992，11（1）：50．

［52］张红，王喜生，林秀武．甲基汞对小白鼠骨髓细胞姊妹染色单体互换（SCE）的作用．环境与健康杂志，1993，10（5）：228．

［53］孙志伟，牟影，李艳华，等．甲基汞对雄性生殖细胞 DNA 合成及修复合成的作用．中国公共卫生学报，1995，14：284-286．

［54］Shino Homma-Takeda，Taeko Iwamuro，Yutaka Kugenuma，et al. Impairment of spermatogenesis in rats by methylmercury：involvement of stage- and cell-specific germ cellapoptosis. Toxicology，2001，169（1）：25-35．

［55］Silva-Pereira LC，Cardoso PC，Leite DS，et al. Cytotoxicity and genotoxicity of low doses of mercury chloride and methylmercury chloride on human lymphocytes in vitro. Braz J Med Biol Res，2005，38（6）：901-907．

［56］张春颖，朱桐君．巯基化合物对细胞膜受体的影响．国外医学（生理、病理科学与临床分册），2001，21（2）：159-161．

［57］李艳华，牟颖，金明华，等．甲基汞中毒小鼠体内巯基含量的变化．环境与健康杂志，1994，1（4）：181．

［58］林秀武，李艳华，牟颖，等．甲基汞对细胞膜损伤作用．中华预防医学杂志，1995，29（1）：9-12．

［59］李艳华，牟颖，金明华，等．甲基汞对小鼠生物膜系统的毒性效应．中华预防医学杂志，1994，28：290．

［60］牟颖，刘文祥，金明华，等．甲基汞对生物膜流动性及通透性的影响．环境与健康杂志，1998，13：97-99．

［61］Robertson J D，Orrenius S. Crit Rev Toxicol，2000，30（5）：609-627．

［62］郑徽，金银龙．汞的毒性效应及作用机制研究进展．卫生研究，2006，35（5）：663-666．

［63］Stern A H，Smith A E. An assessment of the cord blood：maternal blood methylmercury ratio：implications for risk assessment. Environ Health Perspect，2003，111（12）：1465-1470．

［64］Dutra M D，Jesus I M，Santos E C，et al. Longitudinal assessment of mercury exposure in schoolchildren in an urban area of the Brazilian Amazon. Cad Saude Publica，2012，28（8）：1539-1545．

［65］Ellingsen D G，Andersen A，Nordhagen H P，et al. Incidence of cancer and mortality among workers exposed to mercury vapour in the Norwegianchloralkali industry. Br J Ind Med，1993，50（10）：875-880．

［66］Boffetta P，Garcia-Gomez M，Pompe-Kirn V，et al. Cancer occurrence among European mercury miners. Cancer Causes Control，1998，9（6）：591-599．

［67］魏筱红，魏泽义．镉的毒性及其危害．公共卫生与预防医学，2007，18（4）：44-46．

［68］陈冠荣．化工百科全书：第 5 卷．北京：化学工业出版社，1998：815-817．

［69］http：//zh. wikipedia. org/wiki/镉．

［70］Bernhoft R A. Cadmium Toxicity and Treatment. The Scientific World Journal，2013（7）：394652．

［71］Aquino N B，Sevigny M B，Sabangan J，et al. The Role of Cadmium and Nickel in Estrogen Receptor Signaling and Breast Cancer：Metalloestrogens or Not？ Journal of Environmental Science and Health，Part C，2012，30（3）：189-224．

［72］Kjellstrom T. Mechanism and epidemiology of bone effects of cadmium. IARC Sci Publ，1992，（118）：301-310．

［73］黄秋婵，韦友欢，黎晓峰．镉对人体健康的危害效应及其机理研究进展．安徽农业科学，2007，35（9）：2528-2531．

［74］YANG J，NAKAGAWA H，TSUTA K，et al. Influence of perinatal genistein exposureon the development of MNU-induced mammary carcinoma in femaleSprague- Dawley rats. Cancer Lett，2000，149（122）：171-179．

［75］Valko M，Morris H，Cronin M T. Metals，toxicity and oxidative stress. Curr Med Chem，2005，12（10）：1161-1208．

［76］Martynowicz H，Skoczy′nska A，Wojakowska A，et al. Serumvasoactive agents in rats poisoned with cadmium. International Journal of Occupational Medicine and Environmental Health，2004，17（4）：479-485．

［77］Wolf M B，Baynes J W. Cadmium and mercury cause an oxidative stress-induced endothelial dysfunction. Biometals，2007，20（1）：73-81．

［78］Gallagher C M，Chen J J，Kovach J S. Environmental cadmium and breast cancer risk. Aging（Albany NY），2010，2（11）：804．

［79］余日安．镉与 DNA 损伤、癌基因表达、细胞凋亡．国外医学：卫生学分册，2000，27（6）：359-361．

［80］叶记林，毛伟平，吴爱莲，等．镉诱导 HEK293 细胞凋亡及其线粒体凋亡途径．分子细胞生物学报，2007，40

（1）：7-16.

［81］林其谁．线粒体与细胞凋亡．生物化学与生物物理学报，1999，31（2）：116-118.

［82］Bae W，Chen X. Proteomicstudy for the cellular responses to Cd^{2+} in Schizosaccharomycespombe through amino acid-codedmass tagging and liquid chromatographytandem mass spectrometry. Mol Cell Proteomics，2004，3：596-607.

［83］Nemmiche S，Chabane Sari D，Guiraud P. Role of alpha-tocopherol in cadmium-induced oxidative stress in Wistar rat's blood，liver and brain. Chem Biol Interact，2007，170：221-230.

［84］常元勋．现代毒理学丛书之金属毒理学．北京：北京大学医学出版社，2008：340-385.

［85］Kluxen FM，Hofer N，Kretzschmar G，et al. Cadmium modulates expression of aryl hydrocarbon receptor -associat-edgenes in rat uterus by interaction with the estrogen receptor. Arch Toxicol，2012，86：591-601.

［86］Yang PM，Chen HC，Tsai JS，et al. Cadmium induces Ca^{2+}-dependent necrotic cell death through calpain-triggered mitochondrial depolarization and reactive oxygenspecies-mediated inhibition of nuclear factor-kappa B activity. Chem Res Toxicol，2007，20：406-415.

［87］Zhang WC，Pang F，Huang YQ，et al. Cadmium exerts toxic effects on ovarian steroid hormone release in rats. ToxicolLett，2008，182：18-23.

［88］SaidL，Banni M，Kerkeni A，et al. Influence of combined treatment with zinc and selenium on cadmium induced testicular pathophysiology in rat. Food Chem Toxicol，2010，48（10）：2759 -2765.

［89］Tokumoto M，Fujiw ara Y，Shimada A，et al. Cadmium toxicity is caused by accumulation of p53 through the down -regulation of UBE2D family genes in vitro and in vivo. J Toxicol Sci，2011，36（2）：191-200.

［90］杜丽娜，余若祯，王海燕，等．重金属镉污染及其毒性研究进展．环境与健康杂志，2013，30（2）：167-174.

［91］张晓华，肖雄斌．镉毒性作用机制及临床防治进展．实用预防医学，2012，19（11）：1761-1763.

［92］刘莉莉，邓莹玉，周珊宇，等．低剂量镉暴露胎盘屏障作用及相关蛋白探讨．毒理学杂志，2015，29（4）：247-252.

［93］Wang S，Nath N，Adlam M，et al. Prohibitin，a potential tumor suppressor，interacts with RB and regulates E2F function. Oncogene，1999，18（23）：3501-3510.

［94］Liu X，Ren Z，Zhan R，et al. Prohibitin protects against oxidative stress-induced cell injury in cultured neonatal cardiomyocyte. Cell Stress Chaperones，2009，14（3）：311-319.

［95］Theiss AL，Sitaraman SV. The role and therapeutic potential of prohibitin in disease. Biochim BiophysActa，2011，1813（6）：1137-1143.

［96］Theiss AL，Idell RD，Srinivasan S，et al. Prohibitin protects against oxidative stress in intestinal epithelial cells. Faseb J，2007，21（1）：197-206.

［97］Wang B，Wang S，Shao C，et al. Proteomic characterization of the late and persistent effects of cadmium at low doses on the rat liver. J Appl Toxicol，2013，33（7）：546-557.

［98］Straif K，Benbrahim-TallaaL，Baan R，et al. A review of human carcinogens——part C：metals，arsenic，dusts，and fibres. Lancet Oncol，2009，10（5）：453-454.

［99］Beryllium，cadmium，mercury，and exposures in the glass manufacturing industry. Working Group views and expert opinions，Lyon，9-16 February 1993. IARC MonogrEvalCarcinog Risks Hum，1993，58：1-415.

［100］Sorahan T，Lancashire R J. Lung cancermortality in a cohort of workers employed at a cadmium recovery plant in the United States：an analysis with detailed job histories. Occup Environ Med，1997，54（3）：194-201.

［101］Mcelroy J A，Shafer M M，Trentham-Dietz A，et al. Cadmium exposure and breast cancer risk. J Natl Cancer Inst，2006，98（12）：869-873.

［102］Martin M B，Reiter R，Pham T，et al. Estrogen-like activity of metals in MCF-7 breast cancer cells. Endocrinology，2003，144（6）：2425-2436.

［103］World Health Organization（WHO）. Guidelines for Drinking-water Quality. Nickel in Drinking-water.

［104］Nagata C，Nagao Y，Nakamura K，et al. Cadmium exposure and the risk of breast cancer in Japanese women. Breast Cancer Res Treat，2013，138（1）：235-239.

［105］Strumylaite L，Bogusevicius A，Abdrachmanovas O，et al. Cadmium concentration in biological media of breast cancer patients. Breast Cancer Res Treat，2011，125（2）：511-517.

［106］Julin B，Wolk A，Johansson J E，et al. Dietary cadmium exposure and prostate cancer incidence：a population-based prospective cohort study. Br J Cancer，2012，107（5）：895-900.

[107] Vinceti M，Venturelli M，Sighinolfi C，et al. Case-control study of toenail cadmium and prostate cancer risk in Italy. Sci TotalEnviron，2007，373（1）：77-81.

[108] Waalkes M P. Cadmium carcinogenesis. Mutat Res，2003，533（1-2）：107-120.

[109] Kriegel A M，Soliman A S，Zhang Q，et al. Serum cadmium levels in pancreatic cancer patients from the East Nile Delta region of Egypt. Environ Health Perspect，2006，114（1）：113-119.

[110] Amaral A F，Porta M，Silverman D T，et al. Pancreatic cancer risk and levels of trace elements. Gut，2012，61（11）：1583-1588.

[111] Schwartz G G，Reis I M. Is cadmium a cause of human pancreatic cancer? Cancer Epidemiol Biomarkers Prev，2000，9（2）：139-145.

[112] Adams S V，Passarelli M N，Newcomb P A. Cadmium exposure and cancer mortality in the Third National Health and Nutrition Examination Survey cohort. Occup Environ Med，2012，69（2）：153-156.

[113] Cho Y A，Kim J，Woo H D，et al. Dietary Cadmium Intake and the Risk of Cancer：A Meta-Analysis. PLoS ONE，2013，8（9）：e75087.

[114] Akesson A，Julin B，Wolk A. Long-term dietary cadmium intake and postmenopausal endometrial cancer incidence：a population-based prospective cohortstudy. Cancer Res，2008，68（15）：6435-6441.

[115] 熊亚. 环境铅接触对健康的影响. 微量元素与健康研究，2003（01）：48-50.

[116] 王娜，刘新宇. 铅对人体健康的危害及污染处理方法. 城市建设理论研究，2013（23）：1-7.

[117] http：//zh. wikipedia. org/wiki/铅.

[118] 陈冠荣. 化工百科全书：第12卷. 北京：化学工业出版社，1998：905-906.

[119] 李华，邓林. 农田土壤中铅的形态研究及安全风险评价. 广东农业科学，2013，40（11）：169-170.

[120] Pottier G，Viau M，Ricoul M，et al. Lead Exposure Induces Telomere Instability in Human Cells. PLoS ONE，2013，8（6）：e67501.

[121] Gillis B S，Arbieva Z，Gavin I M. Analysis of lead toxicity in human cells. BMC genomics，2012，13（1）：344.

[122] 杨建雄，张瑾锦. 铅中毒的危害及其预防和治疗. 陕西师范大学继续教育学报，2006，23（2）：114-116.

[123] 刘怀燕，潘晓洁，吴茜，等. 铅中毒对儿童健康的危害. 云南医药，2010（3）：356-359.

[124] 杜林，黄鸿志，王雅茜. 铅中毒及其防治研究进展. 广东微量元素科学，2001，8（5）：9-18.

[125] Neal AP，Worley PF，Guilarte TR. Lead exposure during synaptogenesis alters NMDA receptor targeting via NMDA receptor inhibition. Neurotoxicol，2011，32（2）：281-289.

[126] Baranowska-Bosiacka I，StruzyńskaL，Gutowska I，et al. Perinatal exposure to lead induces morphological，ultra-structural and molecular alterations in the hippocampus. Toxicol，2013，303（7）：187-200.

[127] Restrepo HG，Sicard D，Torres MM. DNA damage and repair in cells of lead exposed people. Am J Ind Med，2000，38（3）：330-334.

[128] Razmiafshari M，Kao J，d′Avignon A，et al. NMR identification of heavy metal-binding sites in a synthetic zinc finger peptide：toxicological implications for the interactions of xenobioti cmetals with zinc finger proteins. Toxicol Appl Pharrrtacol，2001，172（1）：1-10.

[129] Quintanilla-Vega B，Hoover DJ，Bal W，et al. Lead interaction with human protamine（HP2）as a mechanism of male reproductive toxicity. Chem Res Toxicol，2000，13（7）：594-600.

[130] Rydberg B. Radiation-induced DNAdamage and chromatin structure. Acta Oncol，2001，40（6）：682-685.

[131] Quintanilla-Vega B，Hoover D，Bal W，et al. Lead effects on protamine-DNA binding. Am J Ind Med，2000，38（3）：324-329.

[132] Basha DC，Rani MU，Devi CB，et al. Perinatal lead exposure alters postnatal cholinergic and aminergic systemin rat brain：reversal effect of calcium coadministration. Int J Dev Neurosci，2012，30（4）：343-350.

[133] 郭明，黄凤琴，李铭慧，等. 金属元素组与血清白蛋白的竞争结合反应性能研究. 无机化学学报，2014，30（7）：1549-1558.

[134] Winder C，Bonin T. The genotoxicity of lead. Mutation Res，1993，285（1）：117-124.

[135] Hartwig A. Interactions by carcinogenic metal compounds with DNA repair processes：toxicological implications. Toxicol lett，2002，127（1-3）：47-54.

[136] Naghavi M. Death in eighteen provinces of Iran. Annual Report of Iranian Ministry of Health and Medical Education，2001：127.

[137] Alatise O I，Schrauzer G N. Lead Exposure：A Contributing Cause of the Current Breast Cancer Epidemic in Nigerian Women. Biological Trace Element Research，2010，136（2）：127-139.

[138] Cooper W C，Wong O，Kheifets L. Mortality among employees of lead battery plants and lead-producing plants，1947-1980. Scand J Work Environ Health，1985，11（5）：331-345.

[139] Report on Carcinogens，12thed. Chromium Hexavalent Compounds，2011.

[140] 陈冠荣. 化工百科全书：第5卷. 北京：化学工业出版社，1998：849-850.

[141] Luo J，Hendryx M，Ducatman A. Association between Six Environmental Chemicals and Lung Cancer Incidence in the United States. Journal of Environmental and Public Health，2011，2011：1-9.

[142] Permenter M G，Lewis J A，Jackson D A. Exposure to Nickel，Chromium，or Cadmium Causes Distinct Changes in the Gene Expression Patterns of a Rat Liver Derived Cell Line. PLoS ONE，2011，6（11）：e27730.

[143] Chromium，nickel and welding. IARC MonogrEvalCarcinog Risks Hum，1990，49：1-648.

[144] Ceryak S，Zingariello C，O' Brien T，et al. Induction of pro-apoptotic and cell cycle-inhibiting genes in chromium（Ⅵ）-treatedhuman lung fibroblasts：lack of effect of ERK. Mol Cell Biochem，2004，255（1-2）：139-149.

[145] Nickens KP，Patierno SR，Ceryak S. Chromium genotoxicity：Adouble-edged sword. Chem Biol Interact，2010，188（2）：276-288.

[146] Holmes AL，Wise SS，Wise JS. Carcinogenicity of hexavalentchromium. Indian J Med Res，2008，128（4）：353-372.

[147] O'Brien TJ，Witcher P，Brooks B，et al. DNA polymerase zeta isessential for hexavalent chromium-induced mutagenesis. Mutat Res，2009，663（1-2）：77-83.

[148] Zhitkovich A，Voitkun V，Kluz T，et al. Utilization of DNA-protein cross-links as a biomarker of chromium exposure . Environ Health Perspect，1998，106（4）：969-974.

[149] Bose RN，Moghaddas S，Mazzer PA，et al. Oxidative damage of DNA by chromium（Ⅴ）complexes：relative importance of baseversussugar oxidation. Nucleic Acids Res，1999，27（10）：2219-2226.

[150] Ueno S，Kashimoto T，Susa N，et al. Detection of dichromate（Ⅵ）-inducedDNAstrand breaks and formation of paramagneticchromium in multiple mouse organs. Toxicol Appl Pharmacol，2001，170（1）：56-62.

[151] Kuo HW，Chang SF，Wu KY，et al. Chromium（Ⅵ）inducedoxidative damage to DNA：increase of urinary 8-hydroxydeoxyguanosine concentrations（8-OHdG）amongelectroplating workers. Occup Environ Med，2003，60（8）：590-594.

[152] Ye J，Shi X. Gene expression profile in response to chromium-induced cellstress in A549 cells. Mol Cell Biochem，2001，222（1-2）：189-197.

[153] Castorina A，Tiralongo A，Cavallo D，et al. Expression profile of Erb B receptor's family in human alveolar type 2-like cell lineA549 exposed to hexavalent chromium. Toxicol In Vitro，2008，22（2）：541-547.

[154] Andrew AS，Warren AJ，Barchowsky A，et al. Genomic andproteomic profiling of responses to toxic metals in human lungcells. Environ Health Perspect，2003，111（6）：825-835.

[155] 王晓峰，徐立红. Cr（Ⅵ）染毒对小鼠肝脏细胞凋亡以及凋亡相关蛋白的影响. 环境科学学报，2008，28（3）：540-543.

[156] Permenter MG，Lewis JA，Jackson DA. Exposure to nickel，chromium，or cadmium causes distinct changes in the geneexpression patterns of a rat liver derived cell line. PLo S One，2011，6（11）：e27730.

[157] International Agency for Research on Cancer Chromium，Nickel and Welding，IARC Monographs on the Evaluation of Carcinogenic Risks to Humans. World Health Organization，Lyon，France，1990，49：49-256.

[158] Agency for Toxic Substances and Disease Registry Toxicological Profile for Chromium，U. S. Department of Health and Human Services，Washington DC，2000.

[159] Occupational Safety and Health Administration（OSHA），Department of Labor，Occupational exposure to hexavalent chromium. Final rule Fed Regist，2006，71：10099-10385.

[160] Stout M D，Herbert R A，Kissling G E，et al. Hexavalent chromium is carcinogenic to F344/N rats and B6C3F1 mice after chronic oral exposure. Environ Health Perspect，2009，117（5）：716-722.

[161] 陈冠荣. 化工百科全书：第12卷. 北京：化学工业出版社，1998：399-401.

[162] Report on Carcinogens. 12th ed. Nickel Compounds and Metallic Nickl. 2011.

[163] Martinez-Zamudio R，Ha H C H. Environmental epigenetics inmetal exposure. Epigenetics，2011，6（7）：820-827.

［164］MorganL G，Usher V. Health problems associated with nickel refining and use. Ann Occup Hyg，1994，38（2）：189-198.

［165］Thyssen J P，Gawkrodger D J，White I R，et al. Coin exposuremay cause allergic nickel dermatitis：a review. Contact Dermatitis，2013，68（1）：3-14.

［166］Kasprzak K S，Bal W，Karaczyn A A. The role of chromatin damage in nickel-induced carcinogenesis. A review of recent developments. J Environ Monit，2003，5（2）：183-187.

［167］葛顺楠，宁北芳. 镍致癌机制的研究进展. 肿瘤学杂志，2007，13（1）：74- 77.

［168］张晓宇，张敬，张军. 镍致癌的分子机制. 国外医学：卫生学分册，2005，32（6）：365-370.

［169］吴根容，雷毅雄，乔颖飒. 硫化镍转化人细胞翻译启动因子的异常表达. 中国公共卫生，2004，20（11）：1283.

［170］Ji WD，Chen JK，Lu JC，et a1. Alterations of FHITgene and P16 gene in nickel transformed human bronch ia l epithelial cells. Biomed Environ Sci，2006，19（4）：277- 284.

［171］Cangul H，B rodayL，Saln ikow K，et al. Molecular mechanisms of nickel carcinogenesis. Toxicology Letters，2002，127：69- 75.

［172］Chen CY，Wang YF，L in YH，et a1. Nickel-induced oxidative stress and effect of antioxidants in human lymphocytes. Arch Toxicol，2003，177：123-130.

［173］Aleksandra WK，Wojciech B. Damage of zinc fingersin DNA repair proteins，a novel molecular mechanism in carcinogenesis. ToxicolLet，2006，162：29-42.

［174］Andersen A，Berge S R，Engeland A，et al. Exposure to nickel compounds and smoking in relation to incidence of lung and nasal cancer among nickel refinery workers. Occup Environ Med，1996，53（10）：708-713.

［175］Grimsrud T K，Berge S R，Haldorsen T，et al. Exposure to different forms of nickel and risk of lung cancer. Am J Epidemiol，2002，156（12）：1123-1132.

［176］Langard S. Nickel-related cancer in welders. Sci Total Environ，1994，148（2-3）：303-309.

［177］Grimsrud T K，Peto J. Persisting risk of nickel related lung cancer and nasal cancer among Clydachrefiners. Occup Environ Med，2006，63（5）：365-366.

［178］Kuo C Y，Wong R H，Lin J Y，et al. Accumulation of chromium and nickel metals in lung tumors from lung cancer patients in Taiwan. J Toxicol Environ Health A，2006，69（14）：1337-1344.

［179］Chen CL，HsuL I，Chiou H Y，et al. Ingested arsenic，cigarette smoking，and lung cancer risk：a follow-up study inarseniasis-endemic areas in Taiwan. JAMA，2004，292（24）：2984-2990.

［180］Sorahan T，Williams S P. Mortality of workers at a nickel carbonyl refinery，1958-2000. Occup Environ Med，2005，62（2）：80-85.

［181］http：//zh. wikipedia. org/wiki/锰.

［182］荆俊杰，谢吉民. 微量元素锰污染对人体的危害. 广东微量元素科学，2008（2）.

［183］陈冠荣. 化工百科全书：第11卷. 北京：化学工业出版社，1998：586-587.

［184］杨松涛，程岭泉. 锰的毒理及防治研究进展. 职业卫生与病伤，2000，15（2）：116-118.

［185］Jankovic J. Searching for a relationship between manganese and welding and Parkinson′s disease. Neurology，2005，64（12）：2021-2028.

［186］Racette B A，Mcgee-MinnichL，Moerlein S M，et al. Welding-related parkinsonism：clinical features，treatment，and pathophysiology. Neurology，2001，56（1）：8-13.

［187］Spangler J G. Air Manganese Levels and Chronic Liver Disease Mortality in North Carolina Counties：An Ecological Study. International Journal of Environmental Research and Public Health，2012，9（12）：3258-3263.

［188］Bouchard M，Laforest F，Vandelac L，et al. Hair manganese and hyperactive behaviors：pilot study of school-age children exposed through tap water. Environ Health Perspect，2007，115（1）：122-127.

［189］Wasserman G A，Liu X，Parvez F，et al. Water manganese exposure and children′s intellectual function in Araihazar，Bangladesh. Environ Health Perspect，2006，114（1）：124-129.

［190］http：//zh. wikipedia. org/wiki/铍.

［191］Report on Carcinogens. 12th ed. Beryllium，Be，and its compounds. Business Information Group，2011，8：54.

［192］http：//en. wikipedia. org/wiki/Beryllium♯Chemical _ properties.

［193］秦永惠. 环境中的铍及其测定. 环境科学丛刊，1986，7（3）：24-27.

［194］Strupp C. Beryllium Metal II. A Review of the Available Toxicity Data. Annals of Occupational Hygiene，2011，55

（1）：43-56.

[195] 周炯亮. 铍中毒的研究及进展. 新医学，1973，4（8）：410-414.

[196] ATSDR. Toxicological profile for beryllium. Atlanta，GA：U. S. Departmentof Health and Human Services，Public Health Service，Agency for ToxicSubstances and Disease Registry. 2002.

[197] Boffetta P，Fryzek J P，Mandel J S. Occupational exposure to beryllium and cancer risk：A review of the epidemiologic evidence. Critical Reviews in Toxicology，2012，42（2）：107-118.

[198] Schubauer-Berigan M K，Deddens J A，Couch J R，et al. Risk of lung cancer associated with quantitative beryllium exposure metrics within an occupational cohort. Occupational and Environmental Medicine，2011，68（5）：354-360.

[199] Hardy HL，Tabershaw I R. Delayed chemical pneumonitis occurring in workers exposed to beryllium compounds. J IndHyg Toxicol，1946，28：197-211.

[200] International Agency for Research on Cancer. Beryllium. IARC Monographs on the Evaluation of Carcinogenic Risks to Humans：Vol 58. Beryllium，Cadmium，Mercury，and Exposures in the GlassManufacturing Industry. Lyon，IARC，1993：41-117.

[201] Finch GL，Hoover M D，Hahn F F，et al. Animal models of beryllium-induced lung disease. Environmental health perspectives，1996，104（5）：973-979.

[202] Hollins D M，Mckinley M A，Williams C，et al. Beryllium and lung cancer：A weight of evidence evaluation of the toxicological and epidemiological literature. Critical Reviews in Toxicology，2009，39（s1）：1-32.

[203] Schubauer-Berigan M K，Deddens J A，Couch J R，et al. Risk of lung cancer associated with quantitative beryllium exposure metrics within an occupational cohort. Occupational and Environmental Medicine，2011，68（5）：354-360.

[204] Sanderson W T，Ward E M，Steenland K，et al. Lung cancer case-control study of beryllium workers. Am J Ind Med，2001，39（2）：133-144.

[205] Deubner D C，Lockey JL，Kotin P，et al. Re：Lung cancer case-control study of beryllium workers. Am J Ind Med，2001，40（3）：284-288.

[206] Ward E，Okun A，Ruder A，et al. Amortality study of workers at seven beryllium processing plants. Am J Ind Med，1992，22（6）：885-904.

[207] http：//zh. wikipedia. org/wiki/钒.

[208] 高德昌. 钒与人体健康. 赤峰教育学院学报，2001（6）.

[209] 吴涛，兰昌云. 环境中的钒及其对人体健康的影响. 广东微量元素科学，2004，11（1）：11-15.

[210] Altamirano-Lozano M. Genotoxic effects of vanadium compounds. Invest Clin，1998，39（1）：39-47.

[211] 崔伟伟，张强斌，朱先磊. 农药残留的危害及其暴露研究进展. 安徽农业科学，2010，38（2）：883-884，889.

[212] 王以燕，许建宁，胡洁. 美国 EPA 对农药致癌可能性的评估. 农药，2009，48（6）：462-466.

[213] 胡洁，王以燕，许建宁. 农药致癌性的研究进展. 农药，2009，8（10）：708-711，717.

第七章　环境致癌物生物标志物及检测技术

[1] 晏光荣，SNP 与肿瘤易感相关性研究进展. 国外医学（生理、病理科学与临床分册），2004（02）：175-177.

[2] 房克华，常晓天. 单核苷酸多态性与肿瘤遗传易感性的研究进展. 中华肿瘤防治杂志，2011，18（2）：151-155.

[3] 张恒东，徐锡坤，王心如. 毒物代谢酶的多态性与肿瘤易感性. 中国工业医学杂志，2001，14（4）：223-226.

第八章　环境致癌物的零级预防

[1] 曾光. 论零级预防. 中华预防医学杂志，2008，42（5）：296-297.

[2] 陈泉生. 环境法学基本理论. 北京：中国环境科学出版社，2004：214.

[3] 周霞，李永安. 论政府环境责任及其体系之完善. 延边党校学报，2010（4）.

[4] 吉龙华，李治，阮兴文. 论公民环境权保障的政府责任. 中共云南省委党校学报，2013，14（6）.

[5] 金煜. 解读“史上最严格环保法”. 化工管理，2014（16）：23-25.

[6] 李庆瑞. 新《环境保护法》：环境领域的基础性、综合性法律——新《环境保护法》解读. 环境保护，2014，42（10）.

[7] 陈慧伦. 环境权视角下政府环境责任规制途径——以雾霾案为例. 法制与社会，2014（22）.

[8] 国际癌症研究机构网站：http：//monographs. iarc. fr.

[9] 中华环保联合会. 中国环保民间组织发展状况报告. 环境保护，2006（10）：60-69.

第九章 环境致癌物的防护

[1] 郑钧正.科学认知无需"谈核色变".中国减灾,2012(7):10-13.

[2] 周启甫.正确认识核与辐射.现代物理知识,2011(4):52-56.

[3] 郑世才.第十一讲辐射防护.无损检测,2000,22(11):516-521.

[4] 彭开良,杨磊.物理因素危害与控制.北京:化学工业出版社,2006:388-440.

[5] 石碧清,赵育,闫振华.环境污染与人体健康.北京:中国环境科学出版社,2008:139-144.

[6] 孟紫强.环境毒理学基础.北京:高等教育出版社,2003:296-320.

[7] 金泰廙.职业卫生与职业医学.第5版.北京:人民卫生出版社,2004:93-94,296-302.

[8] 张玉斌.重金属污染现状及防控策略.环境保护与循环经济,2012(6):4-7.

[9] 聂静,段小丽,王红梅,等.儿童铅暴露健康风险防范对策国内外概况.环境与可持续发展,2013(5):60-63.

[10] 张新华,田珺,陈华,等.铅蓄电池行业重金属污染问题及防治对策.污染防治技术,2013,26(3):33-36.

[11] 周倩倩,胡飞飞,夏超一,等.职业接触铅人群健康危害的研究进展.中国工业医学杂志,2013,26(5):353-356.

[12] 刘莉莉.镉的职业危害与防护.现代职业安全,2013,7:110-112.

[13] 孙晓峰.铅蓄电池行业重金属污染防治研究.行业,2012,12:50-53.

[14] 金泰廙.职业卫生与职业医学.第5版.北京:人民卫生出版社,2004:166-180.

[15] 孟紫强.环境毒理学基础.北京:高等教育出版社,2003:210-215.

[16] 吴坤.营养与食品卫生学.第5版.北京:人民卫生出版社,2005:248-250.

[17] 吴坤.营养与食品卫生学.第5版.北京:人民卫生出版社,2005:182-183,253-261.

[18] 石碧清,赵育,闫振华.环境污染与人体健康.北京:中国环境科学出版社,2008.243-257.

[19] 孟紫强.环境毒理学基础.北京:高等教育出版社,2003:266-294.

[20] 吴坤.营养与食品卫生学.第5版.北京:人民卫生出版社,2005:242-248.

[21] 李婷,龚洁.农药伤害研究进展.中华疾病控制杂志,2013,17(10):879-882.

[22] 魏春霞,李秋梅.农药中毒的预防知识.农家参谋•种业大观,2013,8:32.

[23] 任竹,高正魁.农药的安全使用技术.农技服务,2013,30(8):831,833.

[24] 农药的安全使用规范.农药科技与信息,2013,20:18.

[25] 孙瑶,李向前,王树义,等.化学农药安全使用技术.吉林农业,2013,18:35.

[26] 雾霾相关知识问答.首都公共卫生,2013,7(4):191-192.

[27] 李伟.灰霾的形成及其危害.北京农业,2013,8(下):173-174.

[28] 韩园园.大气污染的现状与防治措施.法制与社会,2013,11(下):166-167.

[29] 靳芳亮,宋二潭.雾霾的成因、危害与防护.能源与环境科学,2013(9):177.

[30] 杨宇轩,闫思琪,聂雨晨,等.某市大气中 $PM_{2.5}$ 污染状况及其人群健康危害防护策略.中国医药指南,2013(19):472-474.

[31] 陈清,余刚,张彭义.室内空气中挥发性有机物的污染及其控制.上海环境科学,2001,20(12):616-620.

[32] 王文林.大气污染的成因、影响因素及防治措施.资源节约与环保,2013,7:36,46.

[33] 孟紫强.环境毒理学基础.北京:高等教育出版社,2003:154-160.

[34] 万同己.幽门螺杆菌根除治疗的失败原因及其防治对策.中国热带医学,2007,7(9):1590-1592.

[35] 杨万刚,李学锋.幽门螺杆菌的流行病学研究综述.吉首大学学报(自然科学版),2005,26(4):99-102.

[36] 陈建顺,陈增春,陈礼慈.胃癌高发区居民幽门螺杆菌感染的研究.现代预防医学,2002,29(4):471-473.

[37] 王月云,彭绩,周海滨,等.深圳市妇女子宫颈人乳头瘤病毒感染分子流行病学分析.中国慢性病预防与控制,2012,20(3):293-295.

[38] 赵戴君,龚向真,胡争光,等.上海市社区妇女子宫颈人乳头瘤病毒感染现况及危险因素研究.现代预防医学,2010,37(10):1867-1870,1872.

[39] 徐海燕,辛晓燕.人乳头瘤病毒感染与宫颈癌的研究进展.中国妇幼健康研究,2007,18(5):436-440.

[40] 郑华生,郑迪楠,李剑民,等.2663例普通女性 HPV 感染调查及其亚型分布.当代医学,2011,17(21):20-21,109.

[41] 彭文伟.传染病学.第5版.北京:人民卫生出版社,2003:16-46,230-232.

[42] 詹希美.人体寄生虫学.第5版.北京:人民卫生出版社,2001:116-120.

[43] 孟杰雄，王燕，刘志成．生物危害防护的进展及我国现状分析．中国医疗器械信息，2006，12（9）：17-20.

第十章　环境致癌物对人体功能的影响

[1] Sardiwal S，Magnusson P，Goldsmith DJ，et al. Bone alkaline phosphatase in CKD-mineral bone disorder. Am J Kidney Dis，2013，62（4）：810-822.

[2] Fleshner NE，Bhindi B. Metabolic syndrome and diabetes for the urologist . Can Urol Assoc J，2014，8（7-8 Suppl 5）：S159-S161.

[3] Dietrich P，Hellerbrand C. Non-alcoholic fatty liver disease，obesity and the metabolic syndrome. Best Pract Res Clin Gastroenterol，2014，28（4）：637-653.

[4] Watts SW. Serotonin and sensory nerves：Meeting in the cardiovascular system. Vascul Pharmacol，2014，63（1）：1-3.

[5] Ehrhart-Bornstein M，Bornstein SR. Cross-talk between adrenal medulla and adrenal cortex in stress. Ann N Y Acad Sci，2008，1148：112-117.

[6] Goncharova ND，Shmaliy AV，Marenin VY，et al. Circadian and age-related changes in stress responsiveness of the adrenal cortex and erythrocyte antioxidant enzymes in female rhesus monkeys. J Med Primatol，2008，37（5）：229-238.

[7] Imlay JA. The Mismetallation of Enzymes during Oxidative Stress . J Biol Chem，2014，289（41）：28121-28128.

[8] Baradaran A，Nasri H，Rafieian-Kopaei M. Oxidative stress and hypertension：Possibility of hypertension therapy with antioxidants . J Res Med Sci，2014，19（4）：358-367.

[9] Barletta E，Tinessa V，Daniele B. Screening of hepatocellular carcinoma：role of the alpha-fetoprotein（AFP）and ultrasonography. Recenti Prog Med，2005，96（6）：295-299.

[10] Foulkes WD，Shuen AY. In brief：BRCA1 and BRCA2 . J Pathol，2013，230（4）：347-349.

[11] Nelson S，Näthke IS. Interactions and functions of the adenomatous polyposis coli（APC）protein at aglance . J Cell Sci，2013，126（Pt 4）：873-877.

[12] Jacot W，Pouderoux S，Bibeau F，et al. Hormone receptors and HER-2 changes during breast cancer progression：clinical implications . Bull Cancer，2011，98（9）：1059-1070.

[13] Beier EE，Holz JD，Sheu TJ，Puzas JE. Elevated Lifetime Lead Exposure Impedes Osteoclast Activity and Produces an Increase in Bone Mass in Adolescent Mice. Toxicol Sci，2016，149（2）：277-288.

[14] Rotter I，Kosik-Bogacka D，Do lgowska B，Safranow K，Lubkowska A，Laszczyńska M. Relationship between the concentrations of heavy metals and bioelements in agingmen with metabolic syndrome. Int J Environ Res Public Health，2015，12（4）：3944-3961.

[15] Lin X，Gu Y，Zhou Q，Mao G，Zou B，Zhao J. Combined toxicity of heavy metal mixtures in liver cells. J Appl Toxicol，2016，10.

[16] Jarrar BM，Taib NT. Histological and histochemical alterations in the liver induced by lead chronic toxicity . Saudi J Biol Sci，2012，19（2）：203-210.

[17] Kim NH，Hyun YY，Lee KB，Chang Y，Ryu S，Oh KH，Ahn C. Environmental heavy metal exposure and chronic kidney disease in the general population. J Korean Med Sci，2015，30（3）：272-277.

第十二章　低剂量环境致癌物暴露可以引发多种疾病

[1] Skalnaya M G，et al. Hair toxic element content in adult men and women in relation to body mass index. Biol Trace Elem Res，2014，161（1）：13-19.

[2] Wiechula D，et al. Chromium，zinc and magnesium concentrations in the pubic hair of obese and overweight women. Biol Trace Elem Res，2012，148（1）：18-24.

[3] Martinez-Barquero V，et al. Polymorphisms in endothelin syste mgenes，arsenic levels and obesity risk. PLoS One，2015，10（3）：e0118471.

[4] Glenn B S，et al. Changes in systolic blood pressure associated with lead in blood and bone. Epidemiology，2006，17（5）：538-544.

[5] Tellez-Plaza M，et al. Cadmium exposure and hypertension in the 1999-2004 National Health and Nutrition Examination Survey（NHANES）. Environ Health Perspect，2008，116（1）：51-56.

［6］ Jhun H J，Kim H，Paek D M. The association between blood metal concentrations and heart rate variability: a cross-sectionalstudy. Int Arch Occup Environ Health，2005，78（3）：243-247.

［7］ Hu H，et al. The relationship of bone and blood lead to hypertension. The Normative Aging Study，JAMA，1996，275（15）：1171-1176.

［8］ Hsueh Y M，et al. Low serum carotene level and increased risk of ischemic heart disease related to long-term arsenic exposure. Atherosclerosis，1998，141（2）：249-257.

［9］ Wang C H，et al. Biological gradient between long-term arsenic exposure and carotid atherosclerosis. Circulation，2002，105（15）：1804-1809.

［10］ Chen C J，et al. Dose-response relationship between ischemic heart disease mortality and long-term arsenic exposure. Arterioscler Thromb Vasc Biol，1996，16（4）：504-510.

［11］ Meliker J R，et al. Arsenic in drinking water and cerebrovascular disease，diabetes mellitus，and kidney disease in Michigan: a standardized mortality ratio analysis. Environ Health，2007，6：4.

［12］ Magari S R，et al. The association of particulate air metal concentrations with heart rate variability. Environ Health Perspect，2002，110（9）：875-880.

［13］ Campen M J，et al. Cardiovascular and thermoregulatory effects of inhaled PM-associated transition metals: a potential interaction between nickel and vanadium sulfate. Toxicol Sci，2001，64（2）：243-252.

［14］ Weisskopf M G，et al. A prospectivestudy of bone lead concentration and death from all causes，cardiovascular diseases，and cancer in the Department of Veterans Affairs Normative Aging Study. Circulation，2009，120（12）：1056-1064.

［15］ Yuan Y，et al. Acute myocardial infarction mortality in comparison with lung and bladder cancer mortality in arsenic-exposed region II of Chile from 1950 to 2000. Am J Epidemiol，2007，166（12）：1381-1391.

［16］ Prozialeck W C，Edwards J R，Woods J M. The vascular endothelium as a target of cadmium toxicity. Life Sci，2006，79（16）：1493-1506.

［17］ Woods J M，et al. Direct antiangiogenic actions of cadmium on human vascular endothelial cells. Toxicol In Vitro，2008，22（3）：643-651.

［18］ Dong Z，et al. Promotion of autophagy and inhibition of apoptosis by low concentrations of cadmium in vascular endothelial cells. Toxicol In Vitro，2009，23（1）：105-110.

［19］ Messner B，et al. Cadmium is a novel and independent risk factor for early atherosclerosis mechanisms and in vivo relevance. Arterioscler Thromb Vasc Biol，2009，29（9）：1392-1398.

［20］ Bernhard D，et al. Increased serum cadmium and strontium levels in young smokers: effects on arterial endothelial cellgene transcription. Arterioscler Thromb Vasc Biol，2006，26（4）：833-838.

［21］ Pearson C A，Lamar P C，Prozialeck W C. Effects of cadmium on E-cadherin and VE-cadherin in mouse lung. Life Sci，2003，72（11）：1303-1320.

［22］ Srivastava S，et al. In utero arsenic exposure induces early onset of atherosclerosis in ApoE-/-mice. Reprod Toxicol，2007，23（3）：449-456.

［23］ Steffensen I L，et al. Cytotoxicity and accumulation of Hg，Ag，Cd，Cu，Pb and Zn in human peripheral T and B lymphocytes and monocytes in vitro. Gen Pharmacol，1994，25（8）：1621-1633.

［24］ Simeonova P P，et al. Arsenic exposure accelerates atherogenesis in apolipoprotein E（-/-）mice. Environ Health Perspect，2003，111（14）：1744-1748.

［25］ Revis N W，Major T C，Horton C Y. The effects of calcium，magnesium，lead，or cadmium on lipoprotein metabolism and atherosclerosis in the pigeon. J Environ Pathol Toxicol，1980，4（2-3）：293-303.

［26］ Reza B，et al. Effects of low-level lead exposure on blood pressure and function of the rat isolated heart. Indian J Pharmacol，2008，40（2）：69-72.

［27］ Kim N H，et al. Environmental heavymetal exposure and chronic kidney disease in the general population. J Korean Med Sci，2015，30（3）：272-277.

［28］ Barregard L，Bergstrom G，Fagerberg B. Cadmium，type 2 diabetes，and kidney damage in a cohort ofmiddle-aged women. Environ Res，2014，135：311-316.

［29］ Wallia A，et al. Association between urinary cadmium levels and prediabetes in the NHANES 2005-2010 population. Int J Hyg Environ Health，2014，217（8）：854-860.

[30] Schwartz G G，Il'Yasova D，Ivanova A. Urinary cadmium，impaired fasting glucose，and diabetes in the NHANES III. Diabetes Care，2003，26（2）：468-470.

[31] Jeppesen C，et al. Association between whole blood mercury and glucose intolerance among adult Inuit in Greenland. Environ Res，2015，143（Pt A）：192-197.

[32] Rahman M，et al. Diabetes mellitus associated with arsenic exposure in Bangladesh. Am J Epidemiol，1998，148（2）：198-203.

[33] Lei L J，Jin T Y，Zhou Y F. Insulin expression in rats exposed to cadmium. Biomed Environ Sci，2007，20（4）：295-301.

[34] Trevino S，et al. Chronic cadmium exposure in rats produces pancreatic impairment and insulin resistance in multiple peripheral tissues. Arch Biochem Biophys，2015，583：27-35.

[35] Diaz-Villasenor A，et al. Sodium arsenite impairs insulin secretion and transcription in pancreatic beta-cells. Toxicol Appl Pharmacol，2006，214（1）：30-34.

[36] Jiang L F，et al. Impacts of Cd（Ⅱ）on the conformation and self-aggregation of Alzheimer's tau fragment corresponding to the third repeat of microtubule-binding domain. Biochim Biophys Acta，2007，1774（11）：1414-1421.

[37] Park J H，et al. Serum trace metal levels in Alzheimer's disease and normal control groups. Am J Alzheimers Dis Other Demen，2014，29（1）：76-83.

[38] Viaene M K，et al. Neurobehavioural effects of occupational exposure to cadmium：a cross sectional epidemiological study. Occup Environ Med，2000，57（1）：19-27.

[39] Sunderman F J，et al. Acute nickel toxicity in electroplating workers who accidently ingested a solution of nickel sulfate and nickel chloride. Am J Ind Med，1988，14（3）：257-266.

[40] Lopez E，et al. Apoptosis and necrosis：two distinct events induced by cadmium in cortical neurons in culture. Br J Pharmacol，2003，138（5）：901-911.

[41] Yuan Y，et al. Cadmium-induced apoptosis in primary rat cerebral cortical neurons culture is mediated by a calcium signaling pathway. PLoS One，2013，8（5）：e64330.

[42] Namgung U，Xia Z. Arsenite-induced apoptosis in cortical neurons is mediated by c-Jun N-terminal protein kinase 3 and p38 mitogen-activated protein kinase. J Neurosci，2000，20（17）：6442-6451.

[43] Aung K H，et al. Inhibition of neurite outgrowth and alteration of cytoskeletal gene expression by sodium arsenite. Neurotoxicology，2013，34：226-235.

[44] Liu C M，et al. Quercetin protects mouse brain against lead-induced neurotoxicity. J Agric Food Chem，2013，61（31）：7630-7635.

[45] Chattopadhyay S，et al. Apoptosis and necrosis in developing brain cells due to arsenic toxicity and protection with antioxidants. ToxicolLett，2002，136（1）：65-76.

[46] Liapi C，et al. Short-term exposure to nickel alters the adult rat brain antioxidant status and the activities of crucial membrane-bound enzymes：neuroprotection byL-cysteine. Biol Trace Elem Res，2011，143（3）：1673-1681.

[47] Calevro F，Beyersmann D，Hartwig A. Effect of cadmium（Ⅱ）on the extent of oxidative DNA damage in primary brain cell cultures from Pleurodeles larvae. Toxicol Lett，1998，94（3）：217-225.

[48] Baranowska-Bosiacka I，et al. Neurotoxicity of lead. Hypothetical molecular mechanisms of synaptic function disorders. Neurol Neurochir Pol，2012，46（6）：569-578.

[49] Tang M，et al. Muscarinic cholinergic modulation of synaptic transmission and plasticity in rat hippocampus following chronic lead exposure. Naunyn Schmiedebergs Arch Pharmacol，2009，379（1）：37-45.

[50] Wang Y，et al. Effects of arsenite in astrocytes on neuronal signaling transduction. Toxicology，2013，303：43-53.

[51] Huang F，Schneider J S. Effects of lead exposure on proliferation and differentiation of neural stem cells derived from different regions of embryonic rat brain. Neurotoxicology，2004，25（6）：1001-1012.

[52] Calderon J，et al. Exposure to arsenic and lead and neuropsychological development in Mexican children. Environ Res，2001，85（2）：69-76.

[53] Canfield R L，et al. Intellectual impairment in children with blood lead concentrations below 10 microg per deciliter. N Engl J Med，2003，348（16）：1517-1526.

[54] Lanphear B P，et al. Low-level environmental lead exposure and children's intellectual function：an international pooled analysis. Environ Health Perspect，2005，113（7）：894-899.

[55] Osman K, et al. Lead exposure and hearing effects in children in Katowice, Poland. Environ Res, 1999, 80 (1): 1-8.

[56] Liu Y, et al. Relationship between perinatal antioxidant vitamin and heavy metal levels and the growth and cognitive development of children at 5 years of age. Asia Pac J Clin Nutr, 2015, 24 (4): 650-658.

[57] Zhang Y M, et al. Lipid peroxidation and ultrastructural modifications in brain after perinatal exposure to lead and/or cadmium in rat pups. Biomed Environ Sci, 2009, 22 (5): 423-429.

[58] Baranowska-Bosiacka I, et al. Perinatal exposure to lead induces morphological, ultrastructural and molecular alterations in the hippocampus. Toxicology, 2013, 303: 187-200.

[59] Moreira E G, et al. Antioxidant defense in rat brain regions after developmental lead exposure. Toxicology, 2001, 169 (2): 145-151.

[60] Struzynska L, Sulkowski G. Relationships between glutamine, glutamate, and GABA in nerve endings under Pb-toxicity conditions. J Inorg Biochem, 2004, 98 (6): 951-958.

[61] Pollack A Z, et al. Cadmium, lead, and mercury in relation to reproductive hormones and anovulation in premenopausal women. Environ Health Perspect, 2011, 119 (8): 1156-1161.

[62] Jackson L W, et al. The association between cadmium, lead and mercury blood levels and reproductive hormones among healthy, premenopausal women. Hum Reprod, 2011, 26 (10): 2887-2895.

[63] Zheng G, et al. Association of Serum Heavy Metals and Trace Element Concentrations with Reproductive Hormone Levels and Polycystic Ovary Syndrome in a Chinese Population. Biol Trace Elem Res, 2015, 167 (1): 1-10.

[64] Stejskal V, Reynolds T, Bjorklund G. Increased frequency of delayed type hypersensitivity tometals in patients with connective tissue disease. J Trace Elem Med Biol, 2015, 31: 230-236.

[65] Afridi H I, et al. Relationship between toxic metals exposure via cigarette smoking and rheumatoid arthritis. ClinLab, 2014, 60 (10): 1735-1745.

[66] Ansari M M, Neha, Khan H A. Effect of cadmium chloride exposure during the induction of collagen induced arthritis. Chem Biol Interact, 2015, 238: 55-65.

[67] Afridi H I, et al. Evaluation of status of arsenic, cadmium, lead and zinc levels in biological samples of normal and arthritis patients of age groups (46 - 60) and (61 - 75) years. ClinLab, 2013, 59 (1-2): 143-153.

[68] Brown K G, et al. Skin cancer and inorganic arsenic: uncertainty-status of risk. Risk Anal, 1997, 17 (1): 37-42.

[69] Scola N, et al. Positive strip patch test reactions with coexistent negative patch test reactions. Relevance for the assessment practice of occupational skin disease. Hautarzt, 2010, 61 (12): 1056-1060.

[70] Usmani N, Wilkinson S M. Allergic skin disease: investigation of both immediate- and delayed-typehypersensitivity is essential. Clin Exp Allergy, 2007, 37 (10): 1541-1546.

[71] Wang B J, et al. Hexavalent chromium induced ROS formation, Akt, NF-kappaB, and MAPK activation, and TNF-alpha and IL-1alpha production in keratinocytes. Toxicol Lett, 2010, 198 (2): 216-224.

[72] Mehra R, Juneja M. Fingernails as biological indices of metal exposure. J Biosci, 2005, 30 (2): 253-257.

第十三章　接触致癌物质后的干预方法

[1] ROBERT KOCN-INSTITUT. Lyme-Borreliose, Ratgeber Infektionskrank-heiten -Merkblatter fur Arzte. 2007. www. rki. de/cIn 160/nn 466802/DE/Content/Infekt/EpidBull/Merkblaetter /Ratgeber MblLymeBorreliose. html [letzter Zugriff3. 3.3010] .

[2] DEUTSCHE ARBEITGEMEINSCHAFT KLINISCHE. Apherese-standard. 2007. [www. nephro logie. de /Apheresestandard A. html , letzter Zugriff: 25. 2. 2010] .

[3] Straube R, Donate HO. Die Doppelmembranfiltrationsapherese als Behandlungsoption bei Erkrankungen aus Umweltmedizin. umweltmedizingesellschaft, 2010, 23 (1): 9-14.

[4] Klingel R, Fassbender T, Fassbender C, Goehlen B. From Membrane Differential Filtration to lipidfiltration-technogcal progress in LDL-apheresis. Therapeutic Apheresis and Dialysis, 2003, 7: 350-358.

[5] Pal. Explaining, Unexplained Illnesses, Harrington park press, Binghamton, USA, ISBN 978-0-7890-2389-6. 2 007.

[6] Palllm. Das Modell fur NO/ONOO-oxidative entzundliche Krankheiten (Das zehnte Krankheitsparadigma) Allergy Research Group Newsletter July 2007-Deutscher Sonderdruck. 2007.

第十四章　环境致癌物中医药干预

[1] 杨上善. 黄帝内经太素. 北京：科学技术文献出版社，2000.

[2] 周岱翰. 临床中医肿瘤学. 北京：人民卫生出版社，2003.

第十五章　环境致癌物信息网络数据库构建

[1] Straif K，StaynerL，Demers PA，et al. Use ofmeta-analyses by IARC Working Groups. Environ Health Perspect，2012，120（9）：A342-A343.

[2] Sim MR，Richardson DB. Interphone，IARC and radiofrequency fields：where to next? Occup Environ Med，2011，68（9）：629-630.

[3] Fowler S，Schnall JG. TOXNET：information on toxicology and environmental health. Am J Nurs，2014，114（2）：61-63.

[4] Rana S，Dikhit MR，Rani M，et al. CPDB：cysteine protease annotation database in Leishmania species. Integr Biol（Camb），2012，4（11）：1351-1357.

[5] Fitzpatrick RB. CPDB：Carcinogenic Potency Database. Med Ref Serv Q，2008，27（3）：303-311.

[6] Anderson RM，Calhoun K，Choate CB，et al. Guidelines for community-based partners for reviewing research grant applications：lessons from the Michigan Institute for Clinical and Health Research（MICHR）Community Engagement Research Core（CERC）. Clin Transl Sci，2013，6（6）：421-423.

[7] Lin CH，Du CL，Chan CC，et al. Saved by a material safety data sheet. Occup Med（Lond），2005，55（8）：635-637.

[8] Caple DC. A toolkit for MSDs prevention—WHO and IEA context. Work，2012，41（Suppl 1）：3930-3932.

[9] Blake K. MSDS evolution：from document to data to globalization. Occup Health Saf，2011，80（9）：18-19.

[10] Liszkay G. Vemurafenib（Zelboraf）in the therapy of melanoma. Magy Onkol，2013，57（2）：110-113.

[11] Nonaka S，Yamaguchi S，Nagasawa T，et al. Pharmacology profile of crizotinib（Xalkori（®）Capsules）and clinical findings on this drug. Nihon Yakurigaku Zasshi，2013，141（2）：106-113.

[12] Störmer R，Wichels A，Gerdts G. Geo-Chip analysis reveals reduced functional diversity of the bacterial community at a dumpingsite for dredged Elbe sediment. Mar Pollut Bull，2013，77（1-2）：113-122.

[13] Cheng J，Zeng X，Ren G，et al. CGAP：a new comprehensive platform for the comparative analysis of chloroplast genomes. BMC Bioinformatics，2013，14：95.

[14] Warden R. Impact of caBIG on the European cancer community. Ecancermedicalscience，2011，5：225.

[15] Fabian P，Nenutil R. Organisation and use of a tumour tissue bank. Rozhl Chir，2014，93（3）：176-179.

附件 1　IARC 公布的致癌物分级分类表

登记号	致癌物	组别	卷号	年号
000075-07-0	乙醛/醋醛 与酒精饮料消耗有关	1	100E	In prep
	酸雾 强性无机物	1	54,100F	In prep
001402-68-2	黄曲霉毒素	1	56,82,100F	In prep
	酒精饮料	1	44,96,100E	In prep
	铝制品	1	34,Sup 7,100F	In prep
000092-67-1	4-苯基苯胺	1	1,Sup 7,99,100F	In prep
	槟榔果	1	85,100E	In prep
000313-67-7	马兜铃酸	1	1 82,100A	In prep
007440-38-2	砷及无机砷化合物	1	23,Sup 7,100C	In prep
001332-21-4 013768-00-8 012172-73-5 017068-78-9 012001-29-5 012001-28-4 014567-73-8	石棉(包括石棉的氛形式： 阳起石 铁石棉 直闪石 温石棉 青石棉 透闪石）	1	14,Sup 7,100C	In prep
	金胺产品	1	Sup 7,99,100F	In prep
000446-86-6	咪唑硫嘌呤	1	26,Sup 7,100A	In prep
000071-43-2	苯	1	29,Sup 7,100F	In prep
000092-87-5	联苯胺	1	29,Sup 7,99,100F	In prep
	联苯胺 染色代谢	1	99,100F	In prep
000050-32-8	苯并[a]芘	1	92,100F	In prep
007440-41-7	铍及其化合物	1	58,100C	In prep
	含烟草的蒌叶咀嚼物	1	85,100E	In prep
	无烟草的蒌叶咀嚼物	1	85,100E	In prep
000542-88-1 000107-30-2	双氯甲基醚,氯甲基甲基醚	1	4,Sup 7,100F	In prep
000055-98-1	白消安	1	4,Sup 7,100A	In prep
000106-99-0	1,3-丁二烯	1	97,100F	In prep
007440-43-9	镉及其化合物	1	58,100C	In prep
000305-03-3	瘤可宁	1	26,Sup 7,100A	In prep
000494-03-1	萘氮芥	1	4,Sup 7,100A	In prep
018540-29-9	铬(六价)化合物	1	49,100C	In prep
	华支睾吸虫感染	1	61,100B	In prep
	家庭燃煤释放的煤灰	1	95,100E	In prep
	煤气	1	92,100F	In prep
008007-45-2	煤焦油提炼	1	92,100F	In prep
065996-93-2	沥青	1	35,Sup 7,100F	In prep
	焦炭产品	1	92,100F	In prep
000050-18-0 006055-19-2	环磷酰胺	1	26,Sup 7,100A	In prep

登记号	致癌物	组别	卷号	年号
059865-13-3 079217-60-0	环孢霉素	1	50,100A	In prep
000056-53-1	已烯雌酚	1	21,Sup 7,100A	In prep
	艾伯斯坦-巴尔病毒	1	70,100B	In prep
066733-21-9	毛沸石	1	42,Sup 7,100C	In prep
	雌激素,更年期治疗	1	72,100A	In prep
	雌激素,更年期联合治疗	1	72,91,100A	In prep
	雌激素,口服避孕药联合用药	1	72,91,100A	In prep
000064-17-5	乙醇(酒精饮料)	1	96,100E	In prep
000075-21-8	环氧乙烷	1	97,100F	In prep
033419-42-0	依托泊苷	1	76,100A	In prep
033419-42-0 015663-27-1 011056-06-7	依托泊苷与铂、博来霉素的结合物	1	76,100A	In prep
	裂变产生的物质,包括锶90	1	100D	In prep
000050-00-0	甲醛(蚁醛)	1	88,100F	In prep
	赤铁矿	1	Sup 7,100D	In prep
	幽门螺旋杆菌(感染)	1	61,100B	In prep
	乙型肝炎病毒(慢性感染)	1	59,100B	In prep
	丙型肝炎病毒(慢性感染)	1	59,100B	In prep
	Ⅰ型人类免疫缺陷病毒(感染)	1	67,100B	In prep
	人类乳头瘤病毒感染(16,18,31,33,35,39,45,51,52,56, 58,59 型)	1	64,90,100B	In prep
	人类 T 细胞嗜淋巴细胞病毒(Ⅰ型)	1	67,100B	In prep
	电离辐射(所有类型)	1	100D	In prep
	钢、铁铸造(职业暴露)	1	34,Sup 7,100F	In prep
	用强酸生产乙丙醇	1	Sup 7,100	In prep
	卡波西肉瘤疱疹病毒	1	70,100B	In prep
	皮革尘	1	100C	In prep
	红色苯胺染料	1	57,99,100F	In prep
000148-82-3	左旋溶肉瘤素	1	9,Sup 7,100A	In prep
000298-81-7	甲氧沙林(8-甲氧基补骨脂素)加紫外线 A 照射	1	24,Sup 7,100A	In prep
000101-14-4	4,4亚甲基双(氯苯胺)	1	57,99,100F	In prep
	矿物油(未经处理或经初步处理)	1	33,Sup 7,100F	In prep
	烷化剂	1	Sup 7,100A	In prep
000091-59-8	2-甲萘胺	1	4,Sup 7,99,100F	In prep
	核辐射	1	75,100D	In prep
	镍化合物	1	49,100C	In prep
016543-55-8 064091-91-4	亚硝胺降烟碱、氮苯基、丁酮、N-甲硝胺	1	89,100E	In prep
	泰国肝吸虫(感染)	1	61,100B	In prep
	油漆(职业暴露)	1	47,98,100F	In prep
057465-28-8	3,4,5,3′,4′-五氯联苯	1	100F	In prep
057117-31-4	2,3,4,7,8-五氯联二苯并呋喃	1	100F	In prep
000062-44-2	非那西汀	1	24,Sup 7,100A	In prep
	非那西汀混合物	1	Sup 7,100A	In prep
014596-37-3	磷化物	1	78,100D	In prep
007440-07-5	钚	1	78,100D	In prep
	放射性碘,包括碘 131	1	78,100D	In prep
	放射性核素,α 射线(体内储积)	1	78,100D	In prep

登记号	致癌物	组别	卷号	年号
	放射性核素,β射线(体内储积)	1	78,100D	In prep
013233-32-4	放射性镭 224 及其衰变产物	1	78,100D	In prep
013982-63-3	放射性镭 226 及其衰变产物	1	78,100D	In prep
015262-20-1	放射性镭 228 及其衰变产物	1	78,100D	In prep
010043-92-2	放射性镭 222 及其衰变产物	1	43,78,100D	In prep
	橡胶生产企业	1	28,Sup 7,100F	In prep
	咸鱼(中国式腌鱼)	1	56,100E	In prep
	埃及裂体吸虫(感染)	1	61,100B	In prep
013909-09-6	甲基环己亚硝脲	1	Sup 7,100A	In prep
068308-34-9	页岩油	1	35,Sup 7,100F	In prep
014808-60-7	硅尘(晶体、石英、白硅石)	1	68,100C	In prep
	太阳辐射	1	55,100D	In prep
	煤尘(职业暴露)	1	35,Sup 7,100F	In prep
000505-60-2	硫芥(硫芥子气)	1	9,Sup 7,100F	In prep
010540-29-1	三苯氯胺	1	1 66,100A	In prep
001746-01-6	2,3,7,8-四氯二苯并芘二噁英	1	69,100F	In prep
000052-24-4	三胺硫磷	1	50,100A	In prep
007440-29-1	钍 232 及其衰变产物	1	78,100D	In prep
	烟草(无烟)	1	89,100E	In prep
	烟草(有烟),吸二手烟	1	83,100E	In prep
	吸烟	1	83,100E	In prep
000095-53-4	邻甲苯胺	1	77,99,100F	In prep
000299-75-2	曲奥舒凡	1	26,Sup 7,100A	In prep
	紫外线辐射(紫外线 A、B、C)	1	100D	In prep
	紫外线照射装置	1	100D	In prep
000075-01-4	氯乙烯	1	97,100F	In prep
	木尘	1	62,100C	In prep
	X 射线、γ 射线辐射	1	75,100D	In prep
000079-06-1	丙烯酰胺	2A	60	1994
023214-92-8	亚德里亚霉素	2A	10,Sup 7	1987
	雄性激素(合成)类固醇	2A	Sup 7	1987
	艺术玻璃、玻璃容器、加压陶瓷	2A	58	1993
000320-67-2	阿扎胞苷	2A	50	1990
	生物燃料(原木)室内燃烧排放物	2A	95	2010
000154-93-8	二氯化亚硝基脲(卡氮芥)	2A	26,Sup 7	1987
002425-06-1	敌菌丹(四氯丹)	2A	53	1991
	炭电极生产	2A	92	2010
000056-75-7	氯霉素	2A	50	1990
000098-87-3 000098-07-7 000100-44-7 000098-88-4	α-氯化甲苯(二氯甲基苯、三氯甲苯、氯化苄)及氯化苯甲酰(职业暴露)	2A	29,Sup 7,71	1999
013010-47-4	环己亚硝脲	2A	26,Sup 7	1987
000095-69-2	4-氯邻苯胺	2A	77,99	2010
	氯脲霉素	2A	50	1990
015663-27-1	顺氯氨铂	2A	26,Sup 7	1987
007440-48-4 012070-12-1	钴基合金-碳化钨	2A	86	2006
008001-58-9	杂酚油	2A	92	2010
027208-37-3	环戊[cd]芘	2A	92	2010

登记号	致癌物	组别	卷号	年号
000053-70-3	二苯并蒽	2A	92	2010
000191-30-0	二苯[a,l]并芘	2A	92	2010
000064-67-5	硫酸二乙酯	2A	54,71	1999
000079-44-7	二甲氨基甲酰氯	2A	12,Sup 7,71	1999
000540-73-8	1,2-二甲基肼	2A	4,Sup 7,71	1999
000077-78-1	硫酸二甲酯	2A	4,Sup 7,71	1999
	发动机废气(柴油机)	2A	46	1989
000106-89-8	环氧氯苯烷	2A	11,Sup 7,71	1999
000051-79-6	氨基甲酸乙酯(尿烷)	2A	7,Sup 7,96	2010
000106-93-4	二溴化乙烯	2A	15,Sup 7,71	1999
000759-73-9	N-亚硝基-N-乙基脲	2A	17,Sup 7	1987
	高温油炸释放物	2A	95	2010
000556-52-5	环氧丙醇	2A	77	2000
	理发美发师职业暴露	2A	57,99	2010
	人类乳头瘤病毒68型	2A	100B	In prep
022398-80-7	磷化铟	2A	86	2006
076180-96-6	IQ[2-氨基-3-甲基咪唑并(4,5-f)喹啉]	2A	56	1993
	铅无机化合物	2A	87	2006
	交配(热)	2A	51	1991
000484-20-8	甲氧基补骨脂素	2A	40,Sup 7	1987
000066-27-3	甲磺酸甲酯	2A	7,Sup 7,71	1999
000070-25-7	N-甲基-N-硝基-N-亚硝基胍	2A	4,Sup 7	1987
000684-93-5	N-甲基-N-亚硝基脲	2A	17,Sup 7	1987
	硝酸盐或亚硝酸摄入(内因性亚硝化)	2A	94	2010
000051-75-2	氮芥(芥子气)	2A	9,Sup 7	1987
000055-18-5	N-亚硝胺	2A	17,Sup 7	1987
000062-75-9	N-亚硝基二甲胺	2A	17,Sup 7	1987
000088-72-2	2-硝基甲苯	2A	101	In prep
	无砷杀虫剂(职业暴露或喷洒)	2A	53	1991
	石油提炼(职业暴露)	2A	45	1989
001336-36-3	多氯联二苯	2A	18,Sup 7	1987
000366-70-1	盐酸甲基苄肼	2A	26,Sup 7	1987
	涉及生理节奏紊乱的轮班作业	2A	98	2010
000096-09-3	苯乙烯-7,8-氧化物	2A	60	1994
029767-20-2	替尼泊苷	2A	76	2000
000127-18-4	四氯乙烯(全氯乙烯)	2A	63	1995
000079-01-6	三氯乙烯	2A	63	1995
000096-18-4	1,2,3-三氯丙烷	2A	63	1995
000126-72-7	三(2,3-二溴丙醇)磷酸酯	2A	20,Sup 7,71	1999
000593-60-2	溴乙烯	2A	39,Sup 7,71,97	2008
000075-02-5	氟乙烯	2A	63,97	2008
026148-68-5	A-α-C(2-氨基-9H-吡啶[2,3-b]吲哚)	2B	40,Sup 7	1987
000075-07-0	乙醛	2B	36,Sup 7,71	1999
000060-35-5	乙酰胺	2B	7,Sup 7,71	1999
000107-13-1	丙烯腈	2B	71	1999
003688-53-7	AF-2[2-(2-呋喃基)-3-(5-硝基-2-呋喃基)丙烯酰胺]	2B	31,Sup 7	1987
006795-23-9	黄曲霉毒素 M_1	2B	56	1993
000060-09-3	对氨基偶氮苯	2B	8,Sup 7	1987
000097-56-3	邻氨基偶氮苯	2B	8,Sup 7	1987
000081-49-2	1-氨基-2,4-二溴蒽醌	2B	101	In prep

登记号	致癌物	组别	卷号	年号
000712-68-5	2-氨基-5-(5-硝基-2-呋喃基)-1,3,4-噻氮唑	2B	7,Sup 7	1987
051264-14-3	胺苯吖啶	2B	76	2000
000090-04-0	甲氧基苯胺	2B	73	1999
000084-65-1	蒽醌(烟华石)	2B	101	In prep
001309-64-4	三氧化锑	2B	47	1989
000140-57-8	钉螨特	2B	5,Sup 7	1987
000492-80-8	金胺	2B	1,Sup 7,99,100F	In prep
000115-02-6	重氮丝氨酸	2B	10,Sup 7	1987
000151-56-4	氮杂环丙烷	2B	9,Sup 7,71	1999
000202-33-5	苯[j]醋蒽烯	2B	92	2010
000056-55-3	苯并[a]蒽	2B	92	2010
000205-99-2	苯并[b]荧蒽	2B	92	2010
000205-82-3	苯并[j]荧蒽	2B	92	2010
000207-08-9	苯并[k]荧蒽	2B	92	2010
000271-89-6	苯并呋喃	2B	63	1995
000195-19-7	苯并[c]烷基菲	2B	92	2010
000119-61-9	苯甲酮	2B	101	In prep
001694-09-3	溴酸钾	2B	16,Sup 7	1987
003296-90-0	2,2-双(溴甲基)-1,3-丙二醇	2B	77	2000
008052-42-4	沥青(精炼提取物)	2B	35,Sup 7	1987
011056-06-7	争光霉素(博来霉素)	2B	26,Sup 7	1987
	野生蕨菜	2B	40,Sup 7	1987
005589-96-8	氯溴乙酸	2B	101	In prep
000075-27-4	溴二氯甲烷	2B	52,71	1999
025013-16-5	丁基羟基茴香醚	2B	40,Sup 7	1987
003068-88-0	β-丁内酯	2B	11,Sup 7,71	1999
000331-39-5	咖啡酸(二烃基桂皮酸)	2B	58	1993
001333-86-4	炭黑	2B	65,93	2010
000056-23-5	四氯化碳	2B	20,Sup 7,71	1999
	木工及细木工工业	2B	25,Sup 7	1987
053973-98-1	角叉菜胶(分解)	2B	31,Sup 7	1987
000120-80-9	苯邻二酚(儿茶酚)	2B	15,Sup 7,71	1999
000057-74-9	氯丹	2B	79	2001
000143-50-0	十氯酮(开蓬)	2B	20,Sup 7	1987
000115-28-6	氯菌酸	2B	48	1990
	氯化石蜡(平均12个碳链及平均60%氯化度)	2B	48	1990
000106-47-8	对氯苯胺	2B	57	1993
077439-76-0	3-氯-4-(二氯甲基)-5-羟基-2(5H)-呋喃酮	2B	84	2004
000067-66-3	氯仿(三氯甲烷)	2B	73	1999
000513-37-1	1-氯-2-甲基丙烯	2B	63	1995
	氯代苯氧化物	2B	41,Sup 7	1987
000095-83-0	4-氯-邻苯二胺	2B	27,Sup 7	1987
000126-99-8	氯丁二烯	2B	71	1999
001897-45-6	百菌清	2B	73	1999
000218-01-9	苯并菲	2B	92	2010
006459-94-5	酸性红114(染料)	2B	57	1993
000569-61-9	碱性红9(染料)	2B	57,99	2010
002429-74-5	直接蓝15(染料)	2B	57	1993
006358-53-8	橘红2号	2B	8,Sup 7	1987
007440-48-4	钴及其化合物	2B	52	1991

登记号	致癌物	组别	卷号	年号
007440-48-4	非碳化钨钴	2B	86	2006
010026-24-1	硫酸钴及其他可溶性钴盐	2B	86	2006
068603-42-9	椰子油脂肪酸二乙醇胺酯	2B	101	In prep
	咖啡（膀胱）	2B	51	1991
000120-71-8	对甲酚	2B	27，Sup 7	1987
000098-82-8	异丙基苯	2B	101	In prep
014901-08-7	苏铁苷	2B	10，Sup 7	1987
004342-03-4	达咔巴嗪	2B	26，Sup 7	1987
000117-10-2	丹蒽醌（2,8-二羟蒽醌）	2B	50	1990
020830-81-3	正定霉素（柔红霉素）	2B	10，Sup 7	1987
000050-29-3	滴滴涕（4,4-二氯二苯二氯乙烷）	2B	53	1991
000613-35-4	N,N-醋酸联苯胺	2B	16，Sup 7	1987
000615-05-4	2,4-二氨基苯甲醚	2B	79	2001
000101-80-4	4,4-二氨基联苯	2B	29，Sup 7	1987
000095-80-7	2,4-二氨基甲苯	2B	16，Sup 7	1987
000226-36-8	二苯[a,h]吖啶	2B	32，Sup 7	1987
000224-42-0	二苯[a,j]吖啶	2B	32，Sup 7	1987
000194-59-2	$7H$-二苯[c,g]咔唑	2B	32，Sup 7	1987
000189-64-0	二苯[a,h]芘（嵌二萘）	2B	92	2010
000189-55-9	二苯[a,j]芘（嵌二萘）	2B	92	2010
000631-64-1	二溴乙酸	2B	101	In prep
003252-43-5	二溴乙腈	2B	52，71，101	In prep
000096-12-8	1,2-二溴-3-氯丙烷	2B	20，Sup 7，71	1999
000096-13-9	2,3-二溴-1-丙醇	2B	77	2000
000079-43-6	二氯乙酸	2B	84	2004
000106-46-7	对二氯苯	2B	73	1999
000091-94-1	3,3-二氯联苯胺	2B	29，Sup 7	1987
000091-94-1	3,3-二氯-4,4-联苯胺	2B	16，Sup 7	1987
000107-06-2	1,2-二氯乙烷	2B	20，Sup 7，71	1999
000075-09-2	二氯甲烷	2B	71	1999
000096-23-1	1,3-二氯-2-丙醇	2B	101	In prep
000542-75-6	1,3-二氯丙烷（技术等级）	2B	41，Sup 7，71	1999
000062-73-7	敌敌畏（二氯松）	2B	53	1991
	柴油燃料（船运）	2B	45	1989
000111-42-2	二乙醇胺	2B	77，101	2000
000117-81-7	二（乙基己基）邻苯二甲酸酯	2B	77，101	In prep
001615-80-1	1,2-二乙基肼	2B	4，Sup 7，71	1999
000101-90-6	间苯二酚（缩水甘油醚）	2B	36，Sup 7，71	1999
000094-58-6	二氢黄樟素	2B	10，Sup 7	1987
002973-10-6	二乙丙基硫酸盐	2B	54，71	1999
000119-90-4	3,3'-二甲氧基联苯胺	2B	4，Sup 7	1987
000060-11-7	对二甲胺基偶氮苯	2B	8，Sup 7	1987
025962-77-0	反 2-[（二甲氨基）甲亚氨基]-5-[2-（5-氮-2-呋喃基）乙烯基]-1,3,4-噁二唑	2B	7，Sup 7	1987
000087-62-7	2,6-二甲基苯胺	2B	57	1993
000075-60-5	二甲基胂酸	2B	100C	In prep
000119-93-7	3,3-二甲基联苯胺	2B	1，Sup 7	1987
000057-14-7	1,1-二甲基肼	2B	4，Sup 7，71	1999
105735-71-5	3,7-二硝基荧蒽	2B	65	1996
022506-53-2	3,9-二硝基荧蒽	2B	65	1996

登记号	致癌物	组别	卷号	年号
042397-64-8	1,6-二硝基芘	2B	46	1989
042397-65-9	1,8-二硝基芘	2B	46	1989
000121-14-2	2,4-二硝基甲苯	2B	65	1996
000606-20-2	2,6-二硝基甲苯	2B	65	1996
000123-91-1	二氧己环(二噁烷)	2B	11,Sup 7,71	1999
002475-45-8	分散蓝 1	2B	48	1990
	干清洁剂(职业暴露)	2B	63	1995
	发动机废气(汽油)	2B	46	1989
000106-88-7	1,2-氧化丁烯	2B	47,71	1999
000140-88-5	丙烯酸乙酯	2B	39,Sup 7,71	1999
000100-41-4	乙苯	2B	77	2000
000062-50-0	甲烷磺酸乙酯	2B	7,Sup 7	1987
	消防队员(职业暴露)	2B	98	2010
003570-75-0	2-(2-甲酰基肼基)-4-(5-硝基-2-呋喃基)噻唑	2B	7，Sup 7	1987
	燃料油（重金属残渣）	2B	45	1989
116355-83-0	伏马毒素 B_1	2B	82	2002
000110-00-9	呋喃	2B	63	1995
116355-83-0	串珠镰孢菌毒素（伏马毒素 B_1，伏马毒素 B_2，镰刀菌素 C 释放）	2B	56	1993
	汽油	2B	45	1989
067730-11-4	2-氨基-6-甲基二吡啶[1,2-A;3′,2′-D]咪唑	2B	40，Sup 7	1987
000765-34-4	缩水甘油醛	2B	11，Sup 7，71	1999
000126-07-8	灰黄霉素	2B	79	2001
002784-94-3	HC 蓝 1 号	2B	57	1993
000076-44-8	七氯	2B	79	2001
000118-74-1	六氯苯	2B	79	2001
	六氯环己烷（六六六）	2B	20，Sup 7	1987
000067-72-1	六氯乙烷	2B	73	1999
000142-83-6	2,4-己二烯醛	2B	101	In prep
000680-31-9	六甲基磷酰三胺	2B	15，Sup 7，71	1999
	人类免疫缺陷病毒 2 型（感染）	2B	67	1996
	人类乳头瘤病毒 5，8 型（疣状表皮发育不良患者）	2B	100B	In prep
	人类乳头瘤病毒 26，53，66，67，70，73，82 型	2B	100B	In prep
	人类乳头瘤病毒 30，34，69，85，97 型	2B	100B	In prep
000302-01-2	联氨	2B	4，Sup 7，71	1999
000129-43-1	1-羟基蒽醌	2B	82	2002
000193-39-5	茚并 [1,2，3,cd] 芘	2B	92	2010
009004-66-4	铁右旋糖酐复合物	2B	2，Sup 7	1987
000078-79-5	异戊二烯（橡胶基质）	2B	60，71	1999
000303-34-4	毛果天芥菜碱	2B	10，Sup 7	1987
007439-92-1	铅	2B	23，Sup 7	1987
000632-99-5	品红，洋红，红色苯胺染料	2B	57，99，100F	In prep
	超低频磁场	2B	80	2002
068006-83-7	2-氨基-3-甲基-9H-吡啶并[2,3-$β$]吲哚	2B	40，Sup 7	1987
000071-58-9	醋酸甲羟孕酮	2B	21，Sup 7	1987
077094-11-2	2-氨基-3,4-二甲基咪唑[4,5,f]喹啉	2B	56	1993
077500-04-0	2-氨基-3,8-二甲基咪唑[4,5,f]喹啉	2B	56	1993
000531-76-0	美法伦（溶肉瘤素）	2B	9，Sup 7	1987
000124-58-3	甲胂酸	2B	100C	In prep
000075-55-8	2-甲基氮丙啶（聚丙烯亚胺）	2B	9，Sup 7，71	1999

登记号	致癌物	组别	卷号	年号
000592-62-1	甲基氧化偶氮（甲醇乙酸盐）	2B	10，Sup 7	1987
003697-24-3	5-甲基屈	2B	92	2010
000838-88-0	4,4甲基苯胺	2B	4，Sup 7	1987
000101-77-9	4,4亚甲基双苯胺	2B	39，Sup 7	1987
000108-10-1	甲基异丁基甲酮	2B	101	In prep
	甲基水银化合物	2B	58	1993
000129-15-7	2-甲基-1-硝基蒽醌（纯度不明确）	2B	27，Sup 7	1987
000615-53-2	N-甲基-N-亚硝基氨基甲酸乙酯	2B	4，Sup 7	1987
000056-04-2	甲基硫氧嘧啶	2B	79	2001
000443-48-1	灭滴灵（甲硝哒唑）	2B	13，Sup 7	1987
000101-61-1	4,4-(对二甲氨基)二苯基甲烷	2B	27，Sup 7，99	2010
000090-94-8	米氏酮[4,4双(二甲胺)苯甲酮]	2B	99	2010
101043-37-2	微囊藻毒素	2B	94	2010
002385-85-5	灭蚁灵	2B	20，Sup 7	1987
000050-07-7	丝裂霉素 C	2B	10，Sup 7	1987
065271-80-9	米托蒽醌	2B	76	2000
000096-24-2	3-氯-1,2-丙二醇	2B	101	In prep
000315-22-0	野百合碱	2B	10，Sup 7	1987
003795-88-8	5-吗啉甲基-3-[5-(硝基亚糠基)胺-2-噁唑烷酮]	2B	7，Sup 7	1987
003771-19-5	降脂平	2B	24，Sup 7	1987
000091-20-3	臭樟脑（萘）	2B	82	2002
007440-02-0	镍（金属镍及其合金）	2B	49	1990
000061-57-4	尼立哒唑，硝噻哒唑	2B	13，Sup 7	1987
000139-13-9	次氮基三乙酸及次氮基三乙酸盐	2B	73	1999
000602-87-9	5-硝基苊	2B	16，Sup 7	1987
000091-23-6	2-硝基茴香醚（硝基苯甲醚）	2B	65	1996
000098-95-3	硝基苯	2B	65	1996
007496-02-8	6-硝基联苯	2B	46	1989
001836-75-5	除草醚（技术等级）	2B	30，Sup 7	1987
000607-57-8	硝基芴	2B	46	1989
000555-84-0	1-[(5-硝基亚糠基)胺]-2-咪唑啉酮	2B	7，Sup 7	1987
000531-82-8	N-[4-(5-硝基-呋喃基)-2-噻唑基]乙酰胺	2B	7，Sup 7	1987
000126-85-2	氮芥（芥子气）氮氧化物	2B	9，Sup 7	1987
000075-52-5	硝基甲烷	2B	77	2000
000079-46-9	二硝基丙烷	2B	29，Sup 7，71	1999
005522-43-0	1-硝基芘	2B	46	1989
057835-92-4	4-硝基芘	2B	46	1989
000924-16-3	N-亚硝基二丁胺	2B	17，Sup 7	1987
001116-54-7	N-亚硝基二乙醇胺	2B	17，Sup 7，77	2000
000621-64-7	N-亚硝基二丙胺	2B	17，Sup 7	1987
060153-49-3	3-正丁氧基丙腈	2B	85	2004
010595-95-6	N-亚硝基甲基乙基胺	2B	17，Sup 7	1987
004549-40-0	N-亚硝基甲基乙烯基胺	2B	17，Sup 7	1987
000059-89-2	N-亚硝基吗啉	2B	17，Sup 7	1987
000100-75-4	N-亚硝基哌啶	2B	17，Sup 7	1987
000930-55-2	N-亚硝基吡咯烷	2B	17，Sup 7	1987
013256-22-9	N-亚硝基肌氨酸	2B	17，Sup 7	1987
000303-47-9	赭曲霉毒素 A	2B	56	1993
002646-17-5	油橙 SS	2B	8，Sup 7	1987
000604-75-1	去甲羟基安定	2B	66	1996

登记号	致癌物	组别	卷号	年号
012174-11-7	镁铝皮石(硅镁土)(长纤维>5μm)	2B	68	1997
000794-93-4	呋喃羟甲三嗪(平菌痢)(含二羟甲呋喃三嗪)	2B	24，Sup 7	1987
	腌菜(亚洲传统)	2B	2B 56	1993
000136-40-3	盐酸非那吡啶	2B	24，Sup 7	1987
000050-06-6	镇静安眠剂	2B	79	2001
000077-09-8	酚酞	2B	76	2000
000063-92-3	盐酸酚苄明	2B	24，Sup 7	1987
000122-60-1	苯基缩水甘油醚	2B	47，71	1999
000057-41-0	苯妥英	2B	66	1996
105650-23-5	2-氨基-1-甲基-6-苯咪唑[4,5,b]嘧啶	2B	56	1993
059536-65-1	多溴化联苯	2B	41，Sup 7	1987
	聚氯酚及其钠盐	2B	53，71	1999
003564-09-8	丽春红 3R(朱红色染料)	2B	8，Sup 7	1987
003761-53-3	丽春红 MX	2B	8，Sup 7	1987
007758-01-2	溴酸钾	2B	73	1999
	印刷过程(职业暴露)	2B	65	1996
	孕激素类	2B	Sup 7	1987
	孕激素(仅用于避孕)	2B	72	1999
001120-71-4	1,3-丙烷磺内酸酯	2B	4，Sup 7，71	1999
000057-57-8	β-丙内酯	2B	4，Sup 7，71	1999
000075-56-9	环氧丙烯	2B	60	1994
000051-52-5	丙基硫氧嘧啶	2B	79	2001
	耐火陶瓷纤维	2B	43，81	1999
023246-96-0	黄樟素	2B	10，Sup 7，82	2002
000094-59-7	黄樟油精 (黄樟醚)	2B	10，Sup 7	1987
	日本血吸虫	2B	61	1994
000132-27-4	邻苯酚钠	2B	73	1999
	特殊用途玻璃纤维 (比如 E-玻璃纤维和"475"玻璃纤维)	2B	81	2002
010048-13-2	杂色曲霉素 (柄曲霉素)	2B	10，Sup 7	1987
018883-66-4	链脲霉素 (链脲佐霉素)	2B	17，Sup 7	1987
000100-42-5	苯乙烯	2B	60，82	2002
000095-06-7	草克死 (菜草畏)	2B	30，Sup 7	1987
	外科移植及其他异体植入：平滑薄膜聚合移植物备置(羟基乙酸除外)：金属纤维平滑薄膜植入物，金属钴、镍及含镍66%～67%以上的铝合金异体植入，含13%～16%铬、7%铁的铝合金异体植入	2B	74	1999
014807-96-6	滑石粉 (会阴部用药)	2B	93	2010
000116-14-3	四氟乙烯	2B	19，Sup 7，71	1999
000509-14-8	四硝基甲烷	2B	65	1996
	纺织产业 (职业)	2B	48	1990
000062-55-5	硫代乙酰胺	2B	7，Sup 7	1987
000139-65-1	4,4-二氨基二苯硫醚	2B	27，Sup 7	1987
000141-90-2	硫脲嘧啶	2B	79	2001
013463-67-7	二氧化钛	2B	47，93	2010
026471-62-5	甲苯二异腈酸酯	2B	39，Sup 7，71	1999
008001-35-2	毒杀酚 (八氯莰烯)	2B	79	2001
000817-09-4	三氯氮芥	2B	50	1990
062450-06-0	3-氨基-1,4-二甲基-5H-吡啶并[4,3,b]吲哚	2B	31，Sup 7	1987
062450-07-1	3-氨基-1-甲基-5H-吡啶并[4,3,b]吲哚	2B	31，Sup 7	1987
000072-57-1	锥虫蓝 (台盼蓝)	2B	8，Sup 7	1987

登记号	致癌物	组别	卷号	年号
000066-75-1	乌拉莫司汀	2B	9，Sup 7	1987
001314-62-1	五氧化二钒	2B	86	2006
000108-05-4	醋酸乙烯酯	2B	63	1995
000100-40-3	4-乙烯基环己烯	2B	60	1994
000106-87-6	4-乙烯基双环氧己烯	2B	60	1994
	焊接烟气	2B	49	1990
007481-89-2	扎西他滨（胞苷）	2B	76	2000
030516-87-1	齐多夫定（叠氮胸苷）	2B	76	2000
000083-32-9	威杀灵（萘嵌戊烷）	2B	92	2010
025732-74-5	3,4-双氢环戊[c,d]芘	3	92	2010
059277-89-3	阿昔洛韦	3	76	2000
000494-38-2	吖啶橙	3	16，Sup 7	1987
008018-07-3	吖啶黄	3	13，Sup 7	1987
000107-02-8	丙烯醛	3	63	1995
000079-10-7	丙烯酸	3	19，Sup 7，71	1999
	丙烯酸纤维类	3	19，Sup 7	1987
	丙烯腈-丁二烯-苯-乙烯共聚物	3	19，Sup 7	1987
000050-76-0	更生霉素 D（放线菌素）	3	10，Sup 7	1987
002757-90-6	伞菌氨酸（蘑菇氨酸）	3	31，Sup 7	1987
000116-06-3	涕灭威（氨基甲酸酯类农药）	3	53	1991
000309-00-2	艾氏剂（阿耳德林）	3	5，Sup 7	1987
000107-05-1	氯丙烯（烯丙基氯）	3	36，Sup 7，71	1999
000057-06-7	异硫氰酸烯丙酯	3	73	1999
002835-39-4	异戊酸烯丙酯	3	36，Sup 7，71	1999
000915-67-3	紫红色（苋菜红）	3	8，Sup 7	1987
004657-93-6	5-氨基萘嵌戊烷	3	16，Sup 7	1987
000117-79-3	2-氨基蒽醌	3	27，Sup 7	1987
000150-13-0	对氨基苯甲酸	3	16，Sup 7	1987
000082-28-0	1-氨基-2-甲蒽醌	3	27，Sup 7	1987
000099-57-0	2-氨基-4-硝基苯酚	3	57	1993
000121-88-0	2-氨基-5-硝基苯酚	3	57	1993
000119-34-6	4-氨基-2-硝基苯酚	3	16，Sup 7	1987
000121-66-4	2-氨基-5-硝基噻唑	3	31，Sup 7	1987
002432-99-7	11-氨基烷酸（蓖麻油酸）	3	39，Sup 7	1987
000061-82-5	杀草强（氨基三唑）	3	79	2001
000069-53-4	氨苄西林	3	50	1990
	麻醉剂（挥发物）	3	11，Sup 7	1987
000523-50-2	当归根素加紫外线 A 照射	3	40，Sup 7	1987
000062-53-3	苯胺	3	27，Sup 7	1987
000104-94-9	对茴香胺（甲氧基苯胺）	3	27，Sup 7	1987
000191-26-4	蒽嵌蒽	3	92	2010
000120-12-7	蒽（绿油脑）	3	92	2010
000118-92-3	邻氨基苯甲酸	3	16，Sup 7	1987
001345-04-6	三硫化锑	3	47	1989
000052-46-0	唑磷嗪	3	9，Sup 7	1987
024938-64-5	邻芳纶（芳族聚酰胺类人造纤维）	3	68	1997
064436-13-1	砷甜菜碱及人体不能代谢的其他有机砷化合物	3	100C	In prep
001912-24-9	莠去津（阿特拉津）	3	73	1999
012192-57-3	硫金代葡萄糖	3	13，Sup 7	1987
001072-52-2	2-（1-氮丙啶）乙醇	3	9，Sup 7	1987
000800-24-8	氮丙啶苯醌	3	9，Sup 7	1987

登记号	致癌物	组别	卷号	年号
000103-33-3	偶氮苯	3	8，Sup 7	1987
000202-94-8	11H-苯[bc]醋蒽烯	3	92	2010
000211-91-6	苯[l]醋蒽烯	3	92	2010
000225-11-6	苯[a]吖啶	3	32，Sup 7	1987
000225-51-4	苯[c]吖啶	3	32，Sup 7	1987
000214-17-5	苯并[b]屈	3	92	2010
000196-78-1	苯并[g]屈	3	92	2010
000203-12-3	苯并[ghi]荧蒽	3	92	2010
000238-84-6	苯并[a]芴	3	92	2010
000243-17-4	苯并[b]芴	3	92	2010
000205-12-9	苯并[c]芴	3	92	2010
000191-24-2	苯并[ghi]二萘嵌苯	3	92	2010
000192-97-2	苯并[e]芘	3	92	2010
000105-11-3	对苯醌二肟	3	29，Sup 7，71	1999
000094-36-0	过氧化苯甲酰	3	36，Sup 7，71	1999
000140-11-4	乙酸苄酯	3	40，Sup 7，71	1999
002168-68-5	二(1-氮丙啶)吗啉硫磷	3	9，Sup 7	1987
000111-44-4	二(2-二氯乙基)醚	3	9，Sup 7，71	1999
001675-54-3	丙二酚(酚甲烷)	3	15，Sup 7，71	1999
013483-18-6	1,2-二(氯甲基)乙烷	3	15：Sup 7，71	1999
056894-91-8	1,4-二(苄基氯甲基醚)苯	3	15：Sup 7，71	1999
000108-60-1	二(2-氯-1-甲基乙基)醚	3	41，Sup 7，71	1999
002386-90-5	双(2,3-环氧环戊基)醚	3	47，71	1999
001675-54-3	双酚 A 二环氧甘油醚（环氧类树脂）	3	47，71	1999
	亚硫酸氢盐	3	54	1992
008052-42-4	沥青（提炼蒸发、裂解残渣、提炼散发气体）	3	35，Sup 7	1987
000129-17-9	蓝色 VRS	3	16，Sup 7	1987
003844-45-9	亮蓝天 FCF（孔雀蓝）二钠盐	3	16，Sup 7	1987
083463-62-1	溴氯乙腈	3	52，71	1999
000074-96-4	溴乙烷	3	52，71	1999
000075-25-2	三溴甲烷	3	52，71	1999
000111-76-2	2-丁氧基乙醇	3	88	2006
057018-52-7	1-叔-溴氰菊酯-2-乙醇	3	88	2006
000141-32-2	丙烯酸正丁酯	3	39，Sup 7，71	1999
000128-37-0	丁羟甲苯	3	40，Sup 7	1987
000085-68-7	酞酸丁苄酯	3	73	1999
000096-48-0	γ-丁内酯（丙位丁内酯）	3	11，Sup 7，71	1999
000058-08-2	咖啡因	3	51	1991
	碳化钙产物	3	92	2010
000056-25-7	斑蝥素（芫青素）	3	10，Sup 7	1987
000133-06-2	克菌丹	3	30，Sup 7	1987
000063-25-2	西维因（甲萘威）	3	12，Sup 7	1987
000086-74-8	咔唑	3	32，Sup 7，71	1999
020073-24-9	3-羰乙氧基补骨脂素	3	40，Sup 7	1987
003567-69-9	红色酸性染料	3	8，Sup 7	1987
009000-07-1	角叉菜胶（本土）	3	31，Sup 7	1987
000075-87-6	三氯乙醛	3	63	1995
000302-17-0	水合氯醛	3	84	2004
010599-90-3	氯胺（用于消毒）	3	84	2004
006164-98-3	杀虫脒	3	30，Sup 7	1987

登记号	致癌物	组别	卷号	年号
	用氯消毒过的饮用水	3	52	1991
000107-14-2	氯乙腈	3	52,71	1999
000510-15-6	克氯苯（乙酯杀螨醇）	3	30，Sup 7	1987
000124-48-1	氯二溴甲烷	3	52,71	1999
000075-45-6	氯二氟甲烷	3	41，Sup 7，71	1999
000075-00-3	氯乙烷	3	52,71	1999
000593-70-4	氯氟甲烷	3	41，Sup 7，71	1999
000563-47-3	3-氯-2-甲基丙烯	3	63	1995
000088-73-3 000121-73-3 000100-00-5	氯硝基苯	3	65	1996
005131-60-2	4-氯-间亚苯基二胺	3	27，Sup 7	1987
000101-21-3	氯苯胺灵（氨基甲酸酯类除草剂）	3	12，Sup 7	1987
000054-05-7	氯喹	3	13，Sup 7	1987
000095-79-4	5-氯-邻苯甲胺	3	77,99	2010
000075-88-7	2-氯-1,1,1-三氟乙烷	3	41，Sup 7，71	1999
000057-88-5	胆固醇	3	31，Sup 7	1987
007440-47-3	金属铬	3	49	1990
016065-83-1	铬（三价）化合物	3	49	1990
000532-82-1	柯衣定（橘红）染料	3	8，Sup 7	1987
006373-74-6	Cl 酸性橙 3	3	57	1993
000523-44-4	Cl 酸性橙 20	3	8，Sup 7	1987
001936-15-8	Cl 橙 G	3	8，Sup 7	1987
002425-85-6	Cl 颜料红 3	3	57	1993
051481-61-9	甲氢脒胍	3	50	1990
000087-29-6	邻氨基苯甲酸肉桂酯	3	77	2000
000518-75-2	橘霉素	3	40，Sup 7	1987
000637-07-0	氯妥明	3	66	1996
000050-41-9	克罗米酚柠檬酸盐	3	21，Sup 7	1987
	煤尘	3	68	1997
010380-28-6	8-羟基喹啉铜	3	15，Sup 7	1987
000191-07-1	六苯并苯	3	32，Sup 7	1987
000091-64-5	香豆素苷	3	77	2000
000102-50-1	间甲酚	3	27，Sup 7	1987
004170-30-3	丁烯醛（巴豆醛）	3	63	1995
008002-05-9	原油（毛油）	3	45	1985
000139-05-9	环磺酸盐（环氨酸钠）	3	73	1999
012663-46-6	环氯素	3	10，Sup 7	1987
000108-94-1	环己酮	3	47,71	1999
000202-98-2	4H-环戊并 [def] 屈	3	92	2010
007099-43-6	5，6-环戊-1,2-苯并蒽	3	92	2010
005160-02-1	C，D 红 9 号（着色剂）	3	57	1993
000080-08-0	氨苯砜	3	24，Sup 7	1987
001163-19-5	十溴二苯醚	3	48,71	1999
052918-63-5	溴氰菊酯	3	53	1991
000083-63-6	二乙酰氨基偶氮甲苯	3	8，Sup 7	1997
002303-16-4	燕麦敌	3	30，Sup 7	1987
000099-56-9	1,2-二氨基-4-硝基苯	3	16，Sup 7	1987
005307-14-2	1,2-二氨基-2-硝基苯	3	57	1993
000095-70-5	2,5-二氨基甲苯	3	16，Sup 7	1987

登记号	致癌物	组别	卷号	年号
000439-14-5	安定(二氮平)	3	66	1996
000334-88-3	重氮甲烷(叠氮甲烷)	3	7，Sup 7	1987
000215-58-7	二苯[a,c]蒽	3	92	2010
000224-41-9	二苯[a,j]蒽	3	92	2010
000262-12-4	二苯-对二噁英	3	69	1997
005385-75-1	二苯[a,e]荧蒽	3	92	2010
000207-83-0	13H-二苯[a,g]芴	3	92	2010
000192-47-2	二苯并[h,rst]戊芬	3	92	2010
003018-12-0	二氯乙腈	3	52，71	1999
007572-29-4	二氯乙炔	3	39，Sup 7，71	1999
000541-73-1	间二氯苯	3	73	1999
000095-50-1	邻二氯苯	3	73	1999
000110-57-6	反-1,4-二氯丁烯	3	15，Sup 7，71	1999
000609-20-1	2,6-二氯-对苯二胺	3	39，Sup 7	1987
000078-87-5	1,2-二氯丙烷	3	41，Sup 7，71	1999
000115-32-2	三氯杀螨醇（开乐散）	3	30，Sup 7	1987
069655-05-6	地达诺新（二脱氧肌苷）	3	76	2000
000060-57-1	狄氏剂（地特灵）	3	5，Sup 7	1987
	柴油燃料（馏出物）	3	5，Sup 7	1987
000103-23-1	二（乙基己基）酸酯	3	77	2000
000105-55-5	N,N'-二乙硫脲	3	79	2001
000641-48-5	二氢酸蒽烯	3	92	2010
000794-93-4	二羟甲呋喃三嗪（呋喃羟甲三嗪）	3	24，Sup 7	1987
000828-00-2	乙酰胆碱	3	15，Sup 7	1987
000091-93-0	3,3'-二甲基联苯基-4,4'-二异氰酸酯	3	39，Sup 7	1987
000140-56-7	对二甲基氨基偶氮苯磺酸钠	3	8，Sup 7	1987
022975-76-4	4,4'-二甲基补骨脂素加紫外线 A 照射	3	Sup 7	1987
004063-41-6	4,5'-二甲基补骨脂素加紫外线 A 照射	3	Sup 7	1987
000121-69-7	N,N'-二甲基苯胺	3	57	1993
000068-12-2	二甲基甲酰胺	3	47，71	1999
000868-85-9	二甲基亚磷氢酸盐	3	48，71	1999
022349-59-3	1,4-二甲基菲	3	92	2010
075321-20-9	1,3-二硝基苯	3	65	1996
000101-25-7	二亚硝基五亚甲基四胺	3	11，Sup 7	1987
000618-85-9	3,5-二硝基甲苯	3	65	1996
000492-17-1	2,4-二苯二胺	3	16，Sup 7	1987
002832-40-8	分散黄 3	3	48	1990
000097-77-8	双硫仑（戒酒硫）	3	12，Sup 7	1987
001143-38-0	蒽三酚	3	13，Sup 7	1987
040762-15-0	度氟西泮	3	66	1996
000562-10-7	抗敏胺琥珀酸盐	3	79	2001
082413-20-5	屈洛昔酚	3	66	1996
000150-69-6	甘素（对乙氧基苯脲）	3	12，Sup 7	1987
	电磁场（特别是低频磁场）	3	80	2002
	电磁场（静电）	3	80	2002
000072-20-8	异狄氏剂（安特灵）	3	5，Sup 7	1987
015086-94-9	曙红（鲜红色染料）	3	15，Sup 7	1987
000141-37-7	3,4-环氧树脂-6-甲基环己基甲基溴-3,4-环氧树脂-6-甲基环己烷羧酸盐	3	11，Sup 7，71	1999
002443-39-2	顺式-9,10-环氧硬脂酸	3	11，Sup 7，71	1999

登记号	致癌物	组别	卷号	年号
029975-16-4	艾司唑仑(舒乐安定)	3	66	1996
000536-33-4	乙硫异烟胺	3	13，Sup 7	1987
000074-85-1	乙烯	3	60	1994
000420-12-2	环硫乙烷	3	11，Sup 7	1987
000096-45-7	1,2-亚乙基硫脲	3	79	2001
000103-11-7	2-乙基己基丙烯酸酯	3	60	1994
005456-28-0	乙烷基硒	3	12，Sup 7	1987
020941-65-5	二乙基二硫代氨基甲酸碲	3	12，Sup 7	1987
000097-53-0	丁酸香酚 3	3	36，Sup 7	1987
000314-13-6	伊文思蓝	3	8，Sup 7	1987
002353-45-9	固绿	3	16，Sup 7	1987
051630-58-1	氰戊菊酯	3	53	1991
014484-64-1	福美铁	3	12，Sup 7	1987
001309-37-1	三氧化二铁	3	1，Sup 7	1987
	平板玻璃及特种玻璃（生产）	3	58	1993
002164-17-2	氟草隆	3	30，Sup 7	1987
000206-44-0	荧蒽	3	92	2010
000086-73-7	芴	3	92	2010
	荧光灯照明	3	55	1992
016984-48-8	氟化物（用于饮用水无机物）	3	27，Sup 7	1987
000051-21-8	5-氟尿嘧啶	3	26，Sup 7	1987
	燃料油（轻馏出物）	3	45	1989
000067-45-8	呋喃唑酮	3	31，Sup 7	1987
000098-01-1	糠醛	3	63	1995
000054-31-9	呋喃苯胺酸（速尿灵）	3	50	1990
	禾谷镰刀菌，黄色镰刀菌，接骨木镰刀菌，从玉米烯酮、脱氧萎镰菌醇、瓜萎镰菌醇、醋酸瓜类萎蔫醇释放的毒素	3	56	1993
	拟枝孢镰刀菌，从镰刀菌 T-2 毒素释放的毒素	3	56	1993
025812-30-0	二甲苯氧庚酸（吉非贝齐）	3	66	1996
	玻璃线（连绵不断的）	3	43，81	2002
005431-33-4	环氧丙基油酸	3	11，Sup 7	1987
007460-84-6	环氧丙基硬油酸	3	11，Sup 7	1987
004680-78-8	几内亚绿 B	3	3 16，Sup 7	1987
016568-02-8	鹿花蕈素	3	31，Sup 7	1987
001317-60-8	赤铁矿	3	1，Sup 7	1987
	染发剂（人用）	3	57，99	2010
033229-34-4	蓝色染发剂（HC 蓝）2 号	3	57	1993
002871-01-4	红色染发剂（HC 红）3 号	3	57	1993
059820-43-8	黄色染发剂（HC 黄）4 号	3	57	1993
	丁型肝炎病毒	3	59	1994
000087-68-3	二氯丁二烯	3	73	1999
000070-30-4	六氯酚	3	20，Sup 7	1987
	人类乳头瘤病毒 β 属（除 5、8 型外）及 γ 属	3	90，100B	In prep
	人类乳头瘤病毒 6、11 型	3	90，100B	In prep
	人类 T-淋巴细胞病毒 Ⅱ 型	3	67	1996
023255-93-8	羟胺硫蒽酮	3	13，Sup 7	1987
000086-54-4	肼苯哒嗪	3	24，Sup 7	1987
007647-01-0	盐酸（溮水）	3	54	1992
000058-93-5	氢氯噻嗪	3	50	1990

登记号	致癌物	组别	卷号	年号
007722-84-1	过氧化氢（双氧水）	3	36,Sup 7,71	1999
000123-31-9	对苯二酚	3	15,Sup 7,71	1999
001689-82-3	4-羟基偶氮苯	3	8,Sup 7	1987
000148-24-3	8-羟基喹啉	3	13,Sup 7	1987
026782-43-4	羟基克氏千里光宁碱	3	10,Sup 7	1987
000127-07-1	羟基脲	3	76	2000
	次氯酸盐	3	52	1991
	绝缘玻璃绒	3	43,81	2002
009004-51-7	葡萄糖铁化合物	3	2,Sup 7	1987
001338-16-5	柠檬酸山梨醇铁化合物	3	2,Sup 7	1987
015503-86-3	菘蓝千里光碱	3	10,Sup 7	1987
006870-67-3	千里光碱	3	10,Sup 7	1987
	喷气燃料（航空煤油）	3	45	1989
000520-18-3	山奈酚	3	31,Sup 7	1987
000501-30-4	曲酸	3	79	2001
000105-74-8	月桂酰（十二烷酰）	3	36,Sup 7,71	1999
	铅化合物（有机化合物）	3	23,Sup 7,87	2006
	皮革制品生产	3	25,Sup 7	1987
	皮革鞣制过程	3	25,Sup 7	1987
005141-20-8	淡绿（亮绿）SF	3	16,Sup 7	1987
005989-27-5	D-柠檬烯	3	73	1999
	伐木与锯木工业	3	25,Sup 7	1987
021884-44-6	藤黄醌茜素	3	10,Sup 7	1987
	茜草根	3	82	2002
	静电磁场	3	80	2002
000121-75-5	马拉硫磷	3	30,Sup 7	1987
000123-33-1	马莱酰肼	3	4,Sup 7	1987
000542-78-9	丙二醛	3	36,Sup 7,71	1999
012427-38-2	代松锰	3	12,Sup 7	1987
000551-74-6	甘露莫汀二氢氯化物	3	9,Sup 7	1987
	配对	3	51	1991
013045-94-8	抗瘤氨酸（苯丙氨酸氮芥）	3	9,Sup 7	1987
000108-78-1	三聚氰胺	3	73	1999
000050-44-2	6-硫嘌呤	3	26,Sup 7	1987
007439-97-6	水银（无机水银化合物）	3	58	1993
	重亚硫酸盐	3	54	1992
000060-56-0	甲硫咪唑	3	79	2001
000059-05-2	氨甲蝶呤	3	26,Sup 7	1987
000072-43-5	甲氧滴滴涕	3	20,Sup 7	1987
000096-33-3	丙烯酸甲酯	3	39,Sup 7,71	1999
073459-03-7	5-甲基当归精素加紫外线 A 辐射	3	Sup 7	1987
000074-83-9	溴甲烷	3	41,Sup 7,71	1999
001634-04-4	叔丁基甲醚	3	73	1999
000598-55-0	氨基甲酸酯	3	12,Sup 7	1987
000074-87-3	甲基氯（氯甲烷）	3	41,Sup 7,71	1999
003351-28-8	1-甲基屈	3	92	2010
003351-32-4	2-甲基屈	3	92	2010
003351-31-3	3-甲基屈	3	92	2010
003351-30-2	4-甲基屈	3	92	2010
001705-85-7	6-甲基屈	3	92	2010

登记号	致癌物	组别	卷号	年号
000099-80-9	N-甲基-N,4-二硝基苯胺	3	1,Sup 7	1987
000101-68-8	4,4'-二异氰酸二苯甲烷	3	19,Sup 7,71	1999
033543-31-6	2-甲基荧蒽	3	92	2010
001706-01-0	3-甲基荧蒽	3	92	2010
000078-98-8	丙酮醛(甲基乙二醛)	3	51	1997
000074-88-4	甲基碘(碘甲烷)	3	41,Sup 7,71	1999
000080-62-6	甲基丙烯酸甲酯	3	60	1994
090456-67-0	N-羟甲基丙烯酰胺	3	60	1994
000298-00-0	甲基对硫磷	3	30,Sup 7	1987
000832-69-9	1-甲菲(甲基菲)	3	92	2010
085878-63-3	7-甲基-吡啶并[3,4,c]补骨脂素	3	40, Sup 7	1987
000493-52-7	甲基红	3	8, Sup 7	1987
000144-34-3	甲基硒	3	12, Sup 7	1987
	微胞藻属 （提取）	3	94	2010
	矿物油高度提炼	3	33, Sup 7	1987
	变性聚丙烯腈纤维	3	19, Sup 7	1987
000150-68-5	灭草隆	3	53	1991
000110-91-8	吗啉 （对氧氮己环）	3	47, 71	1999
000083-66-9	葵子麝香	3	65	1996
000081-15-2	二甲苯麝香	3	65	1996
002243-62-1	1，5-石脑油邻二胺	3	27, Sup 7	1987
003173-72-6	1，5-石脑油邻二异氰酸盐	3	19, Sup 7, 71	1999
111189-32-3	石脑油并[1,2-b]荧蒽	3	92	2010
000203-20-3	石脑油并[2,1-a]荧蒽	3	92	2010
000193-09-9	石脑油并[2,3-e]芘	3	92	2010
000134-32-7	1-萘胺	3	4, Sup 7	1987
000086-88-4	萘硫脲	3	30, Sup 7	1987
000139-94-6	硝乙脲噻唑	3	31, Sup 7	1987
000099-59-2	5-硝基-邻茴香醚 （氨基苯甲醚）	3	27, Sup 7	1987
000602-60-8	9-硝基蒽	3	33, Sup 7	1987
020268-51-3	7-硝基苯并 [a] 蒽	3	46	1989
000092-93-3	4-硝基联苯	3	4, Sup 7	1987
000892-21-7	3-硝基荧蒽	3	33, Sup 7	1987
000059-87-0	呋喃西林	3	50	1990
000139-94-6	硝乙脲噻唑	3	31, Sup 7	1987
000067-20-9	呋喃妥因	3	50	1990
000086-57-7	1-硝基萘	3	46	1989
000581-89-5	2-硝基萘	3	46	1989
020589-63-3	3-硝基二萘嵌苯	3	46	1989
000789-07-1	2-硝基芘	3	46	1989
037620-20-5	N'-硝基邻安纳巴松 （毒藜碱）	3	37, Sup 7, 89	2007
071267-22-6	N'-硝基邻安纳他品	3	37, Sup 7, 89	2007
000086-30-6	N-硝基邻二苯胺	3	27, Sup 7	1987
000156-10-5	对亚硝基二苯胺	3	27, Sup 7	1987
029291-35-8	N-硝基邻叶酸	3	17, Sup 7	1987
055557-01-2	N-硝基邻四氢烟酸	3	85	2004
055557-02-3	N-硝基邻去甲槟榔碱 （酸甲酯）	3	85	2004
030310-80-6	N-硝基羟脯氨酸	3	17, Sup 7	1987
085502-23-4	3-（N-硝基邻甲胺）丙醛	3	85	2004
007519-36-0	N-硝基脯氨酸	3	17, Sup 7	1987

登记号	致癌物	组别	卷号	年号
000099-08-1 000099-99-0	硝基甲苯	3	65	1996
000099-55-8	5-硝基-邻甲苯胺	3	48	1990
000804-36-4	乃托文	3	31，Sup 7	1987
118399-22-7	节球藻毒素	3	94	2010
025038-54-4	尼龙 6	3	19，Sup 7	1987
022966-79-6	雌甾二醇	3	9，Sup 7	1987
	猫后睾吸虫（感染）	3	61	1994
000129-20-4	羟基得泰松	3	13，Sup 7	1987
	油漆生产（职业暴露）	3	47	1989
012174-11-7	镁铝皮石（硅镁土）（短纤维<5μm）	3	68	1997
000103-90-2	扑热息痛	3	73	1999
010048-32-5	花揪酸	3	10，Sup 7	1987
000056-38-2	对硫磷	3	30，Sup 7	1987
000149-29-1	棒曲霉素	3	40，Sup 7	1987
000090-65-3	青霉素	3	10，Sup 7	1987
000076-01-7	五氯乙烷	3	41，Sup 7，71	1999
052645-53-1	苄氯菊酯	3	53	1991
000198-55-0	二萘嵌苯	3	92	2010
060102-37-6	蜂斗菜碱	3	31，Sup 7	1987
000156-51-4	硫酸苯乙肼	3	24，Sup 7	1987
000103-03-7	苯胺脲	3	12，Sup 7	1987
000108-95-2	石炭酸	3	47,71	1999
000050-33-9	苯基丁氮酮	3	13，Sup 7	1987
000108-45-2	间苯二胺	3	16，Sup 7	1987
000106-50-3	对苯二胺	3	16，Sup 7	1987
000135-88-6	N-苯基-2-甲萘胺	3	16，Sup 7	1987
000090-43-7	邻-苯基苯酚	3	73	1999
000213-46-7	二萘品苯	3	92	2010
001918-02-1	毒莠定	3	53	1991
000051-03-6	胡椒基丁醚	3	30，Sup 7	1987
009003-01-4	聚丙烯酸	3	19，Sup 7	1987
	聚氯代二苯-对二噁英（除 2，3，7，8-四氯联苯-对二噁英外）	3	69	1987
	聚氯代二苯并呋喃	3	69	1987
009010-98-4	聚氯丁烯	3	19，Sup 7	1987
009002-88-4	聚甲烯	3	19，Sup 7	1987
009016-87-9	聚甲烯聚苯乙氰酸酯	3	19，Sup 7	1987
009011-14-7	聚甲基丙烯酸甲酯（有机玻璃）	3	19，Sup 7	1987
009003-07-0	聚丙烯	3	19，Sup 7	1987
009003-53-6	聚苯乙烯	3	19，Sup 7	1987
009002-84-0	聚四氟乙烯	3	19，Sup 7	1987
009009-54-5	聚氨基甲酸酯（泡沫塑料）	3	19，Sup 7	1987
009003-20-7	聚醋酸乙烯酯	3	19，Sup 7	1987
009002-89-5	聚乙烯醇	3	19，Sup 7	1987
009002-86-2	聚氯乙烯	3	19，Sup 7	1987
009003-39-8	聚乙烯基吡咯烷酮	3	19，Sup 7	1987
004548-53-2	朱红（丽春红）SX	3	8，Sup 7	1987
023746-34-1	二（2-羟乙基）二硫代氨基甲酸钾	3	12，Sup 7	1987
002955-38-6	普拉西泮（环丙安定）	3	66	1996

登记号	致癌物	组别	卷号	年号
029069-24-7	泼尼氮芥	3	50	1990
000053-03-2	泼尼松(强的松)	3	26,Sup 7	1987
	油墨	3	65	1996
	原黄素盐	3	24,Sup 7	1987
000051-02-5	盐酸丙洛荼尔	3	13,Sup 7	1987
000122-42-9	苯胺灵	3	12,Sup 7	1987
000627-12-3	n-丙氨甲酸酯	3	12,Sup 7	1987
000115-07-1	丙烯	3	60	1994
087625-62-5	原蕨苷	3	40,Sup 7	1987
	纸浆及纸张产品	3	25,Sup 7	1987
000129-00-0	芘	3	92	2010
000110-86-1	吡啶	3	77	2000
085878-62-2	吡啶并[3,4-c]补骨脂素	3	40,Sup 7	1987
000058-14-0	乙胺嘧啶	3	13,Sup 7	1987
000117-39-5	槲皮素	3	73	1999
000106-51-4	对苯醌	3	15,Sup 7,71	1999
000082-68-8	五氯硝基苯	3	5,Sup 7	1987
000050-55-5	利血平(蛇根碱)	3	24,Sup 7	1987
000108-46-3	间苯二酚(雷锁辛)	3	15,Sup 7,71	1999
013292-46-1	惹卓碱(倒千里光碱)	3	10,Sup 7	1987
026308-28-1	利帕西泮	3	66	1996
023537-16-8	皱褶青霉素	3	40,Sup 7	1987
	岩石毛料	3	43,81	2002
008047-67-4	含糖氧化铁	3	2,Sup 7	1987
000081-07-2	糖精及其盐类	3	73	1999
000085-83-6	猩红(鲜红)	3	8,Sup 7	1987
	曼氏裂体吸虫(感染)	3	61	1994
007782-49-2	硒及其化合物	3	9,Sup 7	1987
000563-41-7	盐酸氨基脲(氨基脲化氢氯)	3	12,Sup 7	1987
000480-81-9	千里光菲啉	3	10,Sup 7	1987
002318-18-5	克氏千里光宁碱	3	31,Sup 7	1987
015501-74-3	海泡石	3	68	1997
000138-59-0	莽草酸	3	40,Sup 7	1987
007631-86-9	硅石(非晶质)	3	68	1997
000122-34-9	西马津(除草剂)	3	73	1999
	炉渣(矿渣)毛料	3	43,81	1987
007758-19-2	亚氯酸钠	3	52	1991
000148-18-5	二乙基二硫代氨基甲酸钠	3	2,Sup 7	1987
000052-01-7	安体舒通	3	79	2001
009003-54-7	苯乙烯-丙烯腈	3	19,Sup .7	1987
009003-55-8	丁二烯聚合物	3	19,Sup .7	1987
000108-30-5	琥珀酰酐	3	15,Sup 7	1987
000842-07-9	苏丹红(苯偶氮苯酚)1 号	3	8,Sup 7	1987
003118-97-6	苏丹红(苯偶氮苯酚)2 号	3	8,Sup 7	1987
000085-86-9	苏丹红(苯偶氮苯酚)3 号	3	8,Sup 7	1987
006416-57-5	苏丹褐 RR	3	8,Sup 7	1987
006368-72-5	苏丹红(苯偶氮苯酚)	3	8,Sup 7	1987
000127-69-5	磺胺异噁唑	3	24,Sup 7	1987
000057-68-1	磺胺甲嘧啶	3	79	2001
000723-46-6	磺胺甲噁唑	3	79	2001

登记号	致癌物	组别	卷号	年号
	亚硫酸盐	3	54	1992
007446-09-5	二氧化硫	3	54	1992
002783-94-0	日落黄 FCF（食品添加剂）	3	8,Sup 7	1987
	外科移植及其他异体植入： —有机聚合物材料 —整形外科植入物（聚合物） —心脏起搏器植入材料 —硅树脂乳房植入材料 —异体植入铬、钛、钴基质金属及铬、钛、钴基质合金，不锈钢及废弃的铀 —牙科植入材料 —陶瓷植入材料	3	74	1999
022571-95-5	聚合草素	3	31,Sup 7	1987
014807-96-6	不含石棉或石棉纤维的滑石粉	3	42,Sup 7,93	2010
001401-55-4	丹宁酸及丹宁酸类	3	10,Sup 7	1987
	茶叶	3	51	1991
000846-50-4	羟基安定（替马西泮）	3	66	1996
008001-50-1	冰片氯基（氯化松节油）	3	5,Sup 7	1987
015721-02-5	2,2′,5,5′-四氯联苯胺	3	27，Sup 7	1987
000630-20-6	1,1,1,2-四氯乙烷	3	41，Sup 7，71	1999
000079-34-5	1,1,2,2-四氯乙烷	3	20，Sup 7，71	1999
022248-79-9	杀虫畏（司替罗磷）	3	30，Sup 7	1987
	四羟甲基硫酸磷脲缩体	3	48，71	1999
000083-67-0	可可豆碱	3	51	1991
000058-55-9	茶碱（二氧二甲基嘌呤）	3	51	1991
000062-56-6	硫尿素	3	79	2001
000137-26-8	福美双（塞仑）	3	53	1991
000108-88-3	甲苯	3	47，71	1999
089778-26-7	托瑞米酚	3	66	1996
000052-68-6	敌百虫（三氯磷酸酯）	3	30，Sup 7	1987
000076-03-9	三氯乙酸	3	84	2004
000545-06-2	三氯乙氰	3	52，71	1999
000071-55-6	1,1,1-三氯乙烷	3	20，Sup 7，71	1999
000079-00-5	1,1,2-三氯乙烷	3	52，71	1999
000102-71-6	三羟乙基胺	3	77	2000
001954-28-5	三甘醇缩水甘油醚	3	11，Sup 7，71	1999
001582-09-8	氟乐灵（茄科宁除草剂）	3	53	1991
090370-29-9	4,4′,6-三甲基当归根素加紫外线 A 辐射	3	Sup 7	1987
000137-17-7	2,4,5-三甲基苯胺	3	27，Sup 7	1987
000088-05-1	2,4,6-三甲基苯胺	3	27，Sup 7	1987
003902-71-4	4,5,8-三甲基补骨脂素	3	40，Sup 7	1987
000118-96-7	2,4,6-三硝基甲苯（烈性炸药）	3	65	1996
000217-59-4	三亚苯（苯并菲）	3	92	2010
000068-76-8	三-(吖丙啶基)-对苯醌(三亚胺醌)	3	9，Sup 7	1987
000545-55-1	三-(1-吖丙啶基)氧化磷	3	9，Sup 7	1987
000051-18-3	2,4,6-三-(1-吖丙啶基)-S-三嗪	3	9，Sup 7	1987
000115-96-8	三（2-氯乙基）磷酸盐	3	48，71	1999
038571-73-2	1,2,3-三（氯甲基）丙烷	3	15，Sup 7，71	1999
000057-39-6	三（2-甲基-1-吖啶基）氧化磷	3	9，Sup 7	1987
000128-66-5	还原黄 4	3	48	1990

登记号	致癌物	组别	卷号	年号
000143-67-9	硫酸长春花碱	3	26,Sup 7	1987
002068-78-2	硫酸长春新碱	3	26,Sup 7	1987
009003-22-9	氯乙烯-醋酸乙烯聚合物	3	19,Sup 7	1987
000075-35-4	偏氯乙烯	3	39,Sup 7,71	1999
009011-06-7	偏氯乙烯-氯乙烯聚合物	3	19,Sup 7	1987
000075-38-7	偏二氟乙烯	3	39,Sup 7,71	1999
000088-12-0	N-乙烯-2-吡咯烷酮	3	19,Sup 7,71	1999
025013-15-4	甲苯乙烯	3	60	1994
012001-79-5	维生素 K 物质	3	76	2000
013983-17-0	钙硅石(硅酸钙岩矿)	3	68	1997
001330-20-7	二甲苯	3	47,71	1999
000095-68-1	2,4-二甲代苯胺	3	16	1987
000095-78-3	2,5-二甲代苯胺	3	16	1987
000085-84-7	黄色颜料 AB	3	8, Sup 7	1987
000131-79-3	黄色颜料 OB	3	8, Sup 7	1987
000315-18-4	自克威(兹克威)	3	12, Sup 7	1987
001318-02-1	沸石(毛沸石):斜发沸石,钙十字沸石,丝光沸石,无纤维日本沸石,合成沸石除外)	3	68	1997
012122-67-7	代森锌(农药)	3	12, Sup 7	1987
000137-30-4	福美锌(农业杀菌剂)	3	53	1991
000105-60-2	己内酰胺	4	39, Sup 7, 71	1999
000103-90-2	对乙酰氨基酚(见扑热息痛)	3	73	1999
	α粒子(见放射性核素)	1	78, 100D	In prep
012174-11-7	凹凸棒石(硅镁土)(见镁铝皮石)	2B	68	1997
	β粒子(见放射性核素)	1	78, 100D	In prep
000494-03-1	N,N-二(2-氯乙基)-2-甲萘胺(见萘氮芥)	1	4, Sup 7, 100A	In prep
000117-81-7	二(2-乙基己基)酞酸酯[见二(乙基己基)邻苯二甲酸酯]	2B	25, Sup 7	1987
000055-98-1	1,4-二甲磺酸丁二醇(见白消安)	1	4, Sup 7, 100A	In prep
	烟囱清扫(见煤尘)	1	35, Sup 7, 100F	In prep
013909-09-6	1-(2-氯乙基)-3-(4-甲基环己基)-1-亚硝脲(环己硝基脲)(见甲基环己硝基脲)	1	Sup 7, 100A	In prep
000107-30-2	氯甲基甲基醚(见双氯甲基醚)	1	4, Sup 7, 100F	In prep
	氯酚(见聚氯酚)	2B	53, 71	1999
001937-37-7	CI. 直接黑 38(见联苯胺)	1	29, Sup 7, 99, 100F	In prep
002602-46-2	CI. 直接蓝 6(见联苯胺)	1	29, Sup 7, 99, 100F	In prep
016071-86-6	CI. 直接褐 95(见联苯胺)	1	29, Sup 7, 99, 100F	In prep
059865-13-3	环孢菌素(见环孢霉素)	1	50, 100A	In prep
008007-45-2	煤焦油(见焦油提炼)	1	35, Sup 7	1987
	连绵不断的玻璃线(见玻璃线)	3	43, 81	2002
001464-53-5	1,2:3,4-二氧桥丁烷(见 1,3-丁二烯)	1	11, Sup 7	1987
	柴油机废气(发动机废气,柴油)	2A	46	1989
	染料代谢为联苯胺(见联苯胺)	1	29, Sup 7, 99, 100F	In prep
	异质体(见异体移植)	2B	74	1999
	木匠及橱柜制作(见木尘)	1	25, Sup 7	1987
001303-00-0	砷化镓(见砷及无机砷化合物)	1	86, 100C	In prep
	γ射线(见 X 射线、γ射线辐射)	1	75, 100D	In prep
	汽油机废气(发动机废气,汽油)	2B	46	1989
	高温油炸(高温油炸释放物)	2A	95	2010
	热交配	2A	51	1991

登记号	致癌物	组别	卷号	年号
	家庭生物燃料燃烧［见生物燃料（原木）室内燃烧排放物］	2A	95	2010
	人类疱疹病毒 4 型（见艾伯斯坦-巴尔病毒）	1	70,100B	In prep
	人类疱疹病毒 8 型（见卡波西肉瘤疱疹病毒）	1	70,100B	In prep
	非志愿吸烟（见吸烟，吸二手烟）	1	83,100E	In prep
010043-66-0	碘 131（见放射性碘，包括碘-131）	1	78,100D	In prep
000505-60-2	芥子气（见硫芥）	1	9,Sup 7,100F	In prep
000055-98-1	马勒兰（见白消安）	1	4,Sup 7,100A	In prep
	镍提炼（见镍化合物）	1	49,100C	In prep
	雌激素（见雌激素，女性用药）	1	72,100A	In prep
	口服避孕药（合成雌孕激素）（见雌激素口服避孕药）	1	72,91,100A	In prep
000523-44-4	橙色 I（见 Cl 酸性橙 20）	3	8,Sup 7	1987
001936-15-8	橙色 G（见 Cl 橙 G）	3	8,Sup 7	1987
	用煤焦油沥青铺设路面或盖屋顶（见沥青）	1	92	2010
000087-86-5	五氯苯酚（见聚氯苯酚）	2B	53,71	1999
053973-98-1	降解角叉胶（见角叉菜胶，分解）	2B	31,Sup 7	1987
	压抑（见第 100 卷）			
007664-93-9	含硫酸的强无机酸雾（见酸雾）	1	54,100F	In prep
010098-97-2	锶 90（见裂变产生的物质，包括锶-90）	1	100D	In prep
	太阳灯和太阳床（见紫外线照射装置）	1	100D	In prep
014807-96-6	含石棉纤维的滑石粉（见石棉）	1	42,Sup 7	In prep
	含镰孢菌属释放的毒素	2B	56	1993
012070-12-1 007440-48-4	碳化钨及钴的合金（见钴基合金-碳化钨）	2A	86	2006
	尿烷（见氨基甲酸乙酯）	2A	7,Sup 7,96	2010
	木烟（见生物燃料）	2A	95	2010

附件 2　TE-PEMIC 慢病绿色预防医疗体系

张积仁[1,2]　阳帆[3]　董欣敏[4]　蔡睿[2]　吴婧[2]　李纪强[2]　岑东芝[5]　张园园[1]　傅世林[1]
王兴国[1]　任来阳[1]　郑静芬[1]

　　1. 广东省靶向肿瘤干预与防控研究院；2. 南方医科大学附属珠江医院；3. 湖南省湘南学院基础医学院；4. 内蒙古医科大学附属人民医院；5. 广州医科大学附属第三医院肿瘤中心

　　随着我国经济的发展、社会生活方式的改变及人口老龄化程度的加快，心脑血管疾病、糖尿病、超重肥胖、肿瘤等患病率呈逐年上升趋势，已成为我国人民健康所面临的重大挑战，其中以心脑血管病、恶性肿瘤尤为突出。因此，如何预防心脑血管疾病、肿瘤、糖尿病等重大慢性疾病的发生，如何为慢性疾病高风险人群提供风险预警、干预和预防医疗服务，探索科学有效的慢病防控关键技术平台，是健康产业面临的巨大挑战。为此，我们联合国内外预防医疗专家，分析了心脑血管疾病、糖尿病、超重肥胖、肿瘤等主要慢病的发病机理和致病风险因素，总结大量研究结果并一致认为：人体微循环中变异或不稳定的蛋白质（proteins variation or heteromorphosis）、体内暴露和残留的外源性的环境毒素（environmental toxins，如重金属、农药、有毒化学物质）、蓄积的内源性的代谢毒素和突变基因（metabolic wastes and mutation gene）、免疫抑制因子和肠道菌群失调（immunosuppressive factors and intestinal dysbacteriosis）、慢性炎性因子（chronic inflammatory factors）等是人类慢性疾病和衰老的主要因素。靶向排出和干预（target evaluation and intervention）体内这些致病因子以及调理机体内环境平衡是慢病靶向预防技术体系需要解决的关键问题，也是健康和预防医疗服务的发展方向，TE-PEMIC 慢病风险评估和干预分子标准的建立和应用为慢病预防提供了新的研究和探索思路。

一、　TE-PEMIC 慢病绿色预防医疗体系建立的依据

　　"治未病"是几千年来中医理论的精髓，近年来随着现代环境医学、功能医学、细胞分子生物学，特别是基因组学、蛋白组学和代谢组学技术的进步，现代医学对疾病的认识已经进入分子医学阶段，使得慢病预防超早期分子预警成为可能。维护细胞生命活动的微环境在疾病预防中的意义已经被越来越多的研究者所证实。"细胞分子健康才能有身体的真正健康"这一理念被越来越多的人所接受。通过排除体内的致病因素和抗衰老正在成为目前健康产业所关注的热点。预防和干预体内暴露和残留的外源性的环境毒素（重金属、农药、致病化学物及微生物）、变性及不稳定的蛋白质（受体内残留的重金属、农药、物理、化学及生物损伤的大分子蛋白）、分子蠕变和蓄积的内源性的代谢产物及毒素（增高的 LDL、尿酸、肌酐、HCY、自由基等）、免疫抑制因子（免疫复合物、自身免疫性疾病相关因子、自身抗体、COX2 等）、慢性炎性因子（TNF-α、IL-1β、IL-6、IL-8 等）和肠道代谢相关菌群的调节，在慢病预防和患病风险评估、防控、干预和预防医疗中具有重要的意义。

1. 人体环境毒素暴露及残留可引起细胞分子损伤

　　随着经济的发展，环境污染不断加剧，空气、水、土壤等环境中的重金属通过多种方式进入人体，不仅损害人体的血管、神经、免疫以及造血功能，而且由环境致病因子暴露引起的疾病也日渐增多，其中，重金属污染的问题尤为突出。多项流行病学研究表明，重金属在

体内蓄积与癌症等慢性病的发生存在密切关系，国际癌症研究机构已将砷、镉、铬、镍等多种重金属列为人类致癌物质。随着对重金属与癌症关系的研究逐步深入，重金属致癌的分子医学研究受到广泛的关注。有研究证实，重金属暴露会对人体的代谢系统产生影响，从而导致代谢综合征等代谢障碍性疾病的发生。我们的研究表明，在重金属暴露和脂代谢异常的高风险人群中，可以检测出血浆高密度脂蛋白和低密度脂蛋白重金属螯合物，在动脉粥样硬化患者的粥样硬化斑块中可以检测出重金属的存在。美国堪萨斯大学医学院教授 JIA G 认为，环境致病因子可以造成细胞内线粒体代谢异常，引起心肾功能异常，并最终导致不可逆的病理改变形成[1]。有研究者对 1405 例代谢综合征患者进行分析，结果发现代谢综合征患者血液中重金属锂的含量明显增加，代谢综合征的发生发展与血清锂水平呈正相关[2]。除了锂以外，镉也被认为与代谢综合征密切联系。长期低剂量的重金属暴露可能会导致糖尿病或高血压，从而引起心血管疾病的发生和发展[3]。近年来很多环境医学研究结果证实，人体内重金属的暴露可能影响细胞分子的氧化应激能力、细胞周期的调控和增殖能力、甲基化和DNA 的修复能力，微环境中炎症因子和免疫抑制物已经成为肿瘤发生的可能因素之一。有研究者报道镉暴露可能导致乳腺癌的发生，铬和镍暴露可能增加胰腺癌的发生风险，钯汞暴露可能增加甲状腺癌的发生风险。美国梅奥医疗对 2000～2014 年的 14 年间在其医疗中心就诊的四千多例患者进行回顾性分析（调查方式为问卷调查），结果提示减少铬和镍等重金属接触会降低胰腺癌的发生发展[4]。还有，对火山地区和其他地区人群进行比较发现，火山地区水资源中重金属含量明显高于其他地区，并造成前者人群血液中重金属含量偏高，伴随着甲状腺癌高发[5]。重金属暴露作为肿瘤的高危因素已经引起世界卫生组织相关研究机构的重视，致病重金属的防控已经列入世界各国的环境治理规划。

近年来，农药、杀虫剂的广泛应用也带来了许多负面影响，有关研究及流行病学调查提示，在农药残留对人体各系统的危害中，除了急性中毒引起明显的临床症状外，长期低剂量的农药进入人体后，可能损伤 DNA 的功能及结构，进而诱导基因突变并可能诱发肿瘤。目前农药与细胞 DNA 之间相互作用的机制探讨已成为环境医学和公共卫生研究的热点。国内外不少研究结果证实农药对人类及动植物均存在确切的细胞及基因毒性。例如，有机磷农药毒死蜱可诱发人单核细胞发生凋亡；苄氯菊酯/丙烯菊酯混合物对人外周血淋巴细胞具有明显的细胞毒性。一些农药可通过形成 DNA 加合物的形式产生诱变作用，农药中的活性分子可能嵌插进 ctDNA 的碱基对之间，或者与 DNA 的磷酸基团发生静电结合，从而改变了DNA 的空间构象，最终对有机体的 DNA 产生化学损伤。科研人员通过彗星试验发现氯氰菊酯在低浓度（半数致死浓度 LC_{50} 的 1/10）的情况下就可导致 DNA 单链断裂，并且随着浓度的增加，DNA 损伤的程度也随之加重；同时，在低暴露浓度的时候就可观察到染色体畸变的存在，通过核型分析显示有染色体断裂和随体联合。有机磷农药毒死蜱、甲基对硫磷、马拉硫磷除可造成 DNA 单链和双链的断裂之外，还可通过 DNA-蛋白交联的形式致 DNA 损伤。研究发现，有机磷农药（乙酰甲胺磷、甲胺磷、氯胺磷、马拉硫磷、马拉氧磷）造成DNA 损伤的同时，能使细胞内 ROS 和脂质过氧化作用产物丙二醛（MDA）水平显著升高，并降低 SOD、CAT、谷胱甘肽（GSH）的活性。许多研究在氧化应激致细胞（DNA）损伤这一问题上取得了较为一致的结果。虽然不同种类的农药，其活性与分子作用机理存在差异有关；但有数据表明，人类慢性疾病的增长与人类农药施用量增长可能相关。因而人体内农药及各种有毒化学物质的暴露及残留的干预在环境医学和预防医学中占有重要的地位。

2. 代谢微环境和分子变异是慢病发生的基础

代谢是细胞赖以维持生命活动、保持其机体结构稳定并对环境进行适应的化学反应，是生物体不断进行物质和能量交换的过程。代谢失衡，则机体对物质的消化、吸收、排泄出现不协调的供需失衡状态，从而表现为一种或多种物质紊乱，改变细胞生命活动的内环境引发系统慢性疾病的产生。代谢性疾病是代谢失衡最常见的疾病，如糖代谢紊乱引起糖尿病，脂代谢紊乱引起高脂血症、肥胖，尿酸代谢紊乱引起痛风，电解质代谢紊乱引起高钾血症、低钾血症等。事实上，代谢疾病并不是单一的因素，往往是人体的蛋白质、脂肪、糖类等多种代谢物质功能失衡并存，在临床上可以出现一系列综合表现——代谢综合征[6~8]。大量的研究资料提示肥胖和高血脂、高血压、糖尿病密切相关。体内血尿酸增高可同时引起糖代谢、脂肪代谢及氨基酸代谢的紊乱[9]。代谢失衡可加速心脑血管疾病的发生、发展、死亡，甚至增加肿瘤患病风险。机体各代谢组分失衡——肥胖、高血压、糖尿病、血脂异常等均为心脑血管疾病的重要危险因素，都可直接促进动脉粥样硬化的发生，其相互作用更增加了心脑血管疾病的相对危险度。Arnl 等对 1758 名中年男性体重指数、血脂、血糖等代谢指标分析追踪 30 余年，指出患有代谢疾病者其心血管事件风险及总死亡率明显增加[10]，积极加强血脂、血压、体重的控制可以明显降低冠心病及心血管疾病事件的发病率及死亡率[11~13]。

人类基因组计划、环境基因组计划、癌基因组计划和表观遗传学的研究，为疾病的分子评估、分子干预和防控提供了全新的认识。肿瘤和慢病大多是涉及多个阶段（multiple stages）、多条通路（multiple paths）和多个基因（multiple genes）的病理过程。在疾病和癌变多阶段性演变过程中，常积累了一系列基因的突变，可涉及不同染色体上多种基因的变化，包括癌基因、抑癌基因、损伤修复相关基因、细胞周期调控基因、致癌物代谢酶基因、DNA 修复基因、细胞凋亡和细胞周期调控基因等。同时也是一类信号转导异常性疾病，涉及增殖失控、凋亡受阻侵袭和转移等多条通路的异常。基因组学技术可以超早期为疾病的预防提供遗传易感性和分子预警分析[14~16]。

3. 免疫功能抑制和肠道菌群失调与慢病相关

免疫系统是机体的防御系统，它不仅能抵御外来的细菌、真菌、病毒和其他有害物质的侵袭，还能清除体内衰老、突变、恶化或死亡的细胞，保护机体的健康。免疫系统主要由免疫器官、免疫细胞及免疫分子组成，免疫系统各组分功能的正常是维持机体免疫功能相对稳定的保证。伴随着年龄的增长、环境毒素在体内残留增加、生活方式改变及精神压力、营养状况等因素均可以影响人体的免疫功能的改变，这些改变反过来影响着疾病的发生和进展。研究表明，在患者动脉粥样硬化（AS）不稳定斑块中存在大量的免疫细胞、单核巨噬细胞、树突状细胞等抗原提呈细胞，细胞活化过程中抗原提呈细胞与 Th1 均会产生大量的炎症性细胞因子，可以明显促进动脉粥样硬化的产生，破坏胶原蛋白，诱导斑块破裂，同时促进平滑肌细胞增殖，同时还会诱导可产生 IgG 类自身抗体的 B 细胞，IgG 类自身抗体可促进动脉粥样硬化的发生，免疫功能改变不但与心脑血管疾病的发生相关，也与多重慢性疾病相关，是多重疾病的共同原因。人体内细胞分子的突变和肿瘤的发生与人体的免疫功能相关已经成为科学的共识，在人类肿瘤的提取物、患者的血清中存在大量的免疫抑制因子，肿瘤患者的免疫功能处于抑制状态，并且与肿瘤的生长、复发转移相关。研究发现，肿瘤细胞诱导的抗原呈递的减弱、分泌免疫抑制因子逃避机体免疫监视，是肿瘤得以发生和发展的重要机制。解除免疫抑制状态，提高自身免疫功能也就必然成为预防和干预患癌风险的重要技术环节。

肠道菌群是肠道内微生物的主要组成部分（约占 99%），其中寄生的数十万亿个细菌构成一个庞大的微生物生态系统。该系统与宿主系统相互作用，共同影响人体消化、吸收、代谢、内分泌、自身免疫和抗感染能力。例如，肠道菌群可以改变宿主代谢并调节肠道内分泌细胞的分泌功能[17]，从而调节食欲和胰岛素分泌，并影响糖类和蛋白质的代谢情况[17,18]；肠道微生物群产生的短链脂肪酸（SCFAs）可能在调控血压方面起到作用；生命早期接触胃肠道细菌可帮助小鼠预防自身免疫性疾病；肠道菌群还能控制人体对肿瘤治疗药物的反应，并对肿瘤免疫疗法产生影响[19]。一般来讲，健康人肠道内菌群种类繁多且有益菌占绝对优势，这些有益菌群可以促进消化吸收，合成有益人体的维生素，并且帮助人体排除有害物质和抵御有害细菌的感染。但是，由于人体自身状态、环境因素、菌群竞争、饮食和药物等因素的影响，肠道内菌群比例会不断发生变化，一旦肠道菌群比例失调，有益菌减少或致病菌大量增加，众多疾病便会发生[20~22]。例如，肠道有害菌及代谢物的大量积聚，可直接导致腹泻、便秘、消化不良等胃肠道疾病的发生。同时，长期的肠道菌群失调及肠道内毒素累积，可以引起人体内分泌系统和自身免疫系统的功能紊乱，与肥胖[21]、糖尿病[21]、肿瘤[22]、高血压、自身免疫性疾病等慢性疾病的发生以及人体衰老密切相关。因此，通过饮食调节和生活方式干预，改善肠道菌群比例失调状况，能够有效预防众多慢性疾病的发生。

4. 慢性炎性因子与慢病防控相关

慢性炎症因子是一类与炎症有关的细胞因子，由免疫细胞和某些非免疫细胞产生和分泌，具有免疫调节作用，参与细胞生长、分化、修复和免疫过程。而慢性病大多为慢性炎症参与的病理生理过程。而炎症因子又促进了慢性病的发展，如此循环，使得慢性病不能得到良好的医治。有研究治疗显示糖尿病发病与炎症因子相关，胰岛素抵抗与血清中 TNF-α 水平有关，TNF-a 可以通过 JUN 氨基端激酶（JNK）阻断骨骼肌内的胰岛素信号转导，从而影响糖代谢[23]。不仅糖尿病本身与炎症因子相关，其继发改变与炎症因子也存在着明显的关系。糖尿病患者血浆中 IL-6 的含量与同型半胱氨酸含量明显相关，而高同型半胱氨酸血症作为动脉粥样硬化的一个独立高危险因素，因此，IL-6 可以加速糖尿病患者的血管继发改变[24]。

很多肿瘤的发生均是由于一个长期的慢性炎症刺激而导致的，例如幽门螺杆菌感染是胃癌的高发因素；慢性肝炎、肝硬化、肝癌"三部曲"；慢性溃疡性结肠炎患者发生肠癌的可能性大大增加。目前越来越多的研究表明，炎症因子影响着肿瘤的发生、发展。研究表明，与正常人血清相比，肝癌患者血清中 TNF-α、IL-1a、IL-1β 水平明显较高，而肝癌复发患者 TNF-α、IL-1a 和 IL-1β 水平明显高于未复发患者[25]。5-fu 或放疗同时应用炎性酶 Cox-2 的抑制剂塞来昔布可以明显降低肿瘤细胞的存活能力[26]。IL-1β、TNF-α、IL-8 等炎症因子或可通过增加肿瘤细胞的侵袭能力，或可增加癌症患者术后或化疗后的局部炎症反应，影响预后[27]。

在动脉粥样硬化的发病机制的研究中很多学者支持"内皮损伤反应学说"，认为斑块的形成是由于内皮、内膜损伤后而发生的炎症、增生纤维反应。当病原微生物感染、脂质浸润等因素受损后，引起局部炎症反应，引起巨噬细胞聚集，氧化 LDL-C，从而进一步分泌 IL-1β、TNF-α 等炎症因子，从而促进肿瘤的斑块生成和炎症反应。此外，有研究发现高血压患者血浆中 TNF-α 水平明显高于对照组，且随疾病的逐渐进展而呈增高趋势。究其原因，可能是因为 TNF-α 可影响血管平滑肌细胞的增殖、分化和调控，从而使血管壁增厚，管腔狭窄，外周阻力增加[28]，进而又引起血压增高。预防和干预慢性炎症因子的慢性刺激和损伤对于慢病预防和干预具有重要意义。

5. 蛋白质的不稳定性可以影响细胞功能

蛋白质是组成人体细胞、组织的重要成分，占人体重量的 $16\%\sim20\%$。参与基因表达、生理调节，维持新陈代谢，调节和介导细胞及细胞内基质几乎所有的生物功能。蛋白质是由氨基酸以"脱水缩合"的方式组成的多肽链经过盘曲折叠形成的具有一定空间结构的大分子物质。在一定条件下，每种蛋白只有一种构象、一种折叠方式才是稳定和具有生理活性的，可以维持正常的蛋白功能。而当体内大分子蛋白质暴露或遭受重金属、农药、物理、化学及生物损伤时，蛋白构象会出现异常或蛋白质错误折叠，不但可使蛋白质丧失其生物学功能，还会引起相应疾病[29]。蛋白质结构的异常与神经系统疾病关系密切。阿尔茨海默病（AD）患者体内尤其是脑内 β 淀粉样蛋白异常折叠沉积为神经斑，高度磷酸化的微管相关蛋白 TAU 异常折叠聚集致神经纤维缠结为 AD 的重要病理基础[30]。帕金森病中特征的路易小体主要为天然无折叠的 α 共核蛋白异常 β 折叠积聚而成的纤维状结构。亨廷顿舞蹈病的发生是由 huntington 蛋白的 N-末端的多聚谷酰胺序列延长，使蛋白构象转为 β 折叠引起的。

蛋白质大分子发生结构改变也会增加心血管疾病的风险。脂蛋白与心血管疾病密切相关，正常机体内，不同种类的脂蛋白各司其职，维持内环境稳定。而当低密度脂蛋白（LDL）发生氧化修饰或糖化修饰，即可刺激、分泌多种生长因子和促炎介质，加快单核细胞的分化速度，促进粥样硬化病变由脂质条纹到纤维斑块形成；高密度脂蛋白（HDL）发生氧化修饰，生物学功能受损，胆固醇逆转运能力下降，不仅保护作用减弱，甚至具有细胞毒性，促使纤溶活性下降、凝血活性增高，导致血栓形成，心血管疾病的发生率明显增高[31,32]。

代谢性疾病也与之相关。正常情况下，细胞内蛋白质乙酰化与去乙酰化协同存在，一旦平衡打破，基因表达调控紊乱，极易引起相关疾病。研究发现，细胞质和线粒体中存在大量的乙酰化蛋白质调节代谢酶，代谢酶乙酰化位点的丧失会导致酶活性的稳定性改变，引起代谢紊乱。糖尿病、肥胖症等疾病均可能与代谢酶乙酰化位点突变有关[33,34]。Chakrabarti 等发现组蛋白修饰也与糖代谢关系密切[35]。

蛋白质大分子的稳定性改变不仅引起上述疾病，对恶性肿瘤的发生、发展亦起到重要影响。Hamamoto 等已证明组蛋白甲基化与乳腺癌、结肠癌、肝癌密切相关，组蛋白去甲基化在调节肿瘤微环境中起着重要作用[36～38]。Whelm 等对乳腺癌细胞质膜碎片的蛋白进行研究，25 个蛋白有 27 个 N-连接糖基化位点[39]。研究指出，BRCA-1、CD44、EGFR 等通过调节肿瘤细胞分化和细胞增殖来影响乳腺癌的浸润和转移。对非转移性肝癌细胞和高转移性肝癌细胞表达蛋白研究结果显示，酪氨酸蛋白磷酸化高表达与细胞活动、细胞迁移、细胞间和抗细胞凋亡等相关[40]。

更值得关注的是，蛋白质本身具有高效特异性功能及受外界刺激调节能力以维持其结构、功能的稳定性，而随着年龄的增长，抗自由基的保护作用减弱，蛋白功能特性和结构稳定性都开始发生改变。与衰老有关的蛋白主要表现为共价改变（氧化、糖基化、脱酰胺化等）和构象改变。共价改变因为改变了氨基酸的特性而成为永久的不可逆的损伤，构象改变展开再折叠却是可以消除的变化。在对小鼠的骨骼、心肌、脑、肝内的糖酵解磷酸甘油酸激酶（PGK）的研究中发现，PGK 通过展开再折叠可以达到"返老还童"的功效[41]。另一种与年龄相关的改变为淀粉样蛋白形成，表现为错误折叠、聚积的蛋白组成的淀粉样沉淀，如：克-雅病（Creutzfeldt-jacob disease）。

二、 TE-PEMIC 慢病绿色预防医疗体系使用的分子标准

慢病风险人群为数众多，而且每年还在不断地增长之中，已经成为全球首要的公共卫生问题。如何有效遏制慢性病及其患病高风险人群的过快增长成为当前最为迫切的任务。在传

统的三级防控体系中，通过宣传、教育、营养、运动及生活方式干预等方式遏制患病风险已经取得较好的病因预防效果。但目前临床医疗主要关注的是慢病的二级防治，开展专一慢病的早期诊断和早期治疗。TE-PEMIC 慢病预防技术体系整合了环境医学、功能医学、分子医学、细胞免疫及生物医学的最新技术，为每一位客人提供个体化精准的健康和患病风险评估，并通过实验室检验判断是否具有患病风险，是否适合使用 TE-PEMIC 慢病预防技术进行预防和干预治疗。

实验室检验项目内容如下。

① 人体血液中的蛋白质的变异（proteins variation orheteromorphosis）：包括白蛋白、免疫球蛋白、脂蛋白、纤维蛋白原、C-反应蛋白、$\beta2$-微球蛋白的变异及铅、镉、砷、汞、铬（VI）等致病重金属及农药螯合物分析。

② 人体内残留的环境毒素（environmental toxins）：如致病重金属如铅、镉、砷、汞、铬（VI）、铍；有机磷和氨基甲酸酯类农药，如甲胺磷、氧化乐果、甲拌磷、对硫磷、甲基对硫磷等；有毒的化学物质，如甲醛、二甲苯。

③ 人体代谢功能评估和基因突变分析（metabolic evaluation and mutation gene ana）lysis：低密度脂蛋白、脂蛋白 a、脂蛋白 b、自由基、同型半胱氨酸、淀粉样蛋白、$\beta2$-微球蛋白、尿酸、肌酐等。同时选择业界认可的心脑血管、肿瘤等慢病及衰老相关的突变基因进行评估和分子预警分析。

④ 免疫抑制因子和肠道菌群分析（immunosuppressive factors and intestinal dysbacteriosis）：免疫复合物、C-反应蛋白、COX-2、自身免疫性抗体、类风湿因子、肠道菌群分析等。

⑤ 慢性炎性因子（chronic inflammatory factors）：TNF-α、IL-1β、IL-6、IL-8 等。

三、 TE-PEMIC 慢病绿色预防医疗体系的应用

慢性病防控关口前移是国家的重要健康战略，如何管理和干预慢病高危人群患病风险是健康产业的技术难点。目前健康养生、养老及抗衰老产业迅速发展，各种跨学科健康和疾病预防技术平台纷纷建立，如何正确宣传、合理使用、科学评价具有更加现实的意义。TE-PEMIC 慢病绿色预防医疗体系将体内不稳定的蛋白、环境毒素残留、蓄积的代谢产物和毒素、基因突变分析、免疫抑制因子和肠道菌群失调、慢性炎性因子作为慢病（特别是肿瘤、心脑血管疾病和抗衰老）预防医疗体系风险干预和疗效的评价指标，对于规范预防医疗技术的使用和建立慢病预防医疗技术质量及安全管理体系具有重要意义，为预防医疗技术服务的协同创新和探索提供了新的研究思路。

TE-PEMIC 慢病风险评估与干预分子标准为慢病共同风险的快速干预、风险控制提供了初步实验室评价指标，但使用中尚需注意每一种疾病的独立风险因素的监控和评估，倡导系统的个体化慢病风险干预和健康管理服务。科学的发展为人类慢病的预防不断提供新的评估和干预技术，例如基因组学技术可以超早期对个体患病风险进行分子预警；肠道菌群多样性分析可以为疾病预防的饮食调理提供依据；代谢组学技术可以为营养及生活方式干预决策提供参考；专一的慢病专家管理系统可以为严重的患病风险的个体提供全程的健康服务。TE-PEMIC 慢病绿色预防医疗体系也将在不断的整合与探索中得到修改和完善。

参考文献

[1] Jia G, Aroor A R, Martinez-LemusL A, et al. Mitochondrial functional impairment in response to environmental toxins in the cardiorenal metabolic syndrome [J]. Arch Toxicol, 2015, 89 (2): 147-153.

[2] Rhee S Y, Hwang Y C, Woo J T, et al. Blood lead is significantly associated with metabolic syndrome in Korean adults: an analysis based on the Korea National Health and Nutrition Examination Survey (KNHANES), 2008. [J]. Cardiovasc Diabetol, 2013, 12: 9.

[3] Alissa E M, Ferns G A. Heavy metal poisoning and cardiovascular disease [J]. J Toxicol, 2011, 2011: 870125.

[4] Antwi S O, Eckert E C, Sabaque C V, et al. Exposure to environmental chemicals and heavy metals, and risk of pancreatic cancer [J]. Cancer Causes Control, 2015, 26 (11): 1583-1591.

[5] Malandrino P, Russo M, Ronchi A, et al. Increased thyroid cancer incidence in a basaltic volcanic area is associated with non-anthropogenic pollution and biocontamination [J]. Endocrine, 2016, 53 (2): 471.

[6] Erkmen U M, Sezer S, Bal Z, et al. Post-transplant Hyperuricemia as a Cardiovascular Risk Factor [J]. Transplant Proc, 2015, 47 (4): 1146-1151.

[7] Macdonald T M, Ford I, Nuki G, et al. Protocol of the Febuxostat versus Allopurinol Streamlined Trial (FAST): a large prospective, randomised, open, blinded endpoint study comparing the cardiovascular safety of allopurinol and febuxostat in the management of symptomatic hyperuricaemia [J]. BMJ Open, 2014, 4 (7): e5354.

[8] Ciarla S, Struglia M, Giorgini P, et al. Serum uric acid levels and metabolic syndrome [J]. Arch Physiol Biochem, 2014, 120 (3): 119-122.

[9] Hanna M H, Brophy P D. Metabolomics in pediatric nephrology: emerging concepts [J]. Pediatr Nephrol, 2015, 30 (6): 881-887.

[10] Arnlov J, Ingelsson E, Sundstrom J, et al. Impact of body mass index and the metabolic syndrome on the risk of cardiovascular disease and death in middle-aged men [J]. Circulation, 2010, 121 (2): 230-236.

[11] Stefan N, Haring H U. The role of hepatokines in metabolism [J]. Nat Rev Endocrinol, 2013, 9 (3): 144-152.

[12] Kurella M, Lo J C, Chertow G M. Metabolic syndrome and the risk for chronic kidney disease among nondiabetic adults [J]. J Am Soc Nephrol, 2005, 16 (7): 2134-2140.

[13] Esposito K, Chiodini P, Capuano A, et al. Metabolic syndrome and endometrial cancer: a meta-analysis [J]. Endocrine, 2014, 45 (1): 28-36.

[14] Konishi H, Ichikawa D, Arita T, Otsuji E. Microarray Technology and Its Applications for Detecting Plas mamicroRNA Biomarkers in Digestive Tract Cancers [J]. Methods Mol Biol, 2016, 1368: 99-109.

[15] Guo K, Zhang Z, HanL, Han J, Wang J, Zhou Y, Liu H, TongL, Li X, Yan X. Detection of epidermal growth factor receptor mutation in plasma as a biomarker in Chinese patients with early-stage non-small cell lung cancer [J]. Onco Targets Ther, 2015, 8: 3289-3296.

[16] Testa A, Prudente S, Leonardis D, Spoto B, Sanguedolce MC, Parlongo RM, Tripepi G, Rizza S, Mallamaci F, Federici M, Trischitta V, Zoccali C. A genetic marker of hyperuricemia predicts cardiovascular events in a meta-analysis of three cohort studies in high risk patients. Nutr Metab Cardiovasc Dis [J], 2015, pii: S0939-4753 (15) 00199-4.

[17] Hartstra AV, Nieuwdorp M, Herrema H. Interplay betweengut microbiota, itsmetabolites and human metabolism: dissecting cause from consequence [J]. Trends in Food Science & Technology, 2016, doi: 10.1016/j. tifs. 2016. 08. 009.

[18] Portune K J, Beaumont M, Davila AM, et al. Gutmicrobiota role in dietary protein metabolism and health-related outcomes: the two sides of the coin [J]. Trends in Food Science & Technology, 2016, doi: 10.1016/j. tifs. 2016. 08. 011.

[19] Snyder A, Pamer E, Wolchok J. Couldmicrobial therapy boost cancer immunotherapy? [J]. Science, 2015, 350 (6264): 1031-1032.

[20] Scheithauer TP, Dallinga-Thie GM, de Vos WM, Nieuwdorp M, van Raalte DH. Causality of small and large intestinal microbiota in weight regulation and insulin resistance [J]. Molecular Metabolism, 2016, 5 (9): 759-770.

[21] Hartstra AV, Nieuwdorp M, Herrema H. Interplay between gut microbiota, its metabolites and human metabolism:

dissecting cause from consequence ［J］. Trends in Food Science &-Technology, 2016, doi: 10. 1016/ j. tifs. 2016. 08. 009.

［22］ Garrett WS. Cancer and themicrobiota ［J］. Science, 2015, 348 (6230): 80-86.

［23］ Bruunsgaard H. Effects of tumor necrosis factor-alpha and interleukin-6 in elderly populations ［J］. Eur Cytokine Netw, 2002, 13 (4): 389-391.

［24］ Araki A, Hosoi T, Orimo H, et al. Association of plasma homocysteine with serum interleukin-6 and C-peptide levels in patients with type 2 diabetes ［J］. Metabolism, 2005, 54 (6): 809-814.

［25］ Nakazaki H. Preoperative and postoperative cytokines in patients with cancer ［J］. Cancer, 1992, 70 (3): 709-713.

［26］ Butkiewicz D, Krzesniak M, Drosik A, et al. The VEGFR2, COX-2 and MMP-2 polymorphisms are associated with clinical outcome of patients with inoperable non-small cell lung cancer ［J］. Int J Cancer, 2015, 137 (10): 2332-2342.

［27］ de Araujo A A, Varela H, de Medeiros C A, et al. Azilsartan reduced TNF-alpha and IL-1beta levels, increased IL-10 levels and upregulated VEGF, FGF, KGF, and TGF-alpha in an oral mucositis model ［J］. PLoS One, 2015, 10 (2): e116799.

［28］ Zhang H, Park Y, Wu J, et al. Role of TNF-alpha in vascular dysfunction ［J］. Clin Sci (Lond), 2009, 116 (3): 219-230.

［29］ Lee C, Yu M H. Protein folding and diseases ［J］. J Biochem Mol Biol, 2005, 38 (3): 275-280.

［30］ Armstrong R A. Plaques and tangles and the pathogenesis of Alzheimer's disease ［J］. Folia Neuropathol, 2006, 44 (1): 1-11.

［31］ Schmidt-Lucke C, Rossig L, Fichtlscherer S, et al. Reduced number of circulating endothelial progenitor cells predicts future cardiovascular events: proof of concept for the clinical importance of endogenous vascular repair ［J］. Circulation, 2005, 111 (22): 2981-2987.

［32］ Florentin M, Liberopoulos E N, Wierzbicki A S, et al. Multiple actions of high-density lipoprotein ［J］. Curr Opin Cardiol, 2008, 23 (4): 370-378.

［33］ Dominy J E, Gerhart-Hines Z, Puigserver P. Nutrient-dependent acetylation controls basic regulatory metabolic switches and cellular reprogramming ［J］. Cold Spring Harb Symp Quan Biol, 2011, 76: 203-209.

［34］ Jiang W, Wang S, Xiao M, et al. Acetylation regulates gluconeogenesis by promoting PEPCK1 degradation via recruiting the UBR5 ubiquitin ligase ［J］. Mol Cell, 2011, 43 (1): 33-44.

［35］ Chakrabarti S K, Francis J, Ziesmann S M, et al. Covalen thistone modifications underlie the developmental regulation of insulin gene transcription in pancreatic beta cells ［J］. J Biol Chem, 2003, 278 (26): 23617-23623.

［36］ Hamamoto R, Furukawa Y, Morita M, et al. SMYD3 encodes a histone methyltransferase involved in the proliferation of cancer cells ［J］. Nat Cell Biol, 2004, 6 (8): 731-740.

［37］ Wang Y, Zhang H, Chen Y, et al. LSD1 is asubunit of the NuRD complex and targets the metastasis programs in breast cancer ［J］. Cell, 2009, 138 (4): 660-672.

［38］ Krieg A J, Rankin E B, Chan D, et al. Regulation of the histone demethylase JMJD1A by hypoxia-inducible factor 1 alpha enhances hypoxic gene expression and tumor growth ［J］. Mol Cell Biol, 2010, 30 (1): 344-353.

［39］ Whelan S A, Lu M, He J, et al. Mass spectrometry (LC-MS/MS) site-mapping of N-glycosylated membrane proteins for breast cancer biomarkers ［J］. J Proteome Res, 2009, 8 (8): 4151-4160.

［40］ Li H, Ren Z, Kang X, et al. Identification of tyrosine-phosphorylated proteins associated with metastasis and functional analysis of FER in human hepatocellular carcinoma cells ［J］. BMC Cancer, 2009, 9: 366.

［41］ Gafni A. Structural modifications of proteins during aging ［J］. J Am Geriatr Soc, 1997, 45 (7): 871-880.